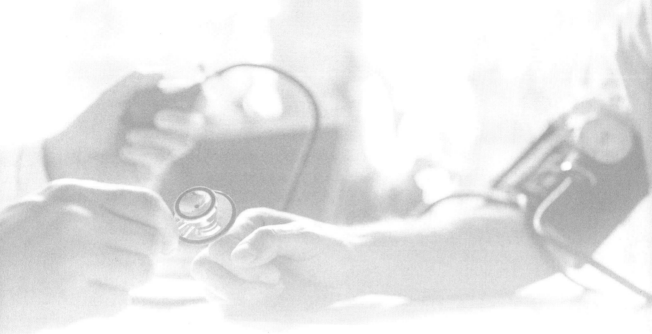

住院医师规范化培训教材

上海交通大学医学院 组编

社区预防
方法与实践

主编◎蔡 泳 朱静芬

Community
Prevention

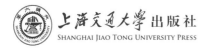

上海交通大学出版社

SHANGHAI JIAO TONG UNIVERSITY PRESS

U0295521

内容提要

本书主要内容包括开展社区预防服务的常用方法、影响社区居民健康的常见因素、社区常见健康问题预防和管理,有助于培养全科医师运用当代社区预防和管理的知识和技能,为社区居民提供融预防、医疗、保健、康复、计划生育和健康教育技术指导为一体的基层卫生服务。本书还介绍了社区卫生服务中常用的研究方法,为社区医务人员从实践出发进行研究提供参考。本书可作为公共卫生专业本科生、研究生及全科医生的培训教材,还可作为疾病预防机构专业人员、社区基层卫生工作者和高等医学院校本科生开展全科医学教育和社区卫生实践教学的参考书。

图书在版编目(CIP)数据

社区预防方法与实践/ 蔡泳,朱静芬主编. 一上海:
上海交通大学出版社,2022.7
ISBN 978 - 7 - 313 - 26962 - 1

Ⅰ. ①社… Ⅱ. ①蔡… ②朱… Ⅲ. ①预防(卫生)—
社区服务—医学院校—教材 Ⅳ. ①R1

中国版本图书馆 CIP 数据核字(2022)第 104852 号

社区预防方法与实践
SHEQU YUFANG FANGFA YU SHIJIAN

主　编:蔡　泳　朱静芬
出版发行:上海交通大学出版社　　　　　　　地　　址:上海市番禺路 951 号
邮政编码:200030　　　　　　　　　　　　　电　　话:021 - 64071208
印　　制:上海锦佳印刷有限公司　　　　　　经　　销:全国新华书店
开　　本:787 mm×1092 mm　1/16　　　　　印　　张:31.75
字　　数:674 千字
版　　次:2022 年 7 月第 1 版　　　　　　　　印　　次:2022 年 7 月第 1 次印刷
书　　号:ISBN 978 - 7 - 313 - 26962 - 1
定　　价:108.00 元

本书编委会

主　编

蔡　泳　上海交通大学医学院

朱静芬　上海交通大学医学院

副主编

余金明　复旦大学上海医学院

徐　刚　上海交通大学医学院

编　委（按姓氏笔画排序）

王　英　上海交通大学医学院

王海霞　上海交通大学医学院附属精神卫生中心

石建伟　上海交通大学医学院

叶景虹　虹口区疾病预防控制中心

闫媛媛　上海交通大学医学院

孙　洁　静安区妇幼保健所

孙海明　上海交通大学医学院附属精神卫生中心

杨永彬　上海交通大学医学院附属第一人民医院

杨科峰　上海交通大学医学院

沈秀华　上海交通大学医学院

沈　恬　上海交通大学医学院

周义军　上海交通大学医学院

项　密　上海交通大学医学院

胡　凡　上海交通大学医学院

俞文雅　上海交通大学医学院

黄亨烨　上海交通大学医学院

常睿捷　上海交通大学医学院

前　言

　　健康是促进人的全面发展的必然要求,是经济社会发展的基础条件,是实现国民安康、国家富强、民族振兴的重要标志,也是全国各族人民的共同愿望。党和国家高度重视人民健康,颁布了《"健康中国 2030"规划纲要》,明确了新时期"以基层为重点,以改革创新为动力,预防为主,中西医并重,将健康融入所有政策,人民共建共享"的卫生与健康工作方针,强调了高质量的基层公共卫生和预防医学服务对提升人民健康水平的重要性。其中,强化基层医务人员尤其是全科医生相关知识和技能是提高基层卫生服务质量、促进社区卫生服务持续发展的重要保障。

　　全书共四篇十七章,以社区基层预防工作的基本理论、基本知识、基本技能为核心,配备丰富的实践案例,以期达到提升社区基层医务人员的预防理论知识和技能水平的目标。本书主要内容包括开展社区预防服务的常用方法、影响社区居民健康的常见因素、社区常见健康问题的预防和管理,理论结合实践,鼓励全科医生运用当代社区预防和管理的知识和技能水平,为社区居民提供融预防、医疗、保健、康复、计划生育和健康教育技术指导为一体的基层卫生服务,全面提升社区居民健康水平。本书还介绍社区卫生服务中常用的科学研究设计和实践方法,为社区医务人员从社区预防工作实践角度出发开展科学研究设计、提升科学研究能力、促进社区健康发展提供参考。

　　本书编写集合了学科发展的新内容、新案例、新热点,总结了编委会全体同仁结合长期教学和社区预防实践中积累的宝贵经验,不仅适用于作为全科医生的培训教材,还可作为疾病预防与控制机构社区预防相关专业人员、社区基层卫生工作者和高等医学院校本科生开展全科医学教育和社区预防实践教学的参考书。

　　本书的出版得到了上海交通大学医学院的高度重视和大力支持,感谢上海交通大学医学院医院管理处陈丽红老师对本书编写工作的支持,为促成本书的出版做了大量的工作;感谢复旦大学上海医学院的陈登、张雅宣、路新源、陈思锟、黄依璐、贾菡蕊同学和上海交通大学公共卫生学院陈英杰、陈敏燕同学为教材的编写提供帮助。在此谨代表全体编委对所有关心和支持本书编写工作的各有关单位的领导、同事表示衷心的感谢。

鉴于编写水平,本书难免有不尽人意和不成熟之处,恳请各院校同仁及读者不吝指正。

蔡泳 朱静芬

2022 年 4 月 8 日

目　　录

第一篇　社区预防服务方法

第二篇　社区环境健康

绪　　论

第一节　社区预防概述

中国共产党第十九次全国代表大会报告中提出"打造共建共治共享的社会治理格局"的战略目标,基于此必须"加强社区治理体系建设,推动社会治理重心向基层下移,发挥社会组织作用,实现政府治理和社会调节、居民自治良性互动",这些都对社区治理体系建设提出迫切要求。随着人口老龄化时代加速到来,对于建立高质量的社区公共服务,尤其是社区卫生服务的需求迫在眉睫。社区预防是社区卫生服务中至关重要的一环,我国长期坚持"预防为主"的卫生健康工作方针,而社区作为重要的社会基层单位,社区预防在改革完善疾病预防控制体系,构建强大的公共卫生体系方面发挥着重要的支撑作用。

一、社区与社区预防

(一) 社区与社区预防

1. 社区的概念

1933 年,费孝通等将从德语 gemeinschalf 转译过来的英文单词 community 翻译为"社区",融合"社群性"(社)和"地域性"(区)的描述特征。国内学者如唐明德、傅东波等认为,社区是若干社区群体或社会组织聚集在某一地域所形成的一个生活上相互关联的大集体。我国社区具有一定的地理边界特性,但并不完全等同于行政区域;行政区域有清晰的边界,而社区的边界较为模糊。德国现代社会学奠基人之一滕尼斯认为,由于地域、血缘或精神的影响,人们会通过一定的形式形成共同体,这也是社区概念的雏形。Nutbeam 的观点则认为社区指的是生活在某个地理区域的一群人,他们通常拥有共同的文化、价值观和规范,并根据一段时间内发展起来的关系形成某种社会结构。在此基础上,也有专家强调社区的建立需要居民参与社区公共生活实践培养出对社区的情感认同与归属感,养成关注社区事务的习惯。

世界卫生组织(World Health Organization,WHO)曾提出,社区应该具有结构和功能两方面的特征。① 结构上：区是一个地理和行政明确划定的区域；② 功能上：社区是由有认同感和归属感,一般有相同文化传统的居民所组成的地区。从这个角度看,需要从地理区域以及情感特征两个维度对社区进行定义,即社区是在某一地理区域内,以住所为基础,以与周围的人或组织形成的社会关系为纽带,具有共同特征的一群人所形成的集体。

2. 社区预防的概念

国内学者如唐明德认为,社区预防是指在社区卫生服务工作中以社区居民为主要服务对象,通过开展健康教育、计划免疫、疾病筛查、健康检查等公共措施,以达到预防疾病、维护和促进社区居民健康的目标。国外学者一般并不强调社区预防的概念,更多则是预防医学在社区层级的应用。社区因地理位置与居民较近、距离可及,且其与居民之间存在天然的情感纽带,因此在维护居民健康、推进健康项目的进展方面起到重要作用。

(二) 社区与居民健康的关系

1. 社区健康项目的执行者

政府或者组织所启动的健康干预项目的开展以及实施通常依赖于社区工作。以加拿大为例,老年人比例持续增长,2016 年 65 岁及以上的老年人占比达社会总人口的 17%。研究显示,虽然近半的老年人认为自己健康状况较好,但随着年龄的增大,其日常生活能力(如饮食)以及功能性能力(如准备食物)下降。尽管如此,还是有大多数老年人希望在自己家中生活。为此,一些加拿大研究者针对社区老年人开展一项社区送餐计划的随机对照试验,结果证明接受送餐的社区老年人孤独感水平较低,幸福感较强。

还有一些其他健康干预项目,比如说目前在国内某些地区开展的预防社区老年人跌倒的项目,以及健康教育、健康管理项目,其成功与否普遍依靠社区工作人员的认识水平与支持力度。此外,在疾病危险因素的探索过程中,如环境因素、经济因素、行为因素等,项目普遍依托社区的力量来开展调查,社区对于健康项目的顺利执行起到至关重要的作用。

2. 医学模式转变的推动者

随着时代的进步,研究者发现,居民的健康水平不仅取决于医学技术发展,更是环境、生活方式、生物、医学等因素共同作用的结果,这进一步促使医学模式从生物模式向生物—心理—社会医学模式转变。其中,环境不仅包括如水源、噪音等在内的自然环境,还包括交通、人文等在内的社会环境。社区及相关因素则对环境、生活方式存在巨大影响。从自然环境来说,不同社区的污染水平不同,可能导致儿童哮喘患病率差异；从社会环境来说,社区生活环境对儿童成年后发展影响巨大,在高质量社区环境中成长的儿童,通常具有相似的社会特征,如社交积极、社会环境安全、不良行为较少,他们在成年后更多过上健康、长寿、积极的生活。与此相反,缺乏良好的社区环境会影响个人健康,并导致寿命缩短。美国国家科学院等机构于 2016 年召开人口健康发展圆桌会议,指出美国存在的社区暴力已经成为威胁人群健康的主要问题,这种影响对有色人种而言更为明显。研究显示社区暴力是黑人青年自杀意念的危险因素,而包括社区在内的社会支持则是其保护因素。

3. 特殊人群健康的守护者

社区对维护特殊人群健康非常重要,其中包括社区康复、社区治疗、社区护理以及一些需要居家护理的疾病的管理等。

英国国家卫生与临床优化研究所(National Institute for Health and Care Excellence,NICE)指出,对于罹患精神疾病的患者来说,从医院回到社区实现康复治疗是非常重要的步骤。但同时他们在社区的生活也面临巨大困难,此时社区若能提供必要的社会交往支持或者社会技能训练,则会通过改变压力源从而改善其精神症状。另外,脑卒中是常见的脑血管疾病之一,可导致严重的身体功能障碍,影响患者日常活动能力和生活质量。社区康复在帮助脑卒中患者重新融入社会方面发挥了重要作用。由英国国家卫生研究所(National Institute for Health Research)支持的一项研究结果显示,社区所提供的卫生保健服务对智力障碍人士至关重要。而对于接受姑息性抗癌治疗的患者来说,其晚期疼痛的社区管理更是不可或缺。

二、社区预防发展历史

下面看一则扁鹊三兄弟的故事。

鹖冠子·卷下·世贤第十六

魏文王之问扁鹊曰:"子昆弟三人其孰最善为医?"

扁鹊曰:"长兄最善,中兄次之,扁鹊最为下。"

魏文侯曰:"可得闻邪?"

扁鹊曰:"长兄于病视神,未有形而除之,故名不出于家。中兄治病,其在毫毛,故名不出于间。若扁鹊者,镵血脉,投毒药,副肌肤,闲而名出闻于诸侯。"

译文如下:

魏文王问名医扁鹊说:"你们家兄弟三人,都精于医术,到底哪一位最厉害呢?"

扁鹊答说:"长兄最好,中兄次之,我最差。"

文王又问:"那么为什么你最出名呢?"

扁鹊答说:"我长兄治病,是治病于病情发作之前。由于一般人不知道他是在事先就铲除了病因,所以他的名气无法传出去,只有我们家的人才知道。我中兄治病,是治病于病情初起之时。一般人以为他只能治轻微的小病,所以他的名气只及于本乡里。而我扁鹊治病,是治病于病情严重之时。一般人都看到我在经脉上穿针管来放血、在皮肤上敷药等大手术,以为我的医术高明,因此名气响遍全国。"

针对健康问题,我国预防为主的思想由来已久。公元前《黄帝内经》已记载,"圣人不治已病治未病";唐代医家孙思邈在《千金要方》中指出,"消未起之患,治未病之疾,医之于无事之前"。这些都体现了未雨绸缪、防微杜渐的中医学术思想。而社区作为社会的基层单位,具有天然的地理位置优势;同时,居民拥有相近的社会、文化、经济背景,他们在互动中形成了某种相互依赖的共同体。结合社区与健康之间的关系,各级预防服务的开展必须以社区预防为基础,在我国以社区作为主体开展预防工作较为适宜。

早在古希腊时期,西方社会的科学家们就开始关注环境等其他因素对健康带来的影响。随着历史进程的发展,特别是在第二次世界大战结束后,人们的生活方式发生了巨大的变化,对健康长寿以及生命质量也提出了更高的要求。1977 年,WHO 提出"人人享有卫生保健(health for all)"的目标,自此 WHO 即以此为目标开展各项活动。1978 年 9 月,为保障和促进人人享有卫生保健服务,WHO 召开国际初级卫生保健大会,会上签署通过《阿拉木图宣言》,以加强各国在卫生保健领域的合作与交流。2018 年 10 月,WHO 成员国在国际初级卫生保健大会一致通过《阿斯塔纳宣言》,明确初级卫生保健对实现全民健康覆盖和可持续发展目标至关重要,重申社区服务在提供基本卫生服务以及挽救生命方面做出卓越贡献。2019 年 WHO 在第 72 届世界卫生大会上重申,社区预防工作对于实现全民健康覆盖及可持续发展目标至关重要。WHO 因此还针对社区预防的工作规划颁布相应的指南。研究者们指出,社区卫生服务一方面可以减轻临床的压力,另一方面由于社区卫生服务工作者对社区居民更为熟悉,可以更好地开展社区预防工作。因此,重振初级卫生保健对于各国卫生系统转型也至关重要。

与此相对应,各个国家及相关机构组织也投入巨大资源以发展初级卫生保健。在初级卫生保健的发展历程中,中国是践行初级卫生保健观的先行者。新中国成立以后,我国政府制定了"预防为主"的工作方针,在党中央领导下落实群防群治,迅速消灭或控制了严重危害人民健康的重大流行性疾病,主要是传染性疾病,包括 1950 年代血吸虫病被逐步控制,1957 年迅速控制霍乱,1960 年宣布消灭天花,1964 年控制鼠疫流行,1970 年代性病也被有效控制;另外,对疟疾的防治创造了奇迹,结核病的发病率也逐年下降。这些流行性疾病的有效控制,得益于我国初级卫生保健服务的发展,是新中国成立以后的卓越成果,通过提供政策保障,健全传染病防治机构,保护易感人群,最大限度保证了人民的生命及财产安全。

随着全球化的不断推进,21 世纪全球医疗卫生领域面临着新的挑战。虽然科学技术不断发展,但是随着人口老龄化进程加速、气候变化和环境污染严重、人民生活方式改变,慢性非传染性疾病已取代传染病成为威胁居民健康的主要疾病,这些不断发展的新形势对社区预防提出了新的要求。

三、社区预防主要内容

我国社区预防的内容主要包括传染病预防与控制、慢性非传染性疾病管理、特殊人群健康服务等。

(一)传染病预防与控制

传染病预防与控制一直是我国社区预防的重点内容。近年来虽然有些传染病基本被消灭,但是伴随着全球化进程加速、气候变暖、生态环境破坏、人类行为改变以及基因变异等自然规律,新发传染病的出现日益频繁,新发传染性疾病如新型冠状病毒肺炎疫情等突发公共卫生事件往往造成社会公众健康的严重损害。社区作为社会基本组成单位,是公共卫生预防控制体系的重要组成部分,对传染病预防与控制起到举足轻重的作用。

(二) 慢性非传染性疾病的管理

近几十年以来,随着生活方式的转变,我国主要慢性非传染性疾病(慢性病)的患病率持续增长,如恶性肿瘤、心脑血管疾病等对居民健康的影响越来越大,慢性病已经成为导致我国城乡居民死亡的主要原因。我国已进入慢性病高发、频发的阶段,防控工作面临严峻挑战。多项研究均指出,社区卫生工作者通过信息整理与监测、健康教育等方式参与慢性病管理,这对提高居民健康水平非常重要,且具有很强的成本效益。

(三) 特殊人群的健康服务

儿童、妇女、老年人等特殊人群作为社会重点关注人群,是社区预防工作的重要服务对象。例如我国为了促进基本公共卫生服务均等化,在全国范围内开展国家基本公共卫生服务项目。在项目具体实施中,主要以社区卫生工作者为主导,以儿童、孕产妇等作为重点人群,推进基本公共卫生相关工作。

第二节　社区预防保健策略

一、三级预防策略

传统医学模式侧重于疾病发生后的治疗,主要采取生物学措施。随着医学模式的转化,人们正努力改变这种局面,目前社区预防不仅要防止疾病发生,更需要为人类生活和工作创造理想的条件,不断提高人类全生命周期的生存质量。为此,三级预防策略(prevention strategies at three levels)应运而生,它是贯彻"预防为主"方针的重要体现,也是实施社区预防保健的重要策略。

(一) 一级预防

一级预防(primary prevention),即病因预防。一级预防要求采取各种有效措施控制和消除危害人群健康的因素,达到消除病因、切断病因对人体作用途径的目的。它包括针对个体的预防和针对群体的预防。

1. 个体预防

个体预防措施: ① 个人良好的生活方式和卫生习惯;② 适度的体育锻炼;③ 开展婚前检查,禁止近亲结婚,预防遗传性疾病;④ 科学、安全的营养膳食;⑤ 注重心理健康等。

2. 群体预防

群体预防措施: ① 利用各种媒体开展公共健康知识宣讲教育,防止致病因素危害公众健康,提高公众健康意识和自控能力;② 有组织地进行预防接种,提高人群免疫力,预防疾病;③ 保护和改善生活、工作环境;④ 严格执行各种与健康有关的法律及规章制度,推行有益于健康的公共政策,保证社区人群的健康。

（二）二级预防

二级预防(secondary prevention),即临床前期预防(发病前预防)。二级预防是在疾病的临床前期做好早期发现、早期诊断、早期治疗的"三早"预防工作,遏制、控制或延缓疾病的发展和恶化,防止转化为慢性疾病,最终达到疾病早治愈或是避免进一步加重的目的。

早期发现疾病可通过普查、筛检、定期健康检查、高危人群重点项目检查及设立专科门诊等方式实现。为了实现二级预防,需要普及"三早"预防观念,建立灵敏度高且可靠的疾病监测系统,组织社区居民进行疾病筛检、定期健康检查和高危人群重点项目检查,健全社区医疗卫生服务网络,提高医疗服务质量。

1. 慢性病

定期健康检查,高危人群重点筛检,设立专科门诊,采用灵敏、可靠的检测手段和技术,提高诊断水平。

2. 传染病

对于传染病(如新型冠状病毒肺炎),除了"三早"预防,还须做到疫情早报告及患者早隔离,即"五早"。

3. 公害病和职业病

对可能导致某些公害病和职业病的环境进行定期或不定期环境有害物质监测,定期对接触有害因素和职业病危害因素的人群进行健康检查,以早期发现、诊断公害病和职业病,并及时消除、控制、改善环境中的健康危害因素。

4. 医源性疾病

对社区提供医疗服务站点的空间布局、设备设施等进行定期或不定期的检查,并要求医务人员严格遵守医疗服务制度并履行相应职责等。

（三）三级预防

三级预防(tertiary prevention),即临床预防。对已患某些疾病的患者,采取及时、有效的治疗措施,防止病情恶化或发生严重的并发症或后遗症,提高生存质量、延长寿命、降低病死率;对已经因疾病丧失劳动能力或残疾的患者,采取措施帮助其恢复身体功能,并实现心理康复,使患者尽可能恢复生活和劳动能力,并延长其寿命。

二、"三位一体"的预防策略

"三位一体"的预防策略是指从个体出发,贯穿家庭和社区的预防策略。在政府引领下,我国卫生基础设施建设和全民健康素养达到一定水平。在此基础上,可以从全生命周期出发,充分挖掘个体、家庭、社区预防在疾病预防、维护健康方面的潜力。一个健康、得到家庭支持并且充分了解孕期营养知识和保健服务的母亲,更有可能顺利诞下健康的婴儿;一个接受充分教育、实现均衡营养、拥有情感支持,同时在安全的游戏、运动环境下成长起来的孩子,更有可能成为一个有自尊,对自己健康负责且避免滥用烟草、酒精和毒品的青年;一个了解健康、懂得疾病预防知识的青年,更有可能引导家庭成员养成健康生活习惯、主动帮助社区减少健康危害。因此,个体是贯穿家庭和社区的重要健康线索,社会需要在其整个生命周期为其提供尽可能多的支持,使个体在健康环境下不断推动家庭和社区环境的健康发展。根据 WHO 西太区办事处提出的"健康新地平线"建议,个体的全生命周期预防可分为以下三个阶段。

1. 人生准备阶段

人生准备阶段(preparation for life)指从胎儿出生到年满 18 周岁,这期间经历了婴儿期、幼儿期、儿童期、青少年期和青年时期。

(1) 确保每个母亲都能选择适当的怀孕时间和间隔,做好母乳喂养的准备,并且有充分的产前护理和充足的营养支持,最后在健康、安全的环境中分娩健康的婴儿。

(2) 通过维护环境健康安全、推进免疫接种,预防、控制和管理引起婴幼儿死亡的疾病,降低发病率。

(3) 通过健康教育、家庭支持和安全健康的环境支持来促进个体在儿童和青少年时期养成终身受益的健康生活方式。

2. 人生保护阶段

保护生命阶段(protection of life)是指自成年开始至老年之前(18~60 岁),其中以35~60 岁的人群为重点对象。

(1) 制定全面的政策措施和方案,促进所有个体在整个生命周期形成健康生活方式。

(2) 改善居民营养状况,特别是弱势群体,推动体育锻炼。

(3) 预防、控制和管理传染性疾病,如结核病、乙型肝炎等。

(4) 预防、控制和管理非传染性疾病,如高血压、糖尿病、冠状动脉粥样硬化性心脏病(冠心病)、职业病等。

(5) 推动无害环境的生产生活方式和技术的发展,有效预防和管理环境健康相关的疾病和残疾的发生。

(6) 预防残疾,包括失明和失聪等,促进残疾个体和体弱个体的身体机能康复,提高居民的生活质量。

3. 晚年生活质量阶段

晚年生活质量阶段(quality of life in later years)是指老年阶段(60 岁以上),65 岁以上的老年人为重点人群。

(1) 提供良好的能提高居民生活质量的社区环境。

(2) 确保社区居民拥有享受良好生活的权利,并维护健康资源公平性。

(3) 确保社区卫生系统的组织、管理和维持,以便向社区居民提供适当的、可获得的和负担得起的服务。

（4）对慢性病患者、残疾个体及他们的家人或看护者进行健康教育,提高他们疾病管理和看护的能力。

（5）改善社区老年人群的福祉和生活质量。

三、社区人群分类的保健策略

(一) 儿童和青少年保健

新生儿出生后即建立系统保健档案,并进行定期体检,监测其健康状况和生长发育情况。发现发育异常应及时采取干预措施;体弱儿应进行专案管理,采取针对性措施,定期访视,督促患儿就医。健康教育是儿童和青少年保健不可缺少的部分:婴幼儿时期,需要专业的妇幼保健人员为家长传授正确喂养和看护知识;儿童时期,孩子需要在家长、教师和医生等角色引导和教育下,养成良好的卫生习惯;青少年时期,需要向其提供生理卫生常识教育,引导其以正确的心理和态度面对身体的变化,更好地维护自身健康。

(二) 育龄期妇女保健

根据 WHO 的规定,女性 15～49 岁为生育期年龄,在此期间妇女要经历结婚、怀孕、生育等特殊生理过程。这些过程中的保健不仅对妇女本身的健康意义重大,而且还与胚胎和婴儿的健康息息相关。育龄期妇女保健可分为以下两个方面。

1. 非孕产期妇女保健

（1）建立健康档案,在常规体检基础上关注妇女常见病和多发病,如乳腺癌和宫颈癌等。

（2）定期由专业人员向妇女传授健康知识,如乳房自检、阴道环境健康、避孕方法技巧和心理压力管理等。

（3）梅毒、淋病以及艾滋病等生殖道感染疾病和性传播疾病危害妇女健康,导致不孕不育,甚至还会威胁到胎儿生命,因此此类疾病的防治也属于妇女保健的重要内容。

2. 孕产期妇女保健

（1）定期对孕妇的健康状况进行评估,对孕产妇常见的危险因素或疾病做到早筛查、早发现、早防治。

（2）为孕妇及时提供孕期各个阶段的生理、心理和营养等方面的指导,并帮助获得来自家庭和社区的全方位支持。

(三) 社区老年保健

社区老年保健的目标是最大限度地保留老年期独立生活的能力,尽可能延长老年生活独立自理时间,延长健康预期寿命,提高老年生命质量。

1. 日常保健

（1）合理饮食和均衡营养。

（2）适量的运动和睡眠。

（3）保持沟通与交流。

（4）适度、和谐的性生活与健康的性知识。

（5）注重身体安全和心理健康。

2. 用药保健

老年时期，人体各脏器和机能呈退行性改变，药物代谢能力降低、药物排泄功能弱化、药物半衰期延长，对药物的耐受程度显著降低。老年人在用药时需要全面评估其用药情况，包括各个生理系统功能、心理社会状态、既往服药史和不良反应等。

3. 常见疾病预防保健

老年时期，整个身体机能和各器官功能退化、免疫力下降，这使得老年人易发肺炎、高血压、高血脂、痛风和糖尿病等疾病。因此，可以向老年人及其家庭成员、看护人提供相关疾病预防、监测和早期识别的方法，结合社区提供的定点健康监测和上门健康保健服务，做到对老年人常发疾病的早识别、早治疗和早康复。

（四）社区特殊人群保健

1. 职业人群保健

（1）建立生产环境监测制度和卫生数据档案管理制度，积极开展生产环境监测，主动识别、评价职业人群职业有害因素暴露水平是否符合相关标准及规定。

（2）对接触有害职业因素的人群提供系统健康检查和分析，包括上岗前体检、在岗定期健康检查和职业病筛查。

（3）在系统健康监测的基础上，对已经出现职业损害的人群进行劳动能力鉴定，按照相关规定给予妥善安置。

2. 残障人群保健

因为外伤、疾病或者精神创伤，残障人群存在身心功能障碍，不同程度地丧失正常生活、工作、学习和社会活动的能力。家庭和社区需向其提供情感支持及康复训练环境，持续改善其身体健康状态，不断增强体质，预防可能发生的合并症，尽可能发掘身体潜能，鼓励其积极参与社交活动以及从事力所能及的家务或者工作。

第三节　社区卫生服务实践

一、社区卫生服务概述

（一）社区卫生服务的概念

社区卫生服务的概念最早可以追溯到 20 世纪 40 年代的英国，英国议会在 1945 年批准的《国家卫生服务法》中明确规定了实行由政府税收统一支付的医院专科医疗服务、社区卫生服务和全科医师服务，最初的社区卫生是相对医院而言，非住院服务被称为社区卫生服务。此时社区卫生服务的概念并未在世界各地传播开来，直到 20 世纪 70 年代

WHO 提出了卫生服务的社区发展方向,自此社区卫生服务才在国际上得到关注。

在我国,1999 年国务院颁布的《关于发展城市社区卫生服务的若干意见》中对社区卫生服务的概念有明确阐述。社区卫生服务(community health service,CHS)是社区建设的重要组成部分,是在政府领导、社区参与、上级卫生机构指导下,以基层卫生机构为主体,全科医师为骨干,合理使用社区资源和适宜技术,以人的健康为中心、家庭为单位、社区为范围、需求为导向,以妇女、儿童、老年人、慢性患者、残疾人、贫困居民等为服务重点,以解决社区主要卫生问题、满足基本卫生服务需求为目的,融预防、医疗、保健、康复、健康教育、计划生育技术服务功能等为一体的,有效、经济、方便、综合、连续的基层卫生服务。

（二）社区卫生服务的内容

2006 年出台的《城市社区卫生服务机构管理办法》中明确规定社区卫生服务机构提供的服务主要有基本医疗服务和公共卫生服务两大类。

1. 基本医疗服务

主要包括以下六项内容：一般常见病、多发病的诊疗、护理和诊断明确的慢性病治疗;社区现场应急救护;家庭出诊、家庭护理、家庭病床等家庭医疗服务;转诊服务;康复医疗服务;政府卫生行政部门批准的其他适宜医疗服务。

2. 公共卫生服务

主要包括以下十二项内容：卫生信息管理;健康教育;传染病、地方病、寄生虫病预防控制;慢性病预防控制;精神卫生服务;妇女保健;儿童保健;老年保健;残疾康复指导和康复训练;计划生育技术咨询指导、发放避孕药具;协助处理辖区内的突发公共卫生事件;政府卫生行政部门规定的其他公共卫生服务。

（三）发展社区卫生服务的意义

《关于发展城市社区卫生服务的若干意见》中指出："发展社区卫生服务具有十分重要的意义。"具体包括以下内容。

1. 提供基本卫生服务和满足人民群众卫生服务需求

社区卫生服务是提供基本卫生服务,满足人民群众日益增长的卫生服务需求,提高人民健康水平的重要保障。社区卫生服务覆盖广泛、方便群众、能使广大群众获得基本卫生服务,也有利于满足群众日益增长的多样化卫生服务需求。社区卫生服务强调预防为主、防治结合,有利于将预防保健落实到个人、家庭和社区,提高人群健康水平。

2. 深化卫生改革和建立城市卫生服务体系

社区卫生服务是深化卫生改革,建立与社会主义市场经济体制相适应的城市卫生服务体系的重要基础。社区卫生服务可以将广大居民的多数基本健康问题解决在基层。积极发展社区卫生服务,有利于调整城市卫生服务体系的结构、功能、布局,提高效率,降低成本,形成以社区卫生服务机构为基础,大中型医院为医疗中心,预防、保健、健康教育等机构为预防、保健中心,适应社会主义初级阶段国情和社会主义市场经济体制的城市卫生服务体系新格局。

3. 建立城镇职工基本医疗保险制度

社区卫生服务是建立城镇职工基本医疗保险制度的迫切要求。社区卫生服务可以为参保职工就近诊治一般常见病、多发病、慢性病，帮助参保职工合理利用大医院服务，并通过健康教育、预防保健，增进职工健康，减少发病，既保证基本医疗，又降低成本，符合"低水平、广覆盖"的原则，对职工基本医疗保险制度长久稳定运行起到重要支撑作用。

4. 加强社会主义精神文明建设和密切党群干群关系

社区卫生服务是加强社会主义精神文明建设，密切党群干群关系，维护社会稳定的重要途径。社区卫生服务通过多种形式的服务为群众排忧解难，使社区卫生人员与广大居民建立起新型医患关系，有利于加强社会主义精神文明建设。积极开展社区卫生服务是为人民办好事、办实事的德政民心工程，充分体现全心全意为人民服务的宗旨，有利于密切党群干群关系，维护社会稳定，促进国家长治久安。

二、国内社区卫生服务发展的历程

20 世纪的 50 年代，政府在全国普遍开展了爱国卫生运动，在农村建立以赤脚医生为支撑的基层医疗卫生服务体系，并在城市建立企事业医院或卫生所以及行政单位公费医疗门诊部和公费医疗医院。由此，基于社区的卫生服务拉开序幕。

20 世纪 80 年代初期，不少学者和专家在全国对社区卫生服务基本知识、国外工作经验和 WHO 指导性意见进行广泛宣传，为在国内开展社区卫生服务及实践发挥积极的作用。

在全国得到广泛宣传并获得社会初步认同之后，早期社区卫生服务试点工作在一些大城市先行开展，例如上海、深圳。1999 年 6 月，卫生部确定北京、上海、天津、重庆、济南、哈尔滨、成都、沈阳、武汉、西安、深圳、保定 12 个城市作为城市社区卫生服务工作联系点，并在全国范围开展社区卫生服务扩大试点工作。

当社区卫生服务在全国多地得到广泛实践探索之后，中华人民共和国成立以来的第一次全国卫生工作会议于 1996 年 12 月在北京召开，会议首次提出积极发展社区卫生服务。1997 年 2 月，正式颁布实施的《中共中央国务院关于卫生改革与发展的决定》明确指出："改革城市卫生服务体系，积极开展社区卫生服务，逐步形成功能合理、方便群众的卫生服务网络。"社区卫生服务成为现行卫生体制和医疗卫生服务模式改革的一个重要组成部分。

1999 年 7 月，卫生部、国家发展计划委员会等十部委联合制定了《关于发展城市社区卫生服务的若干意见》（以下简称《若干意见》），该项文件明确了发展社区卫生服务的重要意义、总体目标、基本原则、规范化管理、配套政策等，具有重要的指导作用。2002 年 8 月，在《若干意见》的基础上，卫生部等十一部委再次联合制定了《关于加快发展城市社区卫生服务的意见》，加快推动城市社区卫生服务工作。

2006 年 2 月，国务院在北京召开全国城市社区卫生服务工作会议并下发《国务院关于发展城市社区卫生服务的指导意见》，进一步明确了城市社区卫生服务的工作要求。同年8月，为贯彻落实《国务院关于发展城市社区卫生服务的指导意见》，卫生部和国家中医药管理局制定《城市社区卫生服务中心基本标准》《城市社区卫生服务站基本标准》，进一步推动城市社区卫生服务的规范化发展。

2009年3月出台的《中共中央、国务院关于深化医药卫生体制改革的意见》（以下简称《意见》），对我国社区卫生服务发展具有划时代的意义。该《意见》明确指出："完善以社区卫生服务为基础的新型城市医疗卫生服务体系，加快建设以社区卫生服务中心为主体的城市社区卫生服务网络。"

2011年7月，《国务院关于建立全科医生制度的指导意见》指出："强化政府在基本医疗卫生服务中的主导作用，逐步建立和完善中国特色全科医生培养、使用和激励制度，全面提高基层医疗卫生服务水平。"2012年3月，《"十二五"期间深化医药卫生体制改革规划暨实施方案》提出："按照填平补齐的原则，继续支持村卫生室、乡镇卫生院、社区卫生服务机构标准化建设。"2015年11月，国家卫生计生委、国家中医药管理局印发《关于进一步规范社区卫生服务管理和提升服务质量的指导意见》，对于规范社区卫生服务机构管理、提升服务质量、满足群众健康服务需求、改善就诊服务体验具有重要的指导意义。2017年1月，《"十三五"深化医药卫生体制改革规划》指出："强化乡镇卫生院、社区卫生服务中心基本医疗服务能力建设，到2020年，力争所有社区卫生服务机构和乡镇卫生院以及70%的村卫生室具备中医药服务能力，同时具备相应的医疗康复能力。"随着相关文件的发布与落实，社区卫生服务体制机制不断得到完善，社区卫生服务实践不断得到发展，在推进人民健康事业和建设健康中国方面发挥了建设性作用。

三、社区卫生服务主要方法

为了更加有效地开展社区卫生服务并提高服务质量，社区卫生工作者应当掌握相应的工作方法，常用的方法主要包括以下三个方面。

（一）社区卫生调查

社区卫生调查（survey of community health）又称为社区卫生本底调查，是采用一定的调查工具和手段在某一特定人群中收集研究所需资料的过程，了解社区范围内所调查人群的健康状况、卫生服务需求及利用情况等。

（二）社区诊断

社区诊断（community diagnosis）是在社区卫生调查的基础上，分析社区人群健康状况、社区卫生资源、社区卫生服务需求与利用情况等，找出社区人群存在的主要健康问题及其影响因素，提出社区可利用的卫生资源，从而制订相应的社区卫生服务计划以促进社区居民健康。

（三）社区干预研究

社区干预研究（community intervention study）又称为社区试验（community trial），

是实验流行病学研究的一种，以自然人群为研究对象、以社区为基本单位，有时也可以是对某一类人群（如学校某个班级、工厂某个车间等），常用于对某种预防措施或方法的效果进行评价。如在某研究人群中，对食盐加碘以预防碘缺乏病、开展计划免疫以预防疾病等。

四、社区卫生服务实践案例

社区卫生服务与家庭医生

上海是全国社区卫生服务体系建设先驱者，1997 年即强调加强社区卫生服务体系建设，经标准化建设已基本构建覆盖城乡的社区卫生服务机构网络，并建成以全科团队为主要形式的"六位一体"综合服务模式。近年，国家医药卫生体制改革对社区卫生服务提出完善支撑机制、增强服务活力的要求。在此基础上，上海市 2011 年正式提出建立"家庭医生制度"，并在浦东、长宁、徐汇等十个区开展试点工作，即通过契约服务的形式，以全科医师为主要载体、社区为范围、家庭为单位，为签约居民提供适宜、连续、安全、优质的医疗服务。这从制度上更大程度发挥社区卫生服务在整个医疗卫生服务体系中的核心作用。

上海市浦东新区三林社区卫生服务中心是一所一级甲等提供社区卫生服务的综合性医疗机构，成立于 1953 年，建筑面积 9 040 平方米。该中心位于上海市浦东新区西南部，服务辖区 25.1 平方公里，服务范围包括 37 个居委和 10 个行政村，服务人口 18.4 万人；开设社区卫生服务站 5 个，实施镇村卫生一体化管理的村卫生室 3 个，基本建成"15 分钟社区卫生服务圈"。中心共有 47 名全科医师、26 名公共卫生人员及 58 名社区护士，先后组建 8 个全科团队，深入社区居委，积极开展社区卫生服务。

在上海积极推广家庭医生试点工作的前提下，该中心以家庭医生制度为抓手，为签约居民提供基本医疗服务、慢性病管理、健康教育与咨询、预约转诊、长处方、延伸处方、出诊服务等社区卫生服务，实现"小病在社区，康复到社区"。自开展签约以来，社区医生工作模式也发生变化，每周固定门诊时间两天，社区服务一天，站点服务一天，签约患者可以更好地了解所属家庭医师的工作时间，便于就诊与健康咨询。徐红医生是三林社区卫生服务中心的全科团队队长，在坐诊时间为社区居民提供基本医疗服务。作为一名家庭医生，徐医生可以为患者提供更好的社区卫生服务，如开具处方、出诊服务等。某位冠心病患者术后需长期服用上级医院所配药物，但患者到上级医院开具处方非常不方便，徐医生向这位患者介绍家庭医生的服务内容可涵盖开具长处方、延伸处方，极大地提高了该名患者的满意度。另外，家庭医生也可以提供出诊等社区卫生服务。某患者家属联系徐医生，希望其上门为术后患者拆线，徐医生在确认患者伤口愈合情况较好的前提下，办理出诊手续后即利用中午休息时间出诊，帮助患者拆线。签约服务让社区医生找到提供社区卫生服务的抓手，也让居民感受到在家门口即享有社区卫生服务的便利与可及。

（蔡　泳　王　英）

参考文献

[1] 刘玉东.二十世纪后社区理论综述——以构成要素为视角[J].岭南学刊,2010,(5):121-125.

[2] 傅华.临床预防医学[M].上海:上海医科大学出版社,2014:205-208.

[3] 唐明德.社区预防医学[M].北京:北京大学医学出版,2009:2-105.

[4] Koelen M, Eriksson M, Cattan M. Older people, sense of coherence and community[M]. Cham (CH):Springer, 2017:137-149.

[5] Gottlieb LM, DeSalvo K, Adler NE. Healthcare sector activities to identify and intervene on social risk:An introduction to the American Journal of Preventive Medicine Supplement[J]. Am J Prev Med, 2019,57(6 Suppl 1):S1-S5.

[6] 吴凡,陈文,应晓华.社区基本预防服务界定及其成本测算研究[J].中国卫生经济,2002,21(9):2.

[7] 郭岩,孙思伟.重振初级卫生保健以实现全民健康覆盖和可持续发展目标——从《阿拉木图宣言》到《阿斯塔纳宣言》看初级卫生保健理念的进步[J].中国农村卫生事业管理,2019,(1):5.

[8] 施榕.社区预防与保健[M].北京:人民卫生出版社,2006:1-10.

[9] 汤仕忠.社区保健[M].南京:东南大学出版社,2009:1-243.

[10] 傅华.预防医学[M].上海:复旦大学出版社,2006:1-12,204-214.

[11] 卢祖洵,姜润生.社会医学[M].北京:人民卫生出版社,2013:331-337.

[12] 邢文华.社区卫生服务实践指导[M].上海:上海交通大学出版社,2017:87-125.

[13] 何江江,杨颖华,张天晔,等.上海市家庭医生制度的实施进展与发展瓶颈[J].中国卫生政策研究,2014,7(9):14-18.

第一篇

社区预防服务方法

第一章
社区卫生诊断

第一节 社区卫生诊断的概念和意义

党的十七大报告指出,要建设覆盖城乡居民的公共卫生服务体系,加强农村三级卫生服务网络和城市社区卫生服务体系建设;党的十八大报告指出,要健全农村三级医疗卫生服务网络和城市社区卫生服务体系;党的十九大报告指出,要全面建立优质高效的医疗卫生服务体系,加强基层医疗卫生服务体系和全科医师生队伍建设。发展社区卫生服务作为政府履行社会管理和公共服务职能的重要内容,对于维护居民健康、促进社区和谐具有重要意义。要提供优质高效的社区卫生服务,其首要、基础的工作是要有一个全面、科学和客观的社区卫生诊断。

一、社区卫生诊断的概念

社区卫生诊断(community health diagnosis),又称社区诊断(community diagnosis),是现代医学模式下产生的概念和做法,它借用了临床上"诊断"这个名词。社区卫生诊断是指运用社会学、人类学、营养学、流行病学、卫生统计学、卫生服务管理学等学科的理论和方法,收集必要的资料,通过科学、客观的方法,确定并得到社区人群认可的该社区主要的公共卫生问题及其影响因素,分析社区的政策、资源和需求,为制订指导干预计划及效果评价提供基线资料的过程。

社区卫生诊断是医学发展的一个标志。在传统的生物医学模式下,人们注重临床诊断,即以疾病的诊疗为目的,以患者个体为对象;流行病学诊断则以群体为对象,以疾病的群体防治为目的;而社区卫生诊断是社会—心理—生物医学模式下的产物,以社区人群及其生产、生活环境为对象,以社区人群健康促进为目的。因此,可见这三个诊断是现代医学发展的渐进层次,而社区卫生诊断正是这一发展的体现。社区诊断、流行病学诊断、临床诊断的关系如图 1-1-1 所示。

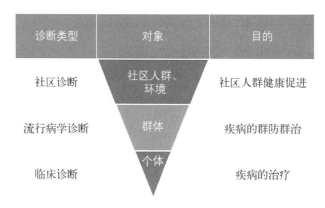

图 1-1-1 社区诊断、流行病学诊断和临床诊断的关系

社区卫生诊断是政府主导下的一项公共卫生项目,原则上以行政区(县级市)为单位计划部署、以街道为范围具体实施,全省(市)可统一设计并进行技术指导。有效开展社区卫生诊断的关键核心是保证政府主导与部门配合到位,组织与人员培训到位,诊断程序与操作规范到位,技术指导与质量控制到位。各级政府应将社区卫生诊断工作纳入公共卫生计划和社区卫生服务规划,统一筹划并分步实施。政府、卫生行政部门和社区卫生服务机构都应高度重视诊断结果,并充分运用到社区卫生政策与规划的制定实施中,保证社区卫生服务工作规划的科学性、前瞻性和可行性,用于指导社区卫生服务实践,促进社区卫生服务的健康发展。社区卫生诊断作为一项基础性的公共卫生管理项目,除了要坚持政府主导,同时社区卫生诊断要坚持科学规范、适宜可行的实施原则。

社区卫生诊断的目的在于以下六个方面:① 发现并确定社区主要公共卫生问题及其可能原因和影响因素;② 总结并评价社区卫生资源,重点是社区卫生服务机构资源状况、供给与利用效率;③ 了解并分析发展社区卫生服务的政策环境及其社区资源综合支持特征;④ 调查并分析居民卫生知识水平、卫生服务需求与利用;⑤ 确定本社区卫生服务要解决的健康优先问题与干预重点人群及因素;⑥ 制定社区卫生服务工作规划,并为社区卫生服务效果的评价提供基线数据。

二、社区卫生诊断的意义

社区卫生诊断是发展社区卫生服务的一项重要的基础性工作,是政府履行社会管理和公共服务职能的重要内容。地方政府要制定社区卫生服务发展规划和计划,要健全相关配套政策,首先应进行社区卫生诊断,了解社区卫生服务需方、供方和社区环境现状,总结评估既往社区卫生服务工作的成效与主要问题,充分利用现有卫生资源,选择适宜的社区卫生保健措施,不断提高社区卫生服务的质量和效率,使居民切实受益。因此,社区卫生诊断既是宏观上政府决策、科学发展社区卫生服务的必要前提和重要依据,也是微观上科学组织、提供优质高效社区卫生服务的必要条件和重要保证,同时还是评价社区卫生工作实施效果的主要手段之一。对于保证和促进社区卫生服务健康、可持续发展,促进社会公平,构建和谐社会,达到提高社区居民整体健康水平和生活质量的最终目的具有重要意义。

社区卫生诊断在社区卫生服务中具有重要的地位和作用。社区卫生诊断是在开展社区卫生服务工作中非常重要的第一步。首先摸清本社区的慢性病基本情况,找出本社区优先要解决的健康问题。根据社区卫生诊断的结果,制订切实可行和富有成效的社区卫生计划,治理社区卫生问题,无疑是一种治疗社会疾病的"社会处方"。所以说,社区卫生诊断是制订卫生计划和开展社区卫生服务工作的基础与前提。

三、社区卫生诊断的内容

社区卫生诊断主要包括以下四方面内容。

（一）社区健康状况及问题

社区人口特征,如人口数、年龄结构及性别分布、人口消长趋势、平均寿命等;疾病情况,如各种疾病的发病率和患病率,社区疾病谱的变化及其影响因素;死亡情况,如死亡率、死因谱、婴儿死亡率、孕妇死亡率资料及其背景因素;健康行为或疾病的危险因素,如吸烟、酗酒、含咖啡因的饮料、高脂血症,无定期健康检查或筛检及预防注射率等;以及社区居民对健康的认识、信念和求医行为,对卫生服务的需求、利用和满意度等。

（二）社区自然环境状态

如社区地理位置、地形地貌、一般气候状态、周围环境(水、空气、土壤)的污染情况等。

（三）人文社会环境状态

如教育水平、经济结构与贫富、社区内家庭结构分布及休闲环境等。

（四）社区资源

如机构性资源、人力资源、经济资源及社区动员潜力等。

第二节　社区卫生诊断的资料

在社区卫生诊断中所收集的资料既能用于社区卫生诊断,又能解释与健康状况目标有关的一些问题,并能为制订卫生工作计划提供参考依据。我们须从健康层面观念的角度出发,即将影响健康的因素,包括生物因素、环境、生活方式及健康照顾系统皆列入考虑之中,因此收集资料的涉及范围要广。

一、社区健康状态资料

社区健康状态资料与社区健康状态有关,并能为社区诊断提供信息。与这方面有关的指标有疾病别发病率、患病率、总死亡率、年龄别死亡率、婴儿死亡率、新生儿死亡率、孕产妇死亡率、期望寿命等。这些都是一些传统性指标,社区卫生工作者对这些指标应极为熟悉。

另外,为了补充传统评价指标的不足,一些新的评价指标应运而生,如减寿人年数(potential years of life lost,PYLL)是指某一人群在一定时间内(通常为一年),由于死亡而导致的实际死亡年龄与平均期望寿命之间的差距,反映某死因对一定年龄的某人群寿命损失和危害程度,PYLL 越大,说明早死对平均期望寿命的影响越大。

无失能期望寿命(life expectancy free of disability,LEFD)。期望寿命是以死亡作为观察终点,而 LEFD 则以失能作为观察终点。它是在扣除处于失能状态下的期望寿命,从而反映出在无失能状况下的期望寿命。LEFD 是质量较高的生命过程,能更好地反映一个国家、一个地区的社会经济发展和人民生活质量的综合水平。

健康期望寿命(active life expectancy,ALE)或称为活动期望寿命,以生活自理能力丧失率为基础计算而得。生活自理能力指正常人所必须具备的日常生活所必须完成的活动,如吃饭、穿衣、洗澡等活动。该指标目前已得到广泛应用,它不仅能客观地反映人群生存质量,也有助于卫生政策与卫生规划的制定。

伤残调整生命年(disability adjusted life year,DALY),指疾病死亡损失年与疾病伤残生命年的综合作用指标。DALY 可用来评价疾病负担,也可用来评价卫生规划及其实施效果,而且 DALY 可在不同社区、不同国家之间进行比较。

除以上常用指标外,还需关注社区的特殊健康问题。如损伤与中毒情况,居民或患者的生活质量,心理健康状况,疾病的社会、家庭负担状况等。

二、卫生机构资料

卫生机构与健康状态有着密切的关联,表示保健机构状况的资料有许多,下面介绍几种。

(一)卫生服务利用资料

卫生服务利用资料包括就诊人数、就诊次数、住院人数、住院日数、就诊原因及人口特征构成、住院与家庭病床卫生服务利用率、社区卫生服务中心(站)知晓及利用率、居民对社区生服务需求、利用和满意度等。这些资料可以从医院中获得、从患者或居民中调查获得,也可从全国卫生服务调查数据中获得。

(二)卫生服务资源

1. 机构资源

机构资源包括病床数、各种服务设施、大型医疗设备数量、急救站、保健站(初级保健)及社区各服务中心建筑面积、科室设置等方面资料。

2. 人力资源

人力资源包括千人口医生数、千人口护士数、千人口医生/护士比、千人口牙科医生数,医护人员学历、专业、技术资格构成及其他工作人员等。

三、生活方式资料

生活方式又称为健康的行为问题,这方面的资料一般只有通过调查来收集。

（一）吸烟指标

吸烟是癌症、冠心病、慢性阻塞性肺疾病等多种疾病的主要危险因素。常用千人口中吸烟人数、吸烟者每日平均吸烟量、吸烟率与人口特征构成、吸烟者平均吸烟量与严重程度构成比等指标。

（二）饮（酗）酒指标

过量饮酒是高血压的重要危险因素。常用千人口中饮（酗）酒人数、每日平均饮（酗）酒量、人均酒精消耗量、经常饮（酗）酒率及人口特征构成、经常饮（酗）酒人群的持续时间与人口特征构成等指标。

（三）超重肥胖指标

超重肥胖是心血管、代谢性疾病等的重要危险因素。在应用体质指数（body mass index，BMI）进行评价的同时，建议测量腹围以进一步评价脂肪在腹部的堆积情况，常用 BMI 构成、腰围、臀围、超重肥胖率与人口特征构成、超重肥胖严重程度构成比及其人口特征统计等指标。

（四）运动锻炼指标

长期静坐的生活方式缺乏运动，影响人体正常功能，导致免疫功能减退，是心血管系统、消化系统、骨关节疾病及代谢性疾病的重要危险因素。常用主动体育锻炼率及人口特征构成、锻炼类型及人口特征构成、锻炼时间及人口特征构成、每天静坐时间构成比等指标。

（五）不合理膳食流行率

膳食结构是指膳食中各类食物的数量及其在膳食中所占的比重，由于影响膳食结构的这些因素是在逐渐变化的，所以膳食结构不是一成不变的，人们可以通过均衡调节各类食物所占的比重，充分利用食品中的各种营养达到膳食平衡，促使其向更利于健康的方向发展。不合理膳食是造成多种疾病的重要危险因素。常用不合理膳食项目的流行率及人口特征构成等指标。

（六）卫生知识知晓

卫生知识知晓包括单项卫生知识知晓率和基本卫生知识知晓情况。

（七）其他

其他生活方式资料还包括每万人口吸毒人数、滥用药物及违章开车行为等。

四、人口统计指标资料

（一）静态指标

1. 人口数量

人口数量是人口统计的基本指标，指一个地区在一定时间内的人口总和，包括绝对数（户籍数）、相对数（居民＋流动人口）两类，一般以人口普查的统计结果为依据。人口数量是分析和研究人口发展趋势的基础，是规划卫生事业的主要依据。

2. 人口构成

人口构成包括年龄构成、性别构成、职业构成、文化程度构成、种族构成、民族构成、职业构成、就业人口、抚养比等。如人口年龄构成指的是一定时点、一定地区各年龄组人口在全体人口中的比重,通常用百分比表示。人口年龄构成是过去几十年,甚至上百年自然增长和人口迁移变动综合作用的结果,又是今后人口再生产变动的基础和起点。它不仅对未来人口发展的类型、速度和趋势有重大影响,而且对今后的社会经济发展也将产生一定的作用。

（二）动态指标

人口统计的动态指标包括人口增长率,如人口自然增长率和社会增长率(迁入率、迁出率);人口构成的变化和发展趋势(如老龄化)等。

其中人口自然增长率反映人口再生产的规模和速度,对社会经济的发展起促进或延缓的作用。人口自然增长率指一定时期内(通常为一年)人口自然增加数(出生人数减去死亡人数)与同期平均总人口数之比,用千分数表示。人口自然增长率是反映人口自然增长的趋势和速度的指标。人口自然增长率水平取决于人口出生率和人口死亡率两者之间的变动情况。当人口出生率和人口死亡率都高,则人口自然增长率低;当人口出生率高,人口死亡率低,则人口自然增长率高;当人口出生率低,人口死亡率也低时,则人口自然增长率就低。

五、环境条件资料

（一）自然环境

1. 社区地理位置

社区地理位置一般是用来描述地理事物时间和空间关系。相对地理位置是以其参考点的周围事物进行确定。而绝对地理位置是以整个地球为参考系,以经纬度为度量标准。

2. 水及土壤的调查情况

水及土壤的调查情况指通过对自然环境特征、土壤及其特性、土地利用状况、水土侵蚀类型、土壤环境背景值资料、当地植物种类等方面的调查与分析,评价水、土壤中的污染物及污染因子,对水、土壤环境现状做出评估。

3. 一般气候状态

一般气候状态指大气物理特征的长期平均状态,具有稳定性。气候以冷、暖、干、湿这些特征来衡量,通常由某一时期的平均值和离差值表示。

4. 一般环境质量

一般环境质量指在一个具体的环境内,环境的总体或环境的某些要素对人类以及社会经济发展的适宜程度。

5. 具有传染性的动物密度

具有传染性的动物密度指单位空间内具有传染性的动物种群大小,以动物体数目或生物量来表示。

（二）居住环境

居住环境反映住房类型和居住条件优劣的资料。例如：人均住房建筑面积，指按居住人口计算的平均每人拥有的住宅使用面积；卫生、排水设施；饮用水；由于规划上的变动造成的社会限制；左邻右舍的住房状态等。

（三）社区环境

社区环境主要包括以下四方面的资源。

1. 机构性资源

机构性资源指公立或私立医疗机构，如诊所、卫生所、医院、疗养院等；公、私立福利机构，如家庭扶助中心、基金会等；社会团体，如工会、教育机构、宗教团体及公共设施等。要了解这些机构的潜能、可及性和可利用性。

2. 人力资源

人力资源包括各类医务人员，如医师、护士、药师、营养师、理疗师、检验师等，以及卫生助力人员，如宗教人士、学校教师、行政人员、居委会及民间团体人士等。应注重这些人员的工作能力及对社区卫生工作的关怀程度，注重与其保持联系，建立合作关系。

3. 经济资源

经济资源包括社区整体的经济状况、产业性质、公共设施及交通状况等。注意经济分布及可供利用的情况。

4. 社区动员潜力

社区动员潜力包括社区居民的社区意识、社区权力机构及应用、社区组织的活动、社区负责人与居民对卫生事业的关心程度及人口素质与经济能力。

六、社会与经济指标资料

（一）所在城区人均国民生产总值

所在城区人均国民生产总值（gross national product，GNP）是指所在城区在一定时期内（通常为一年）生产的按市场价格计算的商品和劳务总值的人口平均值。在经济学上，一般用来衡量或表示经济发展程度。

（二）所在城区人均国内生产总值

将所在城区核算期内（通常是一年）实现的国内生产总值与城区的常住人口（或户籍人口）相比进行计算，得到人均国内生产总值（gross domestic product，GDP），是衡量人民生活水平的一个标准。

（三）所在城区人均国民收入及消费支出构成

所在城区在一定时期内（通常为一年）按人口平均的国民收入占有量，反映国民收入总量与人口数量的对比关系，反映城乡居民的实际经济水平。

（四）劳动人口就业率、失业率

劳动人口就业率指就业人口占 16 岁以上总人口的百分比。劳动人口失业率指一定时期满足全部就业条件的就业人口中仍未有工作的劳动力数字,旨在衡量闲置中的劳动产能,是反映一个国家或地区失业状况的主要指标。

(五) 居民医疗费用支付方式

居民医疗费用支付方式主要包括城镇职工基本医疗保险、城乡居民基本医疗保险、贫困求助、商业医疗保险、全公费、全自费等,居民医疗费用支付方式构成比一定程度上反映所在城区的经济发展水平。

(六) 文化、教育与卫生环境指标

文化、教育与卫生环境指标包括成人识字率,即 15 岁以上人口能读、写人数的百分比,文盲率,妇女识字率,学龄儿童入学率,民族、宗教信仰与文化习俗特征,公共设施与交通状况等。

(七) 相关政策

相关政策包括社区建设与社区卫生服务发展政策、社区支持社区卫生服务发展的计划与措施等。

第三节　开展社区卫生诊断的步骤

社区卫生诊断的实施包括设计与准备、收集相关资料、资料核实与录入、分析所获得的信息、确定主要卫生问题、撰写社区卫生诊断报告、确定社区卫生服务工作规划七个步骤。

一、设计与准备

这是社区卫生诊断的第一阶段,研究者可以根据社区的实际情况,具体开展以下工作。

(一) 组织设计

1. 制订社区卫生诊断计划

政府对本辖区的社区卫生诊断工作做出统一安排,原则上辖区内全部社区都应同时进行,如果限于财力、人力或技术条件等方面存在的困难,可因地制宜,确定诊断工作实施的社区范围及计划开展社区卫生诊断工作的比例和社区个数,同时按照法律规定,将有关调查工作向相关部门申请备案。

2. 确定开展社区卫生诊断的社区

如果部分社区开展卫生诊断工作,卫生专业机构或专家指导组应在政府计划安排下,进行全区统一安排,将本辖区的街道社区参照经济水平和居民人群特点等进行分层分类,有代表性地抽取开展社区卫生诊断的街道社区。

3. 统一安排部署

在全区范围内,作为重点公共卫生项目,选择合适时间集中开展社区卫生诊断工作。

（二）制订方案

1. 主要内容

方案的主要内容包括目标意义、目标对象、实施内容、步骤进度、组织领导、保障措施等。

2. 时间进度安排

社区卫生诊断工作从设计启动到确定社区卫生服务工作计划,全部时间大多控制在5个月以内,一般现场调查时间不宜太长,应控制在1个月以内。各项工作时间安排要考虑互相补充,交叉进行。一般情况下,社区卫生诊断工作进度应严格按照时间进度要求,以保证最后按期完成。

3. 监测质控方案

监测质控是保证数据真实可靠的关键步骤,必须保证方案设计、调查人员培训、汇总统计等各个环节的工作质量。

4. 经费预算方案

对每一项工作的花费和来源进行明确的说明,包括劳务补贴、培训费用、宣传组织费用、印刷费用、设备和材料购置费用等。

（三）人员配备

根据社区卫生诊断所要进行的各个环节,需要进行以下方面的人员配备。

1. 现有资料收集

该组成员一般由办公室或社区等业务科室的技术人员组成。负责收集各类现有资料,收集有关社区人口学、环境与卫生资源情况以及本地区死亡与传染病发病等资料;同时应牵头完成社区卫生服务中心机构调查。

2. 居民调查

该组成员主要是社区卫生服务中心的卫生技术人员。职责是根据抽样结果,对抽中的调查对象按照调查要求落实现场调查中的各项工作,按计划实施,保质保量地完成居民卫生调查任务,疑难问题要及时汇报解决,并定期向领导小组汇报工作进度,听取和接受质量控制组的意见改进工作。

3. 满意度调查

该组成员应由第三方组成,一般可请医学院校学生或专门的调查机构进行调查,负责按照调查方案要求完成调查。

4. 质量控制

该组成员一般由技术负责人、现场调查组的组长和专职人员组成。职责是负责计划设计、样本抽取、调查员培训、现场调查与现有资料收集的工作质量,发现问题及时纠正,同时牵头组织社区卫生诊断工作的评估验收以及总结报告工作。

5. 汇总统计

汇总统计组由社区卫生服务机构内熟悉计算机操作和基本卫生统计学知识的专业技

术人员组成。职责是负责审核、汇总收集的资料,将调查资料输入计算机,按照要求,向专业技术部门提交各类电子数据。

(四)人员培训

为顺利实施社区卫生诊断工作,各类工作人员必须经过基础培训和相关分工项目的强化培训,考核合格后上岗。基础培训包括社区卫生诊断的目的、意义、基本原则、内容、诊断流程与基本方法,资料收集汇总、专项调查的内容与抽样方法,调查指标含义及填写说明等。质量控制组和统计分析组还要进行本专业相关内容的培训。

(五)社区动员

社区动员是把社区卫生诊断的项目目标转化为社区成员广泛参与的过程。通过社区动员可以获得各级领导的支持,建立和加强部门间的合作,动员社区、家庭和个人的参与。

(六)资源配备

充足的物资保障是顺利实施社区卫生诊断工作的前提。物资可以来源于多渠道,有些直接来源于社区卫生服务中心原有设备,有些则需要用项目经费购置,或从有关单位租用等。社区卫生诊断工作的经费来源应以政府投入为主。

二、收集相关资料

收集相关资料是社区卫生诊断的关键环节,真实可靠的资料是为社区卫生诊断提供有较高利用价值的客观依据。资料内容主要包括社区健康状态资料、反映卫生机构的资料、生活方式的资料、人口统计指标资料、环境条件资料、社会与经济指标资料等。

(一)资料来源

资料的来源有两种,一是利用现有资源,二是开展社区专项调查。

1. 现有资源

现有的资源主要可以通过查阅各种相关的文献记录及卫生统计资料获得。统计报表是社区卫生诊断资料的重要来源,如法定传染病报表、职业病报表、医院工作报表等,这些是按国家规定的要求,上报的统计报表,包括各个部门和系统的常规统计报表,如疾病统计资料、病例档案及人口资料等。资料来源渠道通常有卫生部门、统计部门、医疗机构、地方政府以及相关组织等,表 1-3-1 举例说明各种现有资料的来源。

表 1-3-1　社区诊断的现有资料收集来源和信息内容

数据来源	信息内容
政府行政部门	
卫生部门	各乡镇(街道)及以上医疗机构的年度统计报表、财务报表、各种疾病的患病和死亡资料
劳动和社会保障部门	医疗保险覆盖率、劳保医疗覆盖人口,其他社会保障计划的数据统计资料

数 据 来 源	信 息 内 容
计划部门	各社会机构和团体的配置计划和实际数据
财政部门	各社会机构和团体的资金配置计划和实际数字
统计部门	宏观经济、社会发展和人口统计报表数据
民政部门	贫困人口统计资料,行政区划、社区服务的建设资料
公安部门	常住人口和流动人口的统计资料,生命统计资料
交通部门	机动车状况、交通事故统计资料
环保部门	大气、水和其他主要环境的污染情况,绿化植被情况
计划生育部门	人口和计划生育统计资料
卫生服务提供者	
医院	门诊和住院服务年度统计资料、财务统计报表、体检资料
疾病预防控制中心	各种年度公共卫生服务和疾病预防服务统计报表、财务报表、疾病监测的统计报表、体检资料
妇幼保健站	年度妇幼保健服务和疾病防治工作统计报表、财务报表
其他专业防治所	年度服务量统计报表、财务报表
其他医疗服务提供者	私人和涉外医疗机构的服务统计和财务报表
学术部门	
医学院校或综合院校	对疾病和健康状况的学术研究报告、专题调查数据
研究所	对疾病和健康状况的研究报告和报表、专题调查数据
社会其他部门	
新闻媒体	对医疗服务的专项社会调查报告和数据
人大、政协	对社区卫生服务的提案、调查报告和数据

对现有数据进行整理、分析并应用于社区卫生的诊断和计划,是对"第二手资料"的处理过程。利用现有资料时,应首先对所获得的资料进行质量评价,经确定为可靠、可用资料后再进行数据分析,得出社区诊断和计划所需的信息。在使用现有资料时,应该注意各种资料中涉及的概念和指标的含义是否一致,是否为标准的定义或通用的含义。在引用已经计算出来的统计指标时,特别应该注意分子的确切定义和分母所涵盖的范围。在对疾病和生命统计资料进行分析时,应该确认诊断标准是否规范。在使用财务统计报表数据时,一方面要明确是否存在保密问题,另一方面要注意货币的可比价格问题以及各财务科目的具体含义。

2. 社区专项调查

社区专项调查包括居民卫生调查、社区服务对象满意度调查和社区卫生服务机构调查三个方面内容。社区调查可以从患者或在与居民的接触中加以观察,通过家庭访视、询问健康问题、了解家庭状况以及收集的体检资料进行分析。还可以访问社区负责人与医务人员，从访谈中了解社区的主要健康问题，凡是社区中各级各类组织的负责人及其成员、教师、医务人员、各企事业团体职工等均包括在内。利用社区的疾病普查或对居民周期性的身体检查，获得该社区的营养状况、基础卫生保健、疾病与死亡等社区健康资料。

（二）资料要求

应确定资料为可靠、可用的，再进行数据分析，得出社区卫生诊断和计划所需信息。对资料主要有以下几方面要求。

1. 资料易于取得

指在不需要复杂的调查工作下，即可取得必要的数据资料。可根据现有的资料为社区诊断提供参考。

2. 覆盖范围完整

该指标应建立在全社区范围或某特定的人群数据资料之上。另外，调查研究的单位级别（即诊断的级别）必须要有特异性，以便能描述出所研究的现象在地理上的变化。如果诊断的是整个社区，那么所选择统计的基础水平应该在派出所或者其他以下的地理单位。

3. 效度和信度

效度是指用测量工具测得的结果与实际结果之间的接近程度，即测量工具测量了预期要被测量的概念。信度是指对同一概念进行多次重复测量，多次测量结果的一致性程度，即测量工具的稳定性和可靠性。

4. 质量稳定

不应轻易地随着时间、地点改变以致影响到指标的建立。在使用指标时所选用的资料每次只能反映一个时期和一个地区的情况，不应同时反映不同时期和不同地区的情况，否则也将会对健康状态的指标或指数产生严重的影响。因此，在社区卫生诊断中，必须认真找出影响资料质量的问题，以确保资料在时间和空间上的可比性。

5. 特异性

所用指标应尽可能做到对所要研究的问题有特异性。一种疾病可有一个指标，一个特定的人群组也可有一个指标。指标的特异性越高则对卫生计划的制订及人力、物力安排的参考价值就越大。

6. 容易计算

所建立的各类指标或指数可用经济而简单的方法计算。必要时可附加详细的计算步骤。

7. 广为接受

为了使指标和指数能够获得最大的利用率，所选出的指标应该能够广泛地为人们所接受，并且容易学习或遵照去做。

8. 可重复性

各项指标由不同的专家，在不同的条件或不同的时间内使用时，所获得的结果应该一致。

三、资料核实与录入

（一）资料的核实

重要疾病资料、传染病报告资料需要通过多种途径进行核实。如：甲类传染病资料需要逐个核实；艾滋病、肺结核等重要的乙类传染病也要重点核实；来源于中国疾病预防控制中心死亡监测系统的当地居民死因资料需与当地公安部门核实；来源于中国疾病预防控制中心传染病报告监测系统的当地传染病报告资料需要与社区卫生服务中心（站）、当地医院等核实；孕产妇健康管理记录、0～36个月儿童健康管理记录等需要与当地妇幼保健医院核实；儿童计划免疫资料需要与区（县）级疾病预防控制中心计划免疫科核实。

（二）资料的录入

对于数据的录入通常采取双录入并核查，以减少误差。在正式进行统计分析之前，还要对数据库进行包括缺失数据处理、变量转换等处理。

四、分析所获得的信息

（一）数据的整理

对收集到的社区诊断资料，在开始分析之前应先完成收集资料的质量评价工作。也就是说，先评价收集到数据的可靠性、完整性、准确性等，并通过数据的整理、逻辑检错、垃圾数据处理等手段，把数据变为可供分析的数据库。数据收集的来源不同，质量评价的内容也各异。

对现有资料应注意评价不同年代的资料所选择的诊断标准是否一致；原收集资料的目的与本次社区诊断的目的是否一致；收集资料有无缺失指标或缺失数据等；数据覆盖人口面和代表性等。应注意数据的完整性和准确性，关注资料数据有无漏项、缺项、存在逻辑性错误、区间错误、计算错误等情况。对定量资料在应用时应注意从调查表设计、调查员质控、被调查者应答态度和调查环境控制四方面进行评价，以确定收集到的数据质量是否合格、可靠。应用定性资料应注意：访谈对象或小组成员的态度与合作程度、访谈环境、主持人访谈技巧及记录的质量等，以此来评价访谈资料的质量。在数据质量评价的基础上，就可以进行数据分析了。

（二）统计分析

在收集到的信息中，绝大部分以数据的形式出现，应根据资料的性质和特点适当选择统计分析方法。利用流行病学的原理和方法，对收集到的数据进行去伪存真、由浅入深地系统分析，将数据通过分析转化为有用的科学信息。流行病学分析首先要进行数据的质量评价，包括数据的代表性、可靠性、可比性、显著性。流行病学数据分析包括描述性分析和分析性分析，其中描述性分析包括人口学特征描述、数据的均衡性分析、数据的标准化分析；分析性分析包括各种率的统计和比较、危险因素水平的分析（危险度估计）、剂量反应关系分析等。在简单的分析后,可以进行校正分析或多元统计分析。经过数据的分析,需要对分析结果进行解释,包括机会的作用和偏倚的作用,以及事件之间的因果关系分析。

在分析完本次相关资料后,还需要将得到的结论同近期全国或同类地区卫生资源分布、疾病或危险因素的流行水平等相关动态资料进行横向比较。如果有以往的社区卫生诊断报告、年报等,还应将此次社区卫生诊断的数据与历年报告比较,以看出其变化趋势。

五、确定主要卫生问题

通过资料统计结果,了解社区居民的健康需要与需求,确定社区的主要健康问题,找出影响社区居民健康的主要原因和影响因素。了解和评价社区资源,评估解决社区健康问题的能力。根据社区居民的健康状况、意愿和社区资源的可利用性,确定优先解决问题的顺序。

（一）利用社区诊断所获得的资料发现本社区的主要健康问题

通过对社区卫生问题分析可以了解和找出在该社区存在的主要卫生问题或主要疾病、对该疾病或卫生问题有影响的危险因素、重点受累人群及特征等。与上述疾病和死亡相关的主要危险因素分析包括环境因素、行为和生活方式因素、生物因素及卫生服务因素等四个方面的内容。主要健康问题的确定原则包括:引起大量死亡的疾病或死亡顺位中的前几位;潜在寿命损失的主要原因和疾病;受累人群多、伤残率高、危害性大,本社区发病、患病以及死亡情况高于全国平均水平的疾病;与这些疾病和死亡相关的主要危险因素,包括行为和非行为危险因素。据此应列出本社区的健康问题清单。

（二）确定优先干预的内容

1. 依据对人群健康威胁的严重程度排序

（1）该病致残、致死率高。

（2）该病受累人群比例大。

（3）与该病相关的危险因素分布。

（4）该行为与疾病结局关系密切。

2. 依据危险因素的可干预性排序

（1）该因素是明确的致病因素。

（2）该因素是可以测量、定量评价其消长的。

（3）该因素是可以预防控制的,且有明确的健康效益。

（4）该因素的干预措施是对象所能接受的,操作简便的。

（5）该因素的干预费用应是低的。

3. 确定优先干预的原则

（1）普遍性:所确定的优先解决的卫生问题在社区的人群中普遍存在,而不局限于某一区域的人群。

（2）紧迫性：该卫生问题已经引起政府的强烈关注，要求必须在近期内解决，如儿童的预防接种。

（3）严重性：该卫生问题对社区居民的健康状况影响很大，所造成的后果较为严重，如某种传染病造成的终身残疾。

（4）可干预性：该卫生问题可通过某种活动得以改善和解决，例如通过宣传教育、定期为居民测血压，可改变社区内居民的不良生活习惯，以达到控制高血压的目的。

（5）在相对固定的条件下，争取较高的成本效益。

六、撰写社区卫生诊断报告

社区卫生诊断的结果以诊断报告的形式进行表述。发现了社区所存在的问题后，应把发现的问题反馈或报告不同部门或阶层，为下一步的工作打好基础。

1. 撰写报告的原则

问题尽可能具体；采用形象、生动的方式；让尽可能多的人了解情况；不同的对象用不同的方法。

2. 报告的内容

写报告的目的是为了向不同的部门或政府反馈发现的问题，为进一步制定政策和干预措施提供信息，因此报告的内容应有针对性，突出问题，一般包括以下内容。

（1）社区基本情况：可包括人口、卫生、教育、环境、健康等。

（2）调查内容：针对什么问题进行调查。

（3）调查方法。

（4）调查人群。

（5）调查结果与分析：分析方法、结果。

（6）发现的主要问题及原因。

（7）解决问题的策略和方法（对主要问题提出建议）。

3. 报告的格式

报告的基本格式包括题目、摘要、正文、参考文献等部分。正文内容一般分为背景、资料来源与方法、结果、讨论与结论等。报告的具体格式可参考以下内容：

（1）报告题目：要求醒目、简洁和确切；常用"＊＊＊＊＊＊社区诊断报告"的形式，前半段为该社区的规范行政名称；用字不宜超过 20 个汉字；尽可能少用副标题。

（2）摘要：对整篇诊断报告的浓缩提炼和准确概括；一般分为目的、方法、结果和结论；以第三人称编写；中文不超过 400 个字，英文以不超过 250 个单词为宜；不应作为报告的补充、注释和总结；不可加进诊断报告内容以外的解释和评论。

（3）关键词：表示全文主题内容、信息等单词或术语；适应于计算机自动检索的需要；可直接从题名和报告正文中提取；以 3～8 个为宜；"诊断报告"可作为关键词。

（4）前言/背景：用以说明开展社区诊断的理由；扼要介绍相关领域的历史与现状；注

意避免写成文献综述。

（5）材料与方法：① 现有资料的收集方法：如咨询社区领导、疾病预防控制中心和卫生服务机构人员和居民，查阅现有文献、专题调查、统计报表、体检记录等，并阐述方法的可靠性；② 定性调查方法：如专题小组讨论、个人访谈、参与式评估和信访对象、内容、记录、分析和处理方法；③ 定量调查方法：样本来源、调查对象纳入标准、调查问卷设计和内容、预调查、调查员选择和培训等；④ 数据处理与统计分析方法；⑤ 质量控制策略。

（6）社区诊断结果：本部分是整篇诊断报告的核心和价值所在；应如实、具体、准确地介绍各种数据分析结果和信息；应用文字叙述和统计图表相结合的形式；详细、确切，合乎逻辑顺序；可以分段落描述，加小标题。

（7）讨论：是对结果的逻辑延伸，对主要诊断结果的理论性分析，从广度和深度上丰富和提高对诊断结果的认识，通过对结果的阐明论证，引出恰当的讨论，为建议提供理论依据。可涉及的内容很多，如反映的主要公共卫生问题及其影响因素、与国内外有关情况和理论解释的异同及其原因、社区中尚待解决和首要解决的问题、今后的建议与展望，以及调查方法的优缺点、样本的代表性等。

（8）参考文献：引用正式发表文献或档案资料（专利文献）等；选近 10 年的新资料，在文中注明序号；统一格式要求。

诊断报告中的图表要简明扼要，一个表一个中心；图表应有序号和标题，常规应用三线表；制图要突出重点，充分表达主题，图形简单、结构合理、符合统计学与规范化要求；图表文字说明要简明规范；要注意图形与文字描述一致，不能根据想象和趋势延伸曲线图。

七、确定社区卫生服务工作规划

社区卫生服务工作规划是在诊断报告的基础上，针对本社区居民主要健康问题与危险因素、社区卫生服务资源供给与利用的薄弱环节以及政策与社区环境特征与开发潜力，结合本社区实际，确定规划期间应实施的社区卫生重点干预项目。制订今后 3～5 年的社区卫生服务发展规划，采取社区综合干预策略措施，改善社区环境，充分利用社区卫生资源，满足居民基本卫生服务需求，逐步提高社区居民的健康水平和生活质量，保证社区卫生服务可持续发展。

社区卫生服务工作计划应遵循目标性、前瞻性、综合性、针对性、可行性。规划首先要明确背景，进而提出总目标以及阶段性的、量化的指标要求，以保证最终实现规划目标。同时，围绕目标人群特征及预期达到的目标，确定并实施政策与环境支持、社区卫生资源优化调整、健康教育、社区动员等策略与措施。将规划的社会目标转化为社区成员广泛参与的社区行动。

在制订目标计划后则开始实施，在计划实施一段时间后需进行效果评价，了解计划的有效性，看是否达到了预期目标，然后再进行新一轮的社区卫生诊断。考核评价工作十分重要，应制订考核评价指标体系。通过考核评价可以判断社区诊断工作的质量与效果是否达到了预期目的,政府投入是否收到了预期的社会效益。同时通过实践,进一步验证社区卫生诊断的必要性与可行性,评价诊断技术规范设计的合理性与适宜性,及时调整和修正不科学、不合理与不可行成分,继续完善社区卫生诊断的适宜技术。通过社区卫生诊断的执行,有利于进一步获得政府、社会和社区支持,并坚定社区领导者、社区卫生组织者和执行者的信心。考核评价内容包括考核组织领导、诊断过程质量以及审核社区卫生诊断报告和社区卫生服务工作规划。强调诊断报告资料真实可靠、统计科学严谨、报告全面完整,制订的社区卫生服务工作规划应具有科学性、可行性、发展性并突出本社区特色。还应通过查看账目和实地考察的方式,考核经费使用是否合理,是否做到专款专用等。同时通过第三方调查,了解社区居民对卫生调查的满意度评价。考核方法可以包括全面验收、分级复核、资料审核和现场复核相结合以及分层抽样复核等。

第四节　社区卫生诊断的常用方法

一、资料收集方法

社区卫生诊断资料收集整理方法包括现有资料的收集整理和社区卫生专项调查。现有资料的收集是指充分利用一切可以利用的现有资料的收集方法,主要是将各相关部门以及社区卫生服务机构的日常工作报表、年度统计等社区卫生相关资料进行收集,收集资料时限为社区诊断时间范围;通过现有资料收集,可以总结分析社区人口学特征、社区环境特征和社区卫生资源特征。社区卫生专项调查是指针对社区某一问题进行专门的调查,调查内容包括三个方面:居民卫生调查、社区服务对象满意度调查和社区卫生服务机构调查。调查过程具体实施方法可以分为定性资料收集方法和定量资料收集方法。

定性资料收集方法和定量收集方法的区别主要是所收集资料的性质,定量特点是结果可以用数据来表示,较为客观、说服力强,能够推论一般,但不能得出深入的信息资料。定性特点是研究结果不能以数据来表示,主观性强,不能推论一般,但能获得深入信息,可以表明某种趋势,对研究问题具有探索性意义。

（一）定量资料收集方法

一般采用流行病学横断面研究方法来收集资料,可以普查,也可抽样调查,通常通过各种形式的问卷调查实现,是一种比较便捷、经济的途径。调查问卷又称调查表,是调查研究中收集资料、对某些变量进行度量的一种测量工具调查问卷的内容根据调查目的确定。根据不同的填答方式,可分为自填式调查问卷和访问式调查问卷。自填式调查问卷由调查对象自行填写,见于自我管理式调查。访问式调查问卷由调查者通过与被调查者交谈根据回答进行填写,见于面访调查、通讯调查和电话调查。

根据调查问卷的结构不同,可分为封闭型问卷、开放型问卷和混合型问卷。封闭型问卷又称结构型问卷,问卷中每个问题都有备选项,被调查者自行选择填写。开放型问卷又称无结构型问卷,问卷中只提出问题,不提供备选项,被调查者根据自己情况自由回答。混合型问卷是指同时包括两种问题类型,弥补上述两类问卷的不足,常被应用于实际调查中。

设计调查问卷前需要明确相关内容,包括需要什么信息、从现有资料中是否能得到、调查对象是谁、到什么地方或调查场所是哪里、调查什么内容、采用什么方法调查、可能的结果是什么、调查结果有何意义等。围绕调查目的,依据结构合理、项目齐全、语言精练、长短适宜等基本原则设计调查问卷。

最常采用的自我管理式调查是指由调查员集中发放调查问卷,解释调查目的,说明填表要求,集中填写,统一回收。但由于这种调查方式对调查对象的阅读理解能力具有一定要求,所以多用于具有一定文化水平的人群调查。

定量资料收集评价应考虑到调查表设计、调查员培训与质控、被调查者应答态度、调查环境控制等几个方面,以确定收集到的数据质量合格可靠。

(二) 定性资料收集方法

定性资料通常是以文字、声音、图像形式表达,而不是数字形式。定性资料收集是一个发现问题的过程,并可以帮助解释定量研究的结果,回答事件为什么会发生。应用定性方法调查的目的包括:① 了解不同人群的知识、态度、需求(服务预付、日常保健、治疗康复);② 容易获得对开展社区干预的反馈意见;③ 有利于对社区的环境的观察和深入思考。尤其是对于居民家庭生活质量的评估,不能仅依靠统计学分析方法,而应更多依据对社区的认真观察、深入了解以及良好的职业判断力,对生活质量的最后判断应是充分综合各方面证据和听取不同人群意见的结果。

常用的定性资料收集方法包括深入访谈、专题小组讨论、选题小组讨论、地图法、头脑风暴法、鱼骨图法、观察法、案例调查法等。定性资料应用时应注意评价内容,重点看访谈对象的态度与合作程度,访谈环境,主持人访谈技巧及记录质量,以此来评价访谈资料的质量。下面主要介绍一下个人访谈和专题小组讨论。

1. 个人访谈

调查人员带着问题面对面地向某些人征求和讨论意见和看法。访谈的对象包括社区领导者、医务人员和(或)专家、政府领导、社区居民等。在选择访谈对象的时候要事先确定标准,比如可以访谈的对象应该是本社区行政领导中的关键人物、本社区卫生事业的主管领导、本社区医疗卫生事业的专家与学者、本社区享有声望并能在社区卫生服务中起关键作用的知名人士、热心支持社区卫生服务的居民等。

访谈前要制订访谈提纲,内容可以包括:① 您认为社区中主要的疾病和健康问题是什么;② 您认为造成这些问题的主要原因是什么;③ 您认为怎样才能减少这些问题;④ 您认为这些问题中应首先解决哪几个问题;⑤ 在解决这些问题时,社区中的关键人物和关键部门是哪些;⑥ 您是否支持和参加社区慢性病综合防治工作等。在访谈过程中要认真作好记录，包括被访谈者的年龄、性别、职务、回答问题时的态度（积极热情、一般、消极应付）、被调查者在社区中的角色、被调查者在本社区已工作的年限、被调查者的主要意见和建议等。在进行非常深入的访谈时，应该在被采访者同意的情况下使用采访机帮助记录访谈内容。

访谈调查可以让被采访者轻松自由地回答所提出的问题，采访者可控制谈话主题、问题顺序和交谈的节奏，并可根据情况随时调整、解释要问的问题，采访者可以深入探讨复杂的问题，并可以得到深刻的答案。访谈调查的缺点是不容易得到有代表性的信息，得到的往往是具有典型性的信息。访谈的结果也受到采访者水平的影响，采访者的态度可能影响数据收集的客观真实性。

2. 专题小组讨论

专题小组讨论是根据调查目的确定讨论主题，在主持人的领导下，一组调查对象花1小时左右围绕主题进行讨论，并由记录员现场记录下讨论的内容。

专题小组讨论的对象可以是本社区卫生人员、本社区的居民代表、本社区的行政管理工作人员等，一般8～10人一组。讨论内容与个人访谈内容基本相同：如您认为改善社区卫生现状需开展哪些工作，提供哪些服务；您个人或家庭中常见的健康问题是什么；您认为社区疾病防治中最大的困难和负担是什么。

与个人访谈不同的是，主持人要面对一组人而不是一个人，因此要求主持人受过专门的人际交流技能训练，并有一定的经验，应该熟悉本社区卫生服务的政策和存在的问题，了解当地的基本情况，有比较好的语言交流技巧鼓励和启发大家讨论，有比较好的组织能力随时调整和控制讨论的内容与进度，有比较敏锐的洞察能力以便发现重要信息并引导讨论深入进行，要善于认真倾听，不妄加评议，而且要善于运用非语言性行为（如目光、点头、微笑等）来辅助自己的主持过程。

专题小组讨论的结果是通过记录员收集的，也可以在小组成员同意的情况下使用录音录像设备辅助记录资料。记录的内容要包括参加人数、小组成员的基本特征、时间与地点、小组成员的参与积极性、讨论中提出的主要问题和建议。

专题小组讨论可以通过比较充分的信息交流过程，在小组成员之间获得相互启发的沟通效果，从而获得丰富的信息资料。

二、常用社区诊断方法

（一）抽样调查法

抽样调查法是指从社区全体人群（总体）中抽取一定数量且具有代表性的人群（样本）进行调查，且调查得到的结果可推断全社区人群状况的一种研究方法。抽样调查法通常采用问卷调查的形式，调查者运用统一设计的调查问卷，向被选取或抽取的调查对象以书面问题的方式搜集资料，属于定量资料收集方法。抽样调查法主要有两种基本类型，即自填问卷法和结构访问法。

1. 自填问卷法

自填问卷法指调查者将问卷发送或邮寄给被调查者,由被调查者自行阅读和填答,再进行问卷回收资料收集的方法。这是问卷调查中最常用的一种方式,可分为个别发送法、集中填答法、邮寄填答法和网络调查法。个人发送法就是调查者将问卷逐一发至被调查者手中,说明调查要求和意义,并约定好回收时间、地点的方式。邮寄填答法又称通讯调查,是通过邮寄的方式寄给被调查者;网络调查法是通过电子邮件、移动互联网终端等方式发送问卷。以上两种方式均具有省费用、省时间、匿名效果好、问卷措辞标准化等优点,但也有回收率不高且无法观察是自发回答以及理智回答等不足。

2. 结构访问法

结构访问法指调查者根据问卷内容,采取口头询问的方式向被调查者了解相关情况、收集有关资料的方法,分为当面访问法和电话访问法。当面访问法又称面访调查,这种调查具有灵活性、应答率高、有非言语行为佐证、能控制调查环境、记录完整性好等特点,但也有入户难、耗费时间长,以及投入人力、物力、财力大等不足。电话访问法是目前发达国家比较流行的一种方法,实践过程简单、方便,要求问卷内容简单明确,其不足是容易单方终止调查。

(二) 普查法

普查法是指通过调查表或访问对社区中每一户居民进行调查的一种研究方法,了解内容包括家庭一般情况、住户成员个人基本情况、住户成员失能和残障情况、慢性病患病情况及健康影响因素等。普查法适用于较小型社区、乡镇、村等。采用普查法有利于系统且全面地了解辖区居民情况,同时通过调查者与社区居民建立关系,有利于促进社区参与、凝聚社区共识。但普查法所需人力和物力较多,工作量远超抽样调查法。

(三) 选题小组法

选题小组法是一种程序化的小组讨论过程,目的是为了寻找问题,并把发现的问题按其重要程度排列出来,小组成员由不同既得利益、不同思想意识和不同专业水平的人组成。选题小组讨论的每一位与会人员地位都是平等的,避免了专题小组讨论中个别人在讨论过程中垄断性发言,或受身份、地位的影响。成员可以把认为必要的问题写在卡牌上,然后依次列出所有问题进行共同讨论,成员对所有问题的重要性排序打分,汇总后获得讨论结果。

讨论内容通常包括社区中主要的疾病和健康问题是什么;造成这些问题的主要原因是什么,怎样才能减少这些问题;这些问题中应首先解决哪几个问题;在解决这些问题中,社区的关键人物和关键部门是哪些,是否支持和参加社区慢性病综合防治工作。记录内容包括参加人数及人口学特征、谈会的时间与地点、座谈对象参与讨论的态度、讨论中提出的主要问题和建议、记录讨论中非语言性行为(情绪变化)。

(四) 德尔菲法

德尔菲法又称专家意见法,是通过调查者将所需解决的问题拟定成调查表,按照既定程序,以函件为主要通讯方式单独向专家组成员进行征询意见,之后调查者回收汇总专家组成员以匿名方式提交的建议,整理出综合意见再次反馈给专家,以此经过几轮征询和反馈,最终专家组意见趋于集中,获得准确率较高的集体判断结果的一种决策方法。对于社区来说,专家组成员通常是对所调查问题有足够了解、能够提供有用信息的知情人,包括社区行政领导、社区卫生事业的主管领导、社区医疗卫生事业的专家与学者、享有一定声望能在疾病综合防治中起关键作用的居民、社区活动的热心支持者等。德尔菲法具有科学性、准确性、客观性、综合性、实用性等优点,同时也有一定的局限性,主要包括征询次数多、反馈时间长、专家选取标准难统一、专家回答易草率或主观片面等不足。

（五）定性、定量综合应用法

有关社区卫生诊断的方法很多,这些方法的应用与研究目的、研究范围、研究层面等有关。实际工作中常采用一种方法为主,另一种或多种方法为辅的定性、定量资料相结合的社区卫生诊断方法。由于社区卫生诊断调查对象主要是人群,所以在社区卫生诊断中定性与定量相结合运用,可对结果相互补充,更好地解决问题。

第五节　案例实践——上海市静安区宝山路街道社区卫生诊断报告

一、实践背景

社区卫生诊断工作是政府主导下的公共卫生项目,开展社区卫生诊断对于政府及有关社会部门编制社区卫生规划、合理配置卫生资源、发挥社区各类相关资源的综合利用效益、提升社区卫生服务的质量与效率、落实社区卫生服务机构的公共卫生和基本医疗网底功能、满足社区居民的基本卫生服务需求及促进社区卫生服务的健康可持续发展等均具有重要意义。

二、实践目的

分析社区卫生相关资源,找出辖区的主要公共卫生问题,为今后制订疾病控制和健康促进策略与措施提供依据。

三、资料来源

收集2016年1月—2018年12月宝山路街道的居民健康资料。人口学资料来源于静安区公安分局宝山路派出所;人口变动情况、死亡指标、疾病状况、医疗服务及卫生人才资源情况等来源于静安区疾病预防控制中心和宝山路街道社区卫生服务中心。

四、统计学方法

采用 SPSS17.0 软件进行统计学分析。定性资料采用百分率（%）表示，行 u 检验及 χ^2 检验，$P<0.05$ 为差异有统计学意义。

五、主要结果

1. 人口持续负增长，老年人口数量不断攀升

2016—2018 年宝山路街道人口呈持续负增长，但 60 岁以上老年人口数量不断攀升。截至 2018 年 12 月 31 日，户籍 60 岁以上老年人口为 30 497 人，较上年度同比增长 2.1%，占户籍总人口的比例达到 38.9%，高于上海市 33.2% 的比例（$P<0.05$）。

2. 慢性病是居民主要死因

循环系统疾病、肿瘤、呼吸系统疾病以及内分泌、营养和代谢疾病连续 3 年均位列宝山路街道疾病死亡原因前 4 位。

3. 孕产妇死亡率较低，婴儿死亡率与全市总体水平相当

2016—2018 年，宝山路街道孕产妇死亡率均为 0.0‰。婴儿死亡率与全市总体水平相当，差异无统计学意义（$P>0.05$）。新生儿死亡率 3 年来基本持平，差异无统计学意义（$P>0.05$）。5 岁以下儿童死亡率 3 年来也基本维持在同一水平，差异无统计学意义（$P>0.05$）。

4. 传染病成为居民前 10 位疾病死亡原因之一

截至 2018 年 12 月 31 日，宝山路街道传染病病例数为 234 例，3 年来首次成为宝山路街道居民前 10 位疾病死亡原因之一。

5. 诊疗人次数略有增幅，医护比配备不足

截至 2018 年 12 月 31 日，宝山路街道社区卫生服务中心总诊疗人次数和门诊人次数分别为 337 694、335 590 人次，同比上年度分别增长 3.4% 和 3.6%。2018 年度宝山路街道社区卫生服务中心在岗职工数为 100 人，其中卫生技术人员 90 人。每万人口全科医生数为 2.5 人，基本达到按每万人口配备全科医生 2~3 人的标准。每万人口公共卫生医生数为 0.4 人，与按每万人口配备公共卫生医生 1 人的要求仍有较大差距。此外，医护比为 1∶0.8，与 1∶1 的要求相比也略显不足。

6. 人户分离与来沪人员占比较高

宝山路街道人口的主要特点为户籍居民人户分离比例与实际总人口中来沪人员比例均较高，户籍人口人户分离比例 3 年来基本维持在 50.0% 左右，差异无统计学意义（$P>0.05$）；来沪人员占实际总人口比例 3 年来基本为 30.0% 左右，差异无统计学意义（$P>0.05$）。

（余金明）

参考文献

[1]于晓松,路孝琴.社区预防[M].北京：人民卫生出版社,2019：30－45.

[2]施榕.社区预防与保健[M].北京：人民卫生出版,2000：94－104.

[3]傅华.社区预防与保健[M].北京：人民卫生出版社,2000：170－176.

[4]王正伦.社区预防医学[M].天津：天津科学技术出版社,2002：287－317.

[5]李燕茹,刘移民.社区卫生诊断的研究现状[J].中国全科医学,2011：14(1)：15－17.

[6]董燕敏,陈博文,黄金虎,等.社区卫生诊断适宜技术与应用策略[J].中国卫生政策研究,2009,2(1)：20－24.

[7]赵开栋,季晓颖,汤红霞.上海市静安区宝山路街道社区卫生诊断报告[J].上海医药,2019,40(16)：18－21.

第二章
社区健康教育与健康促进

第一节　社区健康教育与健康促进概述

一、健康教育

健康教育是指通过有计划、有组织、有系统的教育活动,促使人们自觉地采纳有益于健康的行为和生活方式,从而达到预防控制疾病、促进健康的目的。健康教育的目的是增进个体和群体对健康的认识,鼓励采取和维持健康的生活方式,有效利用卫生保健资源,改善生活环境和人际关系,增强人们的自我保健意识和自我保健能力。健康教育的核心是教育人们树立健康意识,促使人们改变不健康的行为生活方式,养成良好的行为习惯和生活方式,以减少或消除影响健康的危险因素。通过健康教育,能帮助人们了解哪些行为是影响健康的,并自觉地选择有益于健康的行为生活方式。

健康教育决不仅限于传播卫生知识,而应更积极地教育人们提高自我保健意识和能力。通过健康教育让人们了解哪些因素是对健康有利的,哪些因素是对健康有害的,并提供消除有害健康的因素或减少其影响的必要知识方法、技能及服务,并促使人们合理有效地利用这些服务。

健康教育应该贯穿于人们生老病死和生产生活的全过程,且带给人们终身的好处。因此,健康教育的作用是长远的。健康教育帮助人们获得有益于健康的信息,形成和发展有益于健康的观念,提高自我监督和自我评价技能,使人们更容易实现:自愿地接纳和努力实施新的健康行为,不断提高生活质量;对自己的健康负责,并延伸到他们的家庭和社区;参与并努力提高社区健康水平;拥有健康行为,给别人作榜样;给那些努力提高或维持健康水平的人提供支持和帮助;主动寻找与健康有关的新信息,并将这些新信息应用到行为和观念的转变中;认识新的治疗方法、保健方法,并能准确识别那些异想天开的观点;成为积极关注自身健康的自我保健医师,如果是患者,可以参与到对病情的了解、决定和治疗中,提高治疗效果和促进康复;改善自尊心和自我形象;减轻对紧张因素的影响;建立并维持和谐的社会关系;建立一种珍爱大自然和珍惜环境的感情。

健康教育与卫生宣传的主要区别在于:健康教育不是简单的信息传播,而是既有调查研究又有计划、组织和评价的系统干预活动;健康教育的目标是改善对象的健康相关行为,从而防治疾病,增进健康,而不是作为一种辅助方法为卫生工作某一时间的中心任务服务;健康教育在融合医学科学、行为科学、传播学、管理科学等学科理论知识的基础上,已初步形成了自己的理论和方法体系。

二、健康促进

1986 年 11 月,在加拿大渥太华召开的第一届健康促进国际会议上发表的《渥太华宪章》中指出"健康促进(health promotion)是促进人们提高和改善他们自身健康的过程",并确定了 5 个健康促进行动领域,即制定健康的公共政策、创造支持性环境、强化社区行动、发展个人技能和调整卫生服务方向。

2000 年,在第五届全球健康促进大会上,WHO 前总干事格罗·哈莱姆·布伦特兰对健康促进的概念做了更为清晰的解释:健康促进就是要使人们尽一切可能让他们的精神和身体保持在最佳状态,宗旨是使人们知道如何保持健康,在健康的生活方式下生活,有能力做出健康的选择,并使健康选择成为每个人既方便又实惠的选择。2016 年,在第九届全球健康促进大会上,《上海宣言》提出了"健康共治",强调以"整个政府和全社会的路径"来应对当今社会所面临的健康问题和挑战,突出全球、国家、地方和社会事务的共治。健康促进也可以简单地总结成一个公式:健康促进=健康教育×健康共治。健康教育与健康共治不是简单的相加,而是相乘、协同的关系。

1. 健康促进的目的

健康促进的目的是促进健康的发展,获得可以达到的最高健康水平,实现健康平等。健康促进的目标在于缩小目前健康状况的差别,并保障同等机会和资源,以促使所有人能充分发挥健康的潜能,在选择健康措施时能获得支持环境的稳固基础、知识、生活技能以及机会。除非人们有可能控制这些决定健康的条件,否则不能达到他们最充分的健康潜能。在这方面,男女应该平等享有。

2. 健康促进的组成部分

健康促进的三个组成部分是疾病预防(disease prevention)、健康教育(health education)和健康保护(health protection)。每一个组成部分在个体、群体及社区健康促进中起着至关重要的作用,三者相互联系和相互促进。

(1)预防在健康促进中起着重要作用,分为一级预防、二级预防和三级预防。每一级预防对健康促进/健康教育者具有不同的含义,每一级要求不同的目标和干预策略。

(2)健康教育是健康促进中的核心组成部分。健康教育是一个过程而不是一个结果。它是一系列根据目的而设计出的连续的行为,包括设计、部署一些体验来影响人们的思想、感情和行为以有利于他们自身的健康，并有益于社区健康。许多决定性因素影响个人关于健康实践的决定，如知识、自我认识、宗教信仰、同伴影响、教育水平、经济状况、文化差异、个人价值观和家庭模式是其中一些影响因素。健康教育者的作用是识别影响个体特征、环境和行为的因素，并制订引导个人的不健康行为向获得更高健康水平转化的计划。

（3）健康保护包括司法和财政控制、其他法规和政策、自愿练习，目的在于增进健康和疾病预防。它的使命是减少人们受到环境危害、不安全或不健康行为的可能性。健康保护让健康的选择更容易。

3. 健康促进的主要特点

（1）健康促进涉及整个人群的健康和人们生活的各个方面，而不仅是针对某些疾病或者某些疾病的危险因素。

（2）健康促进是直接作用于影响健康的病因或危险因素的活动或行动。

（3）健康促进不仅作用于卫生领域，还作用于社会各个领域，健康促进指导下的疾病控制已非单纯的医疗卫生服务，而是多部门多学科多专业的广泛合作。

（4）健康促进特别强调个体与组织积极有效的参与。

三、社区健康教育与健康促进

社区健康教育是指以社区为单位，以社区人群为教育对象，以促进居民健康为目标，有组织、有计划、有评价的健康教育活动。其目的是发动和引导社区居民树立健康意识，关心身体、家庭和社区的健康问题，积极参与健康教育和健康促进规划的制订和实施，养成良好的卫生行为和生活方式，以提高自我保健能力和群体健康水平，改善社区健康环境。

社区健康促进是指通过健康教育和环境支持改变个体和群体行为、生活方式和社会影响，降低本社区的发病率和死亡率，提高人民生活质量和文明素质。社区健康促进的两大构成要素是：健康教育及其他能促使行为和社区环境有意义健康改变的一切支持系统，如各级政府如何采取行政措施，从组织、政策、制度、经济等多方面对健康需求提供支持，不断完善社区卫生服务，并建立各有关部门参加的社会大联盟，通力合作，为群众创造健康的生活条件、工作条件等生存环境。

（一）健康促进涉及的主要活动领域

1. 建立促进健康的公共政策

当今健康促进的含义已超出卫生保健的范畴，各个部门各级政府和组织的决策者都要把健康问题提到议事日程。明确要求非卫生部门建立和实行健康促进政策，其目的就是要使人们更容易做出有利于健康的抉择和行动。

2. 创造健康支持环境

健康促进必须为人们创造安全、满意和愉快的生活和工作环境。系统地快速评估变化的环境对健康的影响，以保证社会和自然环境有利于群众健康的发展。严重急性呼吸综合征(severe acute respiratory syndrome，SARS；俗称"非典")爆发以后，中国政府明确提出社会、经济、自然和健康要协调发展。

3. 增强社区的能力

社区存在的健康问题和社区居民的健康需求是社区健康教育的出发点，社区居民有权利、有能力决定他们需要什么以及如何实现其目标。因此，提高社区居民生活质量的真正力量是他们自己。充分发动社区力量，积极有效地参与卫生保健计划的制订和执行，挖掘社区资源，帮助他们认识自己的健康问题，并提出解决问题的办法。

4. 发展个人技能

通过提供健康信息，教育并帮助人们提高做出健康选择的技能来支持个人和社会的发展。这样，就使人们能够更好地控制自己的健康和环境，不断地从生活中学习健康知识；有准备地应对人生各个阶段可能出现的健康问题，并很好地应付慢性病和意外伤害。学校、家庭、工作单位和社区都要帮助人们做到这一点。

5. 调整卫生服务方向

健康促进中的卫生服务责任由个人、社会团体、卫生专业人员、卫生部门、医疗保险机构和政府等共同分担。他们必须共同努力，建立一个有助于健康的卫生保健系统，优化机构资源配置，避免职能重复。同时，调整卫生服务类型等方面，将健康促进和预防保健作为提供卫生服务模式的组成部分，让最广大的人群受益。

(二) 社区健康教育与健康促进的任务

社区健康教育与健康促进的任务包括：① 通过开展各种形式的健康教育活动，普及卫生知识，提倡文明、健康、科学的生活方式，摒弃封建迷信和陈规陋习，提高社区居民的健康水平与文明素质；② 提高个人和群众对预防疾病和促进健康的责任感，促进个人和群体明智地选择有益于健康的行为，并为居民提供具体的行为指导和示范，帮助居民提高自我保健能力；③ 促进全社会关心社区卫生和居民健康，创造有益于健康的社区环境；④ 有效倡导各级政府领导和有关部门，各项卫生政策，完善社区卫生服务，协调非卫生部门和社会组织支持和参与社区健康教育工作；⑤ 加强社区行动，挖掘和利用社区资源，动员和组织社区居民参与社区健康规划及各项活动，增强居民解决自我健康问题的能力。

四、开展社区健康教育与健康促进的意义

(一) 社区疾病预防控制干预的需要

随着社会进步和经济的发展，人民生活水平提高，生活方式发生了很大变化，疾病谱也随之发生了改变，单纯的生物医学模式在解决人民的健康问题上有时显得成效不大。当前，尽管影响我国人民健康的主要危险因素是行为与生活方式以及环境因素；但是新旧传染病继续影响着人民的健康，有时新发传染病在一定时间内对社会危害性更大，范围更广，如艾滋病和新型冠状病毒肺炎就是最典型的例子。目前是老传染病继续存在、新发传染病突发、慢性病增多的时代，健康问题单靠卫生部门难以奏效，需要发动全社会共同参

与，以社区为基础，大力开展社区健康教育。

（二）社区居民健康素质提高的需要

当前，我国广大居民的基本卫生知识还十分缺乏，自我保健意识淡薄，落后的生活习俗和不健康的生活方式还比较普遍。因病致贫、因病返贫、贫病交加的现象在很多社区存在，广大农村特别是贫困、边远地区农村中更为严重，与全面建设小康社会相适应的健康素质要求很不相称，迫切需要开展健康教育。我们要把包括卫生知识在内的各种基本的科学文化知识送到农村、送给农民。引导广大农民崇尚科学、破除迷信，建立科学文明的生活方式，不断提高健康水平和卫生文明素质。

（三）社区卫生服务的需要

随着老龄化社会的到来和城乡居民生活水平的提高，人们更加追求健康的生活质量。发展社区卫生服务是满足人民群众日益增长的健康需求，落实初级卫生保健各项任务的集中体现。社区健康教育贯穿于三级预防的始终，社区医生把健康教育和预防、治疗、保健和康复结合起来，让居民学习健康、保健、医疗、预防知识，提高他们自我保健、自我预防、自我护理的意识和技能。针对患者所患疾病的病因、康复、预防等多方面问题，社区医生可以进行针对性的健康教育，主要形式有健康咨询、疾病防治、行为指导等。通过这些举措，可使群众的大部分健康问题有效地在基层社区得到解决。

（四）社区精神文明建设的需要

2003 年，SARS 爆发之后，在中国大地开展的"讲文明，讲卫生，改陋习，树新风"活动，就是要以社区为重点，以家庭为基础，以居民为落脚点，以改变不良行为为目标，广泛开展的健康教育活动。新型冠状病毒肺炎传播以来更体现了社区在疫情防控中的重要作用。传播健康文明的生活方式，改变陈旧观念，革除陋习，树立良好的社会主义新风尚，为社会主义精神文明建设注入了新的实质性内容。在我国开展"全国亿万农民健康促进行动"，向农民送卫生知识是提高农村劳动者科学文化素质的好形式，也是保护农村劳动力，提高农民整体素质，加强社会主义精神文明建设的一项重要措施。

第二节　行为及行为改变理论

一、行为及影响因素

（一）行为概述

行为（behavior）是指个体为适应环境而生存和发展的过程中，对机体内外刺激的反应。美国心理学家伍德渥斯（Woodworth）提出了著名的 SOR 模式来说明行为的基本含义，其中 S 代表内外环境中的刺激源；O 代表有机体，即行为主体——人；R 代表人的行为反应。

$$\underset{刺激}{\overset{S}{\text{（stimulus）}}} \longrightarrow \underset{有机体}{\overset{O}{\text{（organization）}}} \longrightarrow \underset{行为反应}{\overset{R}{\text{（reaction）}}}$$

人类在适应自然环境和社会环境时产生了各种反应,既包括可以直接观察和测量的外显活动,也包括不能直接观察,需借助外显活动而间接了解的内隐活动,如心理的变化。广义的行为既包括机体内部的生理反应和心理反应,也包括外显的活动,而狭义的行为仅指可观测的外显活动。

人类行为是以遗传为基础,在遗传和环境的相互作用下逐渐形成的,既有生物属性,也有社会属性。据此,人类行为可以分为本能行为和社会行为两大类。

本能行为是指受遗传控制而与生俱来的行为,可满足生存的基本需求,旨在对环境进行适应,如摄食行为、睡眠行为、性行为、攻击和自我防御行为、探究行为等。社会行为是指个体在各种复杂的社会情境影响下,通过学习、模仿、接受教育、与人交往形成的符合社会规范的行为,如遵守秩序、分工合作和友爱互助等行为,也包括许多与健康有关的行为,如吸烟、饮酒、合理膳食、适度锻炼等行为。社会行为形成过程也称为社会化过程,个体经此过程,不仅掌握了社会生活的基本技能,也逐步内化了所属社会的道德准则、行为规范和价值观念,逐渐从一个"自然人"成长为一个"社会人"。

由于人是生活在社会中的,上述本能行为在不断地社会化过程中,受到政治、经济的影响,伦理道德规范和法律法规的约束,逐渐带有本民族文化特征的烙印,形成能被社会、团体、他人以及自身接受的行为,体现出社会性的一面。因此,人类行为既有本能的成分,也有社会的成分。

(二) 行为的形成、发展与适应

人类行为的形成基于先天的遗传基础,并在与环境的相互作用中,通过条件反射的建立而逐步获得。人类行为的发展是个体在其生命周期中,行为从简单到复杂,从无系统到有系统,从有限的适应能力发展到更高水平的适应能力的过程。行为的动机和目的都是为了个体和群体的生存以及种族的繁衍。行为发展使人类具有与环境之间保持动态平衡的能力,本质上是适应环境的过程。人类个体适应环境的过程不是完全被动的,由于环境复杂多变,就需要不断地调动个体的主观能动性,提高对环境的认识,创造和使用工具来改造生存环境,运用语言和符号进行社会性交往,从而发展了感知觉、思维和语言、意志力和创造性。这种发展反过来又提高了人类适应环境的能力。在这一循环过程中,生存的需要是人类行为产生和发展的基础,也是行为适应环境的必要条件。

行为的发展是指个体在其生命周期中行为形成与发展的过程,即在个体出生以后,随着生理的发育、心理的成熟以及社会交往的不断扩大,个体行为不断变化和发展的过程。在这个过程中,个体行为由于遗传因素与后天学习的作用,从偶然的、非系统的行为逐渐发展为连续而系统的行为,行为内容也越来越复杂。

在人的整个生命周期中,其行为发展可以被划分为四个阶段:① 被动发展阶段(0～3

岁）：通过遗传、本能力量的驱使，以及无意识的模仿来发展行为，多种动作、简单语言、基本情绪及部分社会行为初步形成。② 主动发展阶段(3～12 岁)：开始主动模仿、探究，行为发展带有明显的主动性，对本能冲动的克制能力迅速提高，婴幼儿期形成的行为进一步发展。③ 自主发展阶段(12 岁～成年)：人们开始通过对自己、他人、环境、社会进行综合认识，调整自己的行为发展。④ 巩固发展阶段(成年以后)：人的行为定式已经形成，行为发展主要体现在巩固、完善、适当调整几个方面。

行为的适应是指个体与环境之间保持动态平衡的过程。人类个体为广泛适应环境，就需要认识环境、与其他个体交流，从而发展了语言、感知觉，思维与智力，这种发展反过来又提高了人类适应环境的能力。在这一循环发展过程中，需要是人类行为产生和发展的基础，也是行为适应的必要条件。

（三）行为影响因素

行为影响因素概括起来可以分为遗传因素、环境因素和学习因素。

1. 遗传因素

遗传因素对行为的影响已经在大量的动物实验和人类学研究中得到了证实。研究发现，基因具有相当大的稳定性，这使得人类在长期进化过程中获得的行为优势得以承袭；基因的突变、选择和整合，又使得人类的行为能够不断丰富和发展。基因除了影响行为，还能决定人的行为特征和行为倾向，同卵双胞胎行为特征和行为倾向的相似正是遗传物质影响的结果。然而，基因又是复杂的，这一特点决定了人类行为的复杂性和多样性。

2. 环境因素

自然环境和社会环境共同构成人类的行为环境，是人类行为的基本要素之一。人类行为是环境刺激作用于机体的产物，这就决定了环境因素必将对人类行为的形成和发展产生重要的影响。环境对于人类行为的影响有大小、强弱之分，图 2-2-1 以分层方式，将影响行为的环境因素分为三层，不同层次的因素影响行为的范围和力度有所不同。比较而言，处于"内层"的因素，如性别、年龄、知识、技术等主要影响行为者个体，且能决定个体接受环境作用的程度，行为者对这些因素的控制能力也较大；而生态环境、风俗习惯、卫生服务、社会经济、法律制度等"外层"因素会在更大范围内影响人群的行为，个体对这些因素的控制能力非常有限。

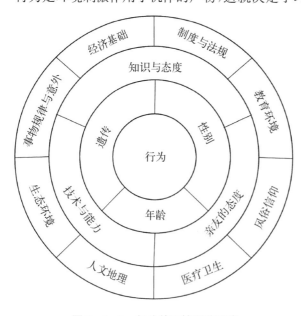

图 2-2-1　行为的环境影响因素

在环境对人的行为产生影响的同

时,人的行为也可以对环境产生反作用,人可以积极利用有利于人类进步发展的环境,改造不利环境,缩小环境对人类行为的负性影响。

3. 学习因素

学习是人类行为形成和发展过程中必不可少的要素,人类的很多行为,尤其是社会行为,都需要通过学习来形成和发展。

学习分为三个层次,最低层次的学习是模仿,包括无意模仿、有意模仿和强迫模仿。无意模仿多见于儿童,他们在模仿他人行为时是无意的,并无明确的目的;有意模仿具有主动性,人们多模仿他们认可、崇拜和美慕的行为;强迫模仿为家长、老师、上级等按照一定的规定要求孩子、学生、下属模仿某种行为的学习过程。在行为发展的早期阶段,模仿是学习的重要方式,但行为发展进入自主阶段后,单纯的模仿就不够了,需通过系统教育和强化来学习。这种较高层次的学习过程比较复杂,主要是在教育者的启发下,使学习者全面理解和认识目标行为,将对行为习得的需要上升到理性层面后,再实现主动的行为学习,并使这些行为在不断强化中得以巩固。

学习因素对于个体工作和生活技能的形成、发展,以及改变不利于健康的行为起着非常重要的作用。

二、健康行为生态学模型

(一) 生态学模型的历史和发展

生态学(ecology)是研究生物体及其周围环境相互关系的科学。在长期进化过程中,生物的生存、繁殖等活动逐渐形成了对周围环境的空间、物质与能量的需要,而且各种生物所需要的物质、能量以及所适应的理化条件是不同的。生态学概念的本质是人类健康会受人群中个人特点、生活和工作环境特点、个人和环境间相互作用等因素的影响。生态学模型可以被认为是个人、社会和环境特征的模型。

行为生态学(behavior ecology)主要研究动物行为对环境的适应和环境变化对动物行为的影响。行为生态学的研究将使人更深刻地理解行为的本质,包括行为的发生、发展及其与生态条件的关系等,以更好地探究行为的本质和发生、发展机制。人类行为生态学则是研究人类生态环境对行为决策和行为发生、发展的影响,以及这些行为反过来对人类生态环境产生的影响等。由于人们所处的社会环境不同,所做出的行为反应和所采取的生存方式也不相同,由此就逐渐形成了不同的行为方式和行为习惯,而这些行为反过来又影响其所处的社会环境,包括物理环境和社会文化环境的形成与构建,由此形成各具特色的社会物理环境与社会文化环境。

1988年,McLeroy等将生态学理论引入健康教育与健康促进领域,认为健康促进要把个人和社会因素同时作为关注的目标,不仅包含教育活动,也包括倡导、组织改变、政策形成、环境改变等多方法策略,提出了健康行为生态模型。该模型认为,环境是影响行为的主要因素,而且所影响的不仅仅是个体而是一类群体。该模型解释了环境如何影响人的健康行为,环境和人的行为之间的相互作用,以及两者之间的关系;其构建的通过理解人的行为并以此形成有效影响健康行为的全人群策略来促进个体健康行为形成的研究框架,弥补了以往局限于个体层面的健康教育干预措施和策略的不足。对于人类行为的发生、发展及行为影响因素,各学派有不同认识。健康行为生态学理论在影响人类行为的各因素中分析了不同层面的生态环境因素,为人类复杂的行为发生、发展提供了较为完整的解释构架。

在 20 世纪后期,有多个学者相继提出了健康相关行为的生态学模式。认为个体行为受多个水平因素的影响,包括个体自身(生物学的、心理的)、个体间(社会的、文化的)、组织、社区环境,以及物质环境和政策环境等水平。Kelly 指出,健康行为的生态学模式就是个体本身与个体生存的外环境各因素间良好"适应"的优化模型。

健康行为生态学模式的核心内容主要包括以下内容。① 健康行为的发生、发展受多个水平的因素影响:五层次因素系统会影响人类健康行为,即个人因素、个体间因素、组织因素、社区因素、公共政策因素。② 人类个体行为的产生可反映在三个方面,即个人对环境的评价、个人存在的环境、个人和环境之间动态的相互作用。③ 影响行为发生的因素和水平间存在相互联系,而人的行为与环境是相互作用的。④ 健康教育干预活动在不同因素、多个水平同时实施干预取得的效果最佳,包括个体内部因素、社会文化因素、公共政策因素和物理环境因素。⑤ 多个水平的健康教育行为干预活动需在多个方面的细分人群中实施。

人的行为受生态环境多个层次的交互作用的影响,健康行为生态学模式一般将个体所处的生态学环境分为个体自身、人际、社会环境三个水平;也有除个体自身生理、心理因素以外,把行为的环境影响因素分为微观生态环境和宏观生态环境等。宏观生态环境多指社会环境,包括社会文化环境、风俗习惯、法律和社会健康服务等因素;微观生态环境一般指个体所处的人际社会关系和生活环境,包括家庭成员、朋友、同学、同事以及企事业单位、学校、家庭等。微观生态因素对个体健康行为形成的作用更为直接具体,宏观生态因素较微观因素影响面更大、更持久,影响更深刻,宏观生态环境因素可通过微观生态因素起作用。

(二)健康行为生态学模型的核心原则

健康行为生态学模型强调人类个体存在于一定的社会生态环境之中并受其影响。个体发展基于个体与周围环境的互动,而环境可分为多个层次,个体所处的社会生态环境既影响个体的生存和健康成长,也影响个体行为的形成和发展。影响健康行为的各生态学因素之间也存在着交互作用和相互关联。

在健康教育干预项目中,通过帮助健康教育者形成利用人们全方位生活环境的改变的多层次、多水平的有效方法来改善人们健康行为的干预策略是健康行为生态学模型的核心指导原则。

1. 构建多级别、多层次的健康行为生态学干预模型

基于健康行为生态学模型的理论,建立国家(或目标社区最高级政府)健康行为干预

策略非常必要。对目标社区内居民健康行为干预策略生态学模型的建立具有很强的指导作用,有利于下级政府或团体在上级健康行为干预策略的指导下,针对本区域的情况制订相关干预措施和要求。

有了多级别、多层次的针对性强的各项措施和要求,以健康行为生态学模型为指导,对所有相关者进行统一部署和协调,形成支持健康行为形成和完善的、可持续的环境干预生态,使社会处于有利于健康的、平衡稳定的生态社会状态,满足社会各方面对有利于目标人群形成健康行为氛围的需求。使在该生态社会内生活的所有社会成员在内心的认知、人际、组织、社区等层面都得到有益的支持,提高社会成员对健康行为的认识,自愿修正和改变他们原有的生活行为和习惯使之朝有益于健康的方向发展,促进健康行为的养成。

2. 形成多层次、交互协作的健康行为干预的社会支持网络

健康行为生态学模型理论指导健康行为干预者,若要人类个体形成或改善良好的健康行为,就需要使家庭、学校、社区、工作环境等微系统层面积极地产生联系和交互作用,并在外系统层面的卫生保健系统、大众媒体和宏系统层面的社会文化环境、政治经济以及政策、法律环境等各环境系统之间开展有效的交互协作,形成健康行为干预的社会生态网络,从而影响人们对健康行为的选择。

借助生态学模型系统可以为包括学校、社区、企事业单位、卫生保健系统、政府机构、社会工作者、大众媒体以及各类商家等开发一系列多样化的特定的全民健康促进行动框架;可以加大教育系统和卫生行政系统在公共健康教育和健康行为发展与完善领域的投入力度,使更多专业人员为有需要的个体提供健康行为、建立指导和技术服务开发出有效的网络通道;可以倡导健康、积极的社会文化氛围和完善对健康行为进行鼓励的社会政策,形成有利于健康行为形成的生态学环境,共同发挥多层次的健康行为干预的社会网络作用。

3. 实现多级别、多层次社会网络间的交互影响

健康行为生态学模型认为,个体健康行为的养成要综合考虑影响个体健康行为的多重因素,即不仅需考虑个体的个性特征,还要综合考虑家庭、社区、学校或工作单位环境、社会文化等因素的影响以及各因素之间存在的交互作用。

健康行为的生态学模型可以帮助我们探索通过家庭、社区、学校、工作和社会环境的变化,以及风俗习惯、社会舆论、大众媒体等来影响个体健康行为选择的途径和策略。我国居民健康行为的选择与我国的家庭教育、学校教育、社会教育等均有直接的关联性。大力构建影响居民健康行为养成的多级别多层次的生态学体系,使社会中的每个家庭和成员都处在这一生态学体系交互影响之中,有利于促使健康行为生态学体系之中的每位个体形成终身健康的意识,终身拥有不断适合自身特点的良好健康行为和生活习惯。

4. 生态学环境内健康行为干预对象的广泛性

在健康行为生态学模式下,个体健康行为形成和改善的影响因素包含生态环境中的

诸多因素,那么健康行为的干预对象就应该包括这些诸多因素。在社区健康教育中,健康干预策略包括社会各界,如目标人群的家庭成员、朋友、同学、同事、领导,社区居民以及家庭环境、社区环境等广泛参与,形成一个庞大的社会共同参与网络。例如,在控烟项目中,戒烟干预策略除关注个体健康观念和知识、戒烟行为外,还应关注该个体的家庭成员、朋友、同学、同事和领导等状态(是否吸烟或戒烟)和态度,以及生活环境中的控烟氛围和社会支持等。

在健康行为生态学模式下,个体健康行为形成和改善干预策略中,个体健康行为问题的形成过程,以及问题行为形成过程中的生态学环境因素也是应关注的内容。健康行为干预策略不仅要干预改变已经形成的问题,还要干预改变其生态环境中影响健康行为的因素,以避免问题行为的再次发生和形成。故健康行为生态学模式要求健康教育工作者深入探索在人类成长过程中,如何帮助个体形成健康行为的方法和策略,促使他们的健康行为不断形成并得到巩固,使人类不断地与其自身生存的自然和社会生态环境达到动态发展过程中的平衡与和谐。

三、常用行为改变理论

行为改变理论是指在行为科学、医学、社会学等学科的基础上,通过以理论为基础的行为干预和健康教育,逐步改变人们的健康相关行为,最终达到改善健康的目的。随着全球性和区域性健康促进战略的全面制订和实施,健康行为改变理论越来越受到心理学、公共卫生学、社会学等多学科研究者的重视。根据行为对象不同,行为改变理论可分为个体层面模型和群体层面模型,下文将各举一例做简单介绍。

(一) 个体健康行为模型——健康信念模式

1. 健康信念模式的起源和发展

健康信念模式(health belief model, HBM)于 20 世纪 50 年代由美国心理学家 Hochbaum 首先提出。1952 年,Hochbaum 等公共卫生和心理学专家为了解人们不愿参加结核筛查项目的原因,对 1 200 名成人进行了调查分析。他们调查了这些成人对参加 X 线透视进行结核筛查的意愿,包括对肺结核易感性(susceptible)的信念和对早期透视益处(benefit)的信念。研究结果显示:愿意参加 X 线透视筛查结核项目的人们都相信,X 线透视筛查能在症状出现前发现结核,而且早诊断、早治疗的预后较好。经过比较,发现拥有以上两种信念(即相信肺结核的易感性、相信早期检查的益处)的一组对象中,82% 在调查期间至少做过一次 X 线透视检查;而另一组没有这两种信念的对象中,仅有 21% 的人在调查期间做过 X 线透视检查。由此,Hochbaum 得出结论:人们做透视的行为主要取决于两个互相影响的变量——知觉到易感性的信念和知觉到利益的信念。进一步的分析表明:两个变量之间比较,对易感性的信念是更有力的变量。例如:有易感性信念而没有早期检查有益性信念的成人,有 64% 愿意去做 X 线透视检查肺结核;相反,仅有有益性信念而没有易感性信念的成人仅有 29% 愿意去做 X 线透视。

健康信念模式最先用于解释人们的预防保健行为的理论模式，后经 Becker 和 Maiman 进一步修订完善，并逐步提出易感性、严重性、益处与障碍等概念。目前，该模式已成为解释和指导干预健康相关行为的重要理论模式之一，已被成功地应用于促进汽车安全带使用、遵医行为和健康筛检等方面的健康教育工作。

健康信念模式的形成主要受刺激反应理论和认知理论的影响。刺激反应理论认为，行为的发生往往受到行为结果或预期结果的影响。认知理论认为情绪和行为受认知影响，强调个体主观心理过程如期望、思维、推理、信念等对行为的主导作用，即行为决定于主体的价值判断。如果行为的结果与主体价值判断相一致，则主体会自觉自愿采纳这种行为，否则这种行为的发生频率就会降低甚至消失。在以上研究的基础上，不同学者的多项调查研究实践又进一步充实了健康信念理论模式。现在认为，个体的健康行为产生除了与人们对疾病易感性信念、对疾病严重性信念和知觉到健康行为益处有关外，还与对健康行为的障碍（如费用、时间、设备等）的知觉等有关。

2. 健康信念模式及其关键结构的描述

健康信念模式认为信念是人们某种行为的基础，人们如果具有与疾病、健康相关的信念，他们就会采纳健康行为，改变危险行为。具体地说，人们是否采纳有利于健康的行为与下列因素有关。

（1）知觉到威胁：对疾病威胁的感知程度直接影响人们产生行为动机。个体对疾病威胁的感知（perceived threat）包括对疾病易感性的感知和对疾病严重性的感知两方面。① 知觉到易感性（perceived susceptibility）：是指个体对自身患病可能性的判断。人们越是感到自己患某疾病的可能性大，越有可能采取行动避免疾病的发生。② 知觉到严重性（perceived severity）：即对疾病后果的感知，包括疾病对躯体健康的不良影响和疾病引起的心理、社会后果，如体力、形象、工作、生活和社交等方面的影响。个体如果认为某病后果严重，则更有可能采取行动防止疾病的发生和发展。人们对容易发生的严重疾病往往会更加重视，注意预防。

（2）知觉到行为益处和障碍（perceived benefit and barrier）：是个体对采纳或放弃某种行为能带来的益处和障碍的主观判断，即对健康行动的利弊进行比较。健康行为的益处是指它对健康状况的改善及由此带来的其他好处，如能否有效降低患病危险性或缓解病情、减少疾病的不良社会影响以及行为实施过程中的积极情绪体验。行为的障碍因素则指采纳行为所需付出的代价，包括有形代价和无形的付出或牺牲，如劳累痛苦、个人清洁事务增加、开支增加、随意支配时间减少、社交活动减少甚至社交格局改变等，如果个体认为利大于弊，则采纳健康行为的可能性高，反之则可能性降低。

（3）自我效能（self-efficacy）：类似于自信心，是个体对自己控制内、外因素而成功采纳健康行为的能力的评价和判断，以及取得期望结果的信念。健康行为能否采纳并坚持，受个人对此行为的信心和意志力影响，如果个体坚信行为能够产生好结果并具有达不到目的誓不罢休的意志力，则其自我效能较高，更容易发生并坚持健康行为。

（4）行动线索（cues to action）：指诱发健康行为发生的因素，是导致个体行为改变的"最后推动力"，是任何与健康问题有关的促进个体行为改变的关键事件和暗示，包括内在和外在两方面。内在线索包括身体出现不适的症状等，外在的线索包括传媒中有关健康危害行为严重后果的报道、医生的劝告、家人或朋友的患病体验等。实际上健康教育项目也是行为线索的一种。行为线索越多，权威性越高，个体采纳健康行为的可能性越大。

此外，健康信念模式也强调社会人口学因素对行为的影响，包括个体的社会、生理学特征，如年龄、性别、民族、人格特点、社会阶层、同伴影响，以及个体所具有的疾病与健康知识。不同年龄、性别、个性特征和生活环境的人对采纳健康行为的态度和采纳程度并不相同，如具有卫生保健知识的人更容易采纳健康行为。

简而言之，健康信念模式的基本思路就是：一个人是否采取健康行为（或放弃不健康行为），取决于以下几个方面：① 认识到自己面临发生某个负性健康结果的风险较高，而且这一负面结果对自己的健康和利益（经济、家庭、社会地位等）具有严重的威胁；② 产生一个正向的期望，即希望能够避免负性健康结果所产生的信念；③ 相信若实施由专业机构或人士推荐的某种行为，将能避免该负性健康结果的发生；④ 具有较高的自我效能，即相信自己能够克服困难、坚持采纳所推荐的行为并取得成功。但是，这个行为转变过程可能受到性别、年龄、社会经济地位等个体特征的影响。

（二）人际间健康行为模型——社会认知理论

1. 社会认知理论的起源与发展

社会认知理论（social cognitive theory，SCT）于 1986 年由班杜拉（Albert Bandura）提出。传统的学习理论认为，人只能通过尝试错误（trial-and-error）而获得行为的技能和行为方式太偏执于行为与反应结果之间的直接关系。班杜拉提出重视学习时个体的对于学习的了解度与本身的自主性。在此基础上，班杜拉结合社会学习的概念提出了 SCT。SCT 主要是以个人、行为、环境三者之间的交互作用、相互影响的关系来解释人的行为。班杜拉的"交互决定论"（reciprocal determinism）是建立在吸收行为主义、人本主义和认知心理学的优点，并批判性地指出它们各自存在不足的基础上提出的一套具有自己鲜明特色的理论。班杜拉指出："行为、人的因素、环境因素实际上是作为相互连接、相互作用的决定因素产生作用的。"班杜拉把交互（reciprocal）这一概念定义为"事物之间的相互作用"，把决定论（determinism）定义为"事物影响的产物"。

交互决定论强调：个体行为和认知会影响未来的行为；个人、环境与行为三方面是交互作用与影响；个人体质、环境或行为改变时，必须重新评估行为、环境与个人的关系。人会改变与构筑一个为自己设计的环境，而这环境又会影响到个体的行为。

（1）环境是决定行为的潜在因素：一是环境确实对行为有影响，甚至产生决定作用的影响；二是这种作用是潜在的，只有环境和人的因素相结合，并且被适当的行为激活时环境才能发挥这种作用。这种潜在因素包含在行为发生之前还是行为发生之后要具体分析。在行为发生以前，是因为发生在个体周围包含在环境中的事物往往有一定的规律。

人们可以根据他们和环境交往的经验归纳出这些规律,并预期在什么情况下会产生什么结果,借此来调节人们的行为。由于人类能认识环境中事物的规律,所以不一定要直接和事物接触才可以获得经验,他们可以观察别人的行为结果,来调节自己的行为。

(2) 人和环境交互决定行为:班杜拉指出,人既不是完全受环境控制的被动反应者;也不是可以为所欲为的完全自由的实体,人与环境是交互决定的。环境有利于建立自我调节功能,从而建立和发展自我反应的能力。

(3) 行为是三者交互的相互作用:环境、人和行为的相互关系和作用是一种交互决定的过程。在行为内部,人的因素和环境影响是以彼此相连的决定因素产生作用的。这个过程是三者交互的相交作用,不是两者的连接或两者之间双向的相互作用。除了个人能力与环境的相互作用,SCT 也强调人的集体行动能力。这使得个人能够在组织中携手合作,有利于整个集团的组织和社会系统的环境变化。

在社会认知理论中,班杜拉区分了行动性学习和替代性学习。所谓行动性学习就是从做中学并体验到行动结果的过程中来学习。所谓替代性学习,就是指人借由观察与模仿,不需要靠直接的亲身经验照样可获得学习。班杜拉认为不论是人类还是动物都可以仅仅通过观察另一个体来掌握某些行为模式。替代性学习是人类学习的一种重要形式,因为人们不可能通过亲自行动并体验到行动后果来掌握各种复杂事物。

2. 社会认知理论的构成要素

(1) 社会认知理论心理层面的因素:许多个人层面的心理决定因素已经在 SCT 中得以区分,其中一个主要的决定因素是自我效能(self-efficacy)。自我效能被定义为个体对于自己在某种情境下表现某种行为之能力的顶期。自我效能不仅会影响人们所做的每一件事,还会影响行动的过程,包括行为的选择、付出多少努力、面临各种阻碍与失败时的持久度与弹性、思考模式等。人们在行动前,除非个人自信这个行动可以有预期的效果,否则只会有很少的动机去维持或克服这个行动遇到的困难;也就是说,自我效能为个人在面临各种情境时能够产生特定行为的自信能力。这个心理因素会持续影响行为的开始直至维持阶段:在开始阶段,自我效能会影响行为的选择;在维持阶段,自我效能会影响个人愿意付出多少努力及面临各种阻碍与困难时,能够持续坚持下去的程度。虽然其他的心理构思也会影响动机,但自我效能预期确是行动最基本的因素。

班杜拉通过两大主轴,即效能预期(efficacy expectancy)和结果预期(outcome expectancy)来探讨自我效能。效能预期是个人对本身能否成功地执行某种行为以产生某一结果的信念;结果预期是个人对行为导致某种结果的预估。个人对其本身效能的信念强度影响其活动的选择、投下的精力及面对困难时坚持的程度。

自我效能有以下三个不同向度,这些向度会影响行为表现的不同。① 幅度(magnitude):不同的个体对自我效能的评估亦不同,有些人的效能预期只限于比较简单的工作,有些选择中等难度的工作,有些则可能延伸至最难以执行的工作。② 普遍度(generality):随着个人效能的高低,其面对情境的普遍度也会有所不同,有些人由于经验不足而使效能预期限于特定的情境；有些人则可根据广泛的情境来评估自我效能。③ 强度(strength)：对自己能力有较强信念者，即使遭遇困难也能坚定其能力去克服；反之，对自己能力信念较弱者，则易受负面经验的影响。

（2）观察学习：人能通过观察而形成行为的心理表征，借由仿效历程进行学习。行为习得和表现是不一样的，无论有无增强作用，每个人都可以学习一种新的行为；至于他是否会表现出该项行为，就需要看有无增强作用（赏罚）存在。

凡是能够成为学习者观察学习对象的，就可以称之为榜样或示范者。榜样不一定是活生生的人，也可以是以符号形式存在的人（如影视作品中的人）或事物、动物等。榜样有三种形式：① 活的榜样，即具体的活生生的人；② 符号榜样，指通过语言或影视图像而呈现的榜样；③ 诫例性榜样，即以语言描绘或形象化方式表现某个带有典型特点的榜样，以告诫儿童学习或借鉴某个榜样的行为方式。

根据观察者观察学习的不同水平，观察学习划分为三种类型：① 直接观察学习，即学习者对示范行为简单的模仿；② 抽象性观察学习，学习者从示范者的行为中获得一定的行为规则或原理；③ 创造性观察学习，学习者从不同示范行为中抽取出不同的行为特点，并形成了一种新的行为方式。

观察学习包括四个过程。① 注意阶段：当榜样行为出现时，学习者首先要注意并精确地知觉榜样行为的重要特征以及行为的意义，才能引起观察学习的行为。② 保持阶段：观察者观察榜样所示范的行为后，必须以表象或言语等符号表征形式将其储存在记忆系统中，即学习者需要对榜样信息进行组织、复述、编码和转化。③ 动作再现阶段：学习者需要将榜样行为的符号表征转换成适当的外显动作。一些简单的行为模式通过观察就可学会，动作的再现就表明了观察者已掌握这些行为模式。但是大多数的行为模式都是通过综合应用模仿、有指导的练习和正确的反馈来获得的。④ 动机阶段：个体通过观察不仅能学会榜样的行为，而且会在适宜的时刻愿意自己模仿这些行为。

观察学习可能会导致五种后果出现：引导注意力、调节已有行为、增强或削弱对行为抑制、获得新行为和新态度、激发情绪。

班杜拉在对观察学习过程进行深入分析的基础上，认为榜样和观察者的特点、行为调控因素都会影响到学习效果。① 榜样的特点：学习者如果在年龄、态度、价值观或文化背景等方面同榜样越相似，越容易学习榜样的行为，并产生对榜样模仿的动机。那些地位较高、社会声誉良好、富有人格魅力且能力出众的榜样更能引起学习者的注意并对其榜样行为有效地进行模仿。② 观察者的特点：榜样的呈现要与观察者的信息加工能力匹配，如对能力低的个体要简化榜样的行为及其背景并做讲解和指导，否则会影响模仿效果；如果观察者对自己在某方面的行为反应不知是否恰当，处于两难境地时会更加注意榜样行为的示范作用，以便他们做出正确选择。观察者的某些人格特点也会影响观察学习；如果观察者具有较强的自我效能感水平，更可能从榜样身上进行学习，即他们要相信自己能完成那些达到特定目标的行动。③ 观察学习的行为调控因素：班杜拉将行为主义的强化概念进行扩展,提出了三种不同的行为强化模式。第一种为直接强化,当观察者正确重复了示范行为后就直接给予强化。第二种为间接强化,也称为替代性强化。如果个体看到他人因某行为得到奖赏,也会受到鼓舞而加以模仿。第三种为自我强化,指因个人的行为表现符合或超过自我制订的标准而带来的强化。班杜拉认为,这是人的行为最重要的强化方式,它是个体自我调节能力的重要表现。

(3)自我调节(self-regulation):是个人的内在强化过程,是个体通过将自己对行为的计划和预期与行为的现实成果加以对比和评价,来调节自己行为的过程。人能依照自我确立的内部标准来调节自己的行为。自我调节包括三个基本过程。① 自我观察:指人们根据不同的活动中存在的不同衡量标准,对行为表现进行观察的过程。自我观察至少有两个重要功能:一是提供必要的信息以确定符合现实的行为标准和评价正在进行变化的行为;二是通过对一个人的思维模式和行为的加倍注意,促进自我指导的发展。② 自我判断:指人们为自己的行为确立某个目标,以此来判断自己的行为与标准间的差距并引起肯定的或否定的自我评价的过程。自我判断的核心是自我标准的建立,对大多数行为来讲,评价其行为的适应性并没有绝对的标准。③ 自我反应:指个人评价自我行为后产生的自我满足、自豪、自怨和自我批评等内心体验。自我反应是个人满足兴趣和自尊的发展的重要和持久的基础。

自我调节系统存在的原因有四点:第一,社会的影响。人们若不坚持自我的标准并为之努力,可能会受到他人的"负面浸染"。第二,对现实情景的预测。人们估计到如果自己不努力达到目标,会得到什么境遇。第三,个人的得益。一个人可能从自我不良行为的改变中得到实际好处。第四,示范者的影响。看到他人的成功,会直接影响个人自律的动机和方法。

(4)道德脱离(moral disengagement):虽然人的行为会被社会规范所引导,但是有时候会因为特定的议题,对于自己会产生更高层次的道德观,使行为与原来的社会规范道德不同,从而产生道德脱离。

道德脱离事实上是一套认知策略或者机制,它们之间相互联系、彼此作用,分离个体行为与他内在的价值取向,以避免由于个体内在的价值标准产生的对于行为的自我制裁。道德脱离不仅是一种机制,更是个体唤起认知的一种倾向,个体通过这种认知重新理解自己的行为,减少行为对自己的伤害,降低个体心理对行为应负责任的负担,或者减轻自己的行为可能给他人带来的痛苦认知,达到避免自我制裁的目的。

道德脱离使得个体通过一种内在的自我认知,消除由于自己的行为违背内在标准而出现的罪恶感。这就很容易强化个体的非道德行为,使个体更多地做出非道德决策或不良行为。道德脱离的个体更容易启用一种有利于自己的认知机制,帮助他们忽略自己行为中的道义感和社会性而重新构建对自己行为的理解,从而可以使社会普遍强调的社会责任不再成为自己内心的负担,让支配个体道德行为的道德自我调节过程暂时失去效用。道德脱离机制的作用就是使得个体的道德自律失去调节和控制作用,不管个体表现出多少非道德行为,均可以没有伴随着明显的负罪感和内疚感。

道德脱离影响个体的道德行为表现。道德行为在社会各领域都普遍发生,会增加攻击和行为过错等反社会行为。

第三节　社区健康教育与健康促进程序

一、社区健康教育与健康促进计划

(一) 社区健康教育与健康促进评估

社区健康教育与健康促进项目的评估和其他工作一样,在正式实施评估工作前需制订相应的计划。计划可将整个评估分解,为各部门和健康教育专业人员开展评估工作提供具体依据。合理、有效的计划能为评估工作的管理者提供指挥和协调的依据,能够降低评估过程中的各种风险,可以提高评估工作的效益,还有利于评估工作的质量控制。因此,为了确保整个评估工作顺利、高效地开展,制订合理的评估计划是十分必要的。

1. 确定评估的目的和目标

针对社区健康教育与健康促进项目开展评估,首先必须要明确评估的目的,即为什么要开展这个评估以及通过该评估要回答什么问题。只有明确评估目的后,健康教育专业人员才能有针对性地设计相应的评估计划。在健康教育工作中,开展评估工作的目的主要有以下三个方面:① 根据项目的基础条件,评估项目的可行性;② 收集项目实施过程中的各类数据和信息并展开分析,评估项目的运行情况;③ 根据项目展示的结果,评估项目是否实现预期目标或实现预期目标的程度。

在项目的不同阶段,评估的目标也有所不同。为了进一步完善计划,调整计划的可行性和科学性,使计划更符合目标人群的需求,可以开展形成性评估;关注项目是否按计划执行,监督项目的时间进度、经费使用、工作完成的数量和质量等执行情况,监测计划中的资源利用情况,开展过程性评估;针对目标人群健康相关行为及其影响因素的变化进行的评估是近期效果评价;结局性评估则着眼于评价项目实施后目标人群健康状况以及生活质量的变化,又称为远期效果评价。

2. 确定评估的工作流程

为了让评估工作更加清楚明确,健康教育专业人员应将用于评估的各类资源,研究的主要内容、方法、对象以及预期的产出和结果等通过一定的逻辑模型,以一种简明的流程图形式,可视化地展现出来。表2-3-1展示了逻辑模型的实例。输入指的是用于项目的各类资源和行动等;输出指的是根据精巧的研究计划并合理运用各类资源所设计出来,用于研究对象的各类活动或服务等。结果常分为短期结果、中期结果和长期结果。短期结果指可量化的行为或知识的改变,以及了解研究计划是否顺利开展;中期结果则是观测与疾病或健康状况有关行为的改变;长期结果则是观测一些能导致患病率或死亡率改变的情况。当逻辑模型应用于评估过程时,它既可以简单也可以复杂。

表 2-3-1　逻辑模型举例

输　入	行　为	输　出	短期结果	中期结果	长期结果
人力、物力、财力等用于达成研究目标的各类资源	当各类资源可用之后,接下来的行为会成为各种可用的产品和服务	能够对短期目标产生影响的各类产品、行为和服务	调查对象在知识或技能方面的改变	行为或政策方面的改变	患病率或死亡率方面的改变

逻辑模型的创建和使用不是一成不变的。当评估者或项目专家发现通过改进某些环节能获得更好的结果时,原有的逻辑模型就可能会被调整和修改。当利益相关者、实施者和评估者回顾并修改逻辑模型时,只有在各方都同意之后,才能对流程和期望的结果做出修改。

3. 评估所需资源和可用资源

评估实施的可行性取决于各类可利用资源,包括人力资源(如研究者及其职责)、物力资源(如开展评估的场地)、财力资源和智力资源(如各种专业性的意见)等。凭借着充足的资源和利益相关者的支持,评估工作对项目的流程和成果都有很好的回馈。健康教育专业人员在考虑开展评估时,应当致力于最严谨的评估设计,即满足评估所要求的各项标准,如可用性、准确性、时间及资源成本等。将一些研究设计如随机对照试验、病例研究等应用于评估计划,可让评估者和利益相关者对调查的效果充满信心。此外,对于各种情形所带来的影响或效果与项目是否有关,也可以通过这些设计估算。由于成本、时间、结果变化以及严格的研究设计不一定可行,评估设计必然会在有效性、准确性和可用性上做出一些妥协,但这并不会对回答评估问题造成严重影响。有时,横断面或观察性的调查方法更为可行。并且与那些更严格的设计相比,性价比更高。

4. 确定收集数据的方法

定性和定量评估广泛应用于健康教育领域。这两种评估对健康教育专业人员来说也很有实用价值。定性方法是描述事物的本质,并试图发觉和解读为什么会发生这些现象。定量方法致力于运用数值资料对于健康教育项目有关的事项进行观测或测量,以帮助描述、解释或预测各种情形。通过运用这两种方法,健康教育专业人员能够对项目及参与者获得更深刻的见解。健康教育领域常用的数据收集方法包括查阅工作记录和文件资料、观察法、个别访谈、专题小组讨论、批质量保证抽样方法(半定量评价)和问卷调查等。

5. 选择用于评估的模型

评估计划需要使用一些来自特定评估模型的理念来支撑,表 2-3-2 列举了国际上常用的一些评估模型。评估者在选择模型时,一定要考虑哪种模型在所开展的评估中能够起到最好的效果,以及这些评估方法是应当单独或联合使用。合理的模型能够为数据收集和决策分析提供帮助。

表 2 - 3 - 2 评 估 模 型

评 估 模 型	特 点
(目标)实现(attainment)	侧重于项目目标;也作为评估标准
决策制订(decision making)	基于设计出来供使用者进行决策的 4 部分内容:环境、资源、流程和产出
目标游离(goal-free)	不基于目标,评估者会调查所有的结果,包括那些意料之外的正面结果以及负面结果
写实(还原)(naturalistic)	侧重于定性资料和使用调查队所回复的信息;最关注讲述"为什么"某个行为发生了或没发生改变
系统分析(system analysis)	运用性价比或效费比分析,根据实际效果来定量评估一个项目所带来的影响
使用(人群)集中(utilization-focused)	运用于某些特定人群

此外,对于评估模型而言,用于总结和组织评估项目中各个必要元素的框架已经搭建,这些框架能为开展和监测评估提供一个平台。图 2 - 3 - 1 和表 2 - 3 - 3 展示了一个可帮助指导评估项目的美国疾病预防控制中心的六步评估框架。健康教育专家应当将评估项目的独特性和普适性放在同等重要的位置上。评估标准作为一个指南,用于管理评估流程以及对现有评估项目进行评定;这些评估标准描绘出在规划评估设计时,需要着重思考的事项。

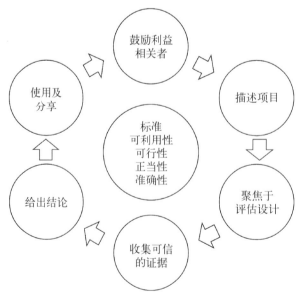

图 2 - 3 - 1 六步评估框架

表 2 - 3 - 3　六步评估框架的步骤和标准

评 估 步 骤	评 估 内 容	评 估 标 准
鼓励利益相关者	利益相关者包括了有谁参与、谁受到影响、谁会最先使用这个评估	可利用性,即评估能够提供满足预期使用者需要的信息
描述项目	包括描述项目的需求、期望的效果项目行为、资源、项目的各个阶段、所处环境以及逻辑模型	可行性,即评估经过精心设计,具有灵活性和可实现性,且不会过于复杂
聚焦于评估设计	包括了评估的目的、使用者、如何使用、评估问题、评估方法及有关协议	正当性,即该评估是合法且符合伦理学要求的,且评估是基于让参与者和受影响者获益而设计的
收集可信的证据	包括了相关的指标、来源、数量、质量以及内在逻辑	准确性,即评估能准确地揭示和传达信息
得出结论	包括标准、分析/综合推理、解读、判断、意见以及建议	
使用及分享	包括评估有关设计、准备、反馈、随访以及传播	

6. 制订评估数据收集程序

数据收集应当遵循精心设计的评估计划、评估问题以及之前选定的数据来源。评估问题应当谨慎地考虑,并且确定评估问题的类型、数量以及准确性。收集数据时,应当认真考虑最大限度地减少参与者和二手数据提供者的各种直接和间接的负担。在制订数据收集计划时,健康教育专业人员应当认真考虑以下几个方面:可利用的资源;人群的敏感性、可靠性;数据对利益相关者的重要性。

7. 制订评估数据分析计划

制订数据分析计划是整个评估过程中重要的一步。通过制订数据分析计划,收集的数据将变得完整和有结构,从而使数据变得易于理解和可用于回答评估问题。分析计划要根据评估的目的和可利用的资源而定,此外还要考虑可能会使用这些结果的潜在受众。数据分析的目标是精简、综合、组织和总结各类信息,并使得它们易于理解。数据分析计划应当在设计项目时就开始设计并指导数据收集。一个综合性的分析计划能发现可用于回答研究问题的条目和意见。数据分析计划陈述了各个调查问题的观测水平以及将运用哪些统计性和(或)描述性数据方法来回答研究问题。

8. 在评估过程中应用伦理原则

健康教育工作致力于实践和推动个人、家庭、组织和社区的健康。因此,开展评估时应当以人为本。为了避免调查对象遭受各种可能或意外的风险,开展评估前,评估者应向相关的伦理委员会或社区机构咨询有关议题。无论名号、工作环境或服务于什么样的人群,健康教育专业人员都应当对公众、对职业和对资助者负责,并对与健康教育有关的各个方面负责。出于礼貌,健康教育专业人员应当尊重社会里多元的价值观及各种不同的文化,应当支持所有人的价值、人格、潜能以及他们的与众不同。此外,他们还应当诚实、正直并遵守职业道德。同时,尊重人身自由、推动社会正义、避免伤害也是所有健康教育专业人员所应担负的责任。

(二) 社区健康教育与健康促进诊断

健康教育诊断也被称为健康教育需求评估或健康行为危险因素评估等。健康教育诊断的核心是确定影响目标健康问题的主要健康相关行为,以及确定影响目标行为发生、发展的主要因素。有关社区健康教育与健康促进诊断的相关内容,请参见第一章。

二、社区健康教育与健康促进实施

社区健康教育与健康促进是一项社会系统工程,是政府领导、多部门合作、社区参与的综合体现。开展社区健康教育与健康促进必须强化社区功能,创建有利社区健康的支持性环境,必须具备政府决策、网络健全、开发社区资源、群众广泛参与和科学制订规划等要素,这是社区健康教育与健康促进实施的基本保证和必要条件。

(一) 明确政府职能,制订社区健康教育与健康促进政策

WHO 在其《组织法》中明确提出,"政府对其人民的健康负有责任,只有通过提供适当的卫生保健和社会措施才能履行其职责。"社区健康是与社区经济和社区发展不可分割的部分,不可能由卫生部门单独解决,必须在当地政府领导下,社区各有关部门共同对社区群众的健康承担责任。城市街道办事处和农村乡(镇)政府是社区健康教育与健康促进的领导机构,在健康教育工作中发挥组织、领导、协调、服务作用。

1. 开发领导,争取社区领导的理解和支持

我国实践表明,搞好社区健康教育与健康促进的关键不是经济和技术问题,而是社区领导思想观念的转变。通过加强与社区领导的沟通,促进领导树立大卫生观念,以事实和业绩争取领导的关注和支持,是社区动员的首要任务。社区领导对健康教育工作承担责任主要表现在:① 有主管领导分管,责任分工明确;② 将社区健康教育工作列入政府的议事日程,纳入文明社区、小康村镇发展规划;③ 协调社区内各部门参与和支持健康教育;④ 制订有关卫生政策、制度并监督执行;⑤ 领导社区健康教育计划的制订、实施、考核和评价;⑥ 提供必要的资金保证。

2. 建立社区健康教育与健康促进决策机构

社区健康教育与健康促进决策机构应由政府牵头,由卫生、教育、宣传、企事业、群众团体等各有关部门共同组成社区健康促进委员会,或社区健康促进领导小组统筹社区健康教育与健康促进工作的开展,形成以政府负责、部门配合、群众参与为特点的社区健康教育与健康促进运行体制。

3. 制定政策,强化政府行为

制定规章制度和地方法规是行政干预的有效形式,它不仅为社区健康教育与健康促进的实施提供了依据,而且可以促进社会对健康承担责任,规范群体和个人的行为,保证

社区健康环境的形成。近年来，在大力发展社区卫生服务的进程中，北京、上海、天津、深圳、济南等城市将健康教育纳入社区发展总体规划，出台了关于社区健康教育经费支持、人员培训、工作规范、考核标准等政策，制定了一系列有益社区健康的社区控烟、全民健身、环境卫生等规章制度，全面促进了社区健康教育与健康促进的发展。

（二）建立健全社区健康教育与健康促进组织网络

建立健全"双轨（向）管理、条块结合"的社区健康教育与健康促进组织网络，是加强社区政府、专业机构和各部门间合作，协调开展社区健康教育与健康促进的必要的组织保证。

双轨（向）管理是指开展健康教育工作，一靠各级政府和卫生行政部门的组织领导，二靠各级专业机构的业务指导。两条渠道，对口管理，逐级负责，交互融会。条块结合是指以社区卫生服务机构和医护人员为主体，以专兼职健康教育人员为骨干形成社区健康教育纵向网络；以社区为单位，形成社区主管领导牵头，社区内各单位协同参加，由街道、文化、教育、卫生、财政、环保、群众团体等共同组成的健康教育横向网络，把健康教育与各自业务结合起来，发挥各自的优势，共同搞好健康教育工作。街道办事处（乡镇）健康教育领导小组和居（村）委会社区保健（初保）工作站是条块结合的两个融会点。需强调的是，各级健康教育专业机构在社区健康教育中应发挥其不可低估的政策倡导、组织协调和业务指导作用。

（三）开发利用社区资源，动员群众广泛参与

社区资源是指社区赖以生存和发展的物质和非物质资源。社区资源是开展社区健康教育与健康促进的能源和基础。除积极筹集资金，争取外援性技术、人力、经费、设施外，应以社区发展为动力，立足于挖掘社区内部的资源潜力。

社区发展（community development）是指社区居民在政府机构的支持下，依靠自己的力量，改善社区经济、环境、文化状况，提高生活水平和生活质量的过程。这里"自己的力量"就是指蕴藏在社区成员或社区组织中的各类人力、财力、物力、信息资源。社区群众的参与是健康教育与健康促进的基础，是最宝贵的社区资源。社区群众参与包含两个层次的含义。一是指社区领导和群众代表共同参与健康教育规划制订、实施和评价的全过程，尤其应重视在规划制订阶段的早期参与。如果仅把社区参与看作动员群众参加健康教育活动，这就失去了社区参与的真正意义。二是指社区成员把维护社区健康视为己任，积极主动参与健康教育与健康促进各项活动。实践证明，只有充分开发利用社区资源，培养社区成员的自治精神和自助、互助能力，实现在相互合作和互惠互利基础上的资源共享，才能使社区健康教育与健康促进保持可持续发展。

（四）开展多种形式的健康教育活动，提高居民自我保健意识和技能

社区居民的健康和生活质量受到环境、行为等多方面因素的影响，社区居民又存在着性别、年龄、职业、文化程度、生活习惯、健康状况等多方面的差异。因此，开展社区健康教育活动必须以多部门联合，多层次干预和多种手段并用的综合策略，采取多种健康教育形

式和方法来满足教育对象的不同需求。即在社区健康教育工作中,要尽量调动各有关部门和单位积极参与;要针对目标人群个体、群体及团体、环境等不同层次采取相应策略;要根据目标人群、健康问题的特点采用行之有效的干预方法,以达到投入少、产出高的最佳健康教育效果。

(五)调整与改善社区卫生服务

大力加强社区卫生服务,培养全科医师和社区护士,为社区居民提供以健康为中心的全程、全面、一体化的优质服务,将社区健康教育有机地融入社区卫生服务机构的预防、保健、医疗、康复等各项职能之中,使健康教育真正发挥在社区卫生服务中的基础与先导作用。

(六)加强社区健康教育与健康促进计划设计、监测管理与评价

为使有限的人力、物力、财力得到高效的利用,必须在社区需求评估的基础上,提出该社区要优先解决的主要健康问题或行为问题,确定目标和干预策略,制订社区健康教育与健康促进计划。为保证社区健康教育与健康促进计划项目的实施和落实,评价计划目标是否达到,还必须建立经常性监测体系,逐步实现社区健康信息管理的微机化、动态化,步入规范化、科学化管理的轨道。

三、社区健康教育与健康促进评价

评价(evaluation)是客观实际与可接受标准的比较。评价是对计划内容中各项活动的发展和实施、适合程度、计划活动效率、计划效果、计划费用以及有关各方面对计划接受的程度等做出认真分析,使预防与干预计划更切实际、效率更高、效果更好。

计划评价是一个系统地收集、分析、表达资料的过程,旨在确定健康教育与健康促进计划的价值,帮助健康教育与健康促进中的决策;是全面监测、控制、保证计划方案设计先进、实施成功并取得效果的关键性措施;是计划是否成功的衡量标准。根据内容、指标和研究方法的不同,评价可分为以下几种类型。

(一)形成评价

形成评价(formative evaluation)是指在计划执行前或执行早期所做的评价。形成评价又称为需求评估,是一个为健康教育与健康促进计划设计和发展提供信息的过程,包括在计划设计阶段进行的目标人群需求评估,政策、环境、资源评估等,其目的在于使计划符合目标人群的实际情况,使计划更科学、更完善。在计划实施开始之前,使其具有最大的成功机会。

形成评价的具体内容包括:① 了解目标人群的各种基本特征;② 了解干预策略、活动的可行性;③ 了解教育材料的发放系统,包括生产、储存、批发、零售及发放渠道;④ 对问卷进行调查及修改;⑤ 了解哪些健康教育适用于目标人群、健康教育材料的预试验,以确定其适宜性;⑥ 收集反馈信息,根据计划执行阶段出现的新情况、新问题对计划进行适度调整。

　　形成评价可采用多种方法，包括文献、档案、资料的回顾，专家咨询、专题小组讨论，目标人群调查，现场观察，试点研究等。形成评价的指标一般包括计划的科学性、政策的支持性、技术上的适宜性、目标人群对策略和活动的接受程度等。

　　(二) 过程评价

　　过程评价(process evaluation)测评的是投入(input)、活动和产出(output)的过程，起始于健康教育与健康促进计划实施开始之时，贯穿于计划执行的全过程。在计划执行阶段，过程评价还可以有效地监督和保障计划的顺利实施，从而促进计划目标的成功实现。过程评价是评估计划活动的质量与效率，而不是评估计划的效果和行为效应，目的在于控制计划的质量。因此，过程评价又称为质量控制或计划质量保证审查(quality assurance review，QAR)。

　　1. 过程评价的内容

　　(1) 评估计划实施情况，并随时了解现场反应。干预活动是否符合目标人群需要，并为他们所接受；这些活动是否按计划进行，计划是否做过调整，为什么调整，是如何调整的；目标人群参与活动的情况与满意程度如何；项目资源的消耗情况是否与预计相一致；项目涉及哪些组织，各组织之间是如何沟通的、是否十分和谐一致，需不需要进行调整；在项目执行过程中政策支持力度如何，是否需要进一步制定相关的政策等。评估计划的现场反应(实质上就是计划监测)目的在于及时了解计划实施情况，以适时做出调整。

　　(2) 工作人员的工作情况：如工作人员有没有责任心，对教育对象是否热情、耐心、以诚相待；是否按计划开展工作，工作人员之间合作是否愉快；职业技能如何等。可通过内部、同行、领导、教育对象等各种形式进行评估。

　　(3) 预试验：对教育材料(文字和形象教育资料)、传播媒介、资料调查表等进行预试验，发现问题及时加以修改。

　　通过过程评价对计划活动实施情况进行了解，收集计划实施过程中各方面的反馈信息，及时发现存在的问题，对计划做必要的调整使之更符合实际情况，保障项目目标的实现。

　　2. 过程评价的实施方法

　　(1) 对项目的活动做详细的记录，定期举办项目工作例会来发现问题及解决问题。

　　(2) 项目的评价者直接参与活动，了解情况，做出评价。

　　(3) 抽查一部分目标人群，了解他们是否得到有关信息，没有得到信息的原因是什么。

　　(4) 检查各项活动记录，从记录档案中查对各项活动开展的日期、内容、目的、地点、持续时间、活动组织者、目标人群的情况等。

　　3. 过程评价指标

　　(1) 干预活动量的指标：活动次数、活动持续时间、发放材料数量、活动覆盖率等。

　　(2) 参与情况指标：活动暴露率、有效指数等。

　　(3) 目标人群的满意度：对干预活动内容、干预活动形式、干预活动组织和人际关系的满意度。

4. 过程评价中的质量控制

为了确保过程评价的准确性,质量控制是必不可少的。质量控制包括内部质量控制(internal quality control)和外部质量控制(external quality control)两方面。项目的内部质量控制主要依赖于项目工作人员在执行项目过程中能准确记录项目活动进行情况,有可操作性评价指标并能严格把握标准。外部质量控制一般是由项目以外的、有项目评价经验的专业人员以专家小组审查的方式进行,以便能更加客观地反映项目实施情况。

(三) 效应评价

效应评价是评估健康教育与健康促进项目导致的目标人群健康相关行为及其影响因素(倾向因素、促成因素、强化因素)的变化。与健康结局相比,健康相关行为的影响因素及行为本身较早发生改变,故效应评价又称为近中期效果评价。

1. 效应评价内容

(1) 倾向因素:知识、态度、价值观等的改变。

(2) 促成因素:政策、法规、服务可及性、资源技术等方面的改变。

(3) 强化因素:同伴观点、公众等对目标人群采纳健康相关行为的支持程度和自身感受等的变化。

(4) 健康相关行为:目标人群健康相关行为的变化情况,如有益的行为有无增加;有损健康的行为是否得到控制,如人群的吸烟率下降了多少,疾病是否较早得到诊断,暴露于危险环境的机会是否减少,环境状况是否得到改善。

2. 效应评价指标

(1) 卫生知识知晓率(正确回答率) $= \dfrac{\text{能正确回答某卫生知识的人数}}{\text{受调查总人数}} \times 100\%$

(2) 卫生知识均分 $= \dfrac{\text{受调查者知识得分值之和}}{\text{受调查总人数}}$

(3) 卫生知识合格率 $= \dfrac{\text{卫生知识达到合格者人数}}{\text{受调查总人数}} \times 100\%$

(4) 信念持有率 $= \dfrac{\text{持有某种信念的人数}}{\text{受调查总人数}} \times 100\%$

(5) 行为流行率 $= \dfrac{\text{有特定行为的人数}}{\text{受调查总人数}} \times 100\%$

(6) 行为改变率 $= \dfrac{\text{在一定时期内某行为改变的人数}}{\text{观测期开始时有该行为的人数}} \times 100\%$

环境、服务、条件、公共舆论等方面的改变,如安全饮用水普及率

(7) 安全饮用水普及率 $= \dfrac{\text{某地使用安全饮用水户数}}{\text{当地总户数}} \times 100\%$

3. 效应评价方法

通过对目标人群定量、半定量的调查来了解这些效应的改变。

（四）结局评价

结局评价也称远期效果评价，是评价健康教育与健康促进计划的最终目的是否实现。健康教育主要着眼于评价健康教育项目实施之后人群健康状况和生活质量的变化。结局评价主要分为以下几个方面。

1. 效果

效果是指计划对目标人群健康状况的影响。其评价指标是疾病发病率、死亡率、病残率的变化，患者的存活率及存活时间有无改变等。

2. 效益

效益是指计划改变人群健康状况所带来的远期社会效益与经济效益。指标主要是生活质量指标，如劳动生产率、智力、福利、环境改善、长寿、人们的精神面貌、降低卫生保健成本等。

3. 成本-效益与成本-效果

在制订计划、选择某一方案时常常需要考虑成本-效益分析（cost-benefit analysis，CBA）与成本-效果分析（cost-effectiveness analysis，CEA）。成本-效益与成本-效果就是通过计算实施健康教育与健康促进计划所花费资源（费用与成本）与健康收益进行比较，选择一个最佳方案，目的在于确定以最少的投资产生最大的效果。在项目实施后，更应做CBA与CEA，给出令人信服的数据，为实施健康教育项目的决策者提供科学依据。

健康教育的最终目的是提高人们的生活质量，创造健康文明的世界，有着潜在的巨大效益。但是在进行健康教育与健康促进结局评价时很难将人们的健康状况、生活质量、经济、环境的变化都归结于健康教育及健康促进干预的效果，往往需要精心设计，有效地控制混杂因素才能下此结论。

（五）总结评价

总结评价是指形成评价、过程评价、效应评价、结局评价的综合以及对各方面资料做出总结性的概括。综合性指标更能全面反映计划的成败。总结评价从计划的成本-效益、各项活动的完成情况做出判断，以期做出该计划是否有必要重复或扩大规模或终止的决定。

第四节　社区健康教育与健康促进的基本内容

一、城市社区健康教育与健康促进的基本内容

（一）社区常见疾病防治宣传教育

1. 慢性病的社区防治

慢性病如高血压、冠心病、癌症、糖尿病等，已成为我国城市居民重要的致死、致残原因，严重威胁着人们的健康与生命。从世界各国预防与控制慢性病的经验来看，最有效、

最实用、最经济的方法是开展以慢性病危险因素控制为主的社区健康教育与健康促进工作。在慢性病的社区防治中，健康教育的主要内容有：① 提倡健康的生活方式，控制行为危险因素；② 普及慢性病防治知识，提高自我保健能力；③ 增强从医行为，提高对社区卫生服务的利用。

2. 新老传染病的社区预防教育

随着国际交流的广泛开展，一些新发或重新出现的传染病，如艾滋病、性病、乙型肝炎、戊型肝炎、结核病等，在人群中开始流行，影响了群众的生产、生活和学习，特别是2020 年初出现的新型冠状病毒肺炎疫情，至今仍严重影响着世界各国人民的正常生产生活。为控制传染病在社区的发生和流行，健康教育的内容应该针对以下三个重要环节，即消灭或控制传染源、切断传播途径、保护易感人群。具体包括：计划免疫、法定传染病疫情报告、疫情信息传递、隔离方法与政策、消毒知识、杀虫灭鼠知识、人畜共患病的防范、传染病治疗与家庭护理知识、传染病的社区防控、出入公共场所与旅行的安全事项、改变陈旧陋习、卫生公德教育等。

3. 加强安全教育，防止意外伤害

意外伤亡，如交通事故、劳动损伤、溺水、自杀等，是当前造成青年人死亡和病残的最常见的原因。教育居民在日常生活和工作中，提高自我防护意识，加强青少年的安全防护措施，防止意外事故的发生。

(二) 家庭健康教育

1. 家庭生活方式教育

包括科学安排起居作息、合理膳食、适当运动等。以家庭饮食卫生与营养为例，主要内容有膳食的合理搭配，食物的合理烹调，定时定量饮食，炊具、食具的简易消毒方法，碘盐的保管与食用，暴饮暴食、偏食、酗酒对健康的影响，以及常见食物中毒的预防知识等。

2. 家庭急救与护理

家庭急救知识应包括烧伤、烫伤、触电、跌伤等意外事故的简易急救方法和处理原则，人工呼吸操作方法，家庭中常用药物的保存与使用方法，以及血压计、体温表的使用方法等。

3. 居室环境卫生知识

包括居室环境的卫生要求；居室的合理布局，居室装修的卫生问题；居室采光照明的卫生要求及对健康的影响；冬季取暖应注意的问题，如预防煤气中毒减少煤烟污染等。

4. 婚姻与生殖健康教育

婚前健康教育，使育龄妇女懂得孕前应考虑的优生问题。孕产期健康教育，使孕妇了解孕期劳动、休息、营养和性生活常识以及分娩和新生儿保健的知识等。计划生育教育，使妇女掌握计划生育政策和避孕、节育措施。科学育儿健康教育，使母亲们懂得儿童营养、卫生、保健等知识。性生活教育，使社区居民掌握安全的性生活方式，防范性传播疾病。

5. 家庭心理卫生教育

家庭生活周期(family life cycle)是家庭心理卫生教育最基本的理论框架。家庭的发展经过创立期、生育期、学龄期、创业期、空巢期等不同阶段,每阶段有其特定的角色和责任,如果家庭成员不适应或处理不当,便会产生相应的心理健康问题。应根据家庭发展阶段,适时提供咨询和指导,协助家庭成员正确解决面临的问题。例如,独生子女教育,正确对待与处理夫妻之间、婆媳之间、父母与子女之间关系,保持良好的人际关系、和睦的家庭气氛,防止和消除社会心理紧张刺激,促进家庭心理健康。

(三)创建健康城市的宣传与动员

"健康城市"是 WHO 在 20 世纪 80 年代提出的理念,是面对城市化问题给人类健康带来的挑战而倡导的一项全球性行动战略。健康城市强调政府的承诺,强化社区行动,有多部门、多学科的合作和群众的参与。WHO 将 1996 年 4 月 7 日世界卫生日的主题定为"城市与健康",并根据世界各国开展健康城市的经验和成果,公布了健康城市的 10 条标准,作为建设健康城市的努力方向和衡量标准。

2016 年第九届全球健康促进大会公布的健康城市"上海共识",确定了如下"十大健康城市优先行动领域":第一,保障居民在教育、住房、就业、安全等方面的基本需求,建立更加公平更可持续的社会保障制度;第二,采取措施消除城市大气、水和土壤污染,应对环境变化,建设绿色城市和企业,保证清洁的能源和空气;第三,投资于我们的儿童,优先考虑儿童早期发展,并确保在健康、教育和社会服务方面的城市政策和项目覆盖每个孩子;第四,确保妇女和女童的环境安全,尤其是保护她们免受骚扰和性别暴力;第五,提高城市贫困人口、贫民窟及非正式住房居民、移民和难民的健康与生活质量,并确保他们获得负担得起的住房和医疗保健;第六,消除各种歧视,例如对残疾人士、艾滋病感染者、老年人等的歧视;第七,消除城市中的传染性疾病,确保免疫接种、清洁水、卫生设施、废物管理和病媒控制等服务;第八,通过城市规划促进可持续的城市交通,建设适宜步行、运动的绿色社区,完善公共交通系统,实施道路安全法律,增加更多的体育、娱乐、休闲设施;第九,实施可持续和安全的食品政策,使更多人获得负担得起的健康食品和安全饮用水,通过监管、定价、教育和税收等措施,减少糖和盐的摄入量,减少酒精的有害使用;第十,建立无烟环境,通过立法保证室内公共场所和公共交通工具无烟,并在城市中禁止各种形式的烟草广告、促销和赞助。

健康城市的创建离不开城市社区居民的共同努力,只有增强社区凝聚力和提高全民健康意识,动员每一个人、每一个家庭和单位共同参与,才能移风易俗,改变城市卫生面貌。健康城市规划运动是现代化城市发展的必然趋势,每一个城市社区都应朝着这一方向不懈努力。

(四)社会卫生公德与卫生法律法规宣传教育

随着我国全面建设小康社会的推进,人们对健康环境的需求日益增强,城乡环境卫生与环境保护已成为社会普遍关注的问题,开展这方面的教育非常有必要。主要内容有创建卫生城镇、住宅建设卫生、安全卫生饮用水、粪便垃圾处理、禽畜舍的卫生、环境卫生与寄生虫、保护环境、控制环境污染等方面的健康教育。

提倡良好的卫生道德观念和有益于健康的生活方式,使社区居民自觉维护社区形象,与破坏社区卫生与文明的不良现象作斗争,要求社区居民学习和掌握有关城乡卫生管理的法规,提高居民的法制意识。主要包括:与疾病相关的《传染病防治法》,与公共卫生相关的《突发公共卫生事件应急条例》《公共场所卫生管理条例》,与饮食卫生有关的《食品卫生法》,与妇女儿童保健相关的《母婴保健法》,与城乡环境卫生相关的《环境保护法》《公共场所环境卫生管理条例》等。

二、农村社区健康教育与健康促进的基本内容

(一) 农村常见疾病的防治宣传教育

由于经济水平和生活条件相对较差,群众文化水平相对较低,卫生知识和保健意识较为缺乏,农村是各种疾病的多发地区,不仅有城乡共有的常见病、多发病,还有农村常见的寄生虫病、人畜共患疾病、农业劳动中易发生的疾病(如农田中暑、农药中毒、稻田性皮炎等)及乡镇企业中的职业病等。普及传染病、慢性非传染性疾病及地方病、农业劳动相关疾病防治以及防止意外伤害知识,是农村健康教育的基本内容。必须根据不同地区、不同季节的发病和流行规律,紧密围绕防治工作中心,有针对性地开展宣传教育。

地方病的发病具有地域性,与所在地区的自然地理环境有关,目前仍是严重危害农村居民,尤其是贫困地区居民健康的重要疾病。防治碘缺乏病、大骨节病、地方性氟中毒、鼠疫、克山病等地方病的健康教育也任重而道远。

此外,随着农村经济的发展,家用电器的普及,交通工具的日益改善,农村各种意外伤害的发生率也呈增加的趋势。意外伤害不仅直接加大了医疗费用的支出,而且造成潜在生产力的巨大损失。意外伤害的主要特点是"意外",即未预料性,"意外"常因为麻痹大意造成。因此,加强农村意外伤害的急救与自救知识教育,并采取得力措施预防各种意外伤害的发生,对保障人民群众健康、保护劳动力有着极其重要的意义。

(二) 移风易俗,改变不利于健康的行为习惯

在我国大多数农村,一些危害农民健康的不良卫生习惯和因素依然存在,严重危害着农村居民的健康,农民的健康意识和自我保健能力还滞后于经济的发展。因此,普及生活卫生知识,指导农民科学地安排衣、食、住、行有着特殊的重要意义。倡导健康的生活方式,不仅是广大农民自我保健的需要,也是他们逐步融入现代社会的需要。

当前,在我国较为贫困的农村社区,仍应大力普及《我国农村人人享有卫生健康规划目标》中提出的农村居民基本健康行为,包括个体行文和群体行为。

(1) 个体行为十二项:经常洗澡;勤剪指甲;头发清洁,勤理发;一人一巾,每天洗漱;一人一刷,每天刷牙;不喝生水;生吃瓜果要洗净;不吸烟;不酗酒;不随地吐痰;不随地大小便;饭前便后要洗手。

(2) 群体行为八项:家禽(畜)圈养;禽(畜)室干净;柴草、粪土、煤块堆放整齐;居室整洁通风;卧具干净,无异味;农药、化肥远离食物与水源;灶具、碗筷干净;厨房有排烟设施。

（三）农村环境卫生与环境保护

随着农村小康建设的进程和乡镇企业的发展，农村环境卫生和环境保护已成为社会普遍关注的问题。改水、改厕、改造不良环境是改善农村生活卫生状况的基础。安全用水不仅方便农牧民生产生活，又是预防和控制介水肠道传染病、水源性地方病、恶性肿瘤等多种严重危害人民健康的疾病的治本措施。改厕有利于控制蚊蝇滋生，预防粪—口传播疾病流行。改造不良的居住环境、生活环境和劳动环境，减少乡镇企业工业污染，则有利于促进环境保护，维护生态平衡，增进身心健康。在文明村镇、小康村镇的建设中，要加强卫生要求和卫生技术指导，重点抓好村宅建设卫生、饮水卫生、粪便垃圾处理、消灭四害、保护环境、控制环境污染等方面的健康教育。

（四）健康观念与卫生法治教育

1. 破除迷信、崇尚科学

封建迷信是危害群众身心健康的重要因素。由于多种原因，我国农村特别是偏远地区，一些迷信、愚昧、落后的意识和陋习仍然在相当一部分农牧民中有着根深蒂固的影响。通过健康教育，促使人们树立科学的疾病观、生死观，掌握基本卫生知识，消除"没病就是健康"的传统观念，提高自我保健意识和树立人人为健康负责的观念，积极参与农村初级卫生保健，合理利用卫生服务。

2. 倡导健康投资

健康投资指的是人们为了获得良好的健康而消费的食品、衣物、健身时间和医疗服务等资源。通过健康教育使人们认识到，健康是从事其他一切活动的资本，失去健康就会失去一切。健康投资是低成本、高回报的最基本的投资，每个人都应该为健康投资，为预防疾病和促进健康而付出时间、金钱和精力，寻找健康相关知识，并将其付诸行动。在农村，通过健康教育，帮助人们树立"无病防病，有病早治"的观念，改变因小病久拖、大病难治而造成因病致贫、因病返贫的现象。

3. 农村相关卫生政策的健康教育

宣传新时期党的方针政策，把党和政府对群众、对农民的关怀落实到农民家庭、农村患者身上。开展卫生普法工作，如《母婴保健法》《食品卫生法》《计划生育管理条例》《环境保护法》《传染病防治法》等的宣教，提高农民的法制观念和遵法守法的自觉性。

第五节　案例实践——芬兰北卡瑞利亚社区卫生干预项目的经验

一、项目背景

芬兰是一个福利性工业化国家，但自 19 世纪有记载以来，心血管疾病和自杀一直是困扰芬兰人的两大死因。尽管历史上北卡瑞利亚长期以手工业、农林业等体力劳动为主，其心血管疾病死亡率在芬兰却是最高的。北卡瑞利亚的这一情况受到芬兰职业卫生研究所的重视。该所著名的生理学专家 Katvonen 对比分析了芬兰东西部地区冠心病死亡的差异。结果表明，芬兰东部（主要是北卡瑞利亚）人群的饱和脂肪酸摄入量和血清胆固醇水平显著高于西部人群。在此基础上，从 1959 年起，他们以 40～59 岁人群为对象，开展了一项长期的前瞻性研究。结果表明，除饱和脂肪酸外，钠盐摄入量、微量元素、童年生活环境、近期生活事件、日常体力活动等都与高冠心病发病和死亡有关。

与此同时，芬兰于 1960 年在两所精神卫生医院开展了一次预防性饮食控制实验性研究。减少奶制品和奶油的摄入，代之以豆油和软质人造黄油，使医院饮食中的多不饱和脂肪酸/饱和脂肪酸比值（P/S）比从实验前的 0.25 上升到实验后的 1.48，从而使血清胆固醇浓度（平均值），男性由 26.7 mg/L 下降到 22.6 mg/L，女性由 27.5 mg/L 下降到 24.9 mg/L。与此同时，冠心病的发病率也明显下降。

上述两项研究结果，不仅为后来的北卡瑞利亚社区干预发病项目打下了重要的学术基础，而且通过新闻媒体的广泛报道，得到了政府、卫生部门和广大人民群众的响应，为该项目的确立和实施创造了重要的生活条件。1969 年芬兰心脏病协会在一次有北卡瑞利亚地区政府官员参与的学术年会上，提议开展社区干预来控制心血管疾病。通过一年多的酝酿，于 1971 年 1 月 12 日由北卡瑞利亚省长 Timonce 亲自起草并直接到首都赫尔辛基向芬兰政府、国家卫生委员会、芬兰科学院医学研究委员会及芬兰心脏病协会提交了向国家申请经费开展心血管疾病控制的申请书。芬兰心脏病协会积极配合，起草了北卡瑞利亚项目计划，并且打破惯例，推出年轻的 Puska 博士作为项目的课题负责人。项目于 1972 年正式启动，并得到了 WHO 的经济和技术支持。后来，该项目还纳入了 WHO 的 MONICA 计划、CINDI 计划和 INTER-Health 计划，并且逐渐由北卡瑞利亚扩展到芬兰全国。

二、项目的目标和措施

北卡瑞利亚社区干预项目是在坚实的学术和社会基础之上展开的。项目计划有明确的总目标和具体的子目标。北卡瑞利亚项目的总目标是以本地区人民的利益为出发点，开展以社区为基础的卫生干预活动，为芬兰全国乃至世界其他国家和地区类似的问题提供新知识和新经验。

（一）项目的主要目标

开展阶段（1972—1982 年），以降低本地区心脑血管疾病为主；后期阶段（1982 年以后），逐步降低本地区全人口因患慢性退行性疾病的死亡率，提高人群的综合健康水平。

（二）项目的中期目标

降低北卡瑞利亚地区人口的主要健康危险因素，包括吸烟、高血清胆固醇（主要是低密度脂蛋白胆固醇）和高血压；强调大众生活方式的改变，尤其是吸烟和高饱和脂肪酸饮食习惯的改变,以促进二级预防。

（三）项目的国际目标

开始阶段(1972—1977 年),以北卡瑞利亚地区作为芬兰的一个社区卫生干预示范项目开展研究。后期阶段(1977 年以后),在全国推广北卡瑞利亚示范项目。

项目一开始主要强调冠心病,很快又增加了脑血管疾病,后来又增加了恶性肿瘤。项目的重点对象是劳动年龄阶段的男性人群,因为该人群心脑血管疾病发病率高,在社区中影响力大。理论上讲,以他们为对象进行社区干预效果应该最好,效应也应该最大。

（四）项目的实施过程和基本措施

1972 年:基准调查,包括北卡瑞利亚地区和另外一个对比地区库奥皮奥(Kuopio)的心脑血管疾病和健康危险因素的调查,项目计划的修订和项目的正式启动。

1972—1977 年:瞄准心脑血管疾病进行综合性社区卫生干预,包括新闻媒体的宣传教育、多个社区组织机构和各级医疗卫生服务机构的参与、非卫生部门和广大人民群众的积极投入。

1977 年:追踪调查北卡瑞利亚和库奥皮奥两地区居民在过去 5 年里健康危险因素和心脑血管疾病的发病和死亡率来评价干预措施的效果。

1977—1982 年:项目继续推进,并且把干预对象扩大到青年学生。同时,国家通过卫生政策和国家广播电视,启动全国性卫生干预活动。严格的对比观察自然结束。

1982 年:在北卡瑞利亚和库奥皮奥继续干预措施效果 10 年回顾调查,同时作为 WHO 的 MONICA 计划的一部分,新增加了针对芬兰部分南部地区人群的调查。

1982—1987 年:卫生干预活动继续进行,并且纳入 WHO 和 CINDI 计划和 INTER-Health 计划,增加了性病防治和健康促进的内容。

1987 年:干预措施的 15 年效果评价的调查研究。

1987—1992 年:整个项目继续推进,重点通过与食品生产部门的协商合作以改变食品生产的品种结构,从而改变人们的饮食结构,达到预防冠心病的目的。

1992 年:干预措施 20 年效果评价的调查研究,范围几乎扩大到芬兰全国,从而形成了全国的健康危险因素监测系统。

三、项目的直接效应

北卡瑞利亚社区卫生干预项目的直接效应主要指各种与健康有关的行为的改变,包括吸烟率的下降、饱和脂肪酸摄入的减少、蔬菜摄入的增加、参加体力活动人数的增加、卫生服务利用的提高等。男性吸烟率由 1972 年的 52% 下降到 1992 年的 32%,戒烟率也从 1972 年的 28% 上升到 1982 年的 30%,而后略有上升;不吸烟的比例持续增加。女性吸烟情况的变化略有不同,主要表现为项目期间的吸烟率不仅没有下降,反而由 1972 年 10% 上升到 1992 年的 17%。但戒烟率和从未吸烟者比例还是增加的。

除了吸烟率的变化之外,人们的膳食结构也发生了根本的变化。从 1982 年和 1992

年两次膳食结构调查结果中可以看出,由于健康干预项目的实施,使北卡瑞利亚人的膳食结构向有利于健康的方向发生了很大的变化。高能量、高脂肪食物,尤其是含胆固醇高的食物消耗量明显减少了,P/S提高了。同时,蛋白质和碳水化合物的消耗增加了。

奶类食品的消费结构也发生了根本的变化。吃面包使用黄油的人的比例由 1972 年的 82% 下降到 1992 年的 22%(男性)和 14%(女性)。食物中饱和脂肪酸的日摄入量男性由 1972 年的 49 g/d 下降到 1992 年的 17 g/d;女性同期由 27 g/d 下降到 8 g/d。喝全脂牛奶(含脂肪 1.9%)的人由 1972 年的 75% 以上下降到 1992 年的 20% 左右,而喝脱脂牛奶(含脂肪 0.05%)的人由 1972 年的 17% 上升到 1992 年的近 40%。

每天食用新鲜蔬菜的人的比例由 1972 年的近乎 0 上升到 1992 年的 20%(男性)和 40%(女性)。业余时间每周进行 2 次 15 分钟以上体育活动的人,由项目初期的 40% 以下逐步上升到 1992 年的 50% 以上。

四、项目的中间效应

北卡瑞利亚干预项目的中间效应,是指因为干预带来的直接效应所导致的人体与心血管疾病有关的危险因素的变化,主要包括体质指数(BMI)的改变以及血压、血脂水平下降等。男性的 BMI 从 1972 年的近 26 kg/m² 上升到 1987 年的 27 kg/m² 以上,并此后一直保持在这一水平;女性的 BMI 从 1972 年的 26.8 kg/m² 下降到 1987 年的 26.2 kg/m²,而后略有上升。男性 BMI 的上升与体格和肌肉的发达有关,而女性的 BMI 下降与体脂的减少有关。

1972—1992 年,男女的血压都有显著性下降,尤其是女性的舒张压,由 1972 年的 12.32 kPa 下降到 1992 年的 10.60 kPa。高血压的检出率也呈明显下降趋势。

整个项目期间,人群的血脂水平也发生了很大变化。血脂平均值<6.5 mmol/L 的人所占的比例逐年下降。

五、项目的最终效应

项目的最终效应表现在健康状况的改变,根据心脏病发病登记资料计算的 1972—1992 年不同年龄男性和女性急性心肌梗死的发病率中不难看出,各个年龄段的发病率均呈现明显的下降趋势,尤以 35～54 岁组变化更为明显。冠心病的死亡率从 1972 年的 650/10 万下降到 1992 年的 300/10 万以下,尽管在 1992 年北卡瑞利亚的冠心病死亡率仍然比芬兰全国的略高一些,但在过去的 20 多年里北卡瑞利亚的冠心病死亡率下降的速度一直比芬兰全国的要快。脑卒中的发病率和死亡率也发生了变化,在 1972—1983 年间,脑卒中的发病率和死亡率呈明显下降趋势,1983 年以后发病率基本保持不变,而死亡率则进一步下降。

令人吃惊的是,在整个项目实施期间,不仅心脑血管疾病的发病率和死亡率有了明显的下降,恶性肿瘤的死亡率也呈现明显下降趋势。在 1972—1992 年间,北卡瑞利亚地区的恶性肿瘤死亡率由 300/10 万下降到 140/10 万。

除了这些客观指标的变化之外,整个人群中自己感觉到身体比原来健康、生活比原来更幸福的人的比例也不断提高,表明健康干预的实施不仅减少了人们生病和死亡的机会,而且还提高了整个人群的生命质量。

六、北卡瑞利亚项目成功的主要经验和启示

北卡瑞利亚社区健康干预项目 20 年的实践表明,它是一个很成功的项目。综合总结该项目的情况,至少可以得到如下几个方面的基本经验和启示。

(1)科学研究基础:北卡瑞利亚项目成功的第一条经验就是其翔实可靠的人群和实验室研究,包括心血管疾病的发病、死亡,以及与之相关的各种危险因素在人群中的分布情况、全国乃至世界范围的对比分析、其他国家经验的学习研究等。所有这些,为项目的建立和实施奠定了科学基础。

(2)社会健康意识:北卡瑞利亚项目成功的第二条经验是广泛的宣传教育工作,使全体公众充分认识到北卡瑞利亚地区健康问题的严重性,与这类危险性有关的各种因素以及解决的方法。通过这些活动,极大地提高了整个社会的健康意识和可参与意识,保证了项目的成功实施。

(3)行政领导的参与和支持:北卡瑞利亚项目成功的第三条经验就是领导的参与和支持。该项目虽然最早是由科学研究人员提出来的,但项目的建立和实施完全是由于行政领导的直接参与、支持和推动的。否则,即使专家有再好的主意,群众有再高的热情,也不可能建立起这样的项目,更谈不上成功地解决问题。

(4)国际组织的资助:获得国际组织的支持和经济赞助,也是北卡瑞利亚项目成功的一条重要经验。在整个项目的设计和实施过程中,芬兰政府和北卡瑞利亚当地行政和医疗卫生部门都十分注意争取与 WHO 等重要国际组织的合作,包括技术、经济等多方面的支持与合作,保证项目成功地运行。

(余金明)

参考文献

[1]余金明,姜庆五.现代健康教育学[M].上海:复旦大学出版社,2019.

[2]余金明.健康行为与健康教育[M].上海:复旦大学出版社,2013.

[3]吕姿之.健康教育与健康促进[M].2 版.北京:北京大学医学出版社,2002.

[4]胡俊峰,侯培森.当代健康教育与健康促进[M].北京:人民卫生出版社,2005.

[5]赵淑英.社区健康教育与健康促进[M].北京:北京大学医学出版社,2011.

[6]陆江,林琳.社区健康教育[M].北京:北京大学医学出版社,2010.

[7]陈心广.成功的芬兰北卡瑞利亚 20 年社区健康干预项目[J].国外医学(社会医学分册),1997(1):6-11.

第三章
社区健康管理

第一节　社区健康管理概述

一、社区健康管理基本内涵

(一) 社区健康管理的概念与特点

1. 社区健康管理的概念

健康管理(health management)是基于不同健康状况人群的健康需求,对个体或群体的健康状况及影响健康的危险因素进行全面监测、分析、评估和干预的过程。健康管理是一个不断循环的运动状态,在健康管理循环运行的过程中,促使个体或群体向健康方向发展。

社区健康管理是在健康管理的基础上,依托成熟的社区卫生服务体系,利用政府和社会资源,对社区全体居民进行健康信息收集与全面监测,对健康状况和健康危险因素进行分析与评估,并在此基础上为社区居民提供健康指导与干预的过程。在社区健康管理的过程中,改善社区全体居民的健康水平,保障所有社区居民都能达到实现其与生俱来的健康和长寿的权利。

2. 社区健康管理的特点

社区健康管理主要表现为连续性、预防性、综合性、个性化和系统性五个特点。

(1) 连续性:社区健康管理的过程是一个完整的无限循环的动态过程,涉及对健康状态及健康相关因素进行连续地监测、分析、评估和干预。

(2) 预防性:社区健康管理的目的是及时监测引起疾病的危险因素并实施准确干预,从而预防疾病发生或延缓疾病进程,提高健康状况和生命质量,因而这种前瞻性的健康管理具有预防为先的特点。

(3) 综合性:社区健康管理是以现代医学理念为基础,同时涉及生理、心理和社会等多方面的专业化管理,综合了基础医学、临床医学、预防医学、管理学等多学科和技术。

（4）个性化：社区健康管理的依据是不同个体的健康信息,而不同个体的健康状况存在差异,因而对不同个体需要进行个性化、针对性的健康管理,从而适应不同个体和群体的健康需求,达到最大的健康效果。

（5）系统性：社区健康管理是对个体和群体的健康状况及健康危险因素进行全面监测、分析、评估和干预,强调提供系统化的健康管理服务,倡导进行系统化的多主体合作。

3. 社区健康管理的服务对象

社区健康管理的服务对象是社区全体居民,同时包括健康人群、亚健康与高危人群、患病人群。

（1）健康人群：从健康促进入手实施社区健康管理,在饮食营养、生活方式、运动行为、心理健康等方面给予个性化、有针对性的指导,减少疾病的发生,达到理想的健康状态。

（2）亚健康与高危人群：从疾病预防入手实施社区健康管理,重点关注并消除疾病的危险因素,进行疾病预警,监测健康状况,降低患病风险,提高健康水平。

（3）患病人群：从疾病改善入手实施社区健康管理,在提供专业治疗的同时,寻找病因,监控危险因素,并给予营养饮食、科学运动、心理调适等方面的健康指导,降低疾病风险水平,延缓疾病进程,提高生命质量。

（二）社区健康管理的起源与发展

1. 社区健康管理的起源

20世纪初,西方国家面对不断上升的慢性病患病率和死亡率,医疗费用不断增长,社会负担不断加剧,仅通过强化治疗手段和先进技术来治疗疾病,只会造成医疗费用的进一步急速增长,而对疾病的防控收效甚微。基于此,西方国家开始探索健康管理,以期通过相对较低的成本投入,取得更好的社会效益和经济效益。

健康管理的思路和实践最早起源于美国。1929年,美国蓝十字和蓝盾保险公司对教师和工人提供健康管理服务,首次进行了健康管理的实践探索,医生采用健康评价来指导患者自我保健,使人群保持或改善健康状况,从而维持较低水平的健康消费,大幅降低了医疗费用,为健康管理的发展奠定了基础。健康管理的正式兴起则要追溯到1978年,美国首个健康管理研究中心在密执安大学成立,从而开始系统化探索生活方式行为对健康和医疗卫生利用的影响,以进一步抑制日益增长的医疗费用。

社区健康管理的思路和实践则起源于20世纪40年代的英国。1945年,英国开始实行全科医师制度;1948年,成立了由医院服务、全科医师服务、社会个人服务（家庭保健）组成的英国国家医疗服务体系（National Health Service, NHS）;此后,经过一系列改革,英国形成了由社区健康管理机构和全科医师为核心的,集医疗、预防、保健、康复和其他社区服务为一体的系统,从而形成了较为完善的社区健康管理体系。

2. 国外社区健康管理的发展

基于美国健康管理的兴起和英国社区健康管理的发展,国外社区健康管理的发展主要包括四种模式,即以美国为代表的健康管理模式、以英国为代表的健康管理模式、以德国为代表的健康管理模式、以芬兰和日本为代表的健康管理模式。

(1)以美国为代表的健康管理模式:该模式最大的特点是健康管理机构与保险公司合作,二者相应而生,相互提供服务。保险公司为了利益最大化,对参保人进行健康管理,健康管理费用主要由保险公司筹集。健康管理服务由专业医务人员提供,医务人员与患者共同参与。美国社区健康管理人员来自不同机构,涉及家庭医生、健康管理中心的护士、社区医疗服务部门与其他机构形成的合作伙伴等。该模式形成了生理与心理服务、医院服务与社区康复、急诊与长期护理相结合的健康管理特色,提高了健康管理的抗风险能力。

(2)以英国为代表的健康管理模式:该模式是由英国国家卫生行政部门统一计划管理,通过社区健康管理机构和全科医生与社区居民签约,开展连续、综合的健康管理。此外,英国政府将健康管理与公共卫生服务整合,将健康管理机构与社会照顾服务整合,通过政府向全科医师购买服务,主要服务于老年人、精神疾病患者、残障人士等。

(3)以德国为代表的健康管理模式:该模式的特点是基于社会医疗保险范畴,与健康管理相关服务结合,从而达到健康管理目的。德国的社会医疗保险覆盖率高、管理完善,除了保障疾病治疗和康复,还提供预防保健、健康促进等预防医疗服务。因此,德国的健康管理模式与美国不同,并未将健康管理作为单独理念提出,而是在社会医疗保险统筹下,开展社区健康管理服务。德国的社区健康管理包括:门诊医疗保健服务,保证患者流畅的双向转诊;以家庭为服务对象,提供家庭患者护理、社区健康教育、心理咨询和生活指导等;以社区为单位的医院急诊中心;以消防站为主题的急救医疗网;对社区内单位进行劳动卫生服务。

(4)以芬兰和日本为代表的健康管理模式:该模式最大的特点是基于社区医疗机构,进行区域性和大范围的健康管理。芬兰和日本健康管理模式在人群生活方式改善、健康观念转变、常见慢性病和生活方式性疾病发生率等方面的效果都十分明显,显著提高了当地人口的健康水平。具体地,芬兰的社区健康管理起源于1972年北卡累利阿省(North Karelia)对高发性心血管疾病的干预项目。在发现疾病与饮食习惯相关后,芬兰政府以社区为基础,由患者、社区、医疗机构和政府共同参与,通过健康宣传,改变人群生活习惯,从而降低心血管疾病的发生率。随后,芬兰将这种社区健康管理模式推广到了其他许多疾病的健康管理中。日本的社区健康管理起源于1959年八千穗村的健康管理活动。该村通过建立每人、每户和全村村民的健康手册,记载健康诊断和健康相关情况,改善了不良生活方式和健康理念,有效提高了人群健康状况。1968年启动的社区心血管疾病预防计划,对个人和人群高血压防控展开社区健康管理工作,包括健康教育、系统性筛查、生活方式干预等,有效防控了高血压的发生和发展。日本社区健康管理得到进一步完善和重视是在1978年日本厚生省首次提出《增进国民健康对策》之后。该阶段,日本建立了完善的社区健康管理考核框架,包括:延长健康寿命,缩小健康差距;预防主要生活方式相关疾病和重大疾病;维护公民社会适应良好状态;改善社区文化环境;促进居民良好生活习惯的养成。其具体行动包括：健康体检与癌症筛查;生活方式及行为干预;重点人群健康管理。

3. 国内社区健康管理的发展

健康管理理念于 20 世纪末进入我国,当前我国的健康管理尚处于初期探索阶段。2011 年,《国务院关于建立全科医生制度的指导意见(国发〔2011〕23 号)》提出,健康管理是全科医师的基本工作内容之一,进一步明确了社区健康管理在我国人口健康事业中的重要使命与作用。

基于国外健康管理的发展经验,结合我国国情,必然要实践探索社区健康管理模式。将健康管理与社区卫生服务紧密结合,建立以家庭为单位、以服务对象为中心、以健康为目标的社区健康管理模式,对于解决医疗资源不足、医疗费用上涨,以及提高人口健康状况和生活质量具有重要的推动作用。结合目前已有的实践,我国社区健康管理模式可分类两类,即以重点人群管理为导向的社区健康管理模式和以全生命周期管理为导向的社区健康管理模式。

(1) 以重点人群管理为导向的社区健康管理模式。该模式通常以慢性病患者健康管理、孕产妇和儿童健康管理、老年人健康管理、癌症患者健康管理、康复人群健康管理等为导向,根据不同管理对象的需求和特征,通过健康宣教、健康监测、预防保健、健康干预等提高重点人群的健康状况和生活质量,降低疾病风险或延缓疾病进程。

(2) 以全生命周期管理为导向的社区健康管理模式。该模式关注的是全部人群的全生命周期健康管理。全生命周期的社区健康管理通过对全人群实施不断循环的健康信息收集、监测、分析、评估和干预,同时考虑他们的生理、心理、所处社会环境、膳食营养、生活方式、行为习惯等因素,全面保障全体社区居民的健康。

(三) 社区健康管理的内容与意义

1. 社区健康管理的内容

规范的社区健康管理应包括个体健康信息采集与监测、个体健康状况及健康危险因素分析、个体健康状况及健康风险评估和个体健康干预四个方面内容。

(1) 个体健康信息采集与监测:个体健康信息采集包括一般信息、现病史、既往病史、家族病史、体格及实验室检查、膳食及生活方式、运动及行为习惯、社会家庭环境等。同时,应针对当前威胁我国居民健康的主要疾病及其危险因素,进行系统规范的社区健康监测,特别是针对有家族史和多种风险因素累加的个体和群体,采取连续动态的健康监测。

(2) 个体健康状况及健康危险因素分析:基于采集和连续监测的个体健康信息,对个体健康现况进行分析,并基于上述信息数据,分析影响健康与疾病的危险因素。健康危险因素是指对人的健康造成危害或不良影响,进而会导致疾病的因素,包括生物、化学、物理、心理、生活方式、行为习惯和社会环境等因素。

(3) 个体健康状况及健康风险评估:对上述分析后的个体健康状况及健康危险因素

进行科学的、定量的评价,包括生理状况评估、心理状况评估、社会状况评估、检查结果数据评估、营养运动状况评估、健康素养能力评估、健康疾病风险评估、遗传因素与环境评估等,从而对个体当前和未来健康、疾病发生与发展的风险做出客观定量的评估与分层,为维护、促进和改善健康,管理和控制健康风险提供科学的、精准的依据。

(4)个体健康干预:对影响健康的不利身心因素、不良生活方式、不良行为习惯和不良社会环境等因素,以及导致的不良健康状态,进行基于医学科学的综合处置,包括健康咨询与教育、营养与运动干预、心理与精神干预、健康风险控制与管理、就医指导等。个体健康干预要求被管理者学会主动健康管理与控制,干预方案应当具有较强的个体针对性,干预措施应尽可能量化。

2. 社区健康管理的意义

随着社会经济的快速发展,我国当前面临人口老龄化进程加快、急性传染性疾病蔓延、慢性非传染性疾病发病率上升、人口健康观念改变、医疗卫生和健康需求不断增长等问题,传统的诊疗模式已难以满足当前的需求。因此,发展社区健康管理具有重要的理论与现实意义。

(1)发展社区健康管理能够有效应对人口老龄化进程加剧问题。我国当前已经全面进入老龄化阶段,而老年病存在患病率高、治愈率低的特点。因此,对老年人应以预防干预为主,进行具有针对性和计划性的健康管理。社区健康管理能够实现对老年人健康知识的普及,促进老年人健康生活方式与行为习惯的养成,密切监测与及时干预老年性疾病的发生和发展,从而提高老年人口的健康水平和生活质量,使我国更从容应对“未富先老”问题和挑战。

(2)发展社区健康管理有利于适应疾病谱和死因谱的改变。社会经济的发展对个体和群体的生活方式、膳食营养结构和行为习惯等产生了显著影响,我国人口的疾病谱和死因谱因而发生了很大的变化。但这种由于生活、饮食和行为导致的健康与疾病问题是可以通过健康管理有效干预的,可以最大限度通过社区健康管理减少疾病造成的危害。

(3)发展社区健康管理能够缓解我国医疗费用不断上涨的压力。国内外实践经验都表明,仅在诊断和治疗上进行投资,而忽略疾病预防和健康管理,将会不断扩大患病人口,进而医疗费用不断上涨。但是通过社区健康管理,能够将健康端口前移,达到健康人群逐步接近理想健康状态、亚健康与高危人群降低患病风险,以及患病人群延缓疾病进程的管理与干预效果,从而缓解“看病难、看病贵”问题,从根本上缓解医疗费用不断上涨的压力。

二、社区健康管理基本理论

(一)三级预防理论

1. 三级预防理论的概念

三级预防理论是预防医学工作的基本原则与核心策略。三级预防是在疾病的病前期(易感期)、病中期(发病前期)和病后期(发病期和转归期),采取相应的预防措施,以消除疾病的发生、发展或恶化,促进、保护和恢复健康。

2. 三级预防理论在社区健康管理中的应用

基于三级预防理论,在社区健康管理中即对应健康人群、亚健康与高危人群,以及患病人群的健康管理。社区健康管理中的一级预防即对健康人群的管理,通过对疾病发生危险因素的干预,减少个体或群体发生疾病的风险,达到理想健康状态。例如,通过社区健康教育,鼓励健康人群提高个人健康素养,采取主动健康管理,从而控制疾病发生危险因素的出现,达到并维持理想健康水平。社区健康管理中的二级预防即对亚健康与高危人群的管理,通过对疾病发展危险因素的干预,降低亚健康人群与高危人群发展为疾病的风险。例如,通过社区健康管理,对一级亲属患有某种疾病的个体采取健康观念、行为习惯、生活方式等干预措施,或对高危人群制订周期性检查计划,密切监测关键指标的变化,从而预防高危人群发生疾病。社区健康管理中的三级预防即对患病人群的管理,通过对疾病病因的干预,降低患病人群的疾病风险水平,延缓疾病进程,促进功能恢复。例如,对慢性病患者纳入社区健康管理规范,由全科医师实施终身负责式管理,通过健康宣教、生活方式干预、用药与就医指导、心理疏导等干预措施,改善患者健康与疾病状态,提高生活质量。

(二)健康相关行为改变理论

1. 健康相关行为改变理论的概念

健康相关行为改变理论主要涉及知信行理论、健康信念模型、行为改变阶段理论。

(1)知信行理论:知是知识和学习,是基础;信是信念和态度,是动力;行是产生促进健康行为、消除危害健康行为等行为改变的过程,是目标。知识转变成行为需要外界条件,而健康教育则是其重要外界条件。

(2)健康信念模型:是考虑个人因素对行为方式影响的重要理论,是一个通过干预知觉、态度和信念等,从而改变行为的健康教育模型。该模型包括五个维度:感知易感性、感知严重性、感知益处、感知障碍和自我效能。感知易感性指个体对自身获得负面健康结果风险的主观信念;感知严重性指个体对潜在健康危害严重性的主观认知;感知益处指个体对采取预防行为的好处的认知;感知障碍指个体参与特定行为的主观困难;自我效能指个体对自身能否成功采取某一行为的主观判断。

(3)行为阶段改变理论:健康行为指个体为了预防疾病、增进和维持身心健康所采取的各种行为。阶段改变理论模型是 1982 年由 Prochaska 和 Di-Climente 在其开展的戒烟项目中提出,其理论依据是人的行为变化是一个过程而不是一个事件,每个作出行为改变的个体都有不同的需求和动机。该理论模型将个体的行为改变划分为五个阶段:无打算阶段、打算阶段、准备阶段、行动阶段和维持阶段,针对成瘾性行为(例如,吸毒、酗酒),行为改变还包括第六个阶段,即彻底戒除阶段。

2. 健康相关行为改变理论在社区健康管理中的应用

(1)基于知信行理论:在社区健康管理中,个体或群体只有了解相关健康知识,建立起积极、正确的信念和态度,才有可能主动形成有益于健康的行为,改变危害健康的行为。

例如,在糖尿病健康教育中融入知信行理论,对社区糖调节受损人群进行饮食和运动等生活方式干预,能够降低糖尿病发病率,预防和延缓糖尿病的发生。

（2）基于健康信念模型：在社区健康管理中,可广泛应用于解释与健康有关行为的改变,并指导健康行为干预。例如,以健康信念模型为基础,探索健康信念模型中不同维度因素对冠心病患者遵医行为影响机制,从而明确提升患者健康信念的路径,增强患者遵医服药行为和对健康生活方式的依从性。

（3）基于行为阶段改变理论：在社区健康管理中,针对不同阶段行为的个体采取针对性的措施,将这些措施广泛应用于健康行为干预中。例如,对不同个体实施体育锻炼促进行为干预,可通过评估不同个体实施干预时所处的行为阶段,对个体实施适应于相应阶段的体育锻炼策略,从而起到因材施教、事半功倍的效果。

（三）中医健康管理与促进理论

1. 中医健康管理与促进理论的概念

国家中医药管理局颁发的《中医医院中医药文化建设指南》指出,中医药文化的核心价值内涵丰富,可以用仁、和、精、诚四个字来概括。"治未病"理论是中医思想的核心内涵之一,对社区健康管理具有重要的指导意义。

"未病"包括"无疾之身""疾病隐而未发"和"发而未传"三种状态,"治未病"则包括"未病先防""既病防变"和"瘥后防复"三种程度。在社区健康管理中,运用"治未病"这一中医健康管理与促进理论,即基于中医提倡的整体论、预防观和治疗观,对健康人群、亚健康与高危人群,以及患者群展开针对性的健康管理,从而更好地指导和干预个体和群体的健康素养和健康行为。

2. 中医健康管理与促进理论在社区健康管理中的应用

基于中医健康管理与促进理论,在社区健康管理中可以针对不同群体的需求、健康和疾病特征,进行更精准的健康管理。例如,老年人是社区健康管理的关键群体,而考虑到老年病多因素、复杂、疗养时间长、易复发等特点,以及慢性病对老年群体的威胁,可以运用"治未病"和"整体论"理论,通过健康素养、生活方式、膳食营养、运动行为等干预措施,对不同个体采用个性化预防和治疗,有效地防控老年人的高血压、糖尿病等慢性病。此外,中医健康管理与促进理论因其"简便验廉"的特征,尤其在社区可以发挥因时因地制宜的优势,采用中医药特色适宜技术,进行更为有效、可行、易接受和易推广的防控措施。

三、社区健康管理基本原则

（一）全生命周期健康管理原则

习近平总书记在全国卫生与健康大会上强调,"要坚定不移贯彻预防为主方针,坚持防治结合、联防联控、群防群控,努力为人民群众提供全生命周期的卫生与健康服务"。《"健康中国 2030"规划纲要》指出,"立足全人群和全生命周期两个着力点,提供公平可及、系统连续的健康服务,实现更高水平的全民健康"。《国务院关于实施健康中国行动的意见(国发〔2019〕13 号)》指出,"加快推动卫生健康工作理念、服务方式从以治病为中心转变为以人民健康为中心,建立健全健康教育体系,普及健康知识,引导群众建立正确健康观,加强早期干预,形成有利于健康的生活方式、生态环境和社会环境,延长健康寿命,为全方位全周期保障人民健康、建设健康中国奠定坚实基础"。

因此,在社区健康管理中,要始终坚持全生命周期健康管理原则。全生命周期健康管理是针对生命不同阶段的主要健康问题及主要影响因素,确定若干优先领域,强化干预,实现从胎儿到生命终点的全程健康服务和健康保障,全面维护人民健康。

(二)精准健康管理原则

随着精准医学的发展,精准健康管理逐步成为社区健康管理的重要原则之一。精准健康管理是在健康管理服务过程中,基于生物组学、大数据、人工智能及物联网等先进技术,结合个人遗传和生活、环境因素,通过精准采集和智能输出,对个体和群体健康风险进行建模、评估、预测和干预,为健康管理对象提供全生命周期的精确、准时、共享、个性化的健康服务,实现健康投入—产出效益最大化。

精准健康管理的技术路径是通过精准健康信息采集、精准健康风险评估、精准健康干预、精准健康监测再到新一轮的精准健康信息采集的动态循环,反复评价个体化健康干预方案的可执行性和有效性,根据干预效果的反馈,不断精准调整个体化健康干预方案,建立精准健康管理的生态闭环系统,预防或延缓健康状态向亚健康状态及亚健康向疾病状态的发展过程,真正建立个体化的全生命周期、全过程精准健康管理流程。

(三)医防融合健康管理原则

医防融合健康管理就是将"治病"和"防病"结合起来。医防融合是医疗、预防相互渗透,融为一体,通过医疗服务与预防服务有效衔接、同时提供、相互协同等形式,最大限度地减少健康问题的发生,有针对性地控制健康问题的恶化,提高医疗卫生服务的适宜性和有效性,实现"以健康为中心"的目标。

医防融合的核心要素:一是贯彻预防为主,服务关口前移,让公众不生病、少生病;二是根据个体的具体健康状况,同时提供医疗与预防服务,既有疾病诊疗,又有相关健康知识和技能的宣传教育;三是医疗与预防服务有效协同,根据患者的不同状况和疾病的不同阶段,采取不同的预防和治疗措施,将三级预防的思想真正融入健康服务的全过程。

第二节 社区健康管理相关方法

一、健康风险评估

(一)健康风险评估的起源与概念

健康风险评估起源于 20 世纪 60 年代,美国 Robbins 医生创建了弗莱明翰(Framingham)

心脏病预测模型,首次提出了健康风险评估的概念。此后,健康风险评估在西方发达国家蓬勃发展。基于健康风险评估表的研制、健康风险评估软件的研发和推广,健康风险评估成为健康管理的重要工具和基础。

健康风险评估是健康管理的关键环节,是对某一个体或群体的健康状况,未来发生某种疾病、损伤、死亡,以及因此造成不良后果的可能性大小,是对个体或群体健康未来走向,疾病或伤残甚至死亡的危险性的量化评估。健康风险评估是通过科学预测和评估,了解某一个体或群体的真实健康风险,并判断特定健康、疾病、损伤和死亡发生的可能性,从而为健康干预、健康促进和健康管理提供重要依据。

(二)健康风险评估的流程与应用

美国首先提出了健康风险评估框架"四步法",包括危害识别、剂量—效应评估、暴露评估和风险表征。危害识别是为了确定暴露于某种因素时,可能对健康产生不良影响的类型,并表征支持识别该种类型证据的可信度和权重。剂量—效应评估是用以评估暴露于某种浓度的因素时,产生不良效应的可能性变化。暴露评估是测量、估计和计算暴露于某一因素的程度(浓度)、频率和持续时间等,从而得出总暴露量,也可能是对尚未暴露的因素进行预测与评估。风险表征是基于剂量—效应评估和暴露评估,估计任何不良因素对人体产生影响的可能性大小。

在社区健康管理中,健康风险评估在急性传染性疾病和慢性非传染性疾病(慢性病)防控中都具有重要作用。在急性传染性疾病防控中,可基于对传染病及其危险因素的实时监测与评估,实现高危人群早期筛查、传染病流行严重程度早期评估,从而为个体和群体急性传染病干预策略制订、国家和地区疫情防控预警提供重要工具。在慢性病防控中,尤其适用于对高血压、糖尿病、冠心病等社区常见慢性病的防控和管理。可基于个体和群体健康大数据、健康行为、社会和环境等因素的评估,对其患病风险进行评估和分级,并预测疾病的发生和发展趋势,从而为有效识别高危个体和群体、精准干预疾病风险因素提供重要依据。例如,通过社区内健康设施可获得性的评估,分析其对社区居民体力活动的影响,从而评估社区居民慢性病发生和发展的风险;通过社区附近生鲜超市可及性的评估,分析其对社区居民购买及摄入新鲜蔬菜水果行为的影响,从而评估社区居民慢性病发生和发展的风险。

此外,健康风险评估常依托于各种建模方法,例如常用的慢性病风险模型,包括Logistic回归模型、Cox回归模型、支持向量机、分类与回归树、神经网络模型等。但各种建模方法各有利弊,在实际应用中应根据不同方法的优缺点和适用条件进行综合衡量后选择。

二、健康干预

(一)健康干预的概念

健康干预是指对影响健康的不良行为、不良生活方式及习惯等危险因素以及导致的不良健康状态进行综合处置的医学措施与手段,是作用于个体或群体的措施或策略的综合,旨在评估、提升、维持、促进或改善健康。健康干预可包括健康咨询与健康教育、营养与运动干预、心理与精神干预、健康风险控制与管理以及就医指导等。

健康干预是健康管理的关键所在,是社区慢性病综合防治的重点。有效的健康干预是社区健康管理的重点和实现社区健康管理目标的重要手段,能够通过有效控制健康危险因素,降低疾病风险,促进个体和群体健康。根据干预对象、干预手段和干预因素,健康干预措施有多种形式,包括个体干预、群体干预、临床干预、药物干预、行为干预、生活方式干预、心理干预和综合干预。由于健康危险因素的规范性、复杂性与聚集性,健康干预一般采取综合干预的策略。

(二)健康干预的措施与应用

1. 个体健康干预

以个体作为干预对象,可以对单一健康危险因素或综合健康危险因素实施干预手段,从而对影响个体健康或疾病的危险因素进行处置,预防疾病的发生和发展。例如,对个体血糖的单一健康干预、对个体心脑血管疾病危险因素的综合健康干预。

2. 群体健康干预

以具有某一共同特性的群体作为干预对象,对该群体共有的单一或综合健康危险因素实施干预措施,从而通过控制健康危险因素降低该群体的患病风险。例如,对孕期补充叶酸预防婴儿出生缺陷的孕妇群体的健康干预。

3. 临床健康干预

对某一个体或群体在临床上采取干预措施,从而控制疾病进展和并发症出现。药物健康干预是以药物作为干预手段,从而降低疾病风险和预防疾病进展。临床健康干预包括药物健康干预,但药物健康干预既可以是对某一个体或群体的临床健康干预,又可以是对特殊个体或群体的预防性干预。例如,小剂量他汀类药物对心脑血管疾病高危人群的药物健康干预。

4. 行为健康干预

对个体或群体的不健康行为采取干预措施,从而通过改变个体或群体的不健康行为习惯,降低由于不健康行为导致的疾病风险。例如,对吸烟或酗酒行为的干预。

5. 生活方式健康干预

对个体或群体的不健康生活方式采取干预措施,从而通过改变个体或群体的不健康生活方式,降低由于不健康生活方式导致的疾病风险。例如,对膳食结构、运动习惯的干预。

6. 心理健康干预

对可能影响个体或群体的健康状况,并可能会引起身心疾病的心理健康危险因素进行干预,从而预防由于心理因素导致的疾病的发生与发展。例如,对独居老年人的心理支持干预以预防抑郁症。

7. 综合健康干预

同时对个体或群体的多种健康危险因素实施干预措施,是社区健康管理中常用的一种干预策略。例如,对高血压患者同时实施行为、生活方式、药物等综合健康干预措施。

三、循证健康管理

(一) 循证健康管理的概念

1992 年,循证医学工作组在美国医学会杂志(The Journal of the American Medical Association,JAMA)发文,标志着循证医学理念正式问世。循证医学(evidence-based medicine,EBM)是强调对临床研究证据的审查,要求有意识地、明确地、审慎地应用现有的最佳证据进行临床医疗决策。循证医学主要关注临床治疗、预防、诊断和预后等临床医学领域的问题。

随着循证医学的发展,循证理念的影响逐渐扩大。英国学者 Gray 在 1996 年提出循证医疗保健的概念,强调了循证理念不仅局限于临床医学领域,而且可用于政策制定和管理决策,将循证理论扩大到公共卫生和管理领域。1997 年,Jenicek 明确了循证公共卫生(evidence-based public health)的定义,即谨慎地应用现有的最佳证据,对社区和人群的保健、疾病预防、健康维护和促进领域做出决策。2004 年,Kohatsu 等学者认为,循证公共卫生要强调社区的需求,应将循证干预与社区需求结合,从而提高人群健康水平。2006 年,Rousseau 等学者将循证管理(evidence-based management)定义为:基于现有的最佳证据,同时考虑环境因素或当地情况、从业者经验等资源,对组织现状的系统关注、决策者的观点以及决策辅助手段等因素进行决策,将最佳证据转化为组织实践的过程。

结合循证医学、循证公共卫生和循证管理理念及其发展趋势,要科学、规范、有序地开展社区健康管理,有必要运用循证健康管理理念。循证健康管理要求利用现有的最佳证据支持社区健康管理工作,同时考虑当地实际情况、需求和伦理,将最佳研究证据转化为社区健康管理实践。循证健康管理的关键是获取证据,核心是利用证据进行决策,目的是为科学、规范和有序的社区健康管理提供依据,促进证据向实践的转化。

(二) 循证健康管理的流程与应用

结合循证医学和循证公共卫生的流程,循证健康管理包括六个步骤:① 根据社区健康管理的需求,提出需要解决或研究的问题;② 通过数据库等系统查阅检索相关的研究证据,分析该问题的研究现状与未来方向;③ 获取该问题相关的数据证据,评估其深度和广度,以量化分析该社区健康管理问题;④ 根据获得的证据,结合政策、经济、社会价值等确定该社区健康管理问题的策略;⑤ 根据该社区健康管理问题的策略,制订中长期社区健康管理目标;⑥ 评估社区健康管理策略的完成情况。

循证健康管理理念近年来逐步在社区健康管理领域得到重视与应用,尤其是在慢性病健康管理领域。随着 2006 年"世界卫生组织慢性非传染性疾病社区综合防治合作中心"在中国疾病预防和控制中心挂牌成立,循证健康管理理念逐步深入到社区慢性病健康管理实践中。基于循证健康管理理念，可以有效促进社区慢性病健康档案建立与完善、社区慢性病危险因素预测与确定、生物—心理—社会综合健康管理策略制订、慢性病社区健康管理综合防治体系构建，从而综合疾病预防、治疗、预后和康复的全过程健康管理，充分发挥社区健康管理"守门人"作用。

第三节　社区健康管理模式

一、家庭医生签约服务模式

（一）家庭医生签约服务的概念与发展

家庭医生签约制度源于英国 1911 年的《全民保健法案》（National Insurance Act），又称"全科医师服务合同制"（General Medical Services Contract），在促进个人健康管理、公共卫生安全、资源合理配置等方面取得显著成效。随着我国居民健康需求、医疗卫生服务模式、医疗卫生资源配置模式的转变，家庭医生服务模式成为解决人民群众医疗健康问题的关键突破点。

我国自 2006 年在一线城市开始探索家庭医生服务模式，2010 年正式提出"家庭医生（family doctor，general practitioner）"概念，到 2011 年《国务院关于建立全科医生制度的指导意见（国发〔2011〕23 号）》充分肯定了全科医师制度的重要意义。2015 年，国务院办公厅颁布《国务院办公厅关于推进分级诊疗制度建设的指导意见（国发〔2015〕70 号）》，正式提出要不断推进家庭医生签约服务成为强化基层医疗卫生服务网络功能、维护人民群众健康的重要途径。2016 年出台的《关于印发推进家庭医生签约服务指导意见的通知（国医改办发〔2016〕1 号）》，标志着家庭医生签约制度的正式推行。2017 年《关于做实做好 2017 年家庭医生签约服务工作的通知（国卫基层函〔2017〕164 号）》详细规定了家庭医生签约服务的内容。2018 年《关于做好 2018 年家庭医生签约服务工作的通知（国卫办基层函〔2018〕209 号）》、2018 年《关于规范家庭医生签约服务管理的指导意见（国卫基层发〔2018〕35 号）》、2019 年《国家卫生健康委办公厅关于做好 2019 年家庭医生签约服务工作的通知（国卫办基层函〔2019〕388 号）》等政策的相继出台，推动了家庭医生签约服务的不断完善。

家庭医生签约服务是以社区卫生服务中心为平台、以家庭医生为核心、以家庭为单位、以健康管理为目标。家庭医生与居民签订协议，以契约服务形式为签约对象提供连续、安全、有效、适宜的医疗卫生和健康管理服务。基于家庭医生签约制度，可以实现由家庭医生为核心的服务团队为签约居民展开长期、连续、综合的健康管理。

（二）家庭医生签约健康管理模式

我国自 2015 年正式开展家庭医生签约服务以来，结合当地居民健康需求和区域卫生资源配置现况,不同地区建立了各具特色的家庭医生签约服务模式,例如上海市"1+1+1"家庭医生签约服务模式、厦门市"三师共管"家庭医生签约服务模式、北京市德胜社区"医—护—助"责任制家庭医生签约服务模式等。

上海市"1+1+1"家庭医生签约服务模式于2015年开始推行,通过家庭医生签约平台,居民自由选择签约1名社区卫生服务中心家庭医生、1家区级医疗机构、1家市级医疗机构,引导居民在组合签约的3家医疗机构内就诊,构建以家庭医生为核心的有序诊疗秩序环境,使家庭医生团队成为居民健康、卫生资源与卫生费用的"守门人"。该模式是以签约家庭医生为核心,组织团队各成员提供服务,内容包括预约优先转诊、慢性病用药"长处方"、延续上级医院处方、针对性健康管理、全—专云联合诊疗。

厦门市"三师共管"家庭医生签约服务模式于2016年开始推行,以慢性病(高血压、糖尿病)为突破口,创新设立了以全科医师、健康管理师和上级医院专科医师为团队的"三师共管"分级诊疗模式。家庭医生作为签约服务的第一责任人,主要由基层医疗卫生机构注册的全科医师担任,同时厦门市积极引导符合条件的公立医院医师和中级以上职称的退休临床医师作为家庭医生提供签约服务。在厦门市以团队服务为主要服务形式的"1+1+N""三师共管"家庭医生签约服务模式中,全科医师负责落实、执行治疗方案、病情日常监测和协调双向转诊,健康管理师侧重于居民健康教育和患者的行为干预,医院专科医师负责明确诊断与治疗方案、指导基层的全科医师。

北京市德胜社区"医—护—助"责任制家庭医生签约服务模式于2010年开始探索,在门诊和社区卫生服务站按照1名医生和1名护士绑定组成固定团队,并按照1支团队0.5的比例配备护士助理,组建1支基于医—护—助责任制的家医团队,共同为签约对象及其家庭提供稳固、长期、连续、综合、个体化的签约管理服务。医生为团队长,负责团队工作的组织领导与质量把关,主要落实门诊诊疗任务,负责签约患者的药物管理;护士为团队重要成员,除执行医嘱进行护理操作外,要协助团队医生落实签约患者及家属的公共卫生与健康管理职责;护士助理协助家医团队做好诊前、诊后服务,接受团队护士的业务指导与工作质量把关。

二、医院—社区—家庭联动模式

(一)医院—社区—家庭联动模式的概念和发展

医院—社区—家庭联动模式可以追溯到20世纪90年代初期,以美国为代表的发达国家和我国香港地区开展的延续性护理服务。由于患者的生存质量和健康结局受到出院后长期护理、康复、健康教育等的持续影响,缺少院外健康管理会显著增加慢性病患者出院后30天内重新入院的概率,因此,延续性护理服务对于解决持续有效的院外健康管理具有重要意义。医院—社区—家庭联动则是一种典型的可实现院外健康管理,为患者提供延续性护理服务的模式。

我国2011年颁布的《中国护理事业发展规划纲要(2011—2015年)》、2015年颁布的

《国务院办公厅关于印发全国医疗卫生服务体系规划纲要（2015—2020 年）的通知》和2015 年颁布的《关于进一步深化优质护理、改善护理服务的通知》都提出了开展长期护理服务模式，将医疗机构延伸护理服务至家庭和社区，鼓励完善长期护理服务链，发展和加强康复、老年、长期护理、慢性病管理、临终关怀等接续性医疗。

医院—社区—家庭联动模式是以医疗机构为支撑、居家为基础、社区为依托的延续性护理服务模式。该模式强调以医院为指导单位、家庭为实践主体、社区为纽带的策略，将医院的优质资源、社区基层延伸点和家庭辅助照护结合，在医院、社区和患者间形成交流协作闭环，确保患者获得从医院到家庭的持续性护理服务，实现多维度、多形式的长期护理、康复、健康教育、健康干预、专业医学支持等健康管理服务。

（二）医院—社区—家庭联动健康管理模式

医院—社区—家庭联动健康管理模式多应用于慢性病患者和重点人群的健康管理，例如早产儿医院—社区—家庭联动健康管理、冠心病患者医院—社区—家庭联动健康管理、糖尿病患者医院—社区—家庭联动健康管理等。

以慢性病的医院—社区—家庭联动健康管理模式为例，专科医师和护士在患者出院时进行出院准备评估，对患者是否具备出院条件、出院后的康复能力、出院后是否能保持理想疗效进行评估，从而对社区医生和护士的健康管理服务和患者的家庭自我健康管理提供指引，推进医疗、康复、护理的有序衔接，保证慢性病患者的健康与疾病管理、治疗与康复、持续性护理和规律性随访。

三、医养结合模式

（一）医养结合模式的概念和发展

传统的医疗和照护模式难以应对空巢化、高龄化、慢性病化、失智化、失能化等老龄化问题。20 世纪 90 年代，WHO 提出了整合卫生保健的理念，旨在通过引入、组织、管理各种与健康相关的服务，提高服务可及性，提升服务质量和服务效率，尤其通过整合医疗保健和社会护理领域，成为应对老龄化的关键策略。整合照料发展以来，已成为发展各国特色化养老服务模式的基础。整合照料的理念是以需求为导向，通过不同程度的整合，将闲置的医疗服务资源和养老资源融合，为需求者提供集医疗护理、康复保健、日常照护、慢性病管理等于一体的可持续服务。这种整合照料模式与我国提出的医养结合模式相一致。

2011 年，《中国老龄事业"十二五"规划》明确提出，要推进养护、医护型养老机构建设。2013 年，国务院发布《关于加快发展养老服务业的若干意见》，明确指出积极推进医疗卫生与养老服务相结合是今后的主要任务之一。2015 年，《关于推进医疗卫生与养老服务相结合指导意见》正式明确了"医养结合"概念，对医养结合做出全面部署，明确医养结合的发展目标及重点任务。2015 年，《进一步规范社区卫生服务管理和提升服务质量的指导意见》鼓励社区卫生服务机构与养老服务机构开展多种形式的合作，协同推进医养结合服务模式。党的十九大报告进一步提出要推进医养结合,加快老龄事业和产业发展。进入"十三五"后,医养结合政策开始进入正式试点实施阶段。《中华人民共和国国民经济和社会发展第十四个五年规划和2035年远景目标纲要》(简称《国家"十四五"规划纲要》)特别提出要健全基本养老服务体系,发展普惠型养老和互助性养老,支持家庭承担养老功能,培育养老新业态,构建居家社区机构相协调、医养康养相结合的养老服务体系。基于此,我国医养结合模式在近年来得以兴起和正式探索。

医养结合模式中的"医"是指包括预防保健、疾病诊治、康复护理、临终关怀等一体化的医疗护理服务;"养"是指日常生活照护、心理抚慰、休闲娱乐等生活方面的养老服务。医养结合是指将现有的养老资源和医疗资源进行功能重组,使原来功能相对单一、碎片化的养老服务转变为多功能、全方位的医养结合服务。从公共管理视角,医养结合是政府运用一定的策略整合医疗资源与养老资源,为老年人提供优质连续的服务,满足老年人的健康养老需求;从经济学视角,医养结合是通过有效的预防保健和健康管理减少潜在的卫生支出;从医学社会学视角,医养结合视角下的养老服务是医学指导和参与的养老服务,医学科学专业人员为老年人的生活照料、预防保健、健康管理、疾病护理康复等提供专业知识的支撑,从而减少老年人疾病风险,保证其生理、心理、社会适应的全面健康。

(二)医养结合健康管理模式

国外典型的医养结合模式包括英国、美国、日本和加拿大模式。英国早在1990年就开始探索以NHS为保障,对社区医养资源进行合理化整合和分配的医养结合模式。该模式根据服务内容,可分为"社区内照顾(care in the community)"和"由社区照顾(care by the community)"两种模式。美国在20世纪40年代因老龄化问题加剧开始探讨以机构养老为主的医养结合模式。目前,这种提供医养结合服务的医养机构偏重于中小型,主要分为继续照料退休社区(continuing care retirement communities)、护理院、寄宿照护之家、辅助式生活住宅等。美国的医养结合模式也包括社区养老模式。该模式主要为老年人全面照顾计划(program of all-inclusive care for the elderly,PACE),为社区中的老年群体提供日常照护、预防保健、医疗护理、心理咨询和社会支持等医养服务。日本于20世纪60年代开始不断强化和完善养老体系,于2000年首次全国推行介护保险制度。由此,介护养老成为日本的主要养老模式之一。介护养老是集医疗卫生资源、公共服务资源、医疗保险体系于一体的区域化医养服务模式,通过对服务对象的介护等级认定,为不同对象制订个性化介护方案,提供不同等级的介护服务。这种介护服务可分为居家型、地域密集型和设施型三种医养服务模式。加拿大于1999年首次开展PRISMA(Program of Research to Integrate Services for the Maintenance of Autonomy)医养结合模式。该模式的服务对象主要为65岁以上,需要日常生活能力、运动能力、心理功能等29项医疗照护方式中至少两种照护的老年人,采取一对一的个案化管理。

我国医养结合模式可以分为社区居家型医养结合模式和机构型医养结合模式。其中,社区居家型医养结合模式更能适应医养结合的养老与健康管理发展趋势,是实现老年人不脱离自己熟悉的家庭和社区环境而享受健康生活的一个重要保障。该模式基于老年人的服务需求，以社区为平台，整合了医疗保健、康复护理、健康管理和生活照护等专业化服务，整合了家庭、社区、市场及政府等养老服务主体的资源，解决了医疗服务和养老服务资源分离的问题，可以为社区老年人提供多层次、综合化和一站式的医养结合健康管理服务。例如，"社区卫生服务机构＋老年人日间照料中心"模式、"社区医疗设施共建共享"模式、"医养结合机构＋老年人日间照料中心"模式、"社区综合养老服务机构与社区卫生服务机构签订协议"模式、"村卫生室＋农村幸福院"模式。

第四节 案例实践——美国老年循证增强体质健康管理项目

一、实践背景

身体运动可以提高心理和生理的舒适感，降低残疾和慢性病的危险性。老年人进行平衡和力量训练可以预防跌倒和骨折。2008 年，美国卫生与人类服务部建议老年人每周进行 150 分钟中等强度锻炼或 75 分钟高强度的有氧锻炼。美国华盛顿大学健康促进中心研发的增强体质（Enhance Fitness）项目始于 20 世纪 90 年代，到 2010 年已经扩展到美国 25 个州的 486 个基地。基于老年人的运动需求，探索一种适合老年人运动锻炼，对于促进老年人自身以及基于社区的健康管理具有重要意义。

二、实践目的

美国 Enhance Fitness 项目是以身体运动为基础的循证健康管理项目，是被大量研究实践证明的一种对老年人健康有益的、创新的、多元化锻炼项目，其目的是提高老年人的心肺耐力、平衡能力、灵活性能及肌力。Enhance Fitness 项目通过科学设计的运动模式使老年人获得健康运动的相关知识和途径，依靠自己的力量改善身体素质、提高生活质量，最终提高对健康生活的信心。同时寻求一种以社区为基地的老年人运动模式，预防因年龄增长带来的功能下降，使老年人更具独立性，提高老年人运动的参与度和依从性，预防疾病和损伤，改善健康状况。

三、实践理论

美国 Enhance Fitness 项目的理论依据来源于健康相关行为改变理论。

（一）行为阶段改变理论

变化是一个过程，通过分析变化的过程来引导个人采取新的更健康的行为，是健康行为的主导模式。老年人对身体运动的行为变化需要经过一个过程的适应，从而改变自身与身体运动相关的健康行为。

（二）健康信念模型理论

通过个人执行某一特定行为的知觉、态度和信念，改变个人行为的健康教育模型理论。从感知易感性、感知严重性、感知益处、感知障碍和自我效能 5 个维度，使老年人对身体运动与个人健康产生明确感知和信念，从而改变自身与身体运动相关的健康行为。

四、实践模式

中老年人以小组形式进行健身运动，每小组人数控制在 10～15 人，在接受过专业培训并获得执照的指导员指导下进行项目的核心运动，每次课程约为 60 分钟，每周 3 次，运动地点选择在老年中心、社区活动中心等老年人易于参加的室内场地，运动过程中播放合适的音乐。

美国 Enhance Fitness 项目的特色主要体现为一系列的科学运动方式设置。课程的核心运动方式有热身运动、有氧运动、缓和运动、力量训练和伸展训练。① 热身运动应至少持续 5 分钟，以 8 分钟最佳；运动方式有耸肩、绕肩、颈部练习及提膝运动等。这些运动帮助身体调动全身关节，为接下来的训练做好准备。② 有氧运动为 20 分钟左右，目的是提高心肌耐力。例如，20 分钟的散步、根据参与者身体素质设计的运动，但散步的强度应根据参与者身体素质的不同，可将 20 分钟的散步分开进行，如每次 10 分钟，或从每天 2 次、每次 5 分钟开始，然后在延长时长的基础上增加强度。③ 缓和运动一般为 3～5 分钟，参与者经过 20 分钟的有氧运动后，其心率和新陈代谢率已然提高，缓和运动的目的便在于降低心率和新陈代谢率。在这部分时间中，参与者的运动强度将逐渐降低，动作将变慢、变柔，指导员需要确保参与者心率的缓慢下降。④ 力量训练的主要目的是改善主要肌群的力量和耐力，持续时间为 20 分钟，主要对前三角肌、后三角肌、肱二头肌和三头肌及膝伸肌、膝屈肌、款外展肌、髋直肌、足底屈肌、脊屈肌等肌群进行力量训练。⑤ 伸展训练在任何运动中都尤为重要，缺乏伸展运动，运动者将降低灵活性能及关节活动度，此期持续 8～10 分钟。每一次伸展动作应至少持续 20～30 s，参与者可借助椅子作为支点来完成伸展训练。伸展运动时注意不要弹跳，应在关节活动范围内伸展，不屏气，做到自然呼吸。

另外，Enhance Fitness 项目根据老年人的身体素质，分为两个级别。第一级别适用于一般运动无明显危险因素（易跌倒、突发心脏疾病等）的老年人，运动方式如上所述；第二级别适用于一些行动不便或运动易跌倒的老年人，这一类人群主要借助椅子或其他工具完成以上运动。

五、评估工具

自 1998 年以来，Enhance Fitness 项目采用功能舒适试验来进行性能测定，包含 7 个条目用来测试参与者的肌力、适应性、耐力及功能灵活性。但在预实验中发现，仅保存其中 3 个项目效果更好,分别为臂力测试、30 秒座椅测试、2.44 米来回测试。在健康状况评估方面,可采用生活质量量表(SF－36 或 SF－12)、抑郁自评量表(CES-D)。此外,还有自制问卷调查:因病卧床时长、因病运动受限时长、满意度调查问卷、依从性评估问卷等,这些调查会在干预前后进行。

六、管理方式

　　Enhance Fitness 项目作为一个长期开展的运动项目,其研究与推广是由多方组织合作完成的,学术研究中心与实施运营组织的紧密合作为项目的持续高质量发展提供了有利条件。华盛顿大学 Enhance Fitness 中心承担学术研究任务,如研究设计核心课程、干预效果评价等,而老年中心负责项目运营,促进项目实施,如培训指导员、市场营销等。此外,指导员必须接受老年中心的培训并获得美国健康执照才能上岗,获得执照的指导员每隔一段时间要接受培训进行强化,指导员的培训与管理也是 Enhance Fitness 项目成功实施的重要原因之一。

　　Enhance Fitness 项目在其他地方借鉴实施时,应有适当的调整。如训练内容会根据不同的地方做出适应性改变,拉丁美洲聚集地采用墨西哥舞等;在夏威夷,训练时采取当地居民熟悉的音乐,这样可以增加老年人参与运动的动力;核心运动的名称可根据不同地方的文化背景做出相应改变;场地选择也可根据实际情况改为空阔的室外场所等。

七、健康管理效果评价

　　(一) 改善健康状况

　　Enhance Fitness 项目是一项良好的促进老年人健康的社区运动。参与人群在干预前后,功能舒适试验都得到显著提高,臂力测试中参与者举重次数明显增加,30 秒座椅测试中次数增加,2.44 米来回测试中参与者所用时间明显减少。SF－36 调查显示,参与者的身体疼痛、社会功能和心理健康的得分都有显著提高,提示参与 Enhance Fitness 项目在某种程度上能起到止痛及心理治疗作用。此外,运动对老年人抑郁有良好的治疗效果,能有效改善人际交往与社会功能。评估参与者跌倒次数时发现,参与 Enhance Fitness 项目的老年人平均跌倒次数显著减少,提示该项目可用来预防老年人跌倒。

　　(二) 依从性提高

　　虽然身体运动已被大量研究证明对预防很多老年人的慢性病有益,但研究现实,仅有很少一部分老年人达到了身体运动的基本要求,这与老年人运动依从性有关。Enhance Fitness 项目研究显示,能坚持 3 个月的老年人占 76%,退出原因有疾病、迁移等。依从性调查发现,自然环境、社会环境、个人行为、Enhance Fitness 项目设计都能影响老年人参与运动锻炼,这对以后促进年人坚持参与运动锻炼具有重要指导作用。同时,生理、社会心理及环境因素是影响老年人参与锻炼的重要因素。此外,参与研究的老年人对 Enhance Fitness 项目的满意度较高,对健身指导员感到满意,并愿意继续参加此项目并学习了解 Enhance Fitness 相关知识,同时有 96% 的参与者表示有信心能够继续参与。

（三）具有经济效益

Enhance Fitness 项目在促进老年人健康的同时也能够节省社会资源。研究发现,参与锻炼的老年人比对照组平均每年新增健康管理费用减少[干预组为 4 363.80 元人民币（642 美元）,对照组为 7 986.71 元人民币（1 175 美元）],平均住院率也低于对照组（干预组为 3.8%,对照组为 31.6%）,这为老年人减少了经济负担。但是,老年人健康管理费用与其参与 Enhance Fitness 项目的频率有关。参与低频率项目课程的老年人比没有参与课程的老年人有更高的健康管理费用,只有参与课程频率较高时才能体现出经济效益。在保障质量的基础上长期发展此项目能够减少费用,因为机构在发展项目的第二年每月费用明显低于第一年;同期开展更多的课程也能起到节约成本的作用。此外,聘用更多的志愿者或低薪资指导员对降低每月费用非常重要。在有效控制项目运行成本的基础上降低老年人的经济负担,同时也是降低社会的养老负担。

（四）忠诚度评价

忠诚度是指干预行为实施的真实准确性。在项目实施过程中,为监测和加强干预行为的可靠性和有效性,往往会采取相应的方法策略来提高忠诚度。其他社区在借鉴实施 Enhance Fitness 项目时,如何保证高的忠诚度是充分发挥 Enhance Fitness 项目效果的关键。Enhance Fitness 项目的实施可从设计、培训、传送、接收、实施五个方向来提高忠诚度：① 实验设计时,向 Enhance Fitness 项目原始设计人咨询;② 培训时提供指导员手册、参与者手册、高级培训员手册、指导员培训、Enhance Fitness 指导员服务清单及每年进行指导员研讨会;③ 在传送阶段高级培训员定期观察指导员指导上课、调查参与者满意度、一对一采访指导员、第三方评估 Enhance Fitness 项目、追踪项目参与者的参与率及退出率;④ 参与者对自身健康状况的评估及参与率记录;⑤ 组织者评估参与者健康状况、分别在老年人参与的第六和第十二个月进行绩效评估。

八、老年循证运动锻炼项目引入中国的评价与思考

美国 Enhance Fitness 项目参与人群很广泛,涵盖不同肤色种族以及来自不同国家的居民,但要真正引入中国,仍然要考虑该模式是否适合长期生活在中国环境中的老年人,以及该模式需要从哪些方面调整。例如,国内对循证运动锻炼项目的了解程度如何? 老年人对循证运动锻炼项目是否存在需要? 家庭和社会对老年人参与循证运动锻炼项目的支持程度如何? 比起传统的流行于中国的运动锻炼方式,如广场舞、太极,老年人是否能接受或更加喜欢循证运动锻炼项目? 循证运动锻炼项目是否能带来更好的健康管理效果或更能帮助老年人坚持运动锻炼? 如何形成规范系统的科学指导和健康管理? 在实际探索和实践中,都需要对上述问题进行详尽讨论与思考。

（俞文雅）

参考文献

［１］ 郭清.健康管理学概论［Ｍ］.北京：人民卫生出版社,2011.

［２］ 李鲁.社会医学［Ｍ］.3 版.北京：人民卫生出版社,2007.

［３］ 董维真.公共健康学［Ｍ］.北京：中国人民大学出版社,2009.

［４］ 张日新,范群.社区卫生服务导论［Ｍ］.南京：东南大学出版社,2002.

［５］ 陈君石,黄建始.健康管理师［Ｍ］.北京：中国协和医科大学出版社,2007.

［６］ 卢祖洵.国外社区卫生服务［Ｍ］.北京：人民卫生出版社,2001.

［７］ 谭晓东,黄希宝.健康管理的实践与创新［Ｍ］.武汉：华中科技大学出版社,2016.

［８］ 郭姣.健康管理学［Ｍ］.北京：人民卫生出版社,2019.

［９］ 姚应水,夏结来.预防医学［Ｍ］.北京：中国医药科技出版社,2017.

［10］ 李春玉.社区护理学［Ｍ］.北京：北京大学医学出版社,2010.

［11］ 孙贵范.预防医学［Ｍ］.北京：人民卫生出版社,2010.

［12］ 王家良.循证医学［Ｍ］.北京：人民卫生出版社,2005.

［13］ 肖锦南,刘民辉,肖霖,等.老年循证健康促进项目研究进展［Ｊ］.中国老年学杂志,2017,37(13)：3378－3380.

［14］ Clarke GM，Conti S，Wolters AT，et al. Evaluating the impact of healthcare interventions using routine data［J］. BMJ，2019(365)：l2239.

第四章
临床预防服务

第一节 预防服务概述

一、临床预防服务的概念和内涵

临床预防服务(clinical preventive services)又称个体预防,是指在临床场所对健康者和无症状"患者"的病伤危险因素进行评价,然后通过个体预防干预措施实现疾病预防和健康促进。其中,"健康"和"无症状"并非指患者目前没有任何主诉,而是针对某些严重威胁生命的特定疾病而言,目前没有相应的症状和体征。这要求医生在处理患者当前疾病的同时,也需着眼于其未来的健康问题。

临床预防服务是在临床环境下将一级预防和二级预防结合。在具体的预防措施中,它强调在临床环境中以患者为导向,以医生为主体,纠正人们不良的生活习惯,推行个体化、临床与预防一体化的卫生服务。

二、临床预防服务的特点

与公共卫生预防相比,临床预防的对象更个体化,也较少使用群众运动和法律手段来达到目的。相对于临床医学,临床预防更积极地关注疾病的预防,而临床医学则只能被动地应付疾病的治疗。具体来说,临床预防服务具有以下几个方面的特点:① 以临床医务工作者为主体提供预防服务;② 是临床环境下防治结合的综合性医疗卫生服务;③ 主要针对重点人群保健和慢性病的个体化预防(如高血压危险因素);④ 涉及三级预防,并更注重第一级和二级预防的结合;⑤ 是以个人主动负责为主的预防。

三、临床预防服务的重要性和意义

(一) 开展临床预防服务是解决卫生系统所面临的健康问题的方法之一

《黄帝内经》中曾提出:"圣人不治已病治未病",在传统上我国就树立了医务人员开展预防工作的思想。在过去的 50 年里,由于经济的发展、卫生服务水平的提高,人类的寿命得到延长,很多国家和地区逐步进入老龄化社会,慢性病发病逐年增多,导致医疗费用急剧上涨。国家统计局数据显示,我国在 2013 年已经进入老龄化社会。2013—2019 年,我国 60 岁以上老年人口数量增加了 0.51 亿人,比例增加了 3.2%;65 岁以上老年人口数量增加了 0.44 亿人,比例增加了 2.9%。人口老龄化趋势已十分明显。目前,中国有慢性病患者超过 2.6 亿。在每年 1 030 万各种死亡人口中,85% 是由慢性病所致,并占整个疾病负担的 70%。其中,心血管病、肿瘤、糖尿病和慢性阻塞性肺部疾病这四种慢性病则占了全部慢性病的 80% 以上,而导致这四种慢性病的主要原因是烟草使用、不合理的饮食、缺少身体活动以及过量饮酒等不健康的生活行为方式。因此,慢性病的防治已成为卫生领域的重点问题。另一方面,一些已经消灭或基本消灭的传染病(如性病)有死灰复燃并呈上升的趋势。因此,卫生系统同时面临着第一次卫生革命和第二次卫生革命的双重任务,卫生工作任重而道远。预防为个体和社会提供了更加合理的处理疾病和促进健康的策略,无论是从理论或从实践上的合理性来讲都是明显的。除了人们熟知的给婴儿免疫接种脊髓灰质炎疫苗可避免发生脊髓灰质炎外,如果早期筛检高血压,比若干年后再用血液透析法治疗高血压肾病或脑卒中的康复治疗更有效;避免或减少造成心脏病的危险因素(如不吸烟、合理膳食和增加身体活动)来预防心脏病的发生比许多年后想恢复已增厚的冠状动脉或已有缺血性心肌损害的功能更有效。相比于从事预防工作的公共卫生医师而言,临床医生的特殊地位,使其有机会面对面地与求医者交谈,且求医者对临床医生的建议有着更高的依从性。所以临床预防服务可以带来良好的成本-效果和成本-效益,故越来越受到决策者、保险者、卫生服务者和消费者的瞩目。

(二) 社区卫生服务和全科医学需要临床预防服务

《中共中央、国务院关于深化医药卫生体制改革的意见》指出:要完善以社区卫生服务为基础的新型城市医疗卫生服务体系,加强全科医学教育。开展社区卫生服务是当前我国卫生系统的重要工作之一。社区卫生服务强调卫生工作要根据社区的特点,为所辖社区居民提供基本医疗和基本公共卫生服务,尤其是通过临床医疗和预防的结合提供一体化的服务。因此,临床预防服务是其中一种有效的预防模式,它的采纳将会使社区卫生服务的开展更为有效。社区卫生服务在医疗服务中属于第一级接触服务的范畴,其提供者是全科医师。作为健康的"守门人",全科医师服务于患者的社区生活环境之中,不分患者的年龄、性别和病种,为患者及其家人提供连续性、综合性以及协调性初级保健服务。全科医学的一个主要特征是要求全科医师为就医者提供临床医疗服务的同时,还要为其本人和家庭提供预防服务,即连续性和一体化的服务方式。全科医师除了为患者解除身体的病痛外,还是一位患者及家人的医学顾问,帮助解答医学上的疑问和忧虑。因此,疾病的预防以及健康促进是全科医师的另一项重要任务。全科医师根据对患者及其家人情况的了解,有针对性地为患者提供健康咨询,提出个体化的健康"处方";利用看病的机会为患者做简单的体格检查,不知不觉中为患者提供必要的预防服务,提早为患者找出疾病的早期变化,在病情还在酝酿期间就给予解决,大大改善和减少了严重疾病的发生,保护了患者的身心健康。

当前,社区卫生服务的迅速发展也促进了临床预防服务的开展,全科医学教育将为临床预防服务提供其所需的人力资源。

(三) 临床预防服务有利于促进个人长期持续健康管理

临床预防服务提供中,医务人员以其特殊的方式与患者直接接触,通过个体健康危险性的量化评估,获得控制疾病危险因素的健康干预策略,能有效地调动个人改善不良行为与生活方式的积极性和主动性,患者对医务人员的建议也有较大的依从性。医务人员通过随访了解患者的健康状况和行为改变的情况,及时且有针对性地提出预防保健的建议,有利于管理个人的健康状况,纠正不良的健康问题,有利于改善患者生活质量并延长生命。

四、临床预防服务中全科医师的作用和优势

全科医师是接受过全科医学专门训练的新型医生,为个人、家庭和社区提供包括预防、治疗在内的多种卫生保健服务。

美国家庭医师协会称全科医疗是"一个对个人和家庭提供持续性和综合性卫生保健的医疗专业",全科医师的一项重要任务是疾病预防与健康促进,而完成这一任务的最佳方法是临床预防。在临床预防服务提供中,全科医师承担着以下职责,并展现其优势。

(一) 全科医师的职责

1. 处理常见健康和疾病问题

能熟练应用全科医学的原则和方法处理社区中常见健康问题;鉴别患者的患病状况,能及时对急症患者进行必要的处理,准确把握转诊时机;能在社区医疗实践中整合其他专科的知识和技能,整合健康教育、心理咨询、心理治疗等技术,适当运用中西医结合的治疗方法,在日常工作中提供以基本医疗为主,预防、诊疗、保健、康复及健康管理一体化服务。

2. 评价个人心理、行为问题

能熟练评价和处理各种行为问题,包括生活事件与应激反应,性格问题,性问题,饮食与营养问题,吸烟、酗酒、药物成瘾问题,儿童、妇女、老年人的特殊问题。熟悉心身疾病产生的机制,掌握心理诊断、心理治疗和心理咨询的基本技能。

3. 开展家庭评估、家庭访视

能熟练评价家庭的结构、功能、家庭生活周期和家庭资源状况;善于鉴别有问题的家庭及其患病成员,能准确评价家庭功能障碍与个别患病成员之间的互动关系,充分利用家庭资源,为患者提供以家庭为单位的服务;为个人及家庭提供预防性咨询服务;帮助家庭解决存在的问题。

4. 服务社区

具有较强的社会工作能力,能顺利协调和利用社区内外的医疗和非医疗资源,组织必

要的社区调查,运用卫生统计和流行病学的方法全面评价社区健康状况,制订和实施社区卫生计划;能对流行病、传染病、职业病、地方病和慢性病进行有效的监测和控制;能胜任初级卫生保健的组织与实施工作,并为社区中的不同人群提供综合性的预防保健服务。

5. 处理医疗相关问题

能妥善处理在医疗过程中可能会遇到的社会与伦理问题,如为患者保守秘密、尊重患者的隐私权、科学理解死亡的定义、熟悉临床药物试验的有关规定、正确对待安乐死等问题;熟悉有关的法规,在维护患者及其家庭最佳利益的前提下,尽量避免医疗纠纷的发生。

6. 卫生服务与教学科研相结合

有较强的医疗管理能力,善于把握卫生事业改革与发展的规律与方向,利用各种机会学习新的知识和技能,不断取得进步;能熟练查阅文献资料,在专家的指导下开展科研和教学工作,并善于应对各种各样的困境和挑战。

(二)全科医师的优势

在不同的层面,全科医师承担着不同的角色,展现出不同的优势。

1. 医师

负责常见健康问题的诊治和全方位全过程管理,包括疾病的早期发现、干预、康复与终末期服务。

2. 健康监护人

负责健康的全面维护,促进健康生活方式的形成;定期进行适宜的健康检查,早期发现并干预危险因素;作为患者与家庭的医疗代理人对外交往,维护当事人的利益。

3. 咨询者

提供健康与疾病的咨询服务,聆听与体会患者的感受,通过有技巧的沟通与患者建立信任关系,对各种有关问题提供详细的资料与解释,指导服务对象进行有成效的自我保健。

4. 教育者

利用各种机会和形式,对服务对象(包括健康人、高危人群和患者)随时进行深入细致的健康教育,保证教育的全面性、科学性和针对性,并进行教育效果评价。

5. 医疗卫生服务协调者

当患者需要时,负责为其提供协调性服务,包括动用家庭、社区、社会资源和各级各类医疗保健资源,与专科医生形成有效的双向转诊关系。

第二节 临床预防服务的内容和原则

一、临床预防服务的内容

医务人员在常规临床工作中提供的一般是一级预防和二级预防服务。其服务内容主要有：就医者的健康咨询(health counseling)、健康筛检(health screening)、免疫接种(immunization)、化学预防(chemoprophylaxis)和预防性治疗(preventive treatment)等。

1. 求医者的健康咨询

通过收集求医者的健康危险因素，与求医者共同制订改变不健康行为的计划，督促求医者执行干预计划等，促使他们自觉地采纳有益于健康的行为和生活方式，消除或减轻影响健康的危险因素，预防疾病、促进健康、提高生活质量。健康咨询主要面向健康人和针对健康危险因素，咨询的内容不仅仅是向咨询对象传授知识，还要关注其对健康与疾病关系的认知和态度，以及采取行动落实计划的能力。

针对咨询的一般原则：根据咨询对象的健康观念和态度确定咨询的内容和方式；充分告知干预措施的目的、预期效果及产生效果的时间；有限目标，逐步推进；行动方案具体化；形成新的健康行为；营造建立健康行为的环境；恰当运用医生的权威；获得咨询对象明确的承诺；体现人性化的咨询方案；团队协作的工作方式；随访与监测。

2. 健康筛检

健康筛检是指运用快速、简便的体格检查或实验室检查以及危险因素监测与评估等手段，在健康人群中发现未被识别的患者或有健康缺陷的人。筛检试验不是诊断试验，对筛检阳性或可以阳性者必须进一步确诊。目前常见的慢性病的筛检措施如下。

(1) 高血压筛检：根据《国家基本公共卫生服务规范》第三版(2017)规定，辖区内 35 岁以上常住居民，每年卫生院或社区卫生服务中心首诊为其测量血压；对于第一次血压发现收缩压≥140 mmHg 和(或)舒张压≥90 mmHg 的居民在排除其他引起血压升高的因素后预约其复查，不是同一天 3 次测量血压高于正常可以初步诊断为高血压。

(2) 2 型糖尿病筛检：对辖区内 35 岁以上常住居民进行筛查，2 型糖尿病高危人群每年至少测量 1 次空腹血糖，并接受有针对性的健康教育咨询。

(3) 血脂异常筛检：《中国成人血脂异常防治指南(2016 年修订版)》建议 20 岁以上的成人至少每 5 年测量 1 次空腹血糖，包括总胆固醇(total cholesterol，TC)、低密度脂蛋白胆固醇(low density lipoprotein-cholesterol，LDL-C)、高密度脂蛋白胆固醇(high density lipoprotein cholesterol，HDL-C)和三酰甘油(triacylglycerol，TG)测定；对于缺血性心血管病及其高危人群，建议每 3～6 个月测定 1 次血脂；对于因缺血性心血管病住院治疗的患者应在入院时或 24 小时内检测血脂；并建议 40 岁以上男性和绝经后女性每年进行血脂检查。

(4) 骨质疏松症筛检：适合全科医师在社区筛检骨质疏松的初筛方法包括国际骨质疏松症基金会骨质疏松风险 1 分钟测试题、亚洲骨质疏松自我筛查工具、超声骨密度检测、X 线摄片。

(5) 乳腺癌筛检：鼓励成年已婚女性每月 1 次进行乳腺癌自查，以提高妇女的防癌意识，建议全科医师向社区妇女传授乳腺自我检查技能，绝经前妇女应选择月经来潮后 7～14 天自查。建议 40 岁以上妇女每年接受 1 次乳房物理检查，有条件时 50～75 岁妇女每

1～2年进行1次乳腺钼靶摄影检查,以及时发现乳腺癌。

(6)宫颈癌筛检:我国《宫颈癌筛查及早诊早治指南》建议,任何有3年以上性行为或21岁以上有性行为的妇女都应进行宫颈癌筛查直至65岁(一般认为65岁后患宫颈癌的危险性极低,一般不主张对65岁以上的妇女进行宫颈癌筛查)。每1～3年进行1次脱落细胞涂片检查,连续2次人乳头瘤病毒(human papilloma virus,HPV)检测和细胞学正常可延至5～8年后复查。

(7)结直肠癌筛检:粪便潜血试验(faecal occult blood test,FOBT)或结肠镜检查是发现结直肠癌的有效方法。

(8)前列腺癌筛检:直肠指检(digital rectal examination,DRE)联合前列腺特异性抗原(prostate-specific antigen,PSA)检查是目前公认的早期发现前列腺癌最有效的筛检方案。

3. 免疫接种

免疫接种是指将抗原或抗体注入机体,使人体获得对某些疾病的特异性抵抗力,从而保护易感人群,预防传染病发生。疫苗(vaccine)是指为预防、控制传染病的发生、流行,用于人体预防接种、使机体产生对某种疾病的特异免疫力的生物制品。通过免疫预防,在全球范围内也消灭了天花的自然流行。2000—2008年,全球麻疹死亡率也因此下降78%。我国目前实行的是计划免疫(planned immunization),是指根据疫情监测和人群免疫状况分析,按照规定的免疫程序,有计划地进行预防接种以提高人群免疫水平,达到控制乃至最终消灭相应传染病的目的,其包括儿童免疫预防及成人免疫预防。

4. 化学预防

化学预防指对无症状者使用药物、营养素(包括矿物质)、生物制剂或其他天然物质作为一级预防措施,提高人群抵抗疾病的能力,防止某些疾病的发生。已经出现了症状的患者或者既往有病史的人使用上述物质不属于化学预防。常用的化学预防方法主要有:孕前或孕早期服用叶酸来降低神经管缺陷婴儿出生风险,服用含铁食物或强化铁剂的食物预防缺铁性贫血,使用小剂量阿司匹林预防心脑血管疾病,在缺碘地区食用加碘盐等。但是化学预防必须在医务人员指导下进行,尤其注意其禁忌证和不良反应。如对于80岁以上的老年人若有胃肠道出血风险增高者不推荐使用阿司匹林。另外,发现他莫昔芬在乳腺癌的预防试验中能减少乳腺癌的风险,但是也能导致子宫内膜癌和静脉血栓栓塞的发病率增加,因此对于癌症的化学预防仍面临着挑战。

5. 预防性治疗

预防性治疗指通过应用一些治疗的手段,预防某一疾病从一个阶段进展到更为严重阶段,或预防从某一较轻疾病发展为另一较为严重疾病的方法。如手术切除结肠息肉预防大肠癌及早期糖尿病的血糖控制或高血压疾病的血压控制(包括饮食和身体活动等行为的干预以及药物治疗),预防将来出现更为严重的并发症等。

二、临床预防服务的原则

1. 选择适宜的技术及筛检的内容降低人群发病率、伤残及死亡率

一级预防是在疾病尚未发生之前对人们的行为及生活方式进行干预,强调有利于健康的生活行为方式,控制不良行为,提高人群的健康素质。二级预防主要目标是早发现早诊断早治疗,提高生存质量。通过筛检发现疾病从而预防疾病是常用的手段之一。但并不是所有的筛检项目或预防措施都有助于提升健康水平,选择适宜筛检项目时应考虑以下情况:① 筛检项目是否对目标人群有害;② 筛检项目是否仅对少数人有益;③ 是否无法确定筛检的风险和收益。只有选择了合适的筛检项目,才真正有助于提高人群健康水平。

2. 重视危险因素的收集,选择适合干预的危险因素

如何选择危险因素应参考以下的标准:① 危险因素在人群中的流行情况;② 危险因素对疾病影响的大小。综合考虑两者,一个相对弱的危险因素如果流行范围广,则比一个相对强但流行范围小的危险因素更加值得关注,值得被筛选。

3. 选择适当的疾病开展临床预防工作

对疾病的选择可以参考以下标准:① 将疾病的严重性和危害性作为优先考虑因素,而对罕见病、早期发现方法尚不成熟且发现后没有很好疗效的疾病一般不宜列入优先考虑的范围;② 将预防服务是否具有确切效果作为参考指标。

4. 遵循个体化的原则

应综合考虑患者的年龄、性别、行为方式和存在的危险因素,根据患者的不同特征开展针对性的临床预防服务。不宜选择可能造成服务对象承受过大精神压力和经济负担的方法。

5. 以健康咨询与健康教育为先导

健康咨询和健康教育是发现可疑病患、提高疾病筛检效果的重要手段。通过健康咨询和健康教育,可以使某些表面上看似健康的人提高警觉,有助于其在早期意识到疾病的存在,提高疾病的早期诊断率,提高患者今后的生存质量。

6. 医患双方共同决策的原则

开展临床预防服务,既要扩大临床医生的职责范围又要强调患者的作用。医患双方共同决策的内涵是医生运用医学专业知识,与患者在充分讨论治疗选择、获益与损伤等各种可能的情况下,并考虑到患者的价值观、倾向性及处境后,由医生与患者共同参与做出的最适合患者个体的健康决策过程。

7. 效果与效益兼顾的原则

对临床预防服务的实施效果进行评价,并不断优化临床预防服务项目。运用循证医学方法对临床预防服务效果与效益、副作用(如是否带来其他疾病的发生及经济影响、医源性损伤、时间消耗和伦理道德上的相关问题等)和干预措施的特征(如可操作性、费用、安全性和可接受性等)进行评价,旨在不断优化临床预防服务项目,提高社会效益和经济效益。

第三节　临床预防服务的实施方法

一、患者教育

患者教育是医生在诊疗过程中对患者进行的有针对性的教育。目的是使患者理解与其健康问题相关的预防、治疗和康复措施,以便促成患者的自我保健意识,增加对治疗措施的依从性。为患者提供健康信息,去除不良的行为和生活方式,帮助患者了解自身健康问题的性质以及发生、发展和转归,帮助患者了解控制疾病、加强自我管理和遵医行为的重要性,发挥患者及家庭的作用,预防疾病、促进健康。

患者教育一般要求以一级预防和二级预防为主,有针对性地对患者进行教育,患者教育方案要根据患者的疾病性质、病情严重程度、个人背景、对疾病有关知识的了解程度来制订。例如为了预防高血压,采取的一级预防措施包括教育患者不吸烟、不酗酒,避免吃过咸的食品,适当运动,保持理想体重,劳逸结合等;第二级和三级预防的健康教育包括教育患者定期测定血压以早期发现,发现有高血压后及时就诊,治疗中遵从医嘱、坚持非药物和药物治疗等。

患者教育的内容主要涉及疾病的性质及其发生和发展的规律,健康观、健康信念模式和疾病因果观,疾病的预防、治疗、保健和康复,药物治疗的有关知识,患者的责任、义务、就医行为、遵医行为和医患关系,健康危险因素的作用和控制,以及各种资源的作用和利用。

患者教育可以采取以下几种方法。① 个体教育法:通过与个体一对一谈话,根据个体情况给予个性化的指导;② 群体教育法:根据社区人群的特征,定期组织开展专题讲座对社区居民进行健康教育,培养其预防疾病的意识;③ 文字教育法:以报刊、书籍等作为载体,以文字的形式传播健康科普知识;④ 形象化教育法:采用实物、示范表演或情景剧等方式来进行健康知识的传播;⑤ 电子化教育法:利用现代化的多媒体设备进行健康知识传播等。

二、预防接种

预防接种(vaccination)是指根据疾病预防控制规划,利用疫苗,按照国家规定的免疫程序,由合格的接种技术人员给适宜的接种对象进行接种。提高人群免疫水平,以达到预防和控制相应传染病发生和流行的目的。

(一) 预防接种的组织形式

1. 常规接种

常规接种是指接种单位按照国家免疫规划、传染病流行规律和当地预防接种工作计划,为预防与控制疫苗针对的传染病,按照国家免疫规划规定的各种疫苗、免疫程序、疫苗使用说明书,定期为适龄人群提供的预防接种服务。

2. 群体性预防接种

群体性预防接种是指在一定范围和时间,对某种或某些传染病的易感人群,有组织地集中实施接种疫苗的活动。具体分类如下。

(1) 强化免疫:是指根据传染病流行特征、人群免疫状况和传染病控制目标的要求,在短时间内对一定范围的目标人群开展的群体性接种。强化免疫时不考虑既往免疫史,其目的是迅速提高接种率,建立有效的免疫屏障,保护易感人群。强化免疫不能代替常规预防接种。目前主要的强化免疫是脊髓灰质炎疫苗强化免疫和麻疹疫苗强化免疫。

(2) 应急接种:是指在传染病流行开始或有流行趋势时,为控制疫情蔓延,对易感人群开展的预防接种活动。

(3) 突击接种:是指在海岛、高原地区、牧区等交通不便的边远地区,采取巡回入户方式每年为目标儿童提供1~3次常规预防接种。

(二) 疫苗种类

1. 死疫苗

有伤寒、霍乱、百日咳、流行性脑脊髓膜炎、流行性感冒(简称"流感")、乙型肝炎(其疫苗为血源疫苗)、甲型肝炎、流行性乙型脑炎、流行性出血热、狂犬疫苗等,优点是易于保存且时间长(1年左右);缺点是注射次数多,注射剂量较大,局部和全身反应比较明显。

2. 活疫苗

一般用减毒或无毒的病原体制成,常用的活疫苗有卡介苗、脊髓灰质炎、麻疹、腮腺炎、风疹、甲型肝炎、流行性乙型脑炎疫苗等。一般只需注射1次,用量较小,而免疫效果较大,且持续时间较长甚至终生,类似自然感染过程。活疫苗不易保存,人体的免疫功能低下、疫苗毒性相对升高时,可能会引起接种者的严重感染甚至死亡。

3. 重组基因工程疫苗

如重组酵母基因工程乙型肝炎疫苗。

(三) 我国儿童计划免疫程序

计划免疫工作的主要内容是为7周岁以下儿童开展"四苗"(即卡介苗、脊灰三价糖丸疫苗、百白破混合制剂和麻疹疫苗)的基础免疫和以后适时的加强免疫,使儿童对结核、脊髓灰质炎、百日咳、白喉、麻疹和破伤风产生免疫力。1992年,国家又将乙型肝炎疫苗纳入计划免疫范畴。2007年12月,卫生部发布《扩大国家免疫规划实施方案》,规定在现有国家免疫规划疫苗基础上,将甲型肝炎、流行性脑脊髓膜炎、流行性乙型脑炎、麻疹、腮腺炎、风疹疫苗纳入国家免疫规划,对适龄儿童进行常规接种。表4-3-1列举了1周岁以下儿童的计划免疫程序。

表 4-3-1　1 周岁以下儿童的计划免疫程序

年　龄	接　种　疫　苗
出生后 24 小时内	乙型肝炎疫苗(第一次)
出生后 24 小时	卡介苗(初免)
1 月龄	乙型肝炎疫苗(第二次)
2 月龄	百白破混合制剂、脊灰疫苗(第一次)
3~4 月龄	百白破混合制剂、脊灰疫苗(第二次)
4~5 月龄	百白破混合制剂、脊灰疫苗(第三次)
6 月龄	乙型肝炎疫苗(第三次)
8~12 月龄	麻疹减毒活疫苗

(四) 成人预防接种

1. 普通人群

普通成人,在不存在接种禁忌证、疫苗不良反应,以及很少或不考虑成本效益的情况下,只要有必要均可接种。

2. 高危人群及特殊人群

若针对高危人群进行预防接种,则可以取得较高的收效。常见的高危人群如下：① 慢性病患者、免疫功能不全者；② 医疗卫生从业人员及其家人；③ 托幼机构工作人员；④ 各类老年人养护机构的住民和工作人员；⑤ 兽医、动物驯养者及其家人；⑥ 某些野外工作者；⑦ 出国旅游者；⑧ 酒瘾与药瘾者(尤其是静脉药瘾者)；⑨ 流动人口。

从事特种职业的人群：如医护人员是乙型肝炎的高危人群,应正规接种乙型肝炎疫苗；兽医、畜牧业人员应接种布鲁氏菌病疫苗、狂犬病疫苗和炭疽杆菌疫苗。

生活在特定环境下的人群：如监狱管教人员、收容所工作人员应接种乙型肝炎疫苗、白喉、破伤风混合制剂；出差或旅游可提前接种前往地高发传染病的疫苗具有特殊健康状况人群：接受血液透析患者应接种乙型肝炎疫苗等。

三、筛检

筛检以早期发现某种疾病个体为主要目的。通常被用来进行疑似某种疾病的初步检查,对筛检阳性者或可疑阳性者必须进行进一步确诊。以便对确诊患者采取必要的措施。筛检起源于 19 世纪初的结核病防治,之后应用于慢性病的早期发现、早期诊断和早期治疗。随着应用范围的扩大,筛检在疾病防治中的作用日益明显。

依筛检的目的不同,可分为治疗性筛检和预防性筛检。为了早期发现、早期诊断和早期治疗某种疾病患者的筛检,称为治疗性筛检,如乳腺癌的筛检。为了查出某种疾病的高危人群,进行健康教育,采取必要的治疗,以预防某种疾病的筛检,称为预防性筛检,如筛检高血压预防脑卒中。依据筛检人群选择的不同,可分为整群筛检和选择性筛检。筛检对象是整个目标人群称为整群筛检,如某社区结核病的筛检;筛检群体中的一个亚群或有某种特征的人群称为选择性筛检,如在某社区 55 岁以上的人群中进行老年性痴呆的筛检。依据所用筛检方法的多寡,可分为单项筛检和多项筛检。用某一种检查方法在人群中筛检某种疾病称为单项筛检,如用餐后 2 小时血糖筛检糖尿病;同时用多种检查方法进行筛检称为多项筛检,如用胸部 X 线片检查、痰中结核菌培养和结核菌素试验筛检结核病。

四、病例发现

病例发现(case finding)是对就诊患者实施的一种检查、测试或问卷形式的调查,目的是发现患者就诊原因以外的其他疾病。如为感冒的老年患者测血压以检测患者是否患有高血压病。病例发现是医生在门诊中易于执行的早期诊断措施,对疾病的预防可以收到事半功倍的效果。目前随着全科医疗活动的深入开展,以家庭为单位的诊疗模式和病例发现,甚至可以早期发现家庭成员中的其他患者。

五、周期性健康检查

周期性健康检查(period health examination)是运用格式化的健康筛选表格,针对不同年龄、性别、职业等健康危险因素设计项目和检查时点而进行的健康检查。健康检查一般以无症状的个体为对象,是整合临床医疗和预防保健的具体措施,在疾病尚未出现临床症状前被发现,可取得较为理想的疗效,显著地改善疾病的预后。周期性健康检查不同于既往的年度或因某种需要而进行的体检,它的检查项目依据《临床预防服务指南》,更具针对性;减少了不必要的服务,提高了质量和效益,使得卫生资源得到充分地利用。我国成人周期性健康检查的主要内容(推荐)包括:身高、体重、血压、血糖、血脂、甲胎蛋白+B超、直肠指检+潜血试验、乳房自查+摄片、胸透或摄片、眼底检查、甲状腺检查、HBsAg、肝肾功能检查、心电图、内科学物理检查。

1. 周期性健康检查的优点

(1)健康检查的结果可以丰富患者的病史资料,特别适用于慢性病的防治。

(2)可以得知某时间、某地点危害居民的常见病和影响这些疾病的健康危险因素。

(3)对无症状人群可以进行早期发现、早期诊断和早期治疗。

(4)对各种高危人群和不同年龄、性别的人群进行有针对性的检查,可降低相关疾病的发病率和死亡率。

(5)针对性和个性化的设计,效率高、效果好。同时,其利用患者就诊时实施,省时省力,还可节约医疗费用。无论是对生理或心理,均可产生较好的作用,从而提高经济和社会效益。

2. 周期性健康检查项目的选择条件(主要针对社区常规组织的项目)

(1)所查的疾病或健康问题必须是社区的重大卫生问题。

（2）有效的治疗方法。如目前已有较为成熟治疗方案的高血压病，若能早期发现、及时治疗，就能阻断病情发展。

（3）该病有较长的潜伏期，增加了被检出的机会。

（4）该病在无症状期接受治疗比在有症状期开始治疗有更好的治疗效果。

（5）所用的检测方法简便易行，且易为居民所接受。

（6）整个检查、诊断、治疗过程符合成本效益，并应考虑社区的卫生经费开支。

六、危险因素评估

健康危险因素（health risk factor）是指存在于体内外环境中能促使疾病发生发展，乃至死亡的不利因素，包括环境、生物、社会、经济、心理、行为等诸多因素。其特点如下。① 潜伏期长：人们需要反复长时间接触这些危险因素后才会发病，而且其长短因人而异；② 特异性弱：由于危险因素的广泛分布及混杂作用，所以在一定程度上危险因素有弱特异性；③ 联合作用明显：各个危险因素之间可能会产生相互作用而明显增强治病危险性；④ 广泛存在：危险因素广泛分布于人们的日常生活和工作环境中。

危险因素收集的内容（按危险因素分类描述）：① 与行为生活方式相关危险因素收集：社会经历（出生地、居住地、受教育程度等）；职业及工作条件（工种、劳动环境等）；习惯与嗜好（起居与卫生及运动习惯、饮食的规律与质量等）；性生活史（有无不洁性交等）。② 与生物遗传因素相关危险因素收集：询问与家族史相关的信息（双亲与兄弟姐妹及子女的健康和疾病情况，有无与遗传相关的疾病）；对已死亡的直系亲属要问明死因及年龄。③ 与患病及相关危险因素收集的内容：采用询问既往史的方式，即其既往是否患过其他疾病。

健康危险因素评价（health risk factors appraisal，HRA）是研究危险因素与慢性发病及死亡之间数量依存关系及规律性的一种技术方法。它是研究人们生活在有危险因素的环境中发生死亡或发病的概率，以及当改变不良行为，消除或降低危险因素时可能降低的风险和延长的寿命。其目的主要是为了促进人们改变相关不良生活方式，减少危险因素，提高健康水平。

健康危险因素一般分为一般健康风险评估和疾病风险评估。一般风险评估适用的评估对象和评估范围比较广泛。疾病风险评估是估计具有一定危险因素水平的个体在一定时间内发生某种疾病的可能性。针对疾病风险评估，其预测方法一般有两类：第一类方法以单一健康危险因素与发病概率为基础，将这些单一因素与发病关系以相对危险性来表示其强度，得出各相关因素的加权分数即患病的危险性。这种方法无须大量数据分析，较为简单实用。第二类方法是建立在多因素梳理分析基础上，通过流行病学、统计学概率论方法确定患病危险性与危险因素之间的关系模型，能同时包含多种健康危险因素。

七、咨询服务

1. 劝阻吸烟

有临床实践证明,医生劝阻吸烟的方式在改变患者吸烟行为方面可以产生良好的效果。例如,美国约 5 300 万成人吸烟者中,有 3 800 万在接受医疗保健服务期间能够听取医生的忠告。

对于戒烟的临床干预可以使用 5A 方案进行简短干预。5A 方案基本是由 5 种活动所组成,即询问(ask)所有患者关于吸烟的问题;忠告(advise)吸烟者戒烟;评估(assess)吸烟者的戒烟意愿;提供(assist)戒烟药物或者行为咨询治疗等;安排(arrange)随访。这个方法不仅用于吸烟患者,也可用于一般吸烟者。

2. 倡导有规律的身体活动

有规律的身体活动对人体的健康有很多益处。但目前由于工作等限制,静坐状态越来越多,而身体活动越来越少。在了解患者身体活动水平和与身体活动相关的危险因素后,医生应与患者多交流了解其运动准备情况并提出建议,以制订出适合患者的个体化运动处方。

运动处方(exercise prescription)是指对从事运动锻炼者或患者,根据医学检查资料(包括运动测试和体适能测试),按其健康、体适能及心血管功能状况,结合生活环境条件和运动爱好等个体特点,用处方的方式规定适当的运动种类、强度、时间和频率,并指出运动中的注意事项,以便有计划地经常性锻炼,达到健身或治疗的目的。但需注意的是,运动处分与一般的药物处方不同。药物处方是在某一有限时间内,告诉患者服用某药或者做某事;而运动处方则是需要患者根据自己的情况改变他(她)的行为,把用于看电视或其他静态行为的时间调整来做相关的运动。这样的改变和调整不是一时一事,而是要长期规律地进行。而且做与不做只能由患者自己选择与决定,医生并不能强迫患者非做不可。因此,为了达到让患者开展有规律身体活动的目的,医生应以一种相互尊重和支持性的伙伴方式,通过劝导和咨询,既陈述静态行为的危害,也要考虑患者的实际情况,帮助患者自己作出决策,逐渐养成有规律的运动习惯。

3. 增进健康饮食

最佳膳食应能保证能量供给,提供比例恰当而充足的必需营养素,最大限度地有益于健康,防止营养缺乏症和与营养过剩相关的疾病,并从可得到的、美味的、可接受的和可提供的食物中获得。目前随着社会经济的发展,全世界的膳食模式已经从植物性食物中获取能量和营养素转变为逐渐依赖高脂肪、高胆固醇的动物性食物。因此,近年来与膳食相关的慢性病的患病率逐渐升高。而相关研究表明,膳食治疗的生活方式改变在预防慢性病中有重要的作用,合理膳食可延缓及预防这些慢性病的发生和发展。因此,增进健康饮食显得尤为重要。

《中国居民膳食指南(2016)》于 2016 年 5 月 13 日发布,是为了提出符合我国居民营养健康状况和基本需求的膳食指导建议而制定的法规。其中包含了对一般人群及特殊人群的膳食指导。一般人群的膳食指南提出：① 食物多样,谷物为主,粗细搭配;② 多吃蔬菜、水果和薯类;③ 每天吃奶类、大豆或其他制品;④ 常吃适量的鱼、禽、蛋和瘦肉;⑤ 减少烹调油用量,吃清淡少盐的膳食;⑥ 食不过量,天天运动,保持健康体重;⑦ 三餐分配要合理,零食要适当;⑧ 每天足量饮水,合理选择饮料;⑨ 饮酒应限量;⑩ 吃新鲜卫生的食物。而对于特殊人群,例如高血压患者也有其独特的膳食推荐：① 减少钠盐的摄入;② 增加钾盐的摄入;③ 控制体重;④ 戒烟限酒;⑤ 体育运动;⑥ 减轻精神压力,保持心理平衡。

4. 保持正常体重

体重控制的基本原则是减少能量的摄入,特别是高能量食物的摄入,增加机体对能量的消耗,使体内脂肪不断减少,从而达到控制体重的目的。体重控制的方法包括行为与生活方式治疗、药物治疗和手术治疗。行为与生活方式治疗主要通过控制能量摄入和增加体力活动来实现减重,是最有效的体重控制措施。包括行为疗法、合理饮食指导和身体活动指导。

行为疗法或称行为矫正,主要通过宣传教育与健康咨询,帮助超重和肥胖者正确认识超重和肥胖及其相关疾病的危害,提高体重控制相关的健康知识水平,增强健康信念;培养健康生活方式行为能力,改变不健康的行为,采取健康的生活方式,做到合理膳食、适量运动、戒烟限酒和心理平衡,并促进其长期坚持。行为疗法不是简单地告诉人们做什么,或者进行健康讲座和发放健康教育材料,更要帮助人们提高维持体重、控制体重的信心和能力,最终采取行动,建立习惯化的行为方式。

合理饮食指导包括帮助服务对象建立节食意识,纠正不健康的饮食习惯,控制总能量的摄入,做到平衡膳食。告知服务对象每餐不过饱,不暴饮暴食,控制高热量食物(高脂肪食物、含糖饮料及酒类等摄入),延长进食时间,按计划用餐,餐后加点水果等。

增加体力活动是最有效控制体重的另一个基本措施。WHO 建议人们应终生从事适量的身体活动。条件允许的情况下,每日应尽可能从事至少 30 分钟中等强度的身体活动。对于体重控制,可能需要加大活动量,促进能量负平衡。联合采用控制饮食和增加身体活动的方法控制体重,不仅能减少脂肪组织,消耗体脂,还能维持静息代谢率不降低或降低较少,多保留去脂体质,有利于长期保持减重后体重不反弹。

5. 预防意外伤害和事故

伤害研究的最终目的是减少伤害的发生、死亡和残疾,降低伤害造成的社会负担和家庭负担。伤害是可以预防和控制的,通过有效的行为干预,改善和控制与伤害相关的个人、家庭、社会和环境危险因素,从而实现所有类型伤害预防。

Haddon 伤害预防的十大策略：① 预防危险因素的形成和出现;② 减少危险因素的含量;③ 预防已有危险因素释放或减少其释放的可能性;④ 改变危险因素的释放或减少其释放的可能性;⑤ 改变危险因素的释放率及其空间分布,减少潜在致伤能量至非致伤水平;⑥ 用屏障将危险因素与受保护者分开;⑦ 改变危险因素的基本性质;⑧ 增加人体对危险因素的抵抗力;⑨ 对已造成的损伤提出针对性控制与预防措施;⑩ 使伤害患者保持稳定,采取有效治疗及康复措施。

6. 预防人类免疫缺陷病毒及其他性传播疾病

人类免疫缺陷病毒(human immunodeficiency virus,HIV)感染及一般的性传播疾病控制的关键就在于预防,对存在高危性行为的人群提供健康教育与咨询,使其改变现有的危险习惯,转变为安全性行为;同时提供性传播疾病的临床知识,使患者能够及早就医以发现无症状感染,对于有症状但无就诊治疗意向者,告知相关诊疗进展及疾病预后亦有助于患者参与诊断和治疗;确已感染者应予以明确诊断、及时治疗。其性伴应及时接受检测、咨询并予以其相应的临床治疗;对通过疫苗接种即可有效预防的性传播疾病,应及时接种疫苗。

在临床健康咨询中,医师应做好以下几个方面的工作:① 熟悉 HIV 感染及一般性传播疾病筛检、诊断及治疗用药方案,并能在临床诊疗中密切联系实际环境,灵活应用;② 从患者的需求展开咨询工作,临床实践的言行举止应符合当地社会风俗习惯;③ 为患者建立合理的就诊流程以及系统,为患者提供必要的咨询和诊治(如医疗保险覆盖、社区资源分配等)。

第四节　案例实践——中国早期结直肠癌的筛查策略

一、实践背景

2017 年,我国结直肠癌(colorectal cancer)的死亡率为 13.24/10 万,占中国死亡总人数的 1.79%。结直肠癌在中国 1990 年的所有死亡原因中排名第 21 位,而在 2017 年排名第 11 位。结直肠癌的标准化发病率从 1990 年的 12.18/10 万显著上升到 2017 年的 22.42/10 万,其标准化患病率由 1990 年的 44.55/10 万显著提高到 2017 年的 118.40/10 万。与 1990 年相比,2017 年男女患病率均呈上升趋势,其中 15～49 岁、50～69 岁和 70 岁以上三个年龄组的患病率分别增加 41.6%、109.8% 和 89.0%。50～69 岁和 70 岁以上的男女病死率均有所上升(分别为 8.6% 和 31.0%)。

在 2016 年,美国预防服务工作组(United States Preventative Services Task Force,USPSTF)推荐对 50 岁以上的一般人群进行结直肠癌筛查。近年来,结直肠癌的粗发病率和死亡率不断下降,很可能是筛查增多的结果。鉴于结直肠癌筛查的效果,USPSTF 于 2021 年推荐筛查对象扩大到 45 岁以上的一般人群。而在我国,结直肠癌筛查体系的建立晚于欧美等发达国家,且覆盖面远远不足。结直肠癌 5 年生存率远低于美国,85% 以上的结直肠癌发现即已晚期,预后差,5 年生存率明显低于 40%;相反,早期结直肠癌患者及时治疗后,5 年生存率可超过 95%。

二、实践目的

长期目标:降低人群结直肠癌的死亡率和发病率;中期目标:提高早期癌在结直肠癌总体中所占的比例,降低筛查间期结直肠癌的发病率;短期目标:提高人群筛查率,提高早期结直肠癌及重要癌前病变检出率,提高结肠镜检查质量。

三、筛查对象

USPSTF 推荐筛查 45 岁及以上的一般风险人群。同时,指南认为对于 76 岁及以上的人群,其筛查应该是个体化的,结合发生结直肠癌的风险、既往筛查史、个人价值观进行,而非进行大规模的普查。原因有如下几点:① 相关试验纳入的高龄患者数量过少,无法提供可靠的循证指导意见来权衡 75 岁以后筛查的利弊。② 有建模研究认为,筛查延长到 75 岁以后时,因结肠镜的相关并发症,会造成净危害,即筛查的收益不如其风险或危害。③ 基于卫生经济学评估,认为对于高龄患者而言,为每获得 1 个质量调整生命年进行人群筛查,所花费的资源过高。因此,在此类人群中不适宜进行结直肠癌筛查。

基于类似的原因,USPSTF 认为预期寿命小于 10 年的个体一般也不推荐进行结直肠癌筛查。

在我国,结合不同年龄的结直肠癌流行趋势,认为人群筛查的范围应该为 50~75 岁人群,无论其是否存在报警症状;对于其他年龄段个体,可以根据个人情况进行筛查;对于有症状的个体,无论其年龄都应进行筛查。

四、筛查依据

(一) 结直肠癌和结肠息肉的自然病程

大多数结直肠癌起源于腺瘤性结肠息肉,从小息肉(直径<8 mm)进展为大息肉(直径≥8 mm),然后进展到异型增生和癌。结肠息肉必须通过活检确定病理类型,因为单凭肉眼是无法可靠区分腺瘤性息肉与增生性息肉的,而后者通常不是癌前病变。

(二) 筛查的益处

通过筛查可以识别早期结直肠癌从而改善疾病预后,相比在出现症状后才发现结直肠癌,早期结直肠癌更容易治疗且死亡率更低。此外,筛查可以在癌前息肉进展为结直肠癌之前将其切除从而达到预防结直肠癌的目的。

(三) 筛查的危害

结直肠癌筛查的危害大多与结肠镜的风险有关。筛查策略中,结肠镜以外的初始筛查手段(比如粪便检查)若发现任何异常,均需要通过结肠镜评估,因此所有筛查方法有结肠镜相关并发症的风险。在老年人中,结肠镜检查引起的并发症的风险增加。

(四) 成本和成本-效果

不同结直肠癌筛查检测的费用相差很大,愈创木脂粪便隐血检测(guaiac-based fecal occult blood test,gFOBT)的费用仅为几美元,而在美国结肠镜检查则需要 1 000 美元或以上。因此,基于不同地区、不同筛查手段成本的不同,卫生经济学分析的模型所得出的结论可能有所差异。

五、筛查过程

(一) 评估结直肠癌风险

筛查首先要明确患者发生结直肠癌的风险程度,其会影响筛查及随访推荐。为此,通常需确定患者是一般风险还是高风险。在我国,结直肠癌筛查高危因素量表适用于此,以下描述中符合任何 1 项或 1 项以上者,列为高风险人群。① 一级亲属(父母、兄弟姐妹或子女)有结直肠癌史;② 本人有癌症史(任何恶性肿瘤病史);③ 本人有肠道息肉史;④ 同时具有以下 2 项及 2 项以上者:慢性便秘(近 2 年来每年便秘在 2 个月以上)、慢性腹泻(近 2 年来腹泻累计持续超过 3 个月,每次发作持续时间在 1 周以上)、黏液血便、不良生活事件史(发生在近 20 年内,并在事件发生后对调查对象造成较大精神创伤或痛苦)、慢性阑尾炎或阑尾切除史、慢性胆道疾病史或胆囊切除史。

(二) 筛查方法

1. 粪便隐血试验

粪便隐血试验(fecal occult blood test,FOBT)是结直肠癌筛查的最重要手段,分为化学法和免疫化学法。化学法粪便隐血试验常用 gFOBT,价格低廉、检测便捷,因此人群筛查参与率较高,能够显著降低结直肠癌的死亡率。但是 gFOBT 检出的敏感度较低,无法显著降低结直肠癌的发病率;而且容易受到食物、药物等因素干扰,假阳性率相对较高。在近年来,已经逐步被免疫化学法粪便隐血试验(fecal immunochemical test,FIT)所取代。

FIT 利用人血红蛋白抗原抗体反应的原理进行检测,较化学法而言,显著提升了特异度、敏感度以及阳性预测值,同时其检测结果不受食物或者药物的影响。在我国,常用胶体金法进行检测。

2. 粪便 DNA 检测

粪便 DNA 检测主要针对结直肠脱落细胞的基因突变和(或)甲基化等特征进行检测,可以与 FIT 联用,无须限制饮食和特殊设备检测,无创,是可能的人群普查手段之一。但是其价格相对偏高,筛查间期尚不确定,因此国内尚未应用此方法进行大规模的人群筛查。

3. 结肠镜检查

结肠镜检查是结直肠癌筛查流程中的核心环节。大多数国家采用两步法进行结直肠癌筛查。即初筛阳性者后续再应用结肠镜检查。结肠镜下活检或切除标本的病理检查为结直肠癌确诊的金标准,同时镜下切除癌前病变可降低结直肠癌的发病率和病死率。

结肠镜检查在中国不适合作为人群普查手段的一大重要原因在于结肠镜检查的费用高昂。在美国进行一次结肠镜检查约花费 1 000 美元或以上,在中国则为数百元人民币。此外,结肠镜检查对内镜医师有较高的技术要求,需要有良好的肠道准备、规范的结肠镜操作和精细耐心地镜下观察以防止病变被漏诊。对于患者而言,除了检查之前的饮食限制和严格的肠道清洁准备之外,未接受镇静/麻醉的结肠镜检查会带来较大的痛苦,导致依从性不佳。作为侵入性检查,还有着并发症的风险。

综上所述,专家共识意见推荐对于一般风险人群,每年进行一次 FIT 筛查;每 1～3 年进行 1 次粪便 DNA 检测;而结肠镜检查,则推荐每 5～10 年进行 1 次高质量的检查。筛查的流程如图 4-4-1 所示。

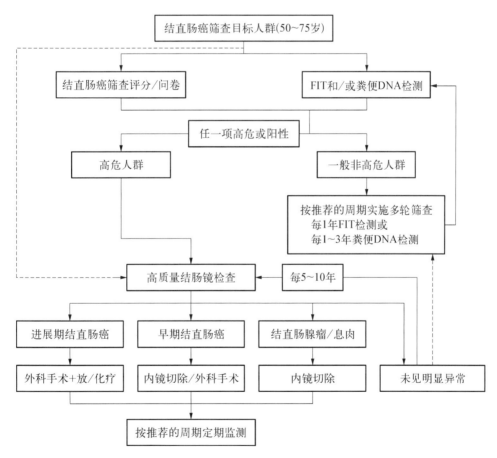

图 4-4-1　早期结直肠癌筛查的建议流程

六、结直肠癌筛查的质量控制

结直肠癌筛查的核心环节是高质量的结肠镜检查。有一项大规模荟萃分析发现,结肠镜对腺瘤的漏诊率达 26%,对进展期腺瘤漏诊率达 9%。因此,结直肠癌筛查的质量控制都是围绕结肠镜检查进行的。

(一) 合格的肠道准备

研究表明,肠道准备不充分时腺瘤检出率显著降低,漏诊率也因此提高。目前已有多种肠道准备评分量表,其中波士顿肠道评分量表最为常用。专家共识认为合格的肠道准备比例应高于 90%。

(二) 提高盲肠插镜率

研究表明,盲肠插镜率高于 95% 的内镜医师,其所诊治患者的结肠间期癌发病率显著低于盲肠插镜率低于 80% 的医师所对应的患者。因此,在排除结肠梗阻性病变、活动性炎症性肠病、肠道准备极差等因素后,回盲部插镜率应高于 95%。

(三) 延长退镜时间

退镜观察时间应至少保证 6 分钟,适当延长退镜时间可能进一步提高腺瘤检出率。

(四) 提高腺瘤检出率

腺瘤检出率被认为是与结肠镜质量最相关、最重要的指标。腺瘤检出率每增加 1%,结直肠间期癌发病率风险则降低 3%,致命性间期癌风险降低 5%。对于我国适龄一般人群而言,腺瘤检出率目标值应≥15%,其中男性应≥20%,女性应≥10%。而 FIT 或者粪便 DNA 阳性人群的腺瘤检出率应高于此标准。

(五) 阳性结肠镜平均腺瘤数

荟萃分析发现,阳性结肠镜平均腺瘤数(adenomas per positive index colonoscopy,APPC)与腺瘤漏诊率和进展期腺瘤漏诊率均独立相关。APPC 低于和高于 1.8 时,腺瘤漏诊率分别为 31% 和 15%;APPC 低于和高于 1.7 时,进展期腺瘤漏诊率分别为 35% 和 2%,是潜在的结肠镜质控指标。但是我国结直肠息肉切除术后病例送检情况差异较大,尚需后续研究证实。

(余金明)

参考文献

[1] 国家消化系统疾病临床医学研究中心(上海),国家消化道早癌防治中心联盟,中华医学会消化内镜学分会,等.中国早期结直肠癌筛查流程专家共识意见(2019,上海)[J].中华医学杂志,2019,99(38):2961-2970.

[2] US Preventive Services Task Force, Davidson K W, Barry M J, et al. Screening for colorectal cancer: US Preventive Services Task Force recommendation statement[J]. JAMA, 2021, 325(19): 1965-1977.

[3] Yin J, Bai Z, Zhang J, et al. Burden of colorectal cancer in China, 1990-2017: Findings from the Global Burden of Disease Study 2017[J]. Chin J Cancer Res, 2019, 31(3), 489-498.

[4] Zhao S, Wang S, Pan P, et al. Magnitude, risk factors, and factors associated with adenoma miss

rate of tandem colonoscopy: a systematic review and meta - analysis[J]. Gastroenterology，2019，156(6)：1661 - 1674.

[5] Corley D A，Jensen C D，Marks A R，et al. Adenoma detection rate and risk of colorectal cancer and death[J]. N Engl J Med，2014，370(14)：1298 - 1306.

第五章
卫生服务决策分析

第一节 卫生服务决策概述

伴随着医学模式的转变、发展以及循证医学理念的渗透,决策依据和决策环境逐步发生改变,卫生服务管理者、卫生服务对象出现了新的需求,新时期卫生服务决策分析需要遵循科学范式。社区卫生服务机构承担了居民的卫生保健服务、一级预防、健康教育等若干重要工作,科学决策分析的应用值得重视。本章旨在阐明卫生服务决策分析的相关概念,梳理卫生服务决策分析的要素与决策过程,总结常用方法,并通过相关案例介绍,为社区卫生服务人员对不同类型的问题决策,提供规范化思路与策略。

一、卫生服务决策分析的概念

管理学领域中,决策是指解决当前或未来可能出现的问题的过程。首先要确定行动的目标,根据客观条件提出若干对策,然后通过分析作出决策。经过必要的计算和判断,选择最合适的选项来指导当前和未来的措施,完成整个实施过程。决策必须明确所要达到的目标,建立两个以上可执行的方案,并经过科学的比较、分析与判断后选择出其中最优的方案。因此,可以将决策理解为从理解问题到寻找到最合适的解决方案,并予以实施的整个过程。

而卫生服务决策分析(health service decision analysis)是指医务人员在临床与预防保健实践以及日常管理中,针对患者的诊断、治疗、预防保健和医疗事务管理等问题,通过广泛收集现有最佳研究证据,运用科学的循证方法对证据进行分析、评价,从而作出科学决策。目前,国内外医学与卫生保健领域已广泛应用了决策分析。1979 年成立的医学决策学会是一个面向医疗服务研究者及大众的公开学术平台,致力于发展有关医学(医疗)决策的相关研究,推动包括临床决策和政策制定在内的一系列方法进步,来增加决策的科学性,提升医疗效果。同时,考虑到决策分析在行政管理中的实用性(如美国相关管理部门会通过多轮决策分析确定纳入药品目录的新药物),美国医学院协会已经建议在医学生的常规课程中加入临床决策分析等课程。在我国,决策分析同样贯穿于社区卫生服务领域宏观与微观的各个场景,如专家组制定各项卫生政策和法规,全科医师为患者制订治疗方案、预防保健、康复及后续护理服务等。在为公众提供上述服务时相关人员需掌握与决策相关的技能,结合证据,综合分析可采用的医疗或保健等方案、受众的健康状态、支付意愿与承担费用能力等多方面情况,从而作出科学决策。

二、卫生服务决策分析的目的

决策分析是影响医疗卫生服务效果、评价其效益和质量的关键环节。在社区卫生服务领域中,卫生服务决策分析的目的通常包括以下方面。

(一) 确定最优医疗卫生措施

医务人员可利用相关证据开展决策分析,停止使用无效的医疗卫生措施,限制使用有效但昂贵的医疗卫生措施。同时,可在引进新的医疗卫生措施前,明确证明其效果的相关研究,并兼顾社会和患者的相应费用承担能力。

(二) 改善居民健康指标

医务人员可经过多轮决策分析,对社区居民的亚健康状态与现患病疾病谱有充分的了解,从而针对该地区社区居民特性制订持续有效的防治方案。对于高血压、糖尿病等高发慢性患者群进行有效干预,从而降低该地区各类疾病的发病率与死亡率。

(三) 解决突发公共健康事件

卫生决策是突发公共事件卫生应急体系的重要环节。在大规模流感、自然灾害、核辐射事故等事件发生时,各地区需要立即组织协调,进行信息汇报、监测预警、决策评估,以确定相关应急预案。及时果断地进行卫生决策,可以确保在最小的社区范围内,让该公共健康事件的不良影响降至最低。

(四) 持续增进卫生服务质量,促进健康建设

通过分析卫生服务决策所产生的影响与成果,总结评价卫生服务决策现状,有助于对医疗卫生服务中的诊断、治疗、预防保健和管理等方案进行优化,以此持续提升卫生服务质量,加快建设全民健康。

三、卫生服务决策的类型

(一) 临床决策

随着诊疗技术的飞速发展,对一种疾病的诊断和治疗往往有两种以上的方法,需要医生根据实际情况来作出决策。例如,有研究假设有 1 000 例来就诊的患者出现 1~3 周腹部疼痛的症状,其中有 12 例患有胰腺癌,必须早期发现才有可能治愈;现有一种可早期发现胰腺癌的新手术方法,真阳性率为 80%,假阳性率为 5%,且无任何不良反应。已知早期发现胰腺癌患者的手术治愈率为 35%,手术病死率为 10%。根据上述信息,能否作出

决策认为该方法值得推广,虽然现有的信息似乎是有利的,但对新方法可能造成的临床结果仍需进行决策分析。结果显示,该方法可能会增加死亡人数,从 12 例增至 12.5 例,其中 5 例死亡为非胰腺癌患者,且另有 38 例非胰腺癌患者会在接受手术后造成健康问题,因此通过决策后认为不宜采纳这种新方法。由此可见,对于临床诊断和治疗技术,不可仅注重显然的成本和效果,而忽略各种临床结果发生的可能性,科学且及时地决策分析,可以避免严重不良后果的产生。

(二) 社区预防保健决策

社区中的预防保健工作同样需要进行决策分析。例如,对新生儿接种乙型肝炎疫苗可以有效预防乙型肝炎,某地现有两项人群接种方案可供选择:一种方案是新生儿疫苗普遍接种,即没有筛查孕妇,对所有新生儿直接接种全剂量、加剂量和低剂量的疫苗。另一种是在决定是否接种疫苗之前,先对孕妇进行乙型肝炎感染筛选,显示乙型肝炎表面抗原阳性的孕妇生产后对新生儿接种全剂量、加剂量和低剂量的疫苗;而对显示乙型肝炎表面抗原阴性的孕妇生产的新生儿,则采取低剂量疫苗接种或直接不接种。现假设乙型肝炎表面抗原阳性的孕妇比例为 6%,全剂量、加剂量和低剂量疫苗接种的保护率分别为 95%、92% 和 90%,未接种疫苗者感染乙型肝炎病毒的概率约为 3.92%。直接成本数据包括:筛查试验费每次 15 元,疫苗费及产生的劳务费在全剂量接种时人均为 50 元,加剂量接种时为 60 元,低剂量接种时为 40 元;治疗每例乙型肝炎病毒感染的医疗费用平均值为 350 元。经过决策分析,对每个新生儿普遍接种的成本为人均 45 元,而第二项方案则降低为 36 元,从节省成本的角度考虑应选择先筛选后接种的方案。因此,在选择预防保健方案时,为了实现有限经费的效益最大化,有必要利用决策分析来选择"性价比"高,即成本效益高的方案。

(三) 机构宏观决策

对于政府管理部门、医疗单位等机构,卫生服务决策被视作日常工作中的重要环节。例如,药物使用决策领域,一般需要基于药物经济学评价,对所选择的药物是否纳入医保进行分析决策,从而最大程度发挥医疗保健资源的效率。具体操作可以使用模型分析来表示,显示可能的处理方案、处理结果和发生概率,计算每个处理方案的估计成本,并根据估计成本确定最终方案。例如,针对急性冠脉综合征的治疗中,上海市相关部门需要考虑在替格瑞洛与氯吡格雷这两种药物中作出选择。若单独考虑药品费用,两种药品的价格基本一致;但若基于药物经济学模型分析,可发现替格瑞洛与氯吡格雷相比,每延长 1 个质量调整寿命年(quality-adjusted life year, QALY),需增加的医疗费用为 14 094 元。且以人均 GDP 为标准,替格瑞洛的增量成本收益比(incremental cost effectiveness ratio, ICER)远低于当年上海市人均 GDP,证明在经济水平较高地区如上海等地,应该普及替格瑞洛的使用以获得更好的成本-效果。研究者通过决策分析可以综合分析影响研究结果的因素,从而得出更加客观准确的结果。

第二节　卫生服务决策分析的要素与过程

一、卫生服务决策分析的要素

从循证理念出发,卫生服务决策分析需要考虑的关键要素通常包括证据、卫生资源和资源配置中的价值取向。

(一) 证据

证据可以理解为一组事实或信息,用来支持一个结论、理念或建议的真实性和有效性。近年来,卫生服务决策分析非常强调对研究证据的收集、分析和评价,基于现有证据作出决策。目前,卫生服务决策正由传统的主观臆断式决策转向以证据为基础的新型卫生服务决策分析模式。根据来源,常用的证据类型如下。

1. 研究证据

预防保健和管理决策中,研究证据常包括已经在学术刊物公开发表或以内部简报形式报送的政策研究成果,以及目前正在进行的初步结果等。例如,对于临床决策,主要纳入随机对照试验与相关系统评价研究、荟萃分析(meta 分析)等。

2. 实践证据

包括部分地方的过往经验、实践成效及结果评估等。循证医学中评价干预措施效果的最佳证据来源即随机对照试验,但对于许多公共卫生干预措施的效果评价研究来说,随机对照试验一般不适用,在实践过程中通常使用以下四类科学研究证据作为评价干预措施效果的重要证据:描述性证据(如某一疾病的流行病学特点等)、分析性证据(如某一问题的危险因素等)、评估数据(例如某一干预措施的有效性评估等)、政策分析(如某一政策带来的可能结果等)。公共卫生决策所需的证据不仅来自医疗领域,还可来自社会、经济、教育、伦理和司法等其他领域,需要广泛收集证据并辨别其适用性。

3. 经验证据

包括专家知识、决策者既往决策经验、利益方咨询等,这部分经验证据可能会在决策中发挥重要作用,值得决策者重视。例如专家知识,往往既包括相关客观事实,也包括专家对相关事实的个人理解,需要决策者对所收集到的证据进行恰当评价与取舍。

(二) 卫生资源

卫生资源的定义是社会基于特定的经济条件向卫生相关部门与机构提供的人力、物力和财力资源等,是卫生服务的物质基础和基本条件。卫生资源可分为硬资源和软资源两类,前者为具体有形的资源,包括人力、物力等,后者为抽象无形的,一般涉及卫生信息、卫生政策、相关法规与前沿科学技术等。社区中常见的卫生服务资源包括硬资源和软资源。① 硬资源:组成社区卫生机构的人员(总量及构成比)、基础设施(床位数)、医疗设备、财政津贴等;② 软资源：社区卫生服务机构可获得的医疗技术、管理办法、政策利好等。

（三）资源配置中的价值取向

卫生资源配置的价值取向是指一个主体单位在规划、分配、使用卫生资源时保持的基本价值判断。目前,我国卫生资源存在公平性较差、利用效率不足、供需失衡的问题,亟须对现有资源进行优化组合、合理配置。需要、公平和效益是社区合理规划、分配、优化卫生服务资源的三个关键要点。明确受众所需要的卫生资源种类、构成比、优先顺序,是卫生资源规划的基础;在确保卫生资源符合受众需求的条件下,保证人人都可以按需获得医疗卫生保健服务,是卫生资源分配的原则;在做到需要和公平的前提下,实现卫生服务供需平衡,同时尽可能降低成本、提高效益,将有限资源的作用最大化,是提升卫生资源配置的根本途径。需要、公平和效益三个关键要点环环相扣,可以持续优化卫生资源配置。

二、卫生服务决策分析的原则

对于一项科学问题,需要明确问题、提出方案,判断得出最优方案,由此实现决策分析。在此过程中,需要遵循以下原则。

（一）目标性原则

决策目标是确定方案的重要依据,既是决策的核心内容,又是分析的首要前提。明确目前应该实现的目标与应该解决的问题,在此基础上收集相关证据并制订具体的决策方案。必须确保决策目标明确、详细,便于衡量。

（二）科学性原则

决策分析中的每一个环节都有可能直接决定成败。因此,对专业度要求极高,决策者必须以科学的系统理论为指导,寻找真实有效的证据,并运用科学的方法进行分析,力求决策结果最优化。

（三）可行性原则

决策建立在实际需要和可能的基础上,而决策能否成功取决于外部环境、内部环境的诸多因素。因此,制订决策方案时不仅要考虑直接受众的需要,还要考虑到信息条件、组织条件、物质条件、环境条件等各方面是否有决策实施的可行性。

（四）经济性原则

决策者在对不同决策方案进行分析判断时,也需要考虑经济效益等因素,比较不同决策方案的耗费成本与可取得收益的关系,即投入与产出两者的关系。如果某一方案中所花的代价大于所得,则不予考虑。此外,除经济效益外,决策者应同时考虑社会效益,选择以较小的劳动消耗和物资消耗取得最大化成果的方案作为最优方案。

三、卫生服务决策分析的步骤

为减少卫生服务决策过程中的错误,提高证据质量,并增强全科医师获取证据的能力,卫生服务决策分析应遵循相应步骤展开,即确立问题—收集证据—评估证据—拟订方案—分析判断。

（一）确立问题

为有效解决医疗卫生领域的问题,同时避免资源的浪费,决策者首先要做到能够提出完整全面的决策问题。决策问题的构建可以运用 PICO 原则,该原则原指一种格式化信息的检索方式,基于循证医学理论将一个问题细分为四部分,以获得准确的搜索结果。遵循 PICO 原则构建医疗卫生领域决策问题,可以为决策实践中查证用证提供明确的方向。

人群（population,P）：人群或是医疗卫生决策适用人群及其人群特征。包括与需要解决决策问题密切相关的人群或人群的相应特点。

方案（intervention,I）：关注的处理方案,如门诊就诊卡管理、医院人才选拔策略以及支持方案的相关证据。

对照措施（comparison,C）：与待选方案相比较的其他方案,在循证决策问题中,多以常规方案、保守方案作为对照方案进行分析。

结局（outcome,O）：管理者关注的方案实施后的获益、危害及成本效益。

（二）收集证据

总体而言,开展社区卫生决策常用证据主要包括研究证据、实践证据和经验证据。前两者通常包含已发表的文献与文件资料,可通过检索数据库获得。例如,使用 Uptodate 查找证据综合,使用 Cochrane、Medline 查找系统评价,使用 PubMed、Embase 等数据库查找原始研究文献、登录国家卫生健康委员会官方网站查找卫生领域相关政策等。在确定检索词和检索策略后,浏览所得资料,收集与决策问题有关的证据。然而,经验证据通常不包括上述资料,决策者在面对自己不甚熟悉的领域时,必须通过专家访谈等方式征求专业意见。可邀请相关领域专家与医务人员开展有关决策问题的访谈,对访谈所得的数据信息进行质性分析和理论归纳,由此获得相对可靠的证据。

（三）评估证据

在实践中,确定问题并搜集相关依据后,如何筛选有利于决策的证据就显得尤为重要。证据的评估中,证据质量、证据准确性和证据相关性是必须要考虑的三大要点。

1. 证据质量

出于证据的重要性,循证医学已存在许多工具来评估证据的质量。如 Cochrane 偏移风险评估工具可用于评估随机对照试验、NOS 量表（the Newcastle-ottawa scale,NOS）可用于评估病例对照研究与队列研究。但是由于决策领域证据的特殊性,无法直接沿用这些方法来评价所有证据的质量,可将现有方法所得结果作为参考,综合判断评估所使用证据的客观性和代表性。

2. 证据准确性

循证决策所使用的证据,必须以清晰的语言或尽可能使用易被决策者理解的语言来表述,要避免使用过多的专业技术名称或学术语言。有时,同一个指标在不同环境中的内涵实际并不完全相同。如我国的"医生"涵盖了放射医师、中医师、牙医等取得执业医师注册的所有人员,而部分国家在进行医师人数统计时排除了放射医师、牙医师、传统医学医师等职业。因此,在对不同国家之间进行比较时,如单纯使用"千人口医生数"这一指标而不作任何说明或讨论,可能会得出有争议的结论。在评估证据时,应充分描述研究假设、研究方法、研究规模、研究机构等,有利于帮助决策人员对证据的理解,推动证据的合理使用。

3. 证据相关性

搜集到的证据与目前的议题是否相关、有多大相关性等,是决策者在使用证据时必须考虑的。证据产生时间是证据相关性的重要内容。例如,在分析分级诊疗时,近年来随着医疗保障制度的完善,基层医疗卫生机构内部运行机制的改革等,患者的就医习惯产生了较大变化,如仍使用过去的指标作为证据来分析,易导致决策失误。

(四) 拟定决策方案

在完成证据评估后,应收集和整理符合要求的所有证据,并形成一套证据集以供后续决策。证据是形成决策方案的核心,但仍需注意的是多数情况下证据仅确保了决策的目标性与科学性。为了实现可行性与经济性,决策者需要进一步结合可用资源和价值取向,形成可供选择的决策方案。以下六项问题可以帮助拟订方案,明确每种方案的特点。① 是否已经存在现有的可以解决问题的方案? 优势与缺陷是什么? ② 每种方案将会产生哪些获益? ③ 每种方案将可能会产生哪些危害? ④ 每种方案的成本是多少? 是否有相关证据支持? ⑤ 具体执行时可能会出现什么情况,能否改善原有的获益、危害和成本? ⑥ 利益相关者的意见和经验是否会影响方案的获益、危害、成本和大众接受度?

(五) 分析判断

决策者在基于证据进行决策时,往往面临多个决策方案,不同方案的成本益处、危害不同,有必要根据现有证据作出合理的判断,并在考虑利益的情况下选择最合适的方案。在此过程中,可结合科学的分析方法作出最终决策,常用的方法包括投入产出分析、综合评价方法和数学模型构建等。

以上是卫生服务决策分析的基本步骤。在实践中,卫生服务决策分析的各个环节都可能出现影响决策过程的相关因素。为了提高卫生服务决策的质量与可行性,社区医务人员在决策分析的各阶段都要按照卫生服务决策分析的原则与方法开展决策分析,如明确决策问题、客观评估证据、对临床与预防保健问题有深入理解以及保持良好医患沟通等。

第三节　卫生服务决策分析的常用方法

决策科学在卫生服务领域已积累了系列分析方法,本节将对决策分析中的常用方法进行概述,说明各个方法的概念与适用性。

一、投入产出分析

（一）概念

投入产出分析,又称为投入产出法,是经济学分析与经济规划制订的一种常用工具。投入产出分析可用来展现经济系统中投入与产出之间的数量相关关系,并以此来对政策进行模拟、对经济进行分析预测,继而制订相关计划和相关控制方法的数学分析方式。对于社区卫生服务机构而言,有必要进行投入产出分析来分析现有卫生资源的配置效率等方面的现状,协助优化有限卫生资源的效用,从而为社区卫生服务深化发展提供有利的信息,为卫生行政部门制定系列政策提供参考。

（二）构成指标

投入产出分析涉及投入和产出两个部分。与卫生资源的概念类似,投入可分为硬投入和软投入两类,前者是指即有形的投入,其有具体的物质形态,如人力、物力、财力等;后者指无形的,非物质形态的投入,如相关信息、政策、法规、管理、科学技术等。卫生服务实施过程中反映投入和产出的主要指标如下。

1. 投入型指标

主要考虑人力、物力和财力投入三个方面,常用指标包括每千人医生数、每千人卫生服务者数量、每千人口床位数、人均医疗消费总费用和人均卫生事业费等。

2. 产出型指标

产出部分主要包括服务情况、服务量以及实际收入情况,常用指标有年健康教育活动次数、健康档案建立人数、健康管理人数、卫生服务量、总收入和人均门诊费用等。

（三）具体方法分类

投入产出分析的具体方法包括三类:成本-效果分析、成本-效益分析、成本-效用分析,每种方法的侧重点有所不同。

1. 成本-效果分析

成本-效果分析(cost-effectiveness analysis,CEA)是通过直接比较卫生服务或临床治疗项目的成本和效果,来评价项目或治疗经济性的方法。效果一般指接受医疗卫生服务后对个人或人群健康状态产生的影响,如某种疾病的患病率、死亡率发生变化等。反映效果的指标包括中间指标及最终指标,中间指标一般指预防保健或临床治疗的短期治疗效果,例如血压、血糖控制率;最终指标则指向长期治疗效果,例如人均期望寿命、人口死亡率等。成本-效果分析一般适用于对相同目标、同类指标的两项及以上方案进行比较分析,不适用于对单一方案直接进行卫生经济学评价。

2. 成本-效益分析

成本-效益分析(cost-benefit analysis,CBA)是计算出各方案所产生的成本和收益,通过比较方法,按照一定的原则选择出最优的决策方案。在该方法中,某一项目或决策的所有成本和收益都将被一一列出，并进行量化比较。效益可同时包含效果和收益，在研究中通常用货币价值来体现健康改善的结果。与成本-效果分析类似，成本-效益分析直接比较多项卫生服务方案的成本和收益来评估方案、作出决策，其基本原理是：在明确所要达到的目标的基础上提出若干卫生服务方案，计算每一项方案的全部成本及效益，选择出成本相对低、效益相对好的方案。

成本-效益法利用通用货币价值比较不同治疗方案的效益，成本（cost）以 C 表示，效益（benefit）以 B 表示，效益与成本的比值以 B/C 表示。当效益成本比 B/C>1 时，表明方案效益高于成本，该方案可行性高；B/C=1 时，则效益与成本一致；B/C<1 时，表明此方案效益低于成本，不具有优势。在其他条件一致的情况下，应该选择 B/C>1 的方案作为最终决策方案。值得注意的是，成本-效益法只适用于可用货币价值衡量的效益，而有一部分效益（如治疗方案实施后患者主观感受）无法转换为货币价值，应采取成本-效用分析。

3. 成本-效用分析

成本-效用分析（cost-utility analysis，CUA）是通过比较不同卫生服务或临床治疗项目的成本和效用，从而评价项目或治疗经济性的方法。效用是指临床治疗及医疗卫生服务后健康状况的客观改善与患者主观感受的提升，前者考虑血压、呼吸、血氧等临床测定的生理指标，后者则包含患者反映的疼痛减轻、精神状况好转、运动功能恢复等。效用反映的是身体、心理、社会功能维度下的改善状况，成本-效用分析不仅包含生理指标，同时还考虑了患者自身健康状态的主观满意程度，是一种综合评价患者生命质量的方法。在实际应用中，不同方案的成本使用货币价值量化，效用则使用一系列效用指标来表示，常用指标包括生命质量调整生命年（quality-adjusted life year，QALY）、伤残调整生命年（disability adjusted life years，DALY）和生命质量。QALY 可以理解为不同生活质量的生命年数换算为生活质量完全健康的人的生命年数（即健康生命年）。DALY 是因为死亡损失的健康生命年，生命质量可以通过相关量表测试获得。

成本-效用分析法常用成本-效用比作为评价指标。一项方案的成本-效用比越小，则表明增加相同效用时所需成本越低，提示方案较优。与成本-效果法及成本-效应法相比，成本-效用法同样应用于对同一研究对象可采用的不同研究方案之间的比较和经济学评价，且进一步丰富了产出的内涵，可以更全面地展示投入与产出两者间的关系。

二、综合评价法

（一）概念

综合评价法即综合多项评价指标评估一个或多个研究对象或其特定属性，并对结果进行定量化展现。综合评价法包含一系列方法系统，应用广泛，这些方法的共性在于针对研究对象，建立起综合全面的指标体系，使通过一定的方法或模型进行计算、测评与分析，借助定量化结果作出最终决策。

（二）具体步骤

1. 评价指标的选取

评价指标的选取原则如下。① 代表性：指标能够很好地代表对应层次；② 确定性：指标的数值有确定的高低的意义；③ 灵敏性：指标值有一定的波动范围；④ 独立性：指标尽量保证无法替代，有多个类似的选取几个，或聚类。

2. 确定各评价指标的权重

常用的指标权重分配方法可分为两类：一类为主观分配，涉及决策者的主观判断，包括专家评分、成对比较、Saaty 法；另一类为客观分配，通过模型计算确定权重，包括模糊定权法、熵权法、相关系数法等。实际应用中，每种方法都具有一定的主观性，在确定权重时应保持谨慎，必要时可参考相关专业解释。

3. 明确各项单个指标的层次及其界限

评价指标体系一般分为三个层次（一级、二级和三级）。在构建指标体系时，应做到系统优化，即用较少的指标与层级进行较为全面系统的评价，在这过程中要避免出现权重过大的单一指标与太过复杂的体系结构。需要注意的是，同层级指标代表评价对象的某一方面，为了保证评价结果的系统全面，指标体系中各个层次的各项指标都应该界限分明，避免出现不同层级相互重叠或有内在联系的问题。

4. 建立综合评价模型

实际应用中需要根据评价目标与数据特征，选择适宜的评价方法构建综合评价模型。目前，常用的评价方法有综合指数法、模糊评价法、层次分析法等。任何一种方法兼有优势与不足，因此在具体运用某一种方法时可考虑与其他方法相结合，以便提高评价模型的准确性和实用性。

5. 应用综合评价模型得出结果

将实际问题中的已有数据资料代入综合评价模型中进行计算，评价现状并进行分析总结。

（三）方法分类

1. 综合指数法

指数是依据特定公式算出的一种相对数，又分为个体指数和总指数。综合指数法基于总指数计算公式得出，先综合多个评价指标的测定结果与标准数据的信息，后通过对比，平均定量地表达多个指标的综合变动程度，从而确切反映出研究对象的总体变动情况或产生的实际效果。综合评价的应用范围十分广泛，适用于各个领域，如在评价社区卫生服务患者满意度时可以使用该方法，先归纳得出满意度的若干核心指标，使用综合指数法公式进行计算，以定量结果综合反映社区卫生服务满意度的整体水平。

该方法优点在于：利用公式计算综合指数从而综合评价研究对象，避免研究者因主观制订指标权重造成主观偏差，得到的结果具有客观性。缺点在于：某项参数特别突出时容易造成很大影响，只在研究对象的各项指标波动范围较小的情况下适用。

2. 综合评分法

（1）层次分析法：层次分析法（analytic hierarchy process，AHP）的基本原理是将模型自下而上分为目标、准则、方案三层，构建上下层之间的成对比较矩阵，计算每个成对比矩阵的特征根和特征向量，做一致性检验；将各层进行综合，计算从最下层到最上层的权重，将定性和定量相结合。该方法具体使用步骤：① 明确问题后，建立三层阶梯层次与两两比较判断矩阵；② 通过判断矩阵计算权重向量结构体系，结合一致性检验分析；③ 计算各层次元素的组合权重向量，结合一致性检验，得出最终结果。

该方法的优点在于：适用于针对经济、社会的研究，研究对象主观因素大，难以量化，可以通过该方法计算处理，较为简单方便。缺点在于：研究者使用该方法分析问题时，主观因素占比较大，定量数据少、定性数据多，且该方法中的判断、比较和计算都比较粗糙，仅适用于对精确度要求不严格的研究问题。

（2）模糊评价法：模糊评价法（fuzzy comprehensive evaluation，FCE）是一种基于模糊数学的综合评价方法，利用模糊数学中的相关理论，将定性评价转化为定量评价，通过精确的数字手段处理模糊的研究对象，继而对研究对象总体或某一方面特性做出一个总体的评价。模糊是一个没有明确非 0 即 1 的分界线的形容词，如美、丑等。而模糊数学的基本思想是用程度代替属于/不属于（非 0 即 1），如评价一个人的外貌可以用介于 0～1 的数字表示。

该方法优点在于：主观因素少，对于实践操作中遇到的难以量化的、模糊的问题可以对其进行定量化，使其结果具有精确性、科学性、系统性等，很好地解决了判断的模糊性。缺点在于：计算过程较为复杂，对于指标权重的设置具有较强的主观性。

三、数学模型方法

（一）决策树模型

决策树模型（decision tree mode）是一种数据挖掘模型，在实际应用中主要用来解决分类问题。该模型基本原理是通过训练样本集，建立目标变量相对于各输入变量的预测模型，完成任意取值下输入变量及目标变量的数据分组，从而对后续加入的数据对象进行有效的分类及预测。

该模型原理为：通常由一系列节点、子节点和分支构成一个决策树模型，其中节点和子节点代表着决策过程中所考虑的各项属性，根据属性的不同形成多个分支，可以根据节点相对层次由上往下划分根节点与叶节点。模型一般遵循叶节点到根节点的顺序进行计算，一个决策树模型中通常有多条叶节点到根节点的路径，其中一条路径对应一条决策规则。若需对某个数据对象进行分析时，可通过在已构建的决策树模型中输入该数据变量的取值，从而估计出相关目标变量的取值或者分类。

决策树模型的优点在于：研究者在构建模型时，不必对数据的结构和分布作过多假设，模型得到的结果较为直观，易于解释与决策。缺点在于：对数据样本量要求高，且出现数据缺失值时模型无法自行处理。

(二)马尔可夫模型

马尔可夫模型(Markov model,Markov 模型)是由俄国数学家马尔可夫首次提出的数学模型,其概念可以简单解释为基于某种变量目前的状态及发展趋势来预测未来的状态及发展趋势。在医学领域中,该模型主要用于决策分析和疾病预测。该模型基本原理是把要研究的治疗措施或方案可能对个体或群体健康的影响程度划分为多个健康状态,依据个体或群体一定时间内不同健康状态间相互转换的概率,来模拟方案实施后的健康发展过程,并结合每个状态上的最终结果来估计个体或群体的健康结局。现有研究中,常使用该模型进行临床干预的效果评价以及不同治疗方案的卫生成本-效益估算。在疾病预测中的基本原理则是,将不同前提条件下研究对象(如某个疾病)的发病率分别列出,计算各状态间的转移次数,构建不同状态间的概率转移矩阵,从而根据矩阵中的最大转移概率预测该疾病的发病率、死亡趋势等。

Markov 模型的优点在于:适用于较为长期的研究,尤其是慢性病,具有进展时间长、并发症患病风险高、有效治愈率低的特点,该模型可以动态衡量疾病的变化规律周期,进行持续时间较长且较为准确的估算。缺点在于:对数据样本量以及各参数(如转移概率等)的精确性需求高。

第四节　案例实践——社区脑卒中
人群防治干预策略制订

一、临床决策案例——社区脑卒中人群防治干预策略的临床效果评价

(一)实践背景

脑卒中是一类急性脑血管疾病,起病急且治愈率低,以突发、进展迅速的脑缺血或缺血为特征。随着我国人口老龄化加剧,该病的发病率逐渐攀升。脑卒中的发生易提高患者致残率和死亡率,给个人乃至社会造成严重的经济压力和负担。目前,对脑卒中的防治强调以预防为主,针对已知危险因素(例如高血压、糖尿病、吸烟等)进行社区干预,既符合成本效益的原则,又能有效改善脑卒中在人群中的发生和发展。

上海市某社区决定开展以社区为基础的脑卒中防治干预,重点围绕社区高危人群及重点人群的高血压管理,计划实施一系列相关项目以得出社区脑卒中干预的最佳方案。在该社区中,通过应用典型案例分析方法,比较得出以高血压管理为主的社区脑卒中防治策略,并开展临床效果评价,为解决脑卒中的人群防治干预发掘科学、客观的证据。

(二)实践目的

该社区在过去 5 年中曾分别实施个体干预与人群干预两项方案,干预内容一致,主要

通过比较干预前后社区居民的血压变动水平，患者的血压控制率，居民对高血压及脑卒中的了解程度，5年内脑卒中发病率、死亡率的变化水平，从而评估该社区脑卒中防治方案的效果，在两项方案中作出决策。

（三）资料来源

对该社区中5万名18周岁及以上的成年居民进行多次入户调查，调查内容包括人口学资料、重大疾病史、家族遗传病情况、服药情况，并收集当日收缩压、舒张压等信息。该地区人口学资料来自当地公安部门户籍登记报告，发病资料和死亡资料分别来自该社区脑卒中报病登记系统及疾病控制中心的死因登记相关信息。

（四）诊断和评价指标

1. 诊断标准

（1）脑卒中：主要类型包括脑出血、脑缺血（即脑梗死）、蛛网膜下腔出血及其他未分类的脑卒中。患者可有头晕、恶心、肢体麻木、视力下降等症状且持续24小时及以上，需要结合头颅CT与磁共振成像（magnetic resonance imaging，MRI）辅助诊断。脑卒中需要注意鉴别诊断，肿瘤、严重颅脑外伤及颅神经炎、脑膜炎等中枢神经系统感染应被排除。

（2）高血压：本次研究中考虑到信息收集的及时性与便利性，使用水银血压计测量居民的收缩压与舒张压，测量血压前要求被测者静坐5分钟，重复测量2次，记录2次血压测量的均值。收缩压均值≥140 mmHg或舒张压均值≥90 mmHg可诊断为高血压；测量时血压正常，但有高血压病史且长期服用一种或多种降压药物的居民也可诊断为高血压。

2. 评价指标

（1）高血压患病率：研究人群中高血压患者的比例。

（2）血压了解率：研究人群中对自身血压情况了解的人数比例。

（3）高血压治疗率：研究人群中高血压患者服用降压药物的人数比例。

（4）高血压控制率：研究人群中高血压患者中长期服用降压药物，且最近一次体检中收缩压＜140 mmHg和舒张压＜90 mmHg者的人数比例。

（5）脑卒中发病率或死亡率：脑卒中发病例数或死亡例数与该年平均人口数的比值。

（五）数据分析与质量监控

使用SPSS和Excel等软件进行数据整理与分析。整理、归纳收集好的数据和疾病监测记录，纳入Excel软件中，经过数据预处理及数据质量检查后，录入Epidata建立数据库，数据录入完成后再次进行校对，保证数据的完整性。定量资料用均值±标准差来描述，两组间样本均数比较采用独立样本 t 检验，多组间样本均数比较可采用方差分析。定性资料用相对数描述，组间比较采用 χ^2 检验，获得不同组别在各类临床结局指标方面的差异。

（六）分析结果

实施两组干预策略的结果显示：无论个体干预或群体干预，开展后皆有成效。高血压患病率、了解率、治疗率和控制率都显著提高；高血压患者的收缩压和舒张压均显著下降，血压正常人群的收缩压有下降趋势；总体来看，血压了解率提高了 58.60%，增长幅度为 240%；高血压治疗率提高了 5.33%，增长幅度为 6%；高血压控制率提高了 32.61%，增长幅度为 140%；高血压患者的收缩压平均下降了 14 mmHg，舒张压平均下降了 7 mmHg，血压正常人群的收缩压平均下降 4 mmHg。对患病率与死亡率资料的分析发现，5 年中该社区脑卒中发病率和死亡率总体呈下降趋势，但高血压患病率变化不明显，仍为较高水平。

个体干预与群体干预两组间的比较结果显示，群体干预的效果更好。个体干预后，血压了解率、高血压治疗率和控制率分别为 75.40%、68.32% 和 33.94%；群体干预后，高血压了解率、治疗率和控制率分别为 86.46%、71.22% 和 36.86%，居于较高水平。提示高血压干预应以高危人群结合全人群的群体干预策略为主，尤其加强一级预防是控制与减少脑血管病发病与死亡的关键。

二、社区预防保健决策案例——社区脑卒中人群防治干预策略的经济学分析

（一）实践背景

上海市某社区决定开展以社区为基础的脑卒中防治干预，重点围绕高血压管理，将高血压患者与脑卒中患者等高危人群与全人群相结合，计划实施一系列相关项目以得出社区脑卒中干预的最佳方案。通过应用典型案例分析方法，比较得出以高血压管理为主的社区脑卒中防治的最佳方案，并开展临床效果评价，为解决脑卒中的人群防治干预发掘科学、客观的证据。

过往资料分析表明，将高血压人群与全人群相结合，实施群体干预是更为有效的高血压与脑卒中防治策略。为了进一步预估该干预策略实施后可产生的经济效益，社区管理人员收集并整理高血压管理与脑卒中发病率等已有研究结果，利用 Markov 模型进行成本-效果分析，探究该策略是否值得推广，为社区及当地卫生管理部门提供合理配置利用卫生资源的可行方案。

（二）实践目的

研究该社区开展人群防治干预策略所要投入的成本与效果，成本以货币价值进行评估，效果以减少的脑卒中例数与增加的质量调整生命年（QALYs）进行评估，为社区及当地卫生管理部门提供可行方案。

（三）资料来源

（1）现场调查：从社区卫生服务中心等相关机构获取自人群防止干预策略开展以来高血压及脑卒中发病率、死亡率、该地区降压药物使用情况、药品价格等各项信息。

（2）文献评阅：使用中文数据库如中国知网、万方以及英文数据库如 PubMed、EMBase 检索国内外以高血压、高血压管理、脑卒中为主题的系统评价、meta 分析，评估文献质量并整理汇总相关数据信息，作为 Markov 决策模型的运行参数。经济学评价：决策模型——研究方案和 Markov 模型评估。

（3）研究策略：① 策略一，不采取任何高血压管理干预措施，不干预脑卒中的发生发展；② 策略二，对特定人群（年龄≥35岁）进行高血压管理干预，从而对该人群中脑卒中的发生概率进行干预，对其余人群（年龄＜35岁）不采取干预措施。

（4）时间范围：Markov模型中设定以1万名35周岁及以上人群作为研究对象，从人群进入模拟队列到出现期望健康结局的时间区间设定为50年，主要计算50年内策略一与策略二条件下队列的期望健康结局（以队列累积生命年数、直接成本费用和脑卒中发病例数呈现），并对高血压管理的效果进行增量成本-效果分析。

最初Markov状态分布：meta分析结果显示35周岁及以上人群中高血压患病率为5%，因此设定研究队列初始健康者和高血压者的百分比为95%和5%，即10 000名35周岁及以上的人群中，健康人群和高血压患者的人数分别为9 500人和500人。

分析假设：① 所有脑卒中患者、高血压患者的诊治与管理过程中的发病和高血压管理和治疗的费用取均值，即不考虑个体情况的额外医疗费用，同时策略一（即不干预策略）与策略二（即干预策略）在由脑卒中进展到其他疾病状态的影响相同，两组其他不同状态间互相转变的概率不同；② 研究以35岁及以上人群作为干预对象，而上海人群期望寿命大于80岁，故Markov模型模拟时间设定为50年；③ 对超过1年的医疗费用按3%进行贴现；④ Markov模型中使用半周期校正，减少模型计算误差。

（四）Markov决策模型框架

构建框架：① 针对策略一与策略二确定周期内可能出现的健康状态（即Markov状态）和事件；② 确定不同健康状态之间可能的转化以及相应的转化概率；③ 确定每个循环（周期）的时长以及模型需要模拟多少个循环；④ 估计各个干预的成本和预后。根据Markov状态图所建立的Markov树见图5-4-1。

Markov树中需要设置Markov状态、初始循环过程以及转移概率。具体解释如下：从左侧带M的圆形节点进入Markov循环，4个枝干分别代表健康（well）、高血压（hypertension）、脑卒中（stroke）和死亡（death）4个Markov状态。每个分枝后的圆形节点表示研究对象在一个周期内将从该状态按特定概率转移为其他状态，如健康状态分枝后续可按不同概率转移为持续健康、高血压、脑卒中和死亡状态。Markov树中最右端的三角形代表一个循环周期的终点，Markov状态不再转移。

Markov树中每个分枝下方的数字（或符号、公式）表示队列进入循环时每个状态的初始队列分布概率或转移概率。本研究中采用模拟出生队列的Markov模型，假设队列中的所有人在出生时是健康无疾病的，因此在"健康"分枝下标注概率为1，剩余3个分支下标注初始概率均为0。在4个Markov状态的分枝后的下方标注表示从该状态转移为下一状态的概率，如z_gyu[age+stage]表示从健康转移为高血压的概率，>0且<1，该数据一般来源于国内外的meta分析。4个分枝的概率之和为1，由健康状态转移为持续健康状态，下方标注为"＃"，以表示1-转移为高血压、脑卒中、死亡的概率之和。表5-4-1为图中Markov树中所有参数的详细解释。

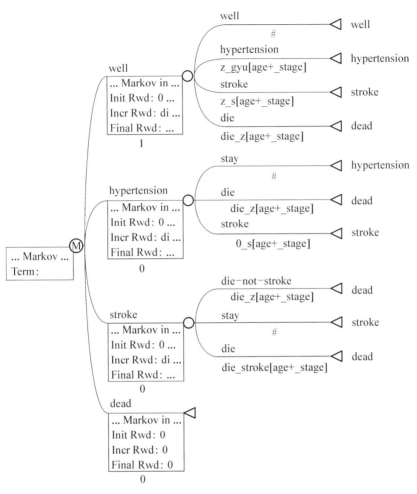

图 5-4-1 马尔可夫(Markov)决策流程图

表 5-4-1 马尔可夫(Markov)模型运行所需参数

参 数 命 名	参 数 含 义	数 据	注 释
z_gyu[age+_stage]	正常→高血压	高血压年发病率	
z_s[age+_stage]	正常→脑卒中	非高血压人群中脑卒中发病率	
die_z[age+_stage]	正常→死亡	人群非脑卒中死亡率	人群死亡率→脑卒中死亡率
die_z[age+_stage]	高血压→死亡	人群非脑卒中死亡率	人群死亡率→脑卒中死亡率
g_s[age+_stage]	高血压→脑卒中	高血压人群的脑卒中发病率	
die_stroke[age+_stage]	脑卒中→死亡	脑卒中年死亡率	

(五) 模型构建

1. 成本效果分析

研究使用成本-效果比(cost-effectiveness ratio,CER)比较单位效果的成本花费,即比较两个决策方案中每个生命年、每个 QALY 和每预防一例脑卒中的发生所需消耗的货币量。CER 越小则反映获得相同效果所需消耗的成本越低,该策略经济性高;为了更好地评价两个方案之间的相对经济性,进一步使用增量成本-效果比(ICER)表示增加单位效果所需要的增量成本,CER 与 ICER 的计算公式为:

CER$=C/E$;

ICER$=(C1-C2)/(E1-E2)$(C:某策略投入的成本;E:某策略的效果)。

2. 模型运行

采用 TreeAge 公司开发的决策软件 TreeAge Pro 进行 Markov 模型构建、运行和数据分析。

3. 敏感性分析

考虑到 Markov 模型中各健康状态的转移概率等参数有波动范围,对这些参数进行单因素和多因素(一般为 2 个因素)的敏感性分析,评价各参数在范围内的波动对模型最终模拟结果的影响程度,并找出影响成本-效果的关键因素。对超过一年的成本采用贴现率 3%(0 和 5%)进行折合。

(六)基于模型结果的决策

模型分析结果显示:实施社区人群防治干预策略可使 1 万例 35 周岁及以上人群在 50 年内增加 5 764 个 DALY,减少 786 例脑卒中的发生,故从单一效果的角度应选择策略二。将两项策略的 CER 进行比较,策略二中每增加 1 个生命年和 1 个 QALY 分别需 186 元和 194 元,而策略一(即无干预)只需 132 元和 141 元,策略一的成本-效果比较低。将两项策略的 ICER 进行比较,策略二中增加投入 1 300 元获得 1 个生命年,增加投入 8 560 元减少 1 例脑卒中,优于策略一,因此综合比较两项策略,应该选择策略二即实施社区全人群脑卒中防治干预策略。

三、机构管理决策案例——社区脑卒中人群防治干预策略的管理模式决策

(一)实践背景

上海市某社区决定开展以社区为基础的脑卒中防治干预,重点围绕高血压管理,将高血压患者与脑卒中患者等高危人群同全人群相结合,实施一系列相关项目以实现对脑卒中的一级预防。

(二)实践目的

系统梳理高血压人群中脑卒中患者的防治干预内容及开展模式,根据分析结果确立项目模式,对于社区心脑血管疾病的防治策略的制订和推广具有指导意义。

(三)研究方法与内容

1. 调查对象

以地方卫生行政部门、社区卫生服务机构及护理机构等相关负责人与一线工作人员作为调查对象。

2. 调查内容

包括高血压人群中脑卒中患者的防治干预内容及开展形式,以及过程中出现的问题、难点、相关人员反馈等。

3. 调查方法

以定性研究与定量研究相结合的方法,首先采取文献研究的方法,查阅并整理国内有关高血压社区健康管理、脑卒中社区健康管理的相关文献及文件资料,掌握该领域研究现状与发展趋势;后续采取深入访谈法,确定各机构中心的负责人、工作人员等访谈对象,设计访谈提纲,进行现场访谈;研究者根据由访谈者记录对象所述内容并作梳理、归纳和总结。

4. 研究指标

包括以下指标:① 管理人数:对该区域内所有常住居民建立高血压档案,档案中显示患有高血压且进行长期管理干预的人数;② 规范管理人数:依据高血压分级标准将所有高血压患者分为三级,对高血压管理人数进行定期随访(时间间隔为 1、3、6 个月);③ 规范管理率＝规范管理的人数/所有高血压管理人数。

(四) 主要策略得出

以高血压的高危人群和重点人群血压干预为关键,拟提出高血压患者的管理策略如下。① 建档:通过普查,发现高血压患者,在该类人群的健康档案中标注并记录高血压相关疾病信息,在电子信息平台上统一管理;② 分级管理模式:依据高血压分级标准将所有高血压患者分为三级,对高血压管理人数进行定期随访(时间间隔为 1、3、6 个月),健康管理由相关医护人员负责,内容包括血压测量(定点测量,出行不便者采取上门测量)、服药指导、健康宣教(如义诊、专家讲座)等;而全人群策略中,开展较大规模的高血压防治相关科普活动,形式包括设摊、知识竞赛、宣传册发放、组织观看录像等。

(五) 模式决策比较结果

该社区在实行高血压管理干预的过程中,将科研项目纳入考核指标,激励相关工作人员在工作中总结问题、提出改善模式方案的建议,有利于干预的可持续性与灵活性。该社区共进行过两次改进,三个阶段的工作重点如下。

第一阶段,由医生、医护人员对二级、三级高血压患者实施干预,并由经过专业培训的卫生人员针对一级高血压患者进行相应的健康监测,具体监测方式如定期测血压、为患者提供用药指导、针对高血压主要危险因素对患者进行干预、纠正不良生活习惯、开展高血压干预健康教育,提高居民对高血压相关知识的知晓水平。在第一阶段的工作中,发现对于高血压患者进行健康管理的难度较高,患者的依从性较低,入户调查的失访率高,难以长期推广。

第二阶段,为了提高高血压患者的依从性,增设定期测压点、建立高血压患者微信群方便沟通互动,同时将三级高血压患者的健康管理改为家庭医生负责,在家庭医生上门随访管理时为高血压患者测压、指导用药和危险因素干预。第二阶段的工作特点是简化了高血压患者的日常管理，合理配置了人力资源，但全人群干预策略需要进一步细化改善。

第三阶段，加大了对全人群的全面化高血压预防工作，由全科医师团队结合社区工作人员开展慢性病的专项防治，加大了干预场景的多样化，采取社区卫生服务中心、测压点与家庭的三站式服务的管理模式，目前仍延续第三阶段的管理模式（见表 5-4-2）。

表 5-4-2　不同阶段管理模式决策比较

项　目	第 一 阶 段	第 二 阶 段	第 三 阶 段
管理方式	卫生员与医生集中管理为主	微信群联络、定期测压点与上门随访管理相结合	以全科医师团队为主建立卫生服务中心、测压点与家庭的三站式服务管理模式
管理对象	高血压患者＋全人群	高血压患者	高血压患者＋全人群
管理内容		测量血压＋服药指导＋危险因素干预	
管理人员	一级预防：由 1 名医师管理；二级预防：由 3 名全科医师与 1 名三甲医院医师负责管理；三级预防：对 15 名卫生员进行专业化培训，以期为社区居民提供健康管理服务；全人群健康教育：由居委、社区卫生中心等人员负责	重度：由家庭医生负责；中度：由全科医师负责；轻度：卫生员负责	由全科医师团队负责管理
管理场所	家庭	家庭、血压测量点	卫生服务点结合中心与家庭
优缺点分析	医务人员的管理、培训不够严格；管理内容较多；入户失访率高；人力和资金投入较高	人力投入减少；管理与培训逐步规范；缺乏对全人群的健康教育	干预全面化；管理多样化；全科医生团队较为专业

本次研究中接受访谈的人员一致认为，该社区中实施针对高血压管理的脑卒中人群干预获得了不错的成果，优势在于该项目推进过程中利用了包含科研项目的考核指标，从而使相关工作人员保持及时的调研反馈；同时，充分利用社区现有人力资源，将高血压管理纳入社区及附属居委的日常工作之中，减少了不必要的开支，实行以全科团队为主体的高血压管理与脑卒中人群干预策略。然而访谈对象反映，现有高血压管理中仍存在如下问题：高血压患者基数大且有增多的趋势，日常管理工作量大，而相关部门的工作经费较为固定，干预项目的可持续性受到影响；基层卫生人员的专业程度低，一部分人无法胜任相关健康教育工作；高血压管理未按要求实践，管理不规范，如上门测压后没有针对患者个人情况进行服药指导与不良生活习惯的调查；对于新增高血压患者、新发病脑卒中病例

等报告不及时等一系列问题。上述问题在未来社区防治干预中需要进一步研讨和解决。

（石建伟）

参考文献

［1］吕军,董恒进,陈英耀,等.决策分析及其在卫生保健中的应用[J].中国卫生资源,2002,(4)：157－159.

［2］胡善联.药物经济学的政策转化[M].上海：复旦大学出版社,2014：112－116.

［3］邰杨芳,王丽霞,贺培凤,等.循证理念下的社区卫生服务决策探讨[J].医学信息学杂志,2014,35(2)：43－46,54.

［4］赵彬.城市社区卫生服务资源配置公平性研究[D].长春：吉林大学,2015.

［5］李玲,蒋兰慧,王莉,等.知证卫生决策工具之五——使用证据拟订解决问题的方案[J].中国循证医学杂志,2010,10(3)：269－275.

［6］陈英耀.循证医疗卫生决策与管理[M].北京：人民卫生出版社,2018：24－29.

［7］刘华.新华社区脑卒中的疾病负担及人群防治干预策略的经济学评价[D].上海：复旦大学,2008.

第二篇

社区环境健康

第六章
生活、人类环境与健康

第一节　生活、人类环境与健康概述

人类作为地球生态系统中生物物种之一,是自然环境链(生物链)中的一环,人类自从诞生的那一刻起,便时时刻刻地与环境进行着物质交换、能量转移及信息沟通。环境卫生学观点认为,环境是指人类赖以生存的自然环境和人类生活活动与生产活动影响下而形成的社会环境的总和。研究自然环境和社会工作环境对人类健康的影响,重点在于探讨各种不同环境对人类健康的影响规律,并以改善环境质量,提高人类健康水平为目的。

一、人类环境

环境是指以人为主体的外部世界,是地球表面的物质和现象与人类发生相互作用的各种自然和社会要素构成的统一体,是人类生存发展的物质基础,也是与人类健康密切相关的重要条件。根据人类活动对其的影响程度,环境又有原生环境与次生环境之分。

原生环境(primary environment)是指天然形成的、未受人为因素影响的自然环境。严格地讲,原生环境只见于人迹罕见的原始森林、荒漠、冻土、海洋深处。次生环境(secondary environment)是指在人为影响下形成的和人工改造了的自然环境,如城市、乡镇、厂矿、农田等。

城市是典型的次生环境,是人类在自然环境基础上进行改造,使之更适宜人类自身生存和发展的需要,通过长期有意识地改造而形成的社会生活环境。社区是城市最基本的组成部分,是城市居民生活和工作的基本单元。社区环境的质量与社区居民健康息息相关。功能社区是目前我国城市社区常见的一种模式,是指将社区按照特定功能划分为不同的区域,以满足不同人群开展特定活动需求,如居民生活区、产业园区、学校、商务楼宇、机关企事业单位、养老机构等。在政府主导的原则下,根据不同区域特点与人群需求,开展多种模式、多样化、多层次、针对性社区服务,以促进社区居民的整体生活质量不断提升。

随着网络以及传感技术的发展,基于信息互联网技术及智能手机功能的强大与普及,手机互联网已经向社区的各方面渗透。社区居民的生产和生活方式也随之改变,人们将信息技术应用于社区建设以实现对社区的现代化管理,并为居民提供服务,逐渐实现了社区的智能化管理,即智慧社区。智慧社区是指从社区群众的幸福感出发,通过利用物联网、云计算、移动互联网等各种智能技术和方式,整合社区现有的各类服务资源,为社区群众提供政务、商务、娱乐、教育、医护及生活互助等多种便捷服务,从而形成基于信息化、智能化社会管理与服务的一种新的管理形态的社区。随着智慧社区的建设,逐步实现社区居民居家预约门诊、在线看病买药、查阅各项检查报告等健康需求功能,从而使人们的工作和生活更加健康、便捷、舒适、高效。

人类是大自然发展的产物,是构成生态系统的一部分。人与环境是相互依存、相互影响、共同演进的对立统一的整体。人类与环境之间的辩证统一关系表现在四个方面:① 人与环境间物质的统一性;② 机体对环境的适应性;③ 机体与环境的相互作用;④ 环境对人体健康的双重性。

二、环境污染

(一) 环境污染的概念

环境污染(environmental pollution)主要是指由于人类活动引起了环境质量下降,进而有害于人类及其他生物的生存和发展的现象。由自然过程引起的同类现象,称为自然灾害或异常。环境污染的产生是一个渐变发展的过程,当某种能够造成污染的物质浓度或其总量超过环境自净的能力时,就会产生危害。环境污染的产生与人类社会的发展(人口数量、工业生产以及技术水平等)密切相关。

(二) 环境污染物的种类

1. 环境污染物

环境污染物是指能够造成环境质量下降并影响到人体健康的人类活动所产生的废弃物。按其属性通常可分为化学性、物理性和生物性三类,按其来源又可分为工业污染物(如 SO_2、工业三废等)、农业污染物(农药、化肥)、交通污染物(CO、NO_x 等)以及生活污染物(如生活垃圾、污水)。大气污染物按其形成过程可分为一次污染物和二次污染物。

2. 一次污染物

一次污染物由污染源排放后直接混入空气,且其浓度达到有害程度的化学物质,如 SO_2、CO、碳氢化合物等。

3. 二次污染物

二次污染物是指排放到大气中的一次污染物在物理、化学等因素作用下理化性质发生改变,或与环境中某些物质发生化学反应而形成的新的化学物质,如光化学烟雾等。

(三) 环境污染对健康的危害

由于环境污染物进入人体内的途径、污染物的毒性、浓度和污染(暴露)时间的长短不同以及人类个体的敏感性差异,致使环境污染造成的危害类型也不尽相同。

1. 急性危害

急性危害是环境污染物在短时间内大量进入环境,使得暴露人群在较短时间内出现不良反应、急性中毒甚至死亡等。如大气污染引起的公害事件、环境中各种有毒有害化学物质引起的中毒事故、生物性污染所致食物中毒(food poisoning)等。例如：1984 年印度博帕尔农药厂 30 吨异氰酸甲酯发生泄漏,造成严重污染,导致该市 80 万人口中有 52 万人发生不同程度的中毒,5 万人失明,2 500 人死亡。

2. 慢性危害

慢性危害(chronic hazard)是指环境中有害因素(污染物)以低浓度、长时间(数月、数年甚至数十年)反复作用于机体,污染物在体内蓄积,其产生的损害不断累积所产生的危害。慢性危害最为常见,影响广泛,且较为潜匿。例如,20 世纪中期发生在日本的水俣病、痛痛病是典型的慢性中毒案例。水俣病是由于工厂排出的废水中富含无机汞,经微生物的作用由无机汞逐渐转化为有机汞,当地的人或动物因长期食用富含甲基汞的鱼贝类食物而引起的慢性甲基汞中毒,以神经系统病变为特征。痛痛病则是由于长期食用被镉污染的稻米和饮水引起的,以肾脏受损、骨质疏松及全身疼痛为临床特点的慢性中毒。此外,慢性危害还可以造成非特异性损害,主要表现为某些多发病、常见病的发病率与死亡率增高。

3. 远期危害

某些环境污染物可以诱导机体遗传物质的改变,诱发流产、畸胎、肿瘤等,影响人类当代及其子孙后代的健康,后果严重而深远,称为远期危害,其中最典型的是三致作用,即致突变作用、致癌作用、致畸作用。

(1) 致突变作用(mutagenecity)：是指外来化学物导致人类或哺乳动物发生基因突变、染色体结构变异或染色体数目异常的作用。突变发生在体细胞可导致细胞死亡、细胞癌变。人类或哺乳动物的生殖细胞如果发生突变,可以影响妊娠过程,导致不孕或胚胎早期死亡等。生活环境中常见的致突变物有苯、甲醛、电离辐射、苯并芘、亚硝胺类等。

(2) 致癌作用(carcinogenesis)：是指外来化学物(化学致癌物)引起正常细胞的恶性转化,直接或间接导致人类或哺乳动物患癌症的作用。20 世纪初,化学致癌问题引起人们广泛关注,大量研究发现,环境化学污染与肿瘤患病率密切相关。据估计,人类癌症 $80\%\sim90\%$ 的致病原因与环境因素有关,而其中化学因素又占 90%。如空气污染程度与肺癌患病率,饮用水水质污染与肝癌、胃癌患病具有显著相关性。常见的化学致癌物有多环芳烃、芳香胺、金属、亚硝胺、霉菌毒素以及石棉等。

(3) 致畸作用(teratogenesis)：是指外来化学物作用于妊娠母体,干扰胚胎的正常发育,导致新生儿或幼小哺乳动物先天性畸形(congenital malformation)的作用。人类先天性畸形发生的原因较为复杂,大多数属原因不明或被认为是由环境因素和遗传因素相互作用的结果,约 10% 的先天性畸形是由确定的环境因素引起的。环境中常见的致畸物有多氯联苯、有机氯杀虫剂、双酚 A、沙利度胺(反应停)、己烯雌酚、电离辐射等。

4. 间接效应

某些环境污染虽然对地球上生物及人类健康的直接影响不十分明显,但这类污染会通过改变地球的环境而对健康产生间接影响,如温室效应、臭氧层破坏、酸雨等。

第二节　空气环境与健康

地球表面包围着很厚的并随地球旋转的空气层,称为大气圈,其厚度为 2 000~3 000 km 以上,没有明显的上界。空气是人类赖以生存的自然环境因素之一,机体与空气不断进行着气体交换,以维持正常的生理功能。因此,空气的清洁程度及其理化形状与人类健康关系十分密切。

一、空气环境与健康的关系

空气存在于包围地球表面并随地球旋转的大气层中。空气的物理和化学性状随其距地面的高度不同而有很大变化。按照气温的垂直变化可将大气圈的垂直结构划分为对流层、平流层、中间层、热成层和逸散层,其中对流层和平流层与人类关系最为密切。对流层是紧贴地表的一层,此层空气的温度自地面起为上低下高,冷热空气形成对流。对流层之上是平流层,此层空气稀薄,气温相对恒定,臭氧层位于此层大气中。臭氧层能有效吸收太阳辐射中的短波紫外线,保护地球生物免遭伤害。

1. 大气的组成

自然状态下的大气是无色、无臭、无味的混合气体。在一般情况下,空气的各组分是恒定的,氮、氧两种组分占大气总量的 99% 以上,惰性气体(氩、氖、氦、氪、氙)不足 1%。此外,大气中还存在一定量的水蒸气、二氧化碳、臭氧、过氧化氢、氮氧化物、氨、微生物和悬浮颗粒物。

2. 大气的物理性状

大气的物理性状主要包括太阳辐射、气象条件和空气离子化等。太阳辐射包括紫外线、可见光、红外线,其中波长<290 nm 的紫外线被臭氧层吸收,从而避免对地球表面生物的杀伤作用。气象因素包括气温、气流、气湿和气压等。空气离子是大气中带电荷物质的统称。一般认为,空气中阴离子对机体有镇静、催眠、镇痛、镇咳、降压等作用。海滨、森林、瀑布等附近的大气中阴离子数量较多,有利于机体健康。

二、空气污染的健康危害

空气污染(air pollution)是由于人类活动或自然过程排入大气的物质(污染物)达到一定浓度并持续一定时间,对人群的健康造成直接或间接健康危害,包括天然污染

(natural pollution)和人为污染(anthropogenic pollution)两大类。前者是由于自然界的自身原因,如火山爆发、森林火灾等引起的大气污染;后者是由于人们的生产和生活活动所引起。

（一）空气污染的来源

空气污染的来源可分为天然来源(natural pollution)和人为来源(anthropogenic pollution)两大类。前者是由于自然界的自身原因,如火山爆发、森林火灾等引起的大气污染;后者是由于人们的生产和生活活动所引起。人为污染的来源主要有以下几种。

1. 工农业生产

工业企业是大气污染的主要来源,也是大气卫生防护的重点。工业企业排放的污染物主要来源于燃料的燃烧和工业生产过程。

2. 生活炉灶和采暖锅炉

采暖锅炉以煤或石油产品为燃料,是采暖季节大气污染的重要原因。生活炉灶使用的燃料有煤、液化石油气、煤气和天然气。

3. 交通运输

交通工具的主要燃料是汽油、柴油等石油制品,燃烧后能产生大量的颗粒物、氮氧化物(NO_X)、一氧化碳(CO)、多环芳烃和醛类。此外,若汽油中含有抗暴剂四乙基铅,则废气中还会含有铅化物,并成为环境中铅的最主要来源。近几十年来,汽车尾气排放已成为我国许多大城市大气污染的主要来源之一,特别是交通频繁地区和交通信号灯管制的交叉路口,污染更为严重。一些发达国家的城市交通污染已占到大气污染的第一位。

4. 其他

地面尘土飞扬或固体废弃物被大风刮起,都可能将铅、农药等化学性污染物和结核杆菌、粪链球菌等生物性污染物转入大气。水体和土壤中的挥发性化合物也能进入大气。意外事件如工厂爆炸、火灾、核泄漏以及垃圾焚烧等产生的废气也可以影响大气环境。

（二）空气污染的类型

1. 煤烟型污染

煤烟型污染(coal-burning type pollution)是由煤炭燃烧释放的烟雾引起的。我国是产煤大国,年产量超过 10 亿吨,居世界首位。同时,我国也是燃煤大国,工业企业多数以煤炭作为主要能源,其中使用煤炭最多的工业企业有电力、冶金、建材、化工等。燃煤可产生多种污染物,所产生污染物的种类和数量取决于煤的品质、杂质含量、燃烧条件与燃烧完全程度。常见的污染物有二氧化硫(SO_2)、NO_X、CO、二氧化碳(CO_2)和颗粒物。煤的不完全燃烧产物主要为 CO 和挥发性有机化合物。由于多数燃烧设备结构不合理,燃烧效率低,煤质低劣,加之烟囱低矮,致使浓烟产生,逸散于低空大气。尤其在寒冷地带的采暖季节,往往造成严重污染。

2. 光化学烟雾型污染

光化学烟雾型污染(photochemical smog type pollution)主要来源于机动车尾气,是由机动车燃烧汽油或柴油后排放的污染物所形成的。机动车尾气的主要成分为 CO、NO_x、碳氢化合物及颗粒物。在一定的条件下,石油燃料燃烧排放物中的 NO_x 和碳氢化合物在太阳紫外线的作用下,经光化学反应转化形成具有强氧化性的混合气体,即光化学烟雾。光化学烟雾是典型的二次污染物,其主要成分包括臭氧(O_3)、过氧乙酰硝酸酯、醛类、酮类等。

3. 其他类型污染

我国的许多城市,既存在煤烟型污染,同时又存在着光化学烟雾污染,这种情况可以称为混合型空气污染。

(三) 空气污染对机体的影响

大气污染物主要通过呼吸道,小部分可经消化道和皮肤进入人体,对人体健康产生危害。

1. 急性中毒

当大气污染物的浓度在短期内急剧升高,可使周围人群因吸入大量污染物而引起急性中毒。急性中毒可按形成的原因分为烟雾事件和生产事故,如煤烟型烟雾(coal smog)事件和光化学烟雾(photochemical smog)事件。煤烟型烟雾事件中,对人群健康产生危害的主要大气污染物是烟尘、SO_2 和硫酸雾。受害者出现咳嗽、胸痛、呼吸困难等症状,死亡原因多为气管炎、支气管炎、心脏病等。光化学烟雾事件是由汽车尾气中的氮氧化物和碳氢化合物在日光紫外线的照射下发生光化学反应,生成刺激性很强的浅蓝色烟雾,主要成分为臭氧、醛类以及各种过氧酰基硝酸酯等。受害者的主要症状是眼睛红肿、流泪、咽喉痛、喘息、咳嗽、呼吸困难等。

2. 慢性危害及远期影响

居民长期接触低浓度的空气污染物后,污染物可在体内蓄积,从而引起各种慢性及潜在性危害。空气中的 SO_2、NO_2、硫酸雾及颗粒物等长期反复刺激机体,可诱发上呼吸道和眼结膜的炎症。空气污染物长期作用于肺部,使肺功能下降,肺动脉压升高,继发肺心病。严重的空气污染可破坏人体免疫功能,降低机体抗病力。空气中的某些污染物如醛类、石油分解产物等可引起机体产生变态反应。空气颗粒物中含有的各种有毒元素如铅、汞、镉、砷等,能引起机体慢性中毒,出现相应症状。此外,大量的流行病学及毒理学实验已证实一些大气污染物具有致癌作用,如砷、苯并芘。大气污染严重程度与肺癌的发病率、死亡率的增高呈现一定关联。

3. 间接危害

某些空气污染虽然对地球上的生物及人类的健康直接影响并不十分明显,但这类污染会通过改变地球的环境(生存条件)而对人类健康产生间接影响。

(1) 温室效应(greenhouse effect):指 CO_2、CH_4 等气体能无阻挡地让太阳的短波辐射射向地球,并部分地吸收地球向外发射的长波辐射,而使地面温度上升的一种现象。这些气体统称为温室气体,主要包括 CO_2、甲烷(CH_4)、氧化亚氮(N_2O)和含氯氟烃(氟利昂、氯氟化碳)等。CO_2增加是造成全球变暖的主要原因。地壳气温升高,不仅能使南北极冰山溶化、海平面上升,而且有利于病原体的加速繁殖,造成各种传染病、寄生虫病等发病率明显上升以及与暑热相关疾病的发病率和死亡率增加。

(2)臭氧层破坏:排放到大气中的氯氟化碳等物质,受到短波紫外线辐射发生光降解,而释放出的游离氯可与O_3反应破坏臭氧层。臭氧层被破坏形成空洞后,减少了臭氧层对短波紫外线和其他宇宙射线的吸收和阻挡,使辐射到地面的紫外线强度增加,从而造成人群皮肤癌和白内障等发病率增加。有报道,平流层O_3量每减少1%,可使白内障患者增加0.6%,白种人皮肤癌患病率增加3%,并导致浮游生物死亡和农作物减产。

(3)酸雨(acid precipitation):指pH值<5.6的酸性降水,包括雨、雪、雹和雾。酸雨的形成受多种因素的影响,其主要的前体物质是SO_2和NO_X。我国酸性降水主要分布在华东、华南、华中和西南地区。酸雨能使土壤中营养元素如钾、钠、钙、镁等溶出,农作物出现萎缩,果实产量下降;还可使土壤中重金属的水溶性增加,加速重金属的流动和转移,增加重金属进入人体的机会。酸雨还可抑制土壤微生物的繁殖,使土壤的肥力下降,农作物减产。酸雨可影响水生生态系统,水中浮游动物种类减少,鱼、贝类死亡。此外,酸雨还可腐蚀建筑物、毁坏文物古迹等。

(四)主要空气污染物对人体健康的影响

造成空气污染的常见污染物主要包括可吸入颗粒物、SO_2、NO_X、光化学烟雾等。

1. 可吸入颗粒物

(1)污染来源:可吸入颗粒物主要来源于工业企业。① 燃料燃烧:工业燃料(如煤炭、石油、天然气等)燃烧产生的烟尘中成分很复杂,可吸入颗粒物(inhalable particulate,IP)是主要成分之一;② 生产过程中排出的污染物;③ 生活燃煤、交通运输等也会产生大量的颗粒物。

(2)健康影响:大量的IP进入肺部对局部组织有堵塞作用,使局部支气管的通气功能下降,或使细支气管和肺泡的换气功能丧失。燃料燃烧产生的颗粒物一般都含SO_2、NO_2、苯并芘、甲醛等。颗粒物的成分不同其健康危害也不同,SO_2、NO_2、甲醛可引起呼吸道损伤,苯并芘可致癌。如果颗粒物含有一些特殊的成分,则会表现出不同的毒性,如含铅的颗粒物可引起铅中毒,含砷的颗粒物可引起砷中毒等。

(3)防治对策:通过发展天然气和煤气,发展水电和核电等清洁能源,改变能源结构和燃料结构,改进工艺,减少烟尘发生和排放。加强环境监测和健康监测,注意保护高危险人群,污染加重时要发出警报,减少户外活动。

2. 二氧化硫

(1)污染来源:工业企业燃烧燃料是产生SO_2的主要源头。一切含硫的燃料在燃烧过程中都能产生SO_2。大气中的SO_2来自固定污染源燃煤的约占70%,主要是火力发电厂。其他如有色金属冶炼、钢铁、化工、炼油和硫酸厂等也是大气SO_2的重要污染来源。此外,小型取暖锅炉和民用煤炉是地面低空SO_2污染的重要来源之一。

（2）健康影响：SO_2 具有很强的刺激作用，能刺激眼结膜和鼻咽部。SO_2 易溶于水，易被上呼吸道和支气管的富水性黏液所吸收，引起呼吸道急性和慢性炎症，严重时可造成局部炎症或腐蚀性组织坏死，是慢性阻塞性肺疾病（chronic obstructive pulmonary disease，COPD）的主要病因之一。极高浓度时可发生声门水肿或肺水肿以及呼吸道麻痹。当浓度达到 $1\,200\sim1\,500$ mg/m³ 时可立即危及生命。吸附 SO_2 的 IP 被认为是一种变态反应原，能引起支气管哮喘。SO_2 可能有促癌作用，当 SO_2 和苯并芘联合作用时，动物肺癌的发病率高于苯并芘单独作用时的发病率。

（3）防治对策：国家环境保护局制订了"二氧化硫污染控制区和酸雨控制区"综合防治规划，通过限制高硫煤的开采和使用、削减火电厂、化工厂、冶炼厂等重点企业 SO_2 的排放、研发 SO_2 污染防治技术和设备等多种手段及措施，对 SO_2 的排放进行综合控制。

3. 氮氧化物

（1）污染来源：NO_X 在自然界中可天然形成。当空气中的氮在雷电作用下可合成 NO_X。火山爆发、森林大火等也会产生 NO_X。然而，空气中的 NO_X 主要来源于人为活动，火力发电、石油化工、燃煤工业等企业在燃料燃烧过程中会排放大量的 NO_X。硝酸、氮肥、炸药、染料等生产过程排出的废气中也含大量 NO_X。汽车燃烧大量的汽油、柴油，火车、轮船也燃烧柴油或煤，生成和排出大量的 NO_X。在污染方面，NO_X 是光化学烟雾的前体物，危害比 SO_2 大。

（2）健康影响：NO_X 难溶于水，故对眼睛和上呼吸道的刺激作用较小，而易于侵入呼吸道深部细支气管及肺泡。长期吸入低浓度 NO_X 可引起肺泡表面活性物质过氧化，损害细支气管的纤毛上皮细胞和肺泡细胞，破坏肿泡组织的胶原纤维，并可发生肺气肿样症状。它尚能缓慢地溶于肺泡表面的水分中，形成亚硝酸、硝酸，对肺组织产生强烈的刺激及腐蚀作用，引起肺水肿。严重时，也能引起 COPD。NO_X 在肺中形成的亚硝酸盐进入血液后，能与血红蛋白结合生成高铁血红蛋白（即变性血红蛋白），降低了血红蛋白运输氧的能力，引起组织缺氧。当污染物以 NO_2 为主时，肺的损害比较明显；当污染物以 NO 为主时，高铁血红蛋白血症及中枢神经损害比较明显，对心、肝、肾以及造血组织等均有影响。慢性毒作用主要表现为神经衰弱综合征。

（3）防治对策：首先是采用清洁燃料以控制污染，特别是控制汽车尾气的污染。其次是加强环境监测，预防光化学烟雾的发生。NO_X 污染加重或光化学烟雾发生时，应关闭门窗，减少室外活动。

4. 光化学烟雾

（1）污染来源：光化学烟雾（photochemical smog）是二次污染物，其原污染物为 NO_X 和碳氢化合物，主要来源于汽车尾气。

（2）健康影响：光化学烟雾对眼睛具有强烈的刺激作用。其中甲基异氰酸酯是极强的催泪剂，其催泪作用相当于甲醛的 200 倍。光化学烟雾对鼻、咽、喉、气管和肺等呼吸器官也有明显的刺激作用。当大气中的 O_3 浓度为 1.07 mg/m³ 时，即可引起鼻和喉头的刺激。当 O_3 浓度为 $0.21 \sim 1.07 \text{ mg/m}^3$ 时，引起哮喘发作，导致上呼吸道疾病恶化；同时也会刺激眼睛，使视觉敏感度和视力降低。当 O_3 浓度 $> 2.14 \text{ mg/m}^3$ 时，可引起头痛、肺气肿和肺水肿等，其作用与 NO_2 相类似。光化学烟雾中的臭氧是强氧化剂，可与 DNA、RNA 等生物大分子发生反应，并使其结构受损。臭氧还能阻碍血液输氧功能，造成组织缺氧，并使甲状腺功能受损，骨骼早期钙化。光化学烟雾中的甲醛是致敏物质，能引起流泪、喷嚏、咳嗽、呼吸困难、哮喘等。

（3）防治对策：根本措施是减少汽车尾气的污染。例如，控制汽车工业的发展比例、发展公共交通工具等。对工业污染的控制也同样重要。其次是加强监测和预报工作，这是制订预防对策的依据。

三、空气质量评价

大气卫生标准是为了保护人群健康和生存环境，对大气中有害物质以法律形式作出的限值规定以及实施这些限值所作的有关技术行为规范的规定。它是防止大气污染、保护居民健康、评价大气污染程度、制订大气防护措施的法定依据。

大气中污染物的浓度受到企业生产周期、气象条件等多种因素的影响。各种有害物质对机体产生的有害作用也各不相同。因此，我国的《环境空气质量标准》规定了不同形式的浓度限值，如 1 小时平均浓度限值、日平均浓度限值、年平均浓度限值等（见表 6-2-1）。

表 6-2-1 环境空气质量标准（GB3095-2012）（摘录）

污染物名称	取值时间	浓度限值（mg/m³）	
		一级标准	二级标准
二氧化硫（SO_2）	年平均	0.02	0.06
	日平均	0.05	0.15
	1 小时平均	0.15	0.50
细颗粒物（$PM_{2.5}$）	年平均	0.015	0.035
	日平均	0.035	0.075
可吸入颗粒物（PM_{10}）	年平均	0.04	0.07
	日平均	0.05	0.15
二氧化氮（NO_2）	年平均	0.04	0.04
	日平均	0.08	0.08
	1 小时平均	0.12	0.12
一氧化碳（CO）	日平均	4.00	4.00
	1 小时平均	10.00	10.00
臭氧（O_3）	日均大 8 小时平均	0.10	0.16
	1 小时平均	0.16	0.20

四、空气环境的保护措施

大气污染程度受该地区的能源结构与布局、交通管理、人口密度、地形、气象和植被面积等自然因素和社会因素的影响。因此,大气卫生防护具有综合性的特点,也就是说必须多种手段并行,对大气污染进行从源头到末端的综合防治。

（一）制定大气卫生标准加强环境监测

大气卫生标准是依据国家有关环境的法律法规,为保护居民健康而规定的大气中的有害物质,即污染物的最高限量。它是防止大气污染,评价环境空气质量,制定大气防护措施的法定依据。

我国现行的居住区大气卫生标准,相当于国务院发布的《环境空气质量标准》(GB3095—2012)中的二级标准。该标准对大气污染物规定了不同形式的限值(以 mg/m^3 表示),包括 1 小时平均浓度限值、日平均浓度限值和年平均浓度限值,分别用来防止有害物质产生急性、慢性危害,例如,SO_2 的三种浓度限值分别规定为 0.50、0.15 和 0.06 mg/m^3。

（二）控制燃煤污染

（1）开发清洁能源:如改革燃料构成,逐步实现燃气化和电气化。

（2）集中供热:扩大联片或集中供热,以降低能量的浪费减少燃烧产物排出。

（3）洁净煤技术:是指煤炭开发利用,包括加工、燃烧、转化及污染控制的全过程中,采用先进技术,以减少污染排放与提高利用效率。① 合理运用燃料:人口集中的城区尽量选择含硫量低和灰分少的煤炭,以减少污染物排放量;② 煤炭气化及液化:煤经过加工转化为较清洁的气体或液体燃料;③ 改造燃烧设备:采取先进燃烧方式,提高燃烧效率,如加入石灰石脱硫剂的流化床燃烧,可以减少 SO_2 的排放;④ 原煤脱硫:既可降低污染又可回收利用含硫物质。

（三）控制交通污染

（1）改善燃料:使用无铅汽油可减少大气铅污染。目前许多国家已开发一些低污染的碳氢化合物燃料,如液化天然气、丙烷、乙醇—汽油混合燃料。

（2）发展清洁汽车:采用多种技术手段,研制降低排放污染的燃油汽车、混合动力汽车和电动汽车。

（3）改进车辆和发动机设计:如采用电子打火、分层燃烧等措施。另外,应优先发展与生产小型轻型汽车。

（4）排放气体的净化:通过向排气管喷射空气或加入催化剂转换,使排放气体中碳氢化合物、CO、NO_x 等燃烧,以 CO_2、H_2O、N_2 形式进入大气。

（5）发展公共交通:通过征收税费、限制停车、燃油定量配给,鼓励合伙用车来限制汽车数量。同时,要建立高效、快捷、舒适的公共交通网,大力发展地铁、城市轻轨等轨道交通。

（四）废气治理

除了在源头治理减少污染的发生外，对于已产生的污染可通过末端的治理，即消烟除尘及废气净化处理，以使工业废气符合国家的排放标准。

（五）加强绿化

植物在大气环境自净中具有吸附空气颗粒物、吸收有害气体、抑制扬尘、截留粉尘的重要功能。植树种草、扩大绿地面积是行之有效的大气卫生防护措施。

第三节　水体环境与健康

水是生命之源，是构成机体的重要成分。成人体内水约占体重的 65%，胎儿可达90%。水是一切生命过程必需的基本物质，人体的一切生理活动和生化反应，如体温调节、营养输送、废物排泄等都需在水的参与下完成。成人每日生理需水量为 2.5～3 L，通过饮水摄入的水量约占 1/2。水与人类健康和生活关系密切，量足质优的饮水对促进人体健康以及维持和提高人民生活水平有重要意义。

水也是构成自然环境的基本要素，是地球上不可替代的自然资源，在人类的生活和一切生产活动中具有极其重要的作用。符合卫生要求的水体可作为饮用水水源。除饮用外，人们在日常生活中，如食物烹调加工、维持个人及公共卫生都需要大量的水。水体还可提供文化娱乐、体育锻炼和疗养憩息的场所，并具有美化环境、调节气候的功能，而工农业生产更离不开水。

水质不良或受到污染，不仅限制其饮用价值，还可通过饮水引起各种健康损害及疾病。据调查，我国约 70% 人口未能饮用水质完全符合国家卫生标准的饮用水，还有 0.47亿人口严重缺水。因此，治理好饮用水卫生，保证质优量足的饮用水对提高人民的生活质量，维持和促进健康显得十分重要，应进一步加强。

一、水体环境与健康的关系

水资源（water resources）是指全球水量中对人类生存、发展可用的水量，主要是指逐年可以得到更新的那部分淡水量。最能反映水资源数量和特征的是河流的年径流量，它不仅包含降雨时产生的地表水，也包含地下水的补给。

（一）水资源的种类及其卫生学意义

天然水资源包括降水、地表水和地下水三类。降水（precipitation）是指雨、雾、雹水，水质较好，矿物质含量较低，但水量无保证。地表水（surface water）是指降水在地表径流和汇集后形成的水体，包括江河水、湖泊水、水库水等。地表水以降水为主要补充来源，与地下水也有相互补充的关系。地表水水质一般较软，含盐量少。由于河水流经地表，能将大量泥沙及地表污染物冲刷携带至水中，故其浑浊度较大，细菌含量较高；又因其暴露于大气,流速快,故水中溶解氧含量也较高。地下水(underground water)是由于降水和地表水经土壤地层渗透到地面以下而形成。地下水水质受地表水水质和地质环境的影响。地表水在流经地表土壤层时,一方面,一些污染物可被土壤吸附、过滤掉,因此污染物含量降低;另一方面,也会溶解土壤层中的矿物质而使地下水矿化度增高。另外,水中溶解氧因被土壤中生物化学过程消耗而减少。

（二）水质的性状和评价指标

因为水的溶解性能,自然界中的水与其他物质接触后,水溶性物质会溶解在水中。天然水的水质如何,是否受污染及其污染程度,可以通过物理、化学及微生物学性状指标的检测结果作出评价。

1. 物理性状指标

通过对水的物理性状指标检测,既可以判断水质的感官性状好坏,也可以判断水质是否受到污染。常用的物理性状指标包括水温、色度、浑浊度、嗅和味。

2. 化学性状指标

水质的化学性状复杂,故采用的评价指标也较多,用以阐明水质的化学性质以及受污染的情况。常用的指标包括 pH 值、含氮化合物、溶解氧、化学耗氧量、生化需氧量、水的硬度、氟化物、总有机碳等。

3. 微生物学性状指标

天然水中含有多种细菌、病毒、寄生虫等,其中的病原微生物可对人群健康产生各种潜在的危害。当地表水受人畜粪便、生活污水或工业废水污染时,水中细菌可大量增加。

因此,需要针对病原微生物的共同特性,选用一两个具有代表性的微生物指标,即指示菌,用来反映水中微生物污染的总体状况。地表水的指示菌选用细菌总数和总大肠菌群数。前者反映地表水受微生物污染的总体情况,后者反映水体受病原微生物污染的情况,所以细菌学检查在水质的卫生学评价中具有重要意义。

二、水体污染的健康危害

水体污染(water pollution)是指人类活动排放的污染物进入水体,其数量超过了水体的自净能力,使水和水体底质的理化特性和水环境中的生物特性、组成等发生改变,从而影响水的使用价值,造成水质恶化,乃至危害人体健康或破坏生态环境的现象。造成水体污染的污染物主要来自生产或生活活动。此外,自然因素也可引起水质某些成分的改变,甚至对人体产生危害。

（一）水体污染的主要来源

水体污染源通常指向水体排放污染物的场所、设备和装置等,也包括污染物进入水体的途径。造成水体污染的原因是多方面的,常见的水体污染源有工业废水、生活污水和农业污水。

1. 工业废水

工业废水是世界范围内水污染的主要原因。工业废水的特点是水质和水量因生产品种、工艺和生产规模等的不同而有很大的差别。即使在同一工厂,各车间废水的数量和性质也会有很大差异;生产同类产品的工业企业、其废水的质和量也因工艺过程、原料、药剂、生产用水的质量等条件不同而相差很大。钢铁厂、焦化厂排出含酚和氰化物等废水;化工、化纤、化肥、农药等厂排出含砷、汞、铬、农药等有害物质的废水;造纸厂可排出含大量有机物的废水;动力工业等排出的高温冷却水可造成热污染而恶化水体的理化性质。对水体污染影响较大的工业废水主要来自冶金、化工、电镀、造纸、印染、制革等企业。2005 年 11 月 13 日,中国石油吉林石化公司双苯厂苯胺装置发生严重爆炸,致使苯、苯胺和硝基苯等有机物流入松花江,造成松花江流域重大水污染。

2. 生活污水

生活污水是指人们日常生活的洗涤废水和粪便污水等。污水中含有大量的有机物(如纤维素、淀粉、糖类、脂肪、蛋白质等)以及微生物(包括肠道病原菌、病毒、寄生虫卵等)。生活污水中也含有大量的无机物质,如氯化物、硫酸盐、铵盐、亚硝酸盐、硝酸盐等。水体受含磷、氮等污水污染是造成湖泊水质富营养化的主要原因。水质富营养化已成为我国淡水湖泊的重要污染类型。另外,因降水冲洗建筑物、地面、废渣、垃圾而形成的城市地表径流也是生活污水的组成部分。

3. 农业污水

农业污水是指农牧业生产排出的污水及降水或灌溉水流过农田或经农田渗漏排出的水。随着大规模现代农业生产,特别是工业化肥、农药的广泛使用,导致大量氮、磷、钾进入水体,引起广泛的水质富营养化,而高残留、高毒性农药引起的水质污染,逐渐形成了农业污水污染全球水质的惊人状况。

4. 其他

如生产过程中产生的固体废弃物、城市垃圾等受雨水淋洗后进入地面可携带无机物、有机物、致病微生物进入地表径流而污染水体。此外,海上石油开采、大型运油船只泄漏事故等可造成海洋污染。

(二) 水体污染对人体健康的危害

1. 生物性污染的危害

水体受生物性致病因子污染后,居民常通过饮用、接触等途径引起介水传染病(water-borne communicable diseases)的暴发流行。最常见的疾病包括霍乱、伤寒、痢疾、甲型肝炎、隐孢子虫病等肠道传染病,以及血吸虫病、贾第虫病等寄生虫病。据报道,大约有 40 多种传染病是通过水传播的。WHO 资料表明,当前发展中国家每年约有 12 亿人口因饮水不安全而患病,有 400 多万儿童死于水传播性疾病。全球每年死于腹泻的幼儿有 50 万～180 万例。致病微生物的污染危害仍是发展中国家突出的水污染问题。介水传染病发生的原因有:① 水源受病原体污染后,未经妥善处理和消毒即供居民饮用;

② 处理后的饮用水在输配水和贮水过程中重新被病原体污染。近年来,水体富营养化(eutrophication)的危害已引起人们的广泛关注。在富营养化的水体中,藻类大量繁殖聚集在一起,浮于水面,可影响水的感官性状,使水质出现异臭、异味。藻类产生的黏液可黏附于水生动物的鳃上,影响其呼吸,导致水生动物窒息死亡。有些藻类能分泌毒素和有害物质,使其他水生物中毒及生物群落组成发生异常。藻类大量繁殖死亡后,在细菌分解过程中不断消耗水中的溶解氧,使氧含量急剧降低,引起鱼、贝类等因缺氧而大量死亡。

2. 化学性污染的危害

水体受工、农业废水污染后,水体中各种有害化学物质如汞、砷、铬、酚、氰化物、多氯联苯及农药等通过饮用水或食物链传递使人体发生急、慢性中毒。

(1) 汞和甲基汞:未受污染的天然水体中汞含量较低,一般不超过 $1.0\ \mu g/L$。水体汞污染的来源主要为汞矿的开采冶炼,以及氯碱、化工、仪表、电子、颜料等工业企业排出的废水及含汞农药的使用。水中的胶体颗粒、悬浮物等能吸附汞,通过重力沉降进入底泥;底泥中的汞在厌氧菌存在时可转变为甲基汞或二甲基汞,甲基汞能溶于水,又可从底泥返回水中。世界最著名的甲基汞中毒报道是 20 世纪 50 年代初期发生在日本水俣湾的甲基汞中毒,又称为水俣病(minamata disease)。此病是由于居民长期食用受甲基汞污染的鱼贝类而引起的慢性甲基汞中毒,中毒者出现步态不稳、言语不清、肢端麻木和狂躁不安等类似脑炎的神经系统症状。我国松花江也曾受到较严重的汞污染,松花江上游的化工企业(尤其是乙醛制造厂)是主要污染源,沿江居民和渔民也曾出现慢性甲基汞中毒的轻微体征,已引起我国的高度重视。

(2) 酚类化合物:是指芳香烃中苯环上氢原子被羟基取代所生成的化合物。由于酚是一种重要的工业原料,在炼焦、炼油、制取煤气、造纸等工业生产中广泛使用,使工业废水中的酚含量可达 $1\ 500 \sim 5\ 000\ mg/L$。酚可经皮肤和胃肠道吸收,在肝脏氧化成苯二酚、苯三酚,并与葡萄糖醛酸等结合而失去毒性,随尿排出。酚在体内代谢迅速,故酚类化合物的危害多为事故性的急性中毒。

(3) 多氯联苯(polychorinated biphenyls,PCBs)是由一些氯置换联苯分子中的氢原子而形成的一类含氯有机化合物。它具有耐酸、耐碱、耐腐蚀及绝缘、耐热、不易燃等优良性能,被广泛应用于工业生产。由于 PCBs 在水环境中极为稳定,被认为是一类广泛存在的持久性有机污染物。它可通过水生生物摄取进入食物链而发生生物富集。藻类对PCBs 富集能力可达千倍,虾蟹类为 $4\ 000 \sim 6\ 000$ 倍,鱼类可达数万至十余万倍,而后PCBs 通过食品这一途径进入人体,贮存于各组织器官中,尤其是脂肪组织中含量更高。

(4) 硝酸盐:水源中的硝酸盐除了来自地层外,主要来源于生活污水和工业废水、施肥后的径流和渗透、大气中硝酸盐沉降及土壤中有机物的生物降解等。硝酸盐本身相对无毒,但在胃肠道某些细菌作用下,可还原成亚硝酸盐。亚硝酸盐与血红蛋白结合形成高铁血红蛋白,造成缺氧,严重时引起窒息死亡。婴幼儿特别是 6 个月以内的婴儿对硝酸盐尤为敏感。亚硝酸盐还能透过胎盘进入胎儿体内,对胎儿有致畸作用。

3. 物理性污染的危害

（1）热污染：主要来源于工业冷却水，特别是发电厂的冷却水。大量的含热废水持续排入水体可使水温升高。造成水环境发生一系列物理、化学和生物学变化。由于水温升高时水中溶解氧浓度降低，水中细菌分解有机物能力增强，进一步消耗水中的溶解氧，造成水中溶解氧含量下降，水质恶化。

（2）放射性污染：水中放射性污染主要来自地球形成的结合到地层中的放射性元素及其衰变产物和人为放射性物质，如各种核试验、核战争、核潜艇、核燃料再生及各种含放射性的药物、试剂等。水中的放射性物质可通过饮水或受污染的食物进入机体。人体接触到含放射性物质的水可引起外照射，而饮水和食品受放射性污染后可造成内照射，导致某些疾病的发病率增加，并可以诱发人群恶性肿瘤发病率增加，可能影响到后代的健康。

三、水质质量评价

（一）生活饮用水的基本卫生要求

生活饮用水（domestic drinking water）应符合以下四项基本卫生要求。

（1）流行病学上的安全：饮用水不得含有病原微生物和寄生虫卵，以防止介水传染病的发生和传播。

（2）化学组成对人体无害：饮水中应含有适量的人体必需的微量元素。有毒有害化学物质及放射性物质的含量应控制在安全限值以内，以防止对人体造成急、慢性中毒和任何潜在的远期危害。

（3）感官性状良好：饮水应透明、无色、无臭，适口而无异味，且无任何肉眼可见物，为人们所乐于饮用。

（4）水量充足、取用方便：给水应取用便利，水量应能满足居民饮用、食物加工、个人卫生、洗涤清扫等方面总的需要。研究发现，满足这些最基本需要的总用水量为每人每天 50 L。居民的用水量还受到气候、卫生设备条件、经济水平、生活习惯等因素的影响。实际给水量一般按一年内用水量最多的一天来计算。我国居民最高日用水量，粗略估计为每人每天 40～80 L。

（二）饮用水水质的卫生评价

为判定水质是否适合饮用及查明水质变化的因素，以采取措施改善水质，应根据下列三方面的资料对水质做出全面的综合分析评价。

（1）流行病学调查：收集用水地区居民中介水传染病和其他有关疾病与健康的资料，了解居民对饮用水的反映和意见。

（2）水源卫生调查：对水源周围的卫生状况进行详细的调查和了解，重点搞清周围有无污染源以及污染源的性质和数量，水源自净的条件以及地形、地质状况。同时，对水源卫生防护措施的具体内容和效果进行详细调查。

（3）水质检验监测：采集水样，依生活饮用水检验规定项目和其他反映水源污染情况的指标进行检验。

（三）生活饮用水的水质规范与检验指标

生活饮用水水质卫生规范是根据其基本卫生要求为原则规定的水质检验与评价的具体要求。它是给水卫生工作的准绳，也是评价饮用水是否可以安全饮用的主要依据。2006年，国家出台《生活饮用水卫生标准(GB5749—2006)》，将106项饮用水水质指标分为常规指标和非常规指标。

1. 常规指标

1）微生物学指标

（1）总大肠菌群(total *coliforms*)：指一群在37℃培养24和48小时后，能发酵乳糖并产酸、产气的革兰氏阴性无芽孢杆菌。总大肠菌群不仅来自人和温血动物粪便，也可来自植物和土壤。大肠菌群是评价饮用水水质的重要指标，我国《生活饮用水卫生标准(GB5749—1985)》中规定每升水不得超过3个。参照WHO《饮用水水质准则(第三版)》，我国《生活饮用水卫生标准(GB5749—2006)》中规定每100毫升水样中不得检出大肠菌群。

（2）耐热大肠菌群(thermotolerant *coliforms*)：即粪大肠菌群，是一群在44.5℃培养、24小时内能产酸、产气的细菌。耐热大肠菌群来源于人和温血动物粪便，是判断饮用水是否受粪便污染的重要微生物学指标，检出耐热大肠菌群还预示可能存在肠道致病菌和寄生虫等病原体的危险。我国1985年的《生活饮用水卫生标准》未规定此项目。在1994年修订标准中将该项目作为拟增项目，参照WHO的《饮用水水质准则(第三版)》，我国《生活饮用水卫生标准(GB5749—2006)》中规定每100毫升水样中不得检出耐热大肠菌群。

（3）大肠埃希菌(*Escherichia coli*)：习惯称为大肠杆菌，存在于人和动物的肠道中，在自然界中生命力很强，能在土壤、水中存活数月，是判断饮用水是否存在粪便污染的重要微生物学指标。参照WHO《饮用水水质准则(第三版)》，我国《生活饮用水卫生标准(GB5749—2006)》中规定每100毫升水样中不得检出大肠埃希菌。

（4）菌落总数：是评价水质清洁度和考核净化效果的指标。我国《生活饮用水卫生标准(GB5749—1985)》规定细菌总数每毫升水中不得超过100个，参照1984年和1993年WHO《饮用水水质准则》，1994年将其限值修订为100 CFU/ml(CFU为菌落形成单位)，我国《生活饮用水卫生标准(GB5749—2006)》仍沿用该限值。菌落总数增多说明水受到微生物污染，但不能识别其来源，必须结合总大肠菌群指标来判断污染来源及安全程度。

2）毒理学指标

（1）氟化物：适量的氟可预防龋齿发生，水中氟过低会导致龋齿发病率增加，而长期饮用氟水可引起氟斑牙。综合考虑，规定饮用水中氟化物含量不超过1.0 mg/L。

（2）氰化物、砷、硒、汞、镉、铬、铅、硝酸盐等：此类物质多具有明显毒性，水中含量高且长期饮用可造成明显健康损害，故饮用水水质规范规定了最高容许限量值。

（3）氯仿、四氯化碳：这两种化合物均可诱发实验动物肿瘤，其中氯仿是饮水加氯消毒后形成三卤甲烷类副产物的代表物。近年来，饮水氯化副产物的诱变与致癌效应及其对人类健康的可能影响得到广泛的重视。氯化副产物是氯消毒剂与水中腐殖质等有机前体物反应形成的。要防止氯仿等副产物的形成，重点应放在氯化消毒前，提高沉淀和过滤等净化措施的效果，防止藻类滋生繁殖，降低原水的浑浊度和有机物污染程度，必要时考虑改用其他消毒剂。参照 WHO 推荐的限量值，我国水质规范分别确定了其上限值。

3）感官性状和一般化学指标

（1）色、浑浊度、臭和味：经过常规净化处理后的水，一般色度不超过 15 度，此时视觉为无色。故规范规定色度不超过 15 度，并不得呈现异色。浊度为 10 度时，即可出现肉眼可辨别的浑浊。水的浑浊度高，还将影响消毒效果。要求水浑浊度应低于 1 度，特殊情况下不超过 5 度。异臭、异味会引起人们嫌恶而难以接受，更重要的是表明水已被污染，故规定生活应用水不得有异臭或异味。

（2）pH 值：酸性水可腐蚀输水管道影响水质，碱性水会降低加氯消毒的效果。水的pH 值在 6.5～9.5 范围内不致影响人的饮用和健康。因此，规范的生活饮用水的 pH 值为 6.5～8.5。

（3）总硬度：指水中钙、镁盐的总量。硬度的突然变动往往可提示水质污染。水的硬度过高促使水垢形成，对皮肤有刺激性，可引起胃肠暂时性功能紊乱，故规定生活饮用水硬度不超过 450 mg/L。

（4）铝、铁、锰、铜、锌、挥发性酚类、阴离子洗涤剂、硫酸盐、氯化物、溶解性总固体及耗氧量：当这些物质在水中超过一定限量时，可使水呈色，有异味而影响其生活饮用价值。例如，铁、铜或锰可使洗涤的衣物等物品着色；锌超量使水产生金属涩味或浑浊；酚含量过高的水在加氯消毒时，会形成有异臭的氯酚；阴离子洗涤剂含量超标可使水发生泡沫和异味；硫酸盐和氯化物超量则使水具苦味或咸味，并有致腹泻作用。为防止产生此类不良作用，分别对其规定了上限值。此外，规定耗氧量限值目的在于限制水中有机物含量，以减少饮水氯化副产物。一般地表水净化处理后不超过 3 mg/L，特殊情况为 5 mg/L。

4）放射性指标

水源中可存在微量的天然本底放射性物质，可能遭受放射性废水、废渣的污染。为防止产生放射性损伤，水质规范规定了总 α 放射性和总 β 放射性的参考水平。

2. 非常规指标

除常规指标外，《饮用水卫生标准(GB5749—2006)》规定了 64 项非常规指标及限值。非常规指标分为三组：微生物学指标、毒理学指标和感官性状及一般化学指标。其中，感官性状及一般化学指标 3 项，微生物学指标 2 项，毒理学指标 39 项，主要包括农药、除草剂、苯化合物、微囊藻毒素－LR、氯化消毒副产物等。非常规指标主要参照了 WHO、欧盟、美国等的饮用水标准，结合我国的实际情况而制定的。

四、水体环境的保护措施

(一) 水源选择

选择水源时,需在兼顾技术,经济合理和方便群众取用的前提下,遵循下列基本卫生要求。

1. 水量充足

选择水源时,水源的水量应能满足城镇或居民点的总用水量,并考虑到近期和远期的发展。选用地表水时,一般要求 95% 保证率的枯水流量大于总用水量。

2. 水质良好

(1) 只经过加氯消毒即供作生活饮用的水源水,每 100 毫升水样中总大肠菌群的最大概率数(most possible number,MPN)不应超过 200;经过净化处理及加氯消毒后供生活饮用的水源水,每 100 毫升水样中总大肠菌群的 MPN 不应超过 2 000。

(2) 水源水的感官性状和一般化学指标经处理后,应符合生活饮用水水质标准的要求。

(3) 水源水的毒理学指标、放射性指标和有害化学物质,必须符合生活饮用水水质标准的要求。

(4) 水源水中耗氧量不应超过 4 mg/L;5 日生化需氧量不应超过 3 mg/L。

(5) 饮水型氟中毒流行区应选用含氟化物量适宜的水源。当无合适的水源而不得不采用高氟化物的水源时,应采取除氟措施,降低饮用水中氟化物的含量。

(6) 当水源水碘化物含量低于 10 μg/L 时,应根据具体情况,采取补碘措施。

3. 便于防护

目的在于保证水源水质不致因污染而恶化。采用地表水作水源时,将取水点设在城镇和工矿企业的上游。

4. 技术经济合理

选择水源时,在分析比较各个水源的水量、水质后,应用基本建设投资费用最小的方案。

(二) 水源的卫生防护

水源的卫生防护,因给水方式是集中式还是分散式而有所不同。集中式给水是指由水源集中取水,通过输配管网将水送至用户,即自来水。分散式给水是指居民直接由水源分散取水。

1. 地表水水源的防护

要求工业废水、生活污水必须充分无害化处理,按国家标准和规定排放。分散取水点周围 30 米范围内不得有污染源,河水取水点上游 1 000 米至下游 100 米范围为集中式给水卫生防护地带,不得排入废水与污水。采取分段或分时取水,宜在上游段或清晨取水饮用,集中式取水的进水口应设在水面以下 1.5 米和河床以上 1 米之间,避免进水浑浊。

2. 地下水的防护

要合理选择井址,周围 30 米内不得有污染源;完善水井结构,水井应有井台、井栏、井盖、排水沟,井壁上部密封不透水,井底用砂石铺装;应推广密封水井,用抽水机取水。

(三) 水质净化处理

水源的选择和卫生防护为保证量足质优的饮用水提供了有利条件,但天然的水源水无论取自何处,往往还不能达到饮用水的水质规范要求。因此,要用物理、化学的方法改善水的感官性状,除去悬浮物质和有毒有害物质,并去除或杀灭可能存在的病原体,使之达到生活饮用水卫生标准的要求。常规的净化处理过程包括混凝沉淀、过滤、消毒,以除去源水中的悬浮物质、细菌、寄生虫等。

1. 混凝沉淀

混凝沉淀(coagulation precipitation process)是指天然水中的细小颗粒,特别是含有硅酸、腐殖质的胶体微粒,因表面带负电荷相互排斥,难以自然沉降。因此,需向水中加入混凝剂,生成带正电荷的胶状物,以吸附悬浮微粒,凝集成絮状物,由于絮状物表面积很大,又能吸附水中的悬浮物质、细菌及其他溶解物,相互黏结加速重力沉降过程,从而使水脱色、改善水的物理性状,此过程称为混凝沉淀。常用的混凝剂有金属盐类和高分子化合物两类,前者如铝盐和铁盐等,后者如聚合氯化铝和聚丙烯酰胺等。

2. 过滤

过滤(filtration)是指水通过石英砂等多孔滤料层以截留水中悬浮杂质和微生物等的净水过程。过滤可使水的浊度下降,去除大部分病原体,为滤后消毒创造条件。过滤的作用原理如下。① 筛除作用:即水中大于滤料孔隙的悬浮颗粒被机械阻留在滤料表面;② 接触混凝作用:水在滤层孔隙内流动时,细小的胶体微粒、絮状物因与滤料碰撞接触而被吸附。当滤料吸附絮状体后,其接触混凝作用会进一步加强。

3. 消毒

消毒(disinfection)是指杀灭外环境中病原微生物的方法,常用方法包括物理方法(如热、紫外线、超声波消毒)和化学方法(如氯、二氧化氯、臭氧、过氧化物等消毒)。水量不多时,加热煮沸是最简便有效的方法。目前,使用最广泛的是氯化消毒法(chlorination)。

(1) 氯化消毒的原理:加氯消毒的机制是各种氯化消毒剂加入水中后,在水中均可水解成次氯酸(HOCl)。由于 HOCl 体积小,电荷中性,易于扩散到细菌表面并穿透细胞壁进入细菌体内,影响细菌的多种酶体系,造成代谢障碍。同时,HOCl 又是一种强氧化剂,能损害细胞膜,使蛋白质、RNA 和 DNA 等物质释出,从而使细菌死亡。

(2) 方法:集中式供水多加入液氯进行消毒,分散式供水可用漂白粉[氯化次氯酸钙,$Ca(OCl)Cl$]或漂粉精[次氯酸钙,$Ca(OCl)_2$]进行消毒。这些消毒剂的分子中都有化合价大于−1 的氯原子,为具有杀菌作用的部分,称为有效氯。为保证消毒效果,加入水中的有效氯必须超过需氯量,使在杀灭细菌、氧化有机物和还原性无机物杂质后,还应剩下一定量的游离性余氯。生活饮用水卫生规范对余氯量作了具体规定,而需氯量的多少取决于原水的水质污染状况。然而,氯化消毒在一定条件下能引起饮水中三卤甲烷增高。它是由氯化消毒剂与水体中的有机物反应而生成。三卤甲烷对人体健康可能产生潜在的危害作用。因此,为减少三卤甲烷的生成,水体消毒前要严格执行水质净化措施,合理掌握氯化消毒剂的用量。

（3）影响氯化消毒效果的因素：① 加氯量和接触时间：用氯及含氯化合物消毒饮用水时,氯不仅与水中细菌作用,还要氧化水中的有机物和还原性无机物,其需要的氯总量为"需氯量"。为保证消毒效果,加氯量必须超过水的需氯量,使在氧化和杀菌后还能剩余一些有效氯称为"余氯"。一般要求氯加入水中后,接触 30 分钟,有 0.3～0.5 mg/L 的游离性余氯。适当增加加氯量和接触时间可提高消毒效果,当水质恶劣、污染严重时,则需要采用超量加氯消毒法。② pH 值：HOCl 在水中可解离形成 OCl⁻ 使杀菌力减弱,降低 pH 值可减少 HOCl 的解离,加强消毒效果,加氯消毒时应使水保持酸性。③ 水温：水温越高杀菌效果越好,故水温低时要适当延长消毒时间。④ 水的浑浊度：当水的浑浊度高时,水中有机物等悬浮颗粒较多,会耗掉有效氯。同时,细菌多附着在悬浮物上不易被杀灭,使杀菌效果降低,故浑浊度高的水必须强化混凝沉淀和过滤处理。⑤ 水中微生物的种类和数量：不同微生物对氯的耐受性不同,一般来说,原虫包囊的耐受性高于病毒,病毒的抵抗力高于大肠杆菌。水中微生物的数量越多,则需要加入更多的消毒剂。

第四节　居住环境与健康

居住环境,又称住宅,是人们生活环境的重要组成部分,是人们为了充分利用自然环境因素的有利作用和防止其不良影响而创造的日常生活和居住的环境。人们一生中大部分时间是在居住环境中度过的。住宅一般可使用几十年,甚至几百年以上,所以它的卫生状况的好坏与人们的健康关系十分密切。它不仅影响一代人的健康,还可影响到数代人的健康。

一、居住环境与健康的关系

住宅内的环境因素包括小气候、日照、采光、噪声和空气清洁状况等。居住环境对人体的影响一般是长期的、慢性的,不易在较短的时间内显现出来。多种环境因素往往是同时或先后综合地作用于人体,因而与居民健康的关系是十分复杂的。一般情况下,居住环境内单一污染物的室内浓度并不太高,不易在较短的时间内对健康产生影响,因而其影响往往表现为慢性、潜在性和功能上的不良影响。

（一）居住环境的基本卫生要求

为保证住宅室内具有良好的居住和家庭生活条件,保护和提高机体各系统的正常功能,防止疾病传播,在住宅建筑上要满足下列各项基本卫生要求。

1. 小气候适宜

室内有适宜的小气候,冬暖夏凉,干燥,防止潮湿,必要时应有通风、采暖、防寒、隔热等设备。

2. 采光照明良好

白天充分利用阳光采光,晚间照明适当。

3. 空气清洁卫生

应避免室内外各种污染源对室内空气的污染,冬季室内也应有适当的换气。

4. 环境安静整洁

应保证休息、睡眠、学习和工作。

5. 卫生设施齐全

应有上、下水道和其他卫生设施,以保持室内清洁卫生。

(二) 住宅设计的卫生要求

1. 住宅的平面配置

住宅的平面配置包括住宅的朝向、住宅群中相邻住宅之间的距离、住宅内部各户之间的关系以及一户之中各个房间的相互配置。住宅的朝向和间距直接影响住宅的日照、采光、通风、小气候和空气的清洁程度等。应根据当地各季节的太阳高度、日照时数和时间、各季节的风向频率和风速,选择住宅的最佳朝向和间距,尤其要保证主室的卫生条件。

2. 住宅居室的卫生规模

居室卫生规模是指根据卫生要求确定的居室容积、净高、面积和进深等应有的规模。居室容积是指每个居住者所占有的居室的空间容积。居室容积的大小关系到居住者的生活方便、室内的小气候和空气的清洁程度,是评定住宅的卫生条件和居住条件的重要指标之一。居室净高是指室内地板到天花板之间的高度。居室净高较低的房间,冬季有利于保暖。一般在炎热地区居室净高应当高些,在寒冷地区则可适当低些。我国《住宅建筑设计规范(GB50096—2011)》规定住宅建筑卧室、主客厅室内净高不低于 2.4 m。为了保证居室内空气清洁、安放必要的家具、有足够的活动范围、避免过分拥挤和减少传染病的传播机会,每人在居室中应有一定的面积。居室进深与室内采光和换气有关。

3. 住宅的朝向

住宅的朝向系指住宅建筑物主要窗户所面对的方向,对室内的日照和通风有直接影响,对室内小气候影响也很大。住宅朝向对室内自然采光也有一定的影响。建筑物的日照情况,随建筑物所在地的地理纬度、一年中的不同季节、一日中的不同时间和建筑物本身的朝向而不同。建筑物所受的日照情况与太阳在不同季节各个时间的方位角和高度角有关。我国的绝大部分领土在北纬 45°以南,在该地区,朝南的墙面(或窗)上冬季得到的太阳辐射热量多,夏季得到的热量少,这对居室内获得充分的日照和良好的小气候有利。东和西朝向的墙面全年所得太阳辐射热量很多,且夏季多而冬季少,特别是西向时夏季室内日照从下午开始直到日落,同时午后室外气温亦高,因此易造成室内过热。东南、西南朝向墙面全年所得热量亦较多,冬季比夏季为多,但与南朝向墙面相比,则冬季所得太阳辐射热量较少,而夏季则比南朝向墙面多。北、西北、东北朝向墙面,全年所得太阳辐射热量最少。由此可见,在北纬45°以南地区,从得到的太阳辐射热量来看,居室最适宜的朝向是南朝向,其次是东南朝向。

4. 住宅的间距

相邻两建筑物之间应有足够的间距,否则前排建筑物会影响后排建筑物的日照、采光和通风。根据日照的卫生要求确定的间距是随纬度、住宅的朝向、建筑物的高度和长度以及建筑用地的地形等而有所不同。一般可以根据居室在冬季的日照时间需求进行计算。

5. 住宅的日照

室内日照是指通过门窗进入室内的直接阳光照射。室内日照取决于居室的朝向和采光口的构造情况。为保证居室有适宜的日照,应规定居室冬季的最小日照时数和日照面积,夏季则应尽量减少日照,防止过热。为使住宅居室有良好的日照,在选择住房时应尽量选择有南向坡度的地区住房,并远离大气污染源,住宅建筑物间应有足够的间距,居室应配置在良好朝向的一侧,窗玻璃应保持经常清洁,在不影响小气候的条件下保证直射阳光射入室内,室内的家具布置应尽量使人们可以接受更多的直射阳光。

6. 住宅的采光和照明

太阳光谱和人工光源光谱中的可视部分(400～760 nm)通过视觉分析器刺激大脑皮层,影响其兴奋和抑制过程,从而作用于身体各系统,改变机体的生理反应和精神反应,保持生活活动的正常化和觉醒状态的周期变化。所以,合理的采光和照明对机体的生理状况有良好的作用,使视机能和神经系统处于舒适状态,提高工作效率。如果采光和照明不良,不仅对全身一般生理状态有不良影响,同时还可因视机能过度紧张,而致全身疲劳。长期在光线不良的条件下进行紧张的视力工作,可促成近视的发生。因此,住宅的采光和照明,在质和量上都应满足卫生要求。

(三) 住宅小气候对健康的影响

住宅的室内由于屋顶、地板、门窗和墙壁等围护结构以及室内的人工空气调节设备等综合作用,形成了与室外不同的室内气候,称为室内小气候。室内小气候(microclimate)主要由气温、气湿、气流和热辐射等气象因素组成。

1. 室内小气候对健康的影响

小气候对人体健康的影响反映在热代谢过程中。人体在代谢过程中产生热,同时也不断地通过传导、对流、辐射和蒸发等方式与外界环境进行热交换。通常情况下,这种热交换处于热平衡状态。当小气候的变化超出一定范围,机体体温调节紧张。长期处于紧张状态就会影响机体许多系统的生理功能,降低机体抵抗力。

2. 住宅小气候的卫生要求

住宅小气候的卫生要求是为了保证大多数居民机体的热平衡,有良好的温热感觉,各项生理指标在正常范围以内,以及有正常的学习、工作、休息和睡眠效率。气温是影响体温调节的主要因素,所以制定室内小气候标准应以气温为主。住宅室温标准一般指气湿、气流、热辐射在正常范围时,居室中央距地板 1.5 米高处的气温。我国《室内空气质量标准》规定:在夏季,空调室温 22~28 ℃、相对湿度 40%~80%、空气流速≤0.3 m/s;在冬季,采暖室温 16~24 ℃、相对湿度 30%~60%、空气流速≤0.2 m/s。

二、居室空气污染的健康危害

室内空气环境是人们生活和工作中最重要的环境之一,也是人们接触最频繁、最密切的环境之一。调查表明,现代人平均有 90% 的时间在室内生活和工作,65% 的时间在家里,与室内空气的接触时间远多于室外。在 20 世纪中叶,人类已认识到室内空气污染有时比室外更严重。近 20 年来,由于室内污染物的来源和种类日趋增多、建筑物密闭程度的增加,室内空气污染严重恶化,影响人的健康。在经历了"煤烟型"和"光化学烟雾型"污染后,人类社会已进入以"室内空气污染"为特点的第三次污染时期。

WHO 公布的《2002 年世界卫生报告》中,明确将室内空气污染与高血压、胆固醇过高症以及肥胖症等共同列为人类健康的十大威胁。报告认为,尽管空气污染物主要存在于室外,但是人们长期生活在室内,因此人们受到的空气污染主要来源于室内空气污染。据统计,全球近一半的人处于室内空气污染中,室内环境污染已经引起 35.7% 的呼吸道疾病,22% 的慢性肺病和 15% 的气管炎、支气管炎和肺癌。室内空气污染已成为危害人类健康的"隐形杀手",也已成为社会关注的焦点环境问题之一。

(一) 室内空气污染的来源

室内空气污染的来源很多,根据污染物形成的原因和进入室内的途径,可将室内空气主要污染源分为室外来源和室内来源。

1. 室外来源

这类污染物主要存在于室外或其他室内环境中,但可以通过门、窗孔隙或其他管道的缝隙等途径进入室内。主要来自室外空气中的污染物(包括工业废气和汽车尾气等)、住宅建筑物材料逸出和挥发的有害物质、人为带入室内的污染物、相邻住宅污染、生活用水中的污染物以水雾的形式喷入到室内空气中。

2. 室内来源

(1) 室内燃料燃烧:主要指各种燃料的燃烧产物。燃烧的条件不同时,燃烧产物的成分也有差别。家用炉灶燃煤用于烹调和取暖是室内污染的主要来源。煤在燃烧过程中,除释放常见的颗粒物、SO_2、CO 等污染物外,某些地区的燃煤,还可能产生砷、氟等有毒有害物。煤气、石油液化气,特别是天然气等气体燃料是相对洁净的能源;但当室内通风不良时,它们仍可对室内空气质量产生不良影响。这一类的污染物主要有 SO_2、NO_X、CO、CO_2、烃类以及悬浮颗粒物等。

目前,在我国广大农村地区,仍以生物燃料作为主要的家庭能源,用作烹调和取暖的主要燃料。生物燃料(biomass fuel)包括木材、木炭、农作物秸秆、草和牲畜干粪。由于通常生物燃料燃烧装置简陋,甚至是敞开式炉灶,燃烧温度较低,因此烟雾产生量大,危害更严重,其烟雾中含颗粒物、CO、NO_X、甲醛、苯并芘等多环芳烃化合物多环芳烃化合物(polycycli caromatic hydrocarbons,PAH)类物质。

(2)人的室内活动:人体排出大量代谢废弃物以及谈话时喷出的飞沫等都是室内空气污染物的来源。这一类的主要污染物有呼出的二氧化碳、水蒸气、氨类化合物等内源性气态物,以及外来物或外来物在体内代谢后的产物如一氧化碳、甲醇、乙醇、苯、甲苯、苯胺等。吸烟更是一项重要有害物的来源,烟草在抽吸燃烧时局部温度高达$900\sim1\,000\,℃$,通过热分解与热化合而形成含大量有害化合物的烟雾,吸烟的烟草烟雾中含有5 000多种成分,其中致癌物不少于44种。

(3)室内建筑装饰材料:建筑装饰材料是目前造成室内空气污染的主要来源。例如泡沫塑料、绝缘隔热材料、壁纸、塑料贴面、化纤地毯、树脂黏合剂、油漆涂料等,特别是常用的中高密度板、胶合板等人工板材以及复合地板,均能释放甲醛、苯、甲苯、乙醇、氯仿等挥发性有机物。此外,用于隔热、防火的板壁或管道的石棉建材,可散布石棉纤维。矿渣砖、石材、混凝土预制构件等可散发放射性污染物质——氡及其子体衰变产物。

(4)室内生物性污染:由于居室密闭好,室内小气候稳定,温度适宜、湿度大、通风差,为真菌、尘螨等生物性变态反应原提供了良好的滋生环境。

(5)家用电器:现代生活中,电视机、组合音响、微波炉、电热毯、空调等多种家用电器进入室内,由此产生的空气污染、噪声污染、电磁波及静电干扰给人们的身体健康带来不可忽视的影响。

(二)室内空气污染的危害

室内空气污染与呼吸道癌症、中毒性疾病、慢性阻塞性肺部疾病、心血管疾病、呼吸道感染、哮喘病和白内障等之间存在相关性。根据《2000年世界卫生报告》的估计,全世界36%的下呼吸道感染和22%的COPD是由室内空气污染引起的。

1.诱发癌症

吸烟者自身肺癌高发是公认的事实。流行病学调查表明,吸烟还通过形成环境烟草烟雾(environmental tobacco smoke,ETS)造成被动吸烟,使非吸烟者患肺癌的相对危险性增大。据日本调查,丈夫每天吸烟20支者,妻子因被动吸烟患肺癌的危险性增加2.1倍。我国云南省宣威市妇女肺癌死亡率居全国首位,高发区达137.82/10万。经调查证实,长期使用无烟囱火塘燃烧烟煤造成的室内空气污染是其肺癌高发的主要危险因素。当地室内苯并芘的浓度超过室内空气质量标准的6 000倍。近年来还报道,上海市女性肺癌危险性较高与食用油的烹调油烟污染有关。室内空气中常见的肯定致癌物还有氡、苯、石棉等。

2.引起中毒性疾病

由于排烟不畅或燃料燃烧不全,室内出现高浓度CO而引起急性中毒是常见的事故。

CO 的低浓度污染则与动脉粥样硬化、心肌梗死、心绞痛发病有密切关系。甲醛及其他挥发性有机化合物(volatile organic compounds,VOC)成分对眼及皮肤有明显的刺激作用。生物燃料燃烧接触还会引起白内障。近年来发现,ETS 还具有明显的生殖毒性作用,如引起男性精子异常、阳痿、早泄、性功能减退,引起女性月经异常、不良妊娠结局,以及子代发育迟滞、低出生体重、行为异常等。

3. **诱发呼吸道感染**

室内空气污染与呼吸道感染发生之间存在着相关性。已证实,生物燃料烟雾可诱发急性呼吸道感染。1993 年,对印度的全国性调查发现,3 岁以下儿童急性下呼吸道感染率,使用生物燃料比使用清洁燃料的家庭高 50%。不难理解,受生物燃料烟雾危害最严重的是负责烹饪的家庭妇女。在肯尼亚的调查表明,家庭妇女确诊急性下呼吸道感染的发生率是男性的 2 倍。

4. **引起不良建筑物综合征**

不良建筑物综合征(sick building syndrome)发生于办公室工作人员,表现为一系列非特异的症状,包括眼、鼻、喉刺激、头痛、疲劳、胸闷、憋气、注意力不集中等。当发病者离开该环境一段时间后,症状会缓解。该综合征多发生在新建的或重新装修的办公楼。目前认为这是一种非特异性建筑物相关疾病,显然与建筑密闭、空调系统通风不良促成的室内空气污染,特别是甲醛等 VOC 成分、ETS 污染有关,但是发病与其他因素如气温、气湿、个人应激及心理特征也都可能有关系。

5. **传播传染病**

病原体可随空气中的尘埃、飞沫进入人体而引起呼吸道传染病,如流行性感冒、麻疹、流行性脑脊髓膜炎、白喉及肺结核等。集中空调冷却塔水、淋浴喷水、建筑物贮水器水可携带嗜肺军团菌,通过水雾气溶胶进入室内播散,引起以发热、咳嗽及肺部炎症为主要表现的军团菌病。

6. **引起变态反应**

尘螨作为变应原,可引起哮喘、过敏性鼻炎、荨麻疹等变态反应症状。世界各地家居尘样品中都可检出此种尘螨,称为屋尘螨。近年来,住宅安装空调采用密闭式门窗,气流极小、温、湿度适宜,以致室内,尤其是床褥和地毯下易滋生尘螨。除尘螨外,室内蟑螂、宠物、啮齿类动物、霉菌、烟雾及 VOC 污染皆可诱发哮喘发作。

(三) **室内空气污染的防治**

1. **严格执行相关法规与管理规定**

我国颁布的《室内空气质量标准(GB/T18883—2002)》提出了室内空气质量的卫生要求,对室内常见空气污染物制定了安全标准。例如,标准中规定:① 甲醛,居室内甲醛 1 小时均值不超过 0.10 mg/m^3;② 总挥发性有机物,标准规定总挥发性有机物 8 小时均值的限值为 0.60 mg/m^3;③ CO_2,居室空气中 CO_2 日平均值最高不应超过 0.10%;④ 细菌总数,室内细菌总数≤2 500 菌落形成单位(CFU)/m^3。

2. 科学设计,合理住宅配置

住宅区应远离工业区或交通要道口及其他污染源,在间隔的防护距离内进行绿化。建筑设计时,要考虑阻止室外污染物进入居室。同时,必须加强大气卫生防护,没有洁净卫生的室外空气环境,而要单独保持室内空气卫生是不可能的。

住宅应有不同的功能分隔区室,应防止厨房煤烟、油烟进入卧室。住宅具备一定的卫生规模是保证室内空气清洁的根本前提条件。当前我国城市人均居室容积应不小于 $20\sim30$ m³,人均居住面积不低于 10 m²。

3. 改善炉灶,使用清洁燃料

改变传统的以生物燃料为主的炉灶,在敞开式炉灶上安装烟道,并保证烟道畅通。改进燃料燃烧方式,提高燃烧效率,以降低室内污染物的浓度。改进燃料结构,使用清洁燃料,如逐步推广燃气化,电力供应充足地区推广电热烹调。以集中式采暖取代分散式采暖。

4. 选用合格产品,减少污染

建筑材料和装饰材料等产品的氡、游离甲醛、VOC 及其他有害物释放量应符合卫生规范与国家标准。不使用有害气体释放量的建筑材料,不使用石棉制品。正确选择建筑物的地基可避免氡的污染;正确选择油漆及家具可以避免或减少污染;不使用杀虫剂也可以避免或明显减少污染。

5. 控制吸烟,建立良好生活习惯

立法禁止在公共场所吸烟。加强健康教育,推广戒烟方法,劝阻更多的吸烟者戒烟。为了自己和家人的健康,不要在居室内吸烟。坚持合理清扫制度,及时清除地面的灰尘,必要时进行空气消毒以杀灭病原菌。另外,居民在室内饲养的猫、狗等宠物会使微生物包括细菌、病毒、真菌、芽孢、霉菌、螨等大量繁殖,应注意保持这些宠物的清洁。

6. 加强通风换气,降低污染物浓度

经常开窗换气,尤其是刚装修的房间或新家具放置后,需经一定时间充分通风后再居住。厨房可安装除油烟机和排风扇,以降低局部污染物浓度。改进和完善通风空调系统,定期更换、清洗空调器滤层,杜绝微生物的生长。选择合适的通风量,保持室内干燥。

三、室内环境噪声对健康的影响

随着道路交通、城市建设及现代工业等事业的发展,噪声污染已成为危害居民健康的重要环境问题之一。在我国,三分之二的城市居民生活在超标的噪声环境中,且生活噪声影响的范围仍呈扩大之势,交通噪声问题也日益突出。所以,控制噪声污染是我国目前亟待解决的环境问题。

(一)噪声的概念与分类

从物理学观点讲,噪声(noise)是指各种频率、不同强度的声音无规律地杂乱组合或单一频率一定强度的声音持续刺激。对于噪声的判断,还与人们的主观感觉和心理因素有关。所以从生理学观点讲,凡是使人烦恼、讨厌、不需要的声音都可称为噪声。从这个意义上讲,即使是优美的音乐,对正在睡觉或思考问题的人来说,也成了讨厌的噪声。环境噪声主要是因为物体的振动而产生的,根据噪声产生的机制可以分为以下几类。

1. 气体动力性噪声

当气体出现涡流或压力突变等情况时,会产生气体扰动,激发声波,如鼓风机、空气压缩机等通过进排气口传出的声音就是气体动力性噪声。

2. 机械性噪声

机械性噪声是因为固态物体的振动而产生的,是在摩擦、撞击等机械应力作用下,齿轮、轴承等机械部件发生振动而产生的声音,如球磨机、机床等发出的声音。

3. 电磁性噪声

电磁性噪声是因为磁场脉动、磁致伸缩引起机械部件振动而发出的声音,如发电机、变压器产生的噪声。

(二) 室内环境噪声的来源

1. 室内噪声源产生

家庭生活噪声是最普遍存在的、接触时间最长的噪声,是由于居住者在家庭活动中产生或出现的噪声,如电视机、洗衣机、冰箱、电脑等各种家用电器发出的声音,也包括厨房锅碗瓢盆撞击的声音及吵闹声。

2. 室外噪声源产生

(1) 交通噪声:交通噪声是指机动车辆、火车、飞机、轮船等交通工具所产生的噪声,它是城市环境中分布最广,危害较大的噪声源,约占城市各种噪声源的70%。

(2) 工业噪声:工业噪声是指各类工厂在生产过程中产生的各种声音,如织布机、鼓风机、球磨机等发出的噪声。一些老城市区内工厂和居民区相互交错,工厂产生的噪声使居民终日不得安宁。

(3) 建筑噪声:随着我国城市建设的速度加快,城市建筑施工噪声日趋严重,对居民的干扰十分厉害,如挖土机、打桩机、切割机等发出的噪声。

(4) 社会生活噪声:是在各种社会活动中产生的噪声。如大型商场超市的商业活动、娱乐场所(如游艺厅、歌舞厅)产生的噪声、集贸市场的嘈杂声等。

(三) 环境噪声对健康的影响

噪声对人类健康的影响分为特异性影响和非特异性影响两类。特异性影响主要是指噪声对机体听觉系统的作用,这是噪声对机体其他系统影响的前提。非特异性影响主要是指噪声对听觉外系统(如中枢神经系统、心血管系统、消化系统等)的影响。

1. 噪声对听觉系统的影响

声波传入人体听觉器官有两个途径:一是气传导,即声波经外耳道进入,使鼓膜振动,然后通过中耳的听骨链(槌骨、砧骨、镫骨)传至内耳的蜗管前庭壁,引起耳管淋巴振荡,从而使基膜听毛细胞感受振动,将声波所引起的振动转变成电信号,传入神经中枢,产生音响感觉。另外一条是骨传导,即声波由颅骨直接传入耳锅,通过耳蜗骨壁的振动传入内耳。这两种途径不仅与研究噪声的影响密切相关,而且对于听力测量和噪声性耳聋的诊断、鉴别诊断等也有重要意义。

听觉器官不仅是人体感受声音的器官,同时也是噪声引起机体损伤的靶器官。目前,对噪声危害的评价以及噪声标准的制等主要还是以听觉器官功能障碍为依据。随着噪声强度的增加、作用时间的延长,听觉系统对噪声的反应一般会经历由生理变化到病理改变的过程。

1) 急性危害

噪声对听觉系统的急性危害主要为急性噪声性听力损伤,又称爆震性聋(explosive deafness),是指在爆破作业、火器发射或其他突然发生的巨响时因缺乏必要的防护或防护不当,爆炸所产生的强大声压与冲击波造成听觉系统外伤,引起听力丧失。除强大的噪声作用外,还有强大的冲击波影响,患者出现剧烈的耳鸣、耳痛、听力丧失、眩晕等症状。体检可发现鼓膜破裂,听骨链断裂或错位,内耳组织出血等。听力图表现为高频段(2 000 Hz 以上)听力下降。经治疗,轻症患者听力可以部分或大部分恢复,重症患者可致永久性耳聋。

2) 慢性危害

噪声对听觉器官的损害具有累积特性。短时间接触噪声可使听觉发生暂时性减退(疲劳),离开噪声环境后听觉敏感度即可恢复,即出现暂时性听阈位移。在长时间较强噪声作用下,听力减退更严重,恢复时间也更长。如果噪声连续作用于听觉器官,在休息时间内得不到完全恢复,时间久了就可能发生永久性听阈位移。

(1) 暂时性听阈位移(temporary threshold shift,TTS):是指在较短时间内接触噪声后,引起听力下降、听阈提高,脱离噪声环境后,经过一段时间的休息,听力又恢复到原先水平,是一种暂时性的听力下降。它包括以下两种现象。① 听觉适应(audition adaptation):是指短时间接触强噪声,听觉器官的敏感性下降,主观感觉耳鸣,听力检查发现听阈可提高 10~15 dB,离开噪声环境数分钟之内即可恢复至正常的现象。② 听觉疲劳(audition tiredness):是指较长时间停留在强噪声环境中,听力明显下降,检查可发现听阈提高超过 15 dB 甚至达到 30 dB 以上,离开噪声环境后,需要数小时甚至数十小时听力才能恢复至正常的现象。TTS 是一种生理性功能的改变,它的发生、发展和恢复过程与噪声的声级大小以及接触时间的长短有关。

(2) 永久性听阈位移(permanent threshold shift,PTS):是指长期接触强噪声,引起听力明显下降、听阈提高,脱离噪声环境后经过相当长时间的休息,听阈仍不能恢复至正常水平,这种不可恢复的听力下降称属不可逆的病理性改变。PTS 的早期表现为高频段的听力下降,听力曲线在 3 000~6 000 Hz(多在 4 000 Hz)出现"V"形下陷(见图6-4-1),此时患者无自觉听力障碍。随着接触噪声强度的增加以及接触时间的延长,除了高频听力继续下降以外,语频段(500~2 000 Hz)的听力也受到影响,患者开始出现语

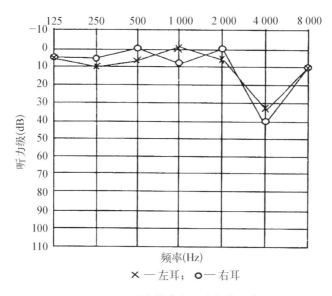

图 6 - 4 - 1　噪声性高频听力损伤示意图

资料来源：施榕.预防医学[M].北京：高等教育出版社，2004.

言听力障碍，即为耳聋。

2. 噪声对听觉外系统的影响

（1）对神经系统的影响：噪声作用于中枢神经系统，可引起机体大脑皮质的兴奋和抑制平衡失调，使脑血管张力发生改变，神经细胞受损。这些改变早期可以被机体修复，如果不能及时修复，久而久之就会形成损伤灶，并累及自主神经系统，产生神经衰弱症。患者会出现头痛、头晕、耳鸣、记忆力减退、睡眠障碍等症状。如果接触高强度噪声，患者也可能会出现情绪不稳、烦躁、易怒等躁性神经官能症。

（2）对心血管系统的影响：噪声环境下，患者会出现心率加快或减慢的表现，长期接触强噪声则心率加快，心电图检查呈现 ST 段或 T 波缺血性改变。长期处于噪声环境下，可使大脑交感神经兴奋，肾上腺素分泌增加。在儿茶酚胺的作用下，心跳加快，耗氧量增加，心肌负担加重，从而危害心脏功能。心电图 ST 段或 T 波出现缺血型改变。血压早期不稳，长期接触较强的噪声则引起血压升高。研究表明，高噪声环境的作业工人，高血压、冠心病的发病率明显高于低噪声环境的工人。

（3）其他：噪声可引起肠胃功能减弱，表现为胃液分泌减少、胃肠蠕动减慢等，引起消化不良、食欲不振、恶心、呕吐等症状，从而导致胃病的发病率增高。长期接触噪声还可出现眼球震颤、眩晕、平衡功能失调等前庭功能的紊乱以及女性月经周期紊乱、流产率增高等生殖功能的紊乱等。

（四）防止噪声危害的措施

1. 消除和控制噪声源

改革生产工艺，采取先进技术，以消除或控制噪声源，这是防止噪声危害的根本途径，如以无声液压代替高噪声的锻压,以焊接代替铆接等。

2. 控制噪声传播

主要是采用一定的材料或装置在噪声源与接受者之间设立隔声屏障,如安装隔声墙、隔声门窗等。在高架道路两侧设立隔声装置。此外,也可以采用吸声的材料装饰生活场所的内表面,吸收反射声,以降低室内噪声强度。

3. 加强个人防护

采取适当的个人防护措施也是防止噪声危害的有效途径,常用的个人防护用品有用橡胶或软塑料等材料制成的耳塞、耳罩、帽盔等。

4. 严格执行各类噪声标准和管理规定

对于生活区、公共场所、生产车间等,我们国家均制定了相应的噪声标准,在日常的生产管理中,应严格执行相应的管理条例,力求把生产和生活的噪声控制在一定的强度和时间内。

四、居住环境的卫生防护措施

(一) 设计过程中的主要卫生防护措施

住宅建筑的墙壁、屋顶、门窗、地板等,总称为住宅的围护结构。在住宅设计中采用符合卫生要求的建筑材料和合理的构筑方式筑成的围护结构,再通过住宅设计中的卫生措施,可以使住宅有较好的防寒、防暑、隔热、隔潮和隔声等性能,使室内免受或减轻外界不良的气候条件和噪声等的影响。

1. 保温与隔热

建筑材料的导热性越低,建筑物的保温与隔热性能越好,越有利于住宅的防寒和防暑。因此,应尽可能选择导热系数较小的建筑材料,在冬季寒冷地区,若当地的建筑材料导热系数过大,可考虑加大围护结构的厚度。在夏季炎热地区,则不宜加厚围护结构,而必须采用导热系数小的建筑材料或在围护结构中间用导热性小的填充层或构成中空的空气层,以加大其热阻值。

2. 遮阳与采暖

(1) 遮阳:能避免室内过热,避免产生眩光,也有防雨侵入室内的作用。遮阳措施应能最大限度地挡住夏季的直射阳光,但室内同时仍应有足够且分布均匀的照度,而且应尽量减少对通风的影响。遮阳的措施很多,主要有两类。① 绿化遮阳:即建筑物利用爬墙或攀架植物作为遮阳物,并借植物蒸发等作用减少太阳照射于墙面的辐射热,这些植物在冬季落叶后又不致影响冬季室内对太阳辐射热的吸收。这类遮阳植物有蔷薇、紫薇、爬山虎、葡萄、山葡萄、金银藤、五味子、丝瓜、扁豆等。② 结合建筑设置各种遮阳物:如我国各地有不同形式的固定式的出檐、悬挂式的遮阳竹帘、百叶板、百叶窗等都有良好的遮阳效果。

(2) 采暖:我国北方在冬季较寒冷,昼夜平均温度低于 5 ℃的时间很长。在北纬 45°

左右地区,冬季严寒,昼夜平均温度可达到零下 25 ℃,这些地区每年有半年左右时间需要采暖。采暖方式和设备主要分两类。① 分散式采暖:常用设备有火炉、炕、火墙,这类采暖应特别注意排气通畅。② 集中式采暖:这类采暖便于集中管理,热效率高,较易调节,不会引起室内空气污染,占地面积小,可布置在适当地点,室内气温较均匀。

3. 通风换气

室内外空气不断地进行交换即居室的通风或换气。居室必须有适当的通风换气以改善室内小气候、降低室内空气中二氧化碳和有害气体的浓度,减少病原微生物和灰尘的数量,以及促进氡等有害物质的排出。按通风的动力源可分为依靠风压、温压的自然通风和依靠机械力的机械通风两种;按空气在室内流动的方向可分为送入式和吸出式两种;按空气在室内的流动范围可分为局部通风和全面通风两种;按通风的作用或功能可分为一般单纯通风换气系统、调温调湿的空气调节系统和兼有除去有害物质的净化空气调节系统等三种。

一般住宅应首先考虑充分利用自然通风。若建筑密度过高或难以利用主导风向、门窗面积过小、门窗等安排不当时,可采用机械通风,在居室可采用排气扇,在厨房炉灶上方可安装排油烟机。在夏季室外气温很高,或在冬季室外气温很低而又没有采暖设备的住宅,可以安装空气调节设备以保证室内良好的环境。

4. 噪声控制

控制住宅噪声的根本性措施在于居住区要与工业区、商业区、交通干线、机场、火车站隔离,采取有效的立法、技术和管理措施是治理噪声污染的关键。控制环境噪声的技术措施主要有两方面,一是控制声源和声传播的工艺技术措施;二是采用吸声、隔声、隔振等技术以及安装消声器等以控制声源的辐射。为了有效地隔声,住宅在建筑上要在选用的材料、隔墙及门窗的厚度和构造等方面采取有效措施。

(二) 装饰装修过程中的主要卫生防护措施

住宅装饰装修过程中的主要卫生防护措施分三方面。

1. 材料选择

应注意选用无甲醛及其他 VOC、氡及其子体等或含量少的装饰材料,以及不含铅等其他有害物的材料,选用耐用和表面光滑易于清洁的材料。严格执行国家《室内装饰装修材料有害物质限量》标准,督促生产厂家改进工艺,生产出对居民健康无害的合格产品。

2. 减少释放

某些含有氡及其子体的装饰材料表面可涂上涂料,以防止或减少其释放,含甲醛及其他 VOC 的装饰材料可选用已在室外放置过一段时间的产品,使进入室内后其释放量大大减少。

3. 加强排出

应用通风换气措施,以便有效地及时排出有害物质。

第五节 工作环境与健康

工作是维护生存与发展的必要手段,工作与健康本质上是相辅相成、互相促进的。良好的工作环境促进健康。反之,不良的工作环境则可能引起健康损害。研究职业环境与职业从事者健康之间关系的学科,是预防医学的重要组成部分。其目的是使职业从事者在其所从事的生产或工作过程中,有充分的安全和健康保障,并为不断提高生产和工作效率提供科学保证。

(一) 工作环境中存在的有害因素

在工作环境中存在的可以危害劳动人群健康和影响其劳动能力的各种不良因素,统称为职业性有害因素。职业性有害因素按其来源可分为三大类。① 生产工艺过程中的有害因素:指在生产过程中接触到的原料、中间产品、成品和生产过程中产生或存在的废气、废水、废渣中的有毒有害物质,包括生产性毒物(如金属及类金属、有机溶剂、农药等)、生产性粉尘(如矽尘、石棉尘、有机粉尘等)、不良物理因素(如高温、噪声、电离辐射等)、致病微生物或寄生虫。② 劳动过程中的有害因素:指在生产作业过程中作业人员为完成各种生产操作流程时,所涉及的劳动强度、劳动组织及其操作方式等,包括工作强度过大、劳动作息制度不合理、长时间处于不良体位、使用不合理的工具、某些器官系统长时间过度紧张等。③ 生产环境中的有害因素:指劳动者所处的外环境中存在的各种有毒有害因素,如工作场所的厂房、车间、办公室等布局不合理、工作场所存在高温高湿高压等异常气象条件等。

(二) 职业性有害因素对健康的影响

在生产过程、劳动过程和生产环境中存在着多种可能危害职业人群健康的职业性有害因素,这些因素可引起职业有关的疾病。

1. 工伤

工伤是指工人在工作过程中,由于缺乏安全意识、安全操作知识、必要的防护措施,而发生意外事故引起的突发性伤害。工伤发生的主要原因涉及以下四个方面:① 生产设备缺陷;② 防护设备缺乏或不全;③ 劳动组织不合理和生产管理不善;④ 作业人群个体因素。工伤属于急诊范围,因为是意外事故,往往难以预测,但"偶然中存在着必然"。工伤的发生常常与安全意识、机械设备的维护保养、劳动组织制度、防护措施管理体制、个人心理状态等因素有关,需重视安全风险评估,消除潜在的职业性有害因素。

2. 职业病

职业病是指职业性有害因素作用于人体的强度与时间超过机体的代偿能力,人体不能代偿其所造成的功能性或器质性病理改变,从而出现相应的临床征象,影响了劳动能力。2018 年 12 月 29 日修正的《中华人民共和国职业病防治法》中,职业病被定义为企业、事业单位和个体经济组织等用人单位的劳动者在职业活动中,因接触粉尘、放射性物质和其他有毒有害因素而引起的疾病。

1) 职业病的特点

(1) 病因明确:只有在接触特定的职业性有害因素后才可能患某种职业病。如控制该职业性有害因素之后,发病可以减少。在诊断职业病时必须有职业史、职业性有害因素接触的调查,以及现场调查的证据,才可明确具体接触的职业性有害因素。

(2) 病因大多可以定量检测:由于职业病的病因明确,即某种职业性有害因素,而发生的健康损害一般与这种有害因素的暴露水平有关,通过对职业性有害因素的暴露评估,可评估职业病患者的暴露水平,并在一定范围内分析其剂量—反应关系。

(3) 接触同一职业性有害因素的人群中,常有一定的发病率,很少出现个别病例的现象。而在不同职业性有害因素的接触人群中,常有不同的发病集丛。

(4) 早期诊断,合理处理,预后较好,康复相对容易。如果仅治疗患者,则无助于保护其他接触人群的健康。

(5) 大多数职业病目前尚无特效的治疗方法,发现越晚则疗效越差。所以应加强对职业人群健康的预防措施。如硅肺患者的肺组织纤维化现在仍是不可逆转的。因此,只有采用有效的防尘措施、依法实施卫生监督管理、加强个人防护和健康教育,才能减少、消除硅肺的发生和发展。

根据上述职业病的特点,可以看出职业病是一种人为的疾病,其发病率或患病率的高低反映着一个国家生产工艺技术、防护措施、自我防护意识和医疗预防工作的水平。所以世界各国政府根据自身的经济和科技特点,用法令的形式对职业病的范围给出明确的规定,每个国家所规定的职业病名单各有不同,只在本国具有立法意义,即"法定职业病"。

我国国家卫生计生委、安全监管总局、人力资源社会保障部和全国总工会于 2013 年 12 月 23 日(国卫疾控发〔2013〕48 号)联合印发了《职业病分类和目录》,将职业病名单分 10 类共 132 种。① 职业性尘肺病及其他呼吸系统疾病 19 种;② 职业性皮肤病 9 种;③ 职业性眼病 3 种;④ 职业性耳鼻喉疾病 4 种;⑤ 职业中毒 60 种;⑥ 物理因素职业病 7 种;⑦ 职业性放射性疾病 11 种;⑧ 职业性传染病 5 种;⑨ 职业性肿瘤 11 种;⑩ 其他职业病 3 种。

2) 职业病的诊断

职业病的诊断是一项政策性和科学性都很强的工作。它既与患者的福利有关,又与国家和企业的利益有关。所以,职业病的诊断需要充分的资料,包括职业接触史、现场职业卫生调查、临床症状与体征和实验室检测,并排除非职业因素所致的类似疾病进行综合分析。在我国,职业病诊断有明确的实施办法和诊断细则。需要由具有职业病诊断资质的权威机构组织的诊断小组执行,采取集体诊断的原则。

(1) 职业史:是职业病诊断的前提条件。应详细询问、仔细核对患者的职业史,包括患者目前及以往从事的所有工作的工种、工龄,接触职业性有害因素的种类、接触时间、接触水平,从事工种的生产工艺流程、操作方法、防护措施及其使用情况,同工种其他工人患病情况,以初步判断患者接触职业性有害因素的可能性和严重程度。

(2)生产环境调查:是诊断职业病的重要依据。应深入患者的作业现场,通过对生产环境的现场调查,进一步了解患者所在岗位的生产工艺过程、劳动过程中职业性有害因素的种类、接触方式、接触水平、接触时间、毒物进入机体的途径及预防措施等,同一或相似暴露条件下的其他作业工人有无类似发病情况等。

(3)临床表现:应详细询问各种临床症状出现的具体时间、发病过程、严重程度,特别是与接触职业性有害因素时间的先后次序。职业病的临床表现复杂多样,同一职业性有害因素在不同的致病条件下可能引起截然不同的临床表现,而不同的职业性有害因素又有可能引起同一症状或体征。因此,在收集和分析临床资料的时候,既要注意不同职业病的共同点,又要考虑到各种特殊的和非典型的临床表现。此外,还需要注意排除其他职业性有害因素所致的类似疾病。

(4)实验室检查:对职业病的诊断具有重要意义。根据职业性有害因素的毒性作用特点,进行有针对性的生物标志物检测。生物标志物主要包括暴露生物标志物、效应生物标志物和易感性生物标志物等三大类,如铅职业暴露人员的尿铅、血铅作为铅的暴露生物标志物,尿 8 氨基-γ 酮戊酸作为铅的效应生物标志物。

对于上述各项诊断依据,要进行全面综合的分析,才能做出切合实际的诊断。对某些暂时不能明确诊断的患者,应先给予对症处理,并进行动态观察以便进一步加深认识,然后再作出正确的诊断,否则可能会引起误诊误治。

3. 工作有关疾病

由于生产过程与劳动过程中某些职业性有害因素的影响,造成职业人群常见病与多发病的发病率增高、病程时间延长、病情加重等,这类疾病统称为工作有关疾病。广义而言,职业病也属于工作有关疾病,然而这两个概念仍有区别,职业病是指某一特定职业性有害因素所致的特定疾病,有立法意义。而工作有关疾病则是指多种因素相关的疾病,与工作有关联,但职业性有害因素不是唯一病因,也见于非职业人群中。当这一类疾病发生于职业人群时,由于存在职业性有害因素的接触,会使原有的疾病病情加重、发病加速或复发,如慢性非特异性呼吸道疾病、慢性支气管炎、肺气肿等。

4. 早期健康损害

职业性有害因素对机体的影响可以表现在分子、细胞、器官系统、整体等不同水平上,而职业性有害因素对机体生物大分子(如 DNA、蛋白质等)的影响是导致机体健康损害的早期效应。当职业性有害因素过强或机体反应不当,就会产生各种早期健康损害,如遗传损伤增加、肺功能下降等。如果能够尽早地采取积极有效的职业预防措施,其早期健康损害一般多可以恢复为健康。反之,则发展为疾病。

（三）职业性有害因素损害的三级预防

《中华人民共和国职业病防治法》第一章总则第三条中指出,职业病防治工作坚持预防为主、防治结合的方针,建立用人单位负责、行政机关监管、行业自律、职工参与和社会监督的机制,实行分类管理、综合治理。应按照三级预防策略加以控制,以保护和促进职业人群的健康。

一级预防又称病因预防,是从根本上消除或控制职业性有害因素对机体的影响,即改进生产工艺流程,合理利用防护设备及个人防护用品,以减少或消除工人接触职业性有害因素的机会。

二级预防是指早期发现、早期诊断机体受到职业性有害因素所致的健康损害。虽然一级预防措施是最理想的方法,但现实情况下不仅所需费用较大,而且往往难以达到理想效果,仍然会产生健康损害,因此,二级预防是十分有必要的。其主要措施是定期对职业性有害因素进行监测以及对职业暴露人群进行定期体格检查,以实现对健康损害的早期发现、早期诊断,并给予及时预防和处理。

三级预防是指在患病以后,给予积极治疗和促进康复的措施。三级预防的措施主要包括对患者采取及时有效的治疗,防治病情恶化,预防并发症和伤残,促进康复。

第六节　案例实践——一起生活饮用水污染事件的调查处理

一、实践目的

本案例通过一起生活饮用水污染事件的调查处理,掌握突发事件应对、饮用水卫生现场调查、污染源查找、人群健康效应调查、数据分析、现场处置完整经过等内容,将饮用水卫生相关的知识要点融会贯通,加深理解和应用。

二、实践要求

第一,掌握饮用水污染事件的应急处理,饮用水卫生的现场调查。第二,掌握饮用水水质标准,常见污染物对健康的危害,以及如何开展人群健康效应的调查和水质检测数据的分析。第三,熟悉饮用水水质的检测方法,水污染的卫生监督管理。

三、案例分析

某地生活饮用水污染事件的调查处理

20××年×月×日 17 时 25 分,某地某区 SC 自来水厂接到该地 D 电子有限公司反映自来水有臭味,后区县疾控部门陆续接到当地 A 村村民电话反映自来水有臭味。SC

水厂工作人员赶到现场,闻到管网中的水质有异味,管道放出的水有泡沫。

【讨论问题一】

(1) 应对该突发事件,现场应紧急采取的措施有哪些?

(2) 需要收集哪些背景资料?

1. 基本情况

SC 自来水厂出厂水经加压后分三路向所在地区居民、企事业等单位供水,供水人口数占该乡镇总人口的 70%。目前,SC 水厂日供水量为 4 万吨、供水区域面积 24.66 km²、供水管道总长度 95.82 km、供水用户 6 331 户(包括 5 740 户居民家庭)。

本次饮用水出现污染的区域饮用水输送线路大致情况如下:水厂出厂水管道、HY 公路东侧一根总的输水管道、穿过 HY 公路的一根分支输水管道、分支管道总阀门、3 根次级输水管道分别向 A 村、工业区一区和二区供水。此次发生水质异常的范围为 HY 公路以西,TY 河以东的工业区一区、A 村、工业区二区,共涉及 A 村 11 个村民小组、工业一区及工业二区 29 户企业,涉及用水人口 9 600 余人。图 6-6-1 为自来水厂位置及本次污染范围示意图。

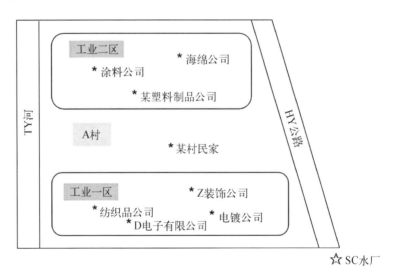

图 6-6-1 自来水厂位置及本次污染范围示意图

【讨论问题二】

(1) 根据污染涉及的区域推测可能的污染地点有哪些?

(2) 如何排查各化工企业污染的可能性?

2. 现场处理和采样

(1) 当日 19 时 55 分,区县疾病预防控制中心人员赶到现场开展调查。当时,水厂已关闭了饮用水受污染区域的自来水供水管道总阀门,停止向 A 村、工业区一区和二区供水。为配合现场水样的采集,水厂临时打开了工业区一区的供水总阀门。

(2) 当日 20 时 25 分,采集工业一区内的 D 电子有限公司及 Z 装饰材料有限公司的管网水水样各2瓶,采样时没有观察到泡沫及明显的浑浊,但闻及较浓的异味。随即将采集到的4瓶水样连同自来水厂自行留置的2瓶异常水样一并送实验室检验。22时15分,市卫生监督所到达现场共同开展调查,并采集水样送市疾病预防控制中心检验。

(3) 在A村随机抽查30户村民家,调查65人的健康状况,有2人报告有恶心呕吐症状。

【讨论问题三】

(1) 是否停水如何决定? 停水之前及停水期间应做好哪些应急措施?

(2) 采样点的选择应遵循什么原则? 水体采样时应做好哪些关键环节?

(3) 如何开展人群健康的调查?

3. 调查管网沿线重点化工企业情况

工业一区、工业二区管网沿线的重点化工企业名单和使用原料如表6-6-1所示。

表6-6-1 管网沿线重点化工企业名单和使用原料

序 号	企 业 名 称	使 用 原 料
1	海绵有限公司	聚醚、硅油、胺、锡、软化剂
2	塑料制品有限公司	聚乙烯、聚丙烯
3	Z装饰材料有限公司	油墨、甲苯、丁酮
4	纺织品印花有限公司	油墨、甲醇、甲丁醇
5	D电子有限公司	聚乙烯
6	粉体涂料有限公司	树脂
7	电镀有限公司	硼酸、硫酸镍、铬酸、氰化钠、氯化镍

4. 水样检验结果

(1) 水样常规检测指标:第二日7时45分,水样检验结果如表6-6-2所示。

(2) 水样非常规检测指标:水样的水质非常规指标及限值如表6-6-3所示。

【讨论问题四】

(1) 饮用水卫生标准有哪些? 哪些是常规指标? 哪些是非常规指标?

(2) 哪些检测结果不合格? 提示的污染物是什么? 何种产品可能还有该污染物?

(3) 如何进一步寻找污染源?

5. 污染源调查

(1) 水质常规检验结果:感官指标均有恶臭味,游离型余氯不合格,总大肠菌群、耐热大肠菌群、大肠埃希氏菌均不合格,提示可能存在粪便污染。

(2) 水质非常规指标的检测结果提示:污染物和沿线工厂的生产原料有关。根据污染物种类,可能是工业生产原料或产品污染的可能性大,需要排查污染区域范围的工厂企业生产情况,以及其他可能的污染来源。

表 6-6-2 水样的水质常规指标

检测项目	检测依据	检测结果					
		1#	2#	3#	4#	5#	6#
微生物指标							
菌落总数(cfu/ml)	GB/T5750.12—2006	100	80	20	10	60	50
总大肠菌群(MPN/100 ml)	GB/T5750.12—2006	检出	检出	检出	检出	检出	检出
耐热大肠菌群(MPN/100 ml)	GB/T5750.12—2006	检出	检出	检出	检出	检出	检出
大肠埃希氏菌(MPN/100 ml)	GB/T5750.12—2006	检出	检出	检出	检出	检出	检出
毒理指标							
砷(mg/L)	GB/T5750.6—2006(6.1)	0.001	<0.001	0.001	0.001	0.001	0.001
镉(mg/L)	GB/T5750.6—2006(9.1)	<0.00013	<0.00013	<0.00013	<0.00013	<0.00013	<0.00013
六价铬(mg/L)	GB/T5750.6—2006(10.1)	<0.004	<0.004	<0.004	<0.004	<0.004	<0.004
铅(mg/L)	GB/T5750.6—2006(11.1)	<0.0006	<0.0006	<0.0006	<0.0006	<0.0006	<0.0006
汞(mg/L)	GB/T5750.6—2006(8.1)	<0.0001	<0.0001	<0.0001	<0.0001	<0.0001	<0.0001
硒(mg/L)	GB/T5750.6—2006(7.1)	<0.0004	<0.0004	<0.0004	<0.0004	<0.0004	<0.0004
氰化物(mg/L)	GB/T5750.5—2006(4.1)	<0.002	<0.002	<0.002	<0.002	<0.002	<0.002
氟化物(mg/L)	GB/T5750.5—2006(3.2)	0.33	0.38	0.50	0.23	0.29	0.31
硝酸盐氮(mg/L)	GB/T5750.5—2006(5.3)	2.97	2.02	1.94	2.07	1.80	2.01
三氯甲烷(mg/L)	GB/T5750.10—2006(1)	<0.005	<0.005	<0.005	<0.005	<0.005	<0.005
四氯化碳(mg/L)	GB/T5750.10—2006(1.2)	<0.0001	<0.0001	<0.0001	<0.0001	<0.0001	<0.0001
感官性状和一般化学指标							
色度(度)	GB/T5750.4—2006(1.1)	10	12	10	12	12	30
浑浊度(NTU)	GB/T5750.4—2006(2.1)	0.9	0.8	0.8	0.5	0.7	2

续　表

检 测 项 目	检 测 依 据	检 测 结 果					
		1#	2#	3#	4#	5#	6#
臭和味	GB/T5750.4—2006(3.1)	有异臭、异味	有异臭、异味	有异臭、异味	有异臭、异味	有异臭、异味	有异臭、异味
肉眼可见物	GB/T5750.4—2006(4.1)	无	无	无	无	无	无
pH值	GB/T5750.4—2006(5.1)	7.62	7.57	7.64	7.63	7.62	7.62
铝(mg/L)	GB/T5750.6—2006(1.1)	0.054	0.037	0.052	0.064	0.056	0.057
铁(mg/L)	GB/T5750.6—2006(1.4)	0.039	0.034	0.008	0.010	0.031	0.050
铜(mg/L)	GB/T5750.6—2006(1.4)	<0.009	<0.009	<0.009	<0.009	<0.009	<0.009
锌(mg/L)	GB/T5750.6—2006(1.4)	0.008	0.118	0.010	0.093	0.047	0.028
氯化物(mg/L)	GB/T5750.5—2006(2.2)	45.4	45.6	44.9	46.5	42.7	47.7
硫酸盐(mg/L)	GB/T5750.5—2006(1.2)	43.8	42.4	42.5	42.9	39.0	43.4
溶解性总固体(mg/L)	GB/T5750.4—2006(8.1)	266	259	274	259	276	269
总硬度(mg/L)	GB/T5750.4—2006(7)	139	141	146	139	150	160
耗氧量(mg/L)	GB/T5750.7—2006(1.1)	1.79	1.89	1.51	2.00	1.43	1.79
挥发性酚(mg/L)	GB/T5750.4—2006(9.1)	<0.002	<0.002	<0.002	<0.002	<0.002	<0.002
阴离子合成洗涤剂(mg/L)	GB/T5750.4—2006(10.1)	<0.10	<0.10	0.1	0.1	0.2	0.5
消毒指标							
游离余氯	GB/T5750.11—2006	0.01	0.02	0.02	0.01	0.02	0.01

表 6-6-3 水样的水质非常规指标

检测项目	检测依据	检 测 结 果					
		1#	2#	3#	4#	5#	6#
亚硝酸盐(mg/L)	GB/T5750.5—2006(10.1)	0.042	0.125	0.019	0.019	0.049	0.069
氨氮(mg/L)	GB/T5750.5—2006(9.1)	0.37	0.40	0.45	0.46	0.46	0.46
三氯乙醛(mg/L)	GB/T5750.10—2006(8.1)	<0.001	<0.001	<0.001	<0.001	<0.001	<0.001
二氯甲烷(mg/L)	GBT 5750.8—2006	0.05	0.30	0.06	0.20	0.50	0.10
二氯乙烷(mg/L)	GBT 5750.8—2006	0.20	0.20	0.50	0.20	0.30	0.20
马拉硫磷(mg/L)	GBT 5750.9—2006	未检出	未检出	未检出	未检出	未检出	未检出
五氯酚(mg/L)	GBT 5750.9—2006	未检出	未检出	未检出	未检出	未检出	未检出
乐果(mg/L)	GBT 5750.9—2006	未检出	未检出	未检出	未检出	未检出	未检出
敌敌畏(mg/L)	GBT 5750.9—2006	未检出	未检出	未检出	未检出	未检出	未检出
对硫磷(mg/L)	GBT 5750.9—2006	未检出	未检出	未检出	未检出	未检出	未检出
六六六(mg/L)	GBT 5750.9—2006	未检出	未检出	未检出	未检出	未检出	未检出
毒死蜱(mg/L)	GBT 5750.9—2006	未检出	未检出	未检出	未检出	未检出	未检出
滴滴涕(mg/L)	GBT 5750.9—2006	未检出	未检出	未检出	未检出	未检出	未检出
聚乙烯	—	未检出	未检出	未检出	未检出	未检出	未检出
甲醇	—	未检出	未检出	未检出	未检出	未检出	未检出
甲苯	—	未检出	未检出	未检出	未检出	未检出	未检出
丁酮	—	未检出	未检出	未检出	未检出	未检出	未检出
氯化物	—	未检出	未检出	未检出	未检出	未检出	未检出
硫酸镍	—	未检出	未检出	未检出	未检出	未检出	未检出
硼酸	—	未检出	未检出	未检出	未检出	未检出	未检出
苯乙醛	—	检出	检出	检出	检出	检出	检出
二甲基二硫醚	—	检出	检出	检出	检出	检出	检出
二甲基三硫醚	—	检出	检出	检出	检出	检出	检出
甲基乙基二硫醚	—	检出	检出	检出	检出	检出	检出
甲基异丙基丙基二硫醚	—	检出	检出	检出	检出	检出	检出

（3）根据水样检测结果，调整完善调查工作方案，对管网沿线企业使用化学物品的种类、污水排放的情况以及供水管网情况进行进一步排查。重点检查可能使用及排放二氯甲烷、二氯乙烷、二甲基二硫醚、二甲基三硫醚和其他硫醚类化学物的企业。

（4）第二日 15 时 45 分，在各部门的共同努力下，最终查明造成 A 村、工业一区和二区生活饮用水污染的原因，海绵有限公司擅自将消防增压泵与公共供水管网接通，从而导致河道污水倒灌入公共供水管网，造成同一供水区域的生活饮用水受到污染。

（5）为了再次确认污染源，市疾病预防控制中心将现场采集到的 4 份水样带回检验，包括 SC 水厂出厂水、海绵有限公司消防用水、海绵有限公司日常生活用水及海绵有限公司倒灌的河道污水各 1 份，进行检测，结果吻合。

【讨论问题五】

（1）水质检测指标（常规指标和非常规指标）各自代表的意义是什么？

（2）污染溯源过程中，如何甄别不同来源的污染物？

（3）如何确认污染源？

6. 污染自来水管网的现场处置

（1）第二日 16 时 30 分，为了冲洗管道，水厂暂时对 A 村供水。村居民家中自来水放水 20 分钟后，水质还是明显浑浊，现场余氯测得值在 0.20～0.32 mg/L。之后为了避免居民在用水高峰期使用水质尚未确定是否符合国家标准的饮用水，水厂方面再次停止向 A 村供水。

（2）经区、镇有关部门商讨后，决定第二日 19 时对所有受污染的管网进行彻底清洗，区疾病预防控制中心根据受污染的范围，选取了 6 个较有代表性的监测点（见图 6 - 6 - 2）。3 小时后，于 22 时 20 分至 23 时 20 分进行采样及检测，每个点采集两套水样。

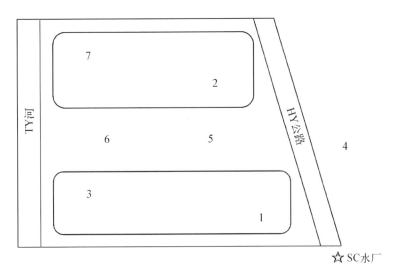

图 6 - 6 - 2　管网冲洗后水质监测布点图

（3）第二日 23 点 50 分，区疾病预防控制中心将所有 6 个点的一套水样送至市疾病预防控制中心，检验 10 项指标：二氯甲烷、1,2-二氯乙烷、甲苯、乙苯、总有机碳、苯乙醛、二甲基二硫醚、二甲基三硫醚、甲基乙基二硫醚、甲基异丙基二硫醚。同时，将另外一套水样送至本中心实验室进行检测，检验 38 项指标：总大肠菌群、耐热大肠菌群、大肠埃希氏菌、菌落总数、浑浊度、色度、pH 值、肉眼可见物、臭和味、氰化物、总硬度、亚硝酸盐、耗氧量、氨氮、氟化物、氯化物、硝酸盐、硫酸盐、挥发酚、阴离子合成洗涤剂、溶解性总固体、镉、汞、铜、硒、砷、铝、铅、锌、钙、镁、铁、锰、铬（六价）、三氯甲烷、四氯化碳、三氯乙醛、游离氯（现场检测）。重点检验 10 项指标：二氯甲烷、1,2-二氯乙烷、甲苯、乙苯、总有机碳、苯乙醛、二甲基二硫醚、二甲基三硫醚、甲基乙基二硫醚、甲基异丙基二硫醚。

（4）第三日 11 时 25 分拿到全部检验结果，所有上述 48 项检测检验指标均合格。

7. 恢复供水

（1）第三日 11 时 55 分，经当地人民政府同意恢复对该地区生活饮用水供水。

（2）从饮用水受污染至第三日恢复供水之后，除了个别居民报告有恶心呕吐症状，饮用水受污染区域内没有出现居民健康状况的异常，恢复常态管理。

【讨论问题六】

（1）污染的自来水管网应如何清洗？如何判断管网冲洗干净？

（2）恢复供水的条件是什么？

（周义军）

参考文献

［1］中华人民共和国卫生部，中国国家标准化管理委员会. 生活饮用水卫生标准：GB5749—2006［M］. 北京：中国标准出版社，2007.

［2］卫生部卫生标准委员会. GB5749—2006《生活饮用水卫生标准》应用指南［M］. 北京：中国标准出版社，2010：7-8.

［3］郑浩，于洋，费娟，等. 突发饮用水污染事件应急供水水质卫生标准的探讨［J］. 环境与职业医学，2016,33(1)：81-84.

［4］World Health Organization. Guidelines for drinking-water quality［M］. 4th ed. Geneva：WHO, 2011：102-103.

第七章
营养与健康

第一节　营养素与健康

营养(nutrition)指生物或使生物从外界摄入适量食物来维持生命活动的生物学过程。营养素(nutrient)指食物中具有营养功能的物质。食物中含有多种营养素,根据其化学性质或生理功能,可分为五类:蛋白质、脂肪、碳水化合物、维生素和矿物质(包括无机盐和微量元素)。根据人体的需要量或体内含量多少,可将营养素分为宏量营养素和微量营养素。人体对宏量营养素需要量比较大,包括碳水化合物、脂类和蛋白质。这三种营养素经体内氧化可以释放能量,又称为产能营养素。相对宏量营养素而言,人体对微量营养素需要量较少,包括矿物质和维生素。根据在体内的含量不同,矿物质又可分为常量元素和微量元素。维生素则可分为脂溶性维生素和水溶性维生素。

本章主要介绍营养素的生理功能、消化、吸收、代谢、缺乏和过量对人体健康和食物来源的影响等。

一、热能

为了维持生命和从事各种劳动,人们必须从食物中获取能量以满足身体的需要。食物中能产生热能的营养素是蛋白质、脂肪和碳水化合物。饮食中热能的缺乏往往与蛋白质的缺乏并存。长期摄入过多热能容易导致肥胖,肥胖往往是心血管疾病的致病因素。影响热能消耗的因素包括年龄、体重、气候和劳动强度。

目前国际上通用的热能单位是千焦(kJ)或兆焦(MJ),营养学上常用 kcal(千卡),1 000 kcal(千卡)＝4.184 MJ。

食物中的营养物质一般不能在人体内完全被消化和利用。一般来说,人体内的热量供应可按每克蛋白质 16.74 kJ(4 kcal)。脂肪 37.66 kJ(9 kcal)、碳水化合物 16.74 kJ

(4 kcal)计算,这个数值称为热能系数(caloric quotient)。正常成人的人体所需热能的多少取决于基础代谢、体力活动和食物的热效应所消耗的能量。

(一)基础代谢

基础代谢(basal metabolism)能量是机体处于清醒、空腹、安静的状态下维持体温和脏器活动等最基本生命活动所需的最低能量。在实际工作中,可根据身高、体重计算出体表面积,然后再根据体表面积计算基础代谢所需能量,可按照以下公式:

$$面积(m^2) = 0.006\,1 \times 身高(cm) + 0.012\,8 \times 体重(kg) - 0.152\,9$$

一般说来,在普通情况下,成年男子每平方米体面面积每小时基础代谢平均为167.36 kJ(40 kcal)。女性基础代谢较低,比男性约低5%。

(二)体力活动

体力活动(physical activity)指骨骼肌收缩引起能量消耗的活动,包括职业活动、交通出行活动、家务活动、业余活动,占人体总能量消耗的15%～30%。体力活动消耗的热能与劳动强度、持续时间和熟练程度有关。

(三)食物的热效应

食物的热效应(themic effect of food,TEF)是一种由于摄入食物而导致身体能量消耗增加的现象。三种产热营养素在摄入过程中消耗的能量不同,其中蛋白质约占其供能的30%,碳水化合物为5%～6%,脂肪为4%～5%。在日常饮食中,不可能单独摄入某种食物,大多是脂肪、碳水、蛋白质混合的饮食。一般来说,混合饮食的食物热效应是人体每日基础代谢的10%。

(四)能量的参考摄入量及食物来源

人类的能量需求受年龄、性别、生理状态和劳动强度等因素影响。能量摄入和消耗之间的平衡是维持健康的基本要素。我国成人膳食中碳水化合物提供的能量应占总能量的50%～65%,脂肪占20%～30%,蛋白质占10%～15%。年龄越小,脂肪能量供应在总能量中的比例应适当增加,但成人的脂肪摄入量不应超过总能量的30%。

能量主要来源于食物中的碳水化合物、脂肪和蛋白质,它们通常存在于各种类型的食物中。谷薯类含有丰富的碳水化合物,是最经济、廉价的膳食能量来源;脂类富含脂肪;动物性食物则富含蛋白质与脂肪;果蔬类能量含量较低。

二、蛋白质

蛋白质(protein)是人体细胞、组织和器官的重要组成部分,是一切生命的物质基础;所有形式的生命本质上都是蛋白质功能的体现。没有蛋白质,就没有生命。蛋白质分子是生物大分子,分子量在5 000到数百万道尔顿之间。它的基本组成单位是氨基酸,每个氨基酸通过肽键(酰胺键)按一定顺序连接。由于不同的排列顺序、不同的链长及其空间结构的异同,形成了无数具有不同功能的蛋白质。

(一) 氨基酸

自然界存在的氨基酸有 300 余种，但构成人体蛋白质的氨基酸只有 20 种，见表 7-1-1。

表 7-1-1　人体内蛋白质的氨基酸组成

组　成	中文名称	英文名称(缩写)
必需氨基酸	异亮氨酸	Isoleucine (Lie)
	亮氨酸	Leucine (Leu)
	赖氨酸	Lysine (Lys)
	蛋氨酸	Methionine (Met)
	苯丙氨酸	Phenylalanine (Phe)
	苏氨酸	Threonine (Thr)
	色氨酸	Tryptophan (Trp)
	缬氨酸	Valine (Vai)
	组氨酸	Histidine (His)
非必需氨基酸	丙氨酸	Alanine (Ala)
	精氨酸	Arginine (Arg)
	天门冬氨酸	Aspartic acid (Asp)
	天门冬酰胺	Asparagine (Asn)
	谷氨酸	Glutamic acid (Glu)
	谷氨酰胺	Glutamine (Gin)
	甘氨酸	Glycine (Gly)
	脯氨酸	Proline (Pro)
	丝氨酸	Serine (Ser)
条件必需氨基酸	半胱氨酸	cysteine(Cys)
	酪氨酸	tyrosine (Tyr)

1. 必需氨基酸

必需氨基酸(essential amino acid)是指人体内不能合成或合成速度不能满足机体需要，必须从食物中直接获得的氨基酸。构成人体蛋白质的氨基酸有 20 种，其中 9 种氨基酸是必需氨基酸，即异亮氨酸、亮氨酸、赖氨酸、蛋氨酸、苯丙氨酸、苏氨酸、色氨酸、缬氨酸和组氨酸。

组氨酸是婴儿必需的氨基酸。1985 年，联合国粮食及农业组织和世界卫生组织(WHO)首次将成人对组氨酸的需求量列为 8~12 mg/(kg·d)。然而，由于人体组氨酸在肌肉和血红蛋白中的储存量较大，人体对组氨酸的需求相对较少，很难直接确定成人是否有合成组氨酸的能力，因此难以确定组氨酸是否是成人必需的氨基酸。

2. 非必需氨基酸

非必需氨基酸(nonessential amino acid)是指人体可以自身合成,不一定需要从食物中直接供给的氨基酸。

3. 条件必需氨基酸

某些氨基酸在正常情况下能够在体内合成,为非必需氨基酸;但在某些特定条件下,由于合成能力有限或需要量增加,不能满足机体需求,必须从食物中获取,就成为必需氨基酸,即条件必需氨基酸(conditionally essential amino acid)。例如:在正常情况下,谷氨酰胺和精氨酸是非必需氨基酸;但谷氨酰胺在创伤或疾病期间是必需氨基酸,精氨酸在肠道代谢功能异常或严重生理应激时也成为必需氨基酸。此外,半胱氨酸和酪氨酸在体内分别由蛋氨酸和苯丙氨酸转化而来。如果可以在饮食中直接提供半胱氨酸和酪氨酸,那么对蛋氨酸和苯丙氨酸的需求可以分别减少30%和50%。因此,在计算食物中必需氨基酸的组成时,半胱氨酸和蛋氨酸、苯丙氨酸和酪氨酸通常是结合在一起的。然而,如果饮食中蛋氨酸和苯丙氨酸的供应不足,或者身体由于某些原因(如苯丙酮尿症患者)无法转化,半胱氨酸和酪氨酸成为必需氨基酸,也必须来自食物。

4. 氨基酸模式和限制氨基酸

人体蛋白质以及各种食物蛋白质在必需氨基酸的种类和含量上存在着差异,在营养学上用氨基酸模式(amino acid pattern)来反映这种差异。所谓氨基酸模式,就是蛋白质中各种必需氨基酸的构成比例。其计算方法是将该种蛋白质中的色氨酸含量定为1,分别计算出其他必需氨基酸的相应比值,这一系列的比值就是该种蛋白质的氨基酸模式。

食物蛋白质氨基酸模式与人体蛋白质氨基酸模式越接近,必需氨基酸被机体利用的程度就越高,食物蛋白质的营养价值也相对较高。这类蛋白质含必需氨基酸种类齐全,氨基酸模式与人体蛋白质氨基酸模式接近,营养价值较高,不仅可维持成人的健康,也可促进儿童生长、发育的蛋白质被称为优质蛋白质(或称完全蛋白质),如蛋、奶、肉、鱼等动物性蛋白质以及大豆蛋白等。其中鸡蛋蛋白质与人体蛋白质氨基酸模式最接近,在实验中常以它作为参考蛋白(reference protein)。参考蛋白是指可用来测定其他蛋白质质量的标准蛋白。

有些食物蛋白质中虽然含有种类齐全的必需氨基酸,但是氨基酸模式与人体蛋白质氨基酸模式差异较大,其中一种或几种必需氨基酸相对含量较低,导致其他的必需氨基酸在体内不能被充分利用而浪费,造成蛋白质营养价值降低,虽可维持生命,但不能促进生长发育,这类蛋白质被称为半完全蛋白。大多数植物蛋白都是半完全蛋白。而这些含量相对较低的必需氨基酸称为限制氨基酸,其中含量最低的称为第一限制氨基酸,余者依次类推。植物性蛋白往往相对缺少下列必需氨基酸:赖氨酸、蛋氨酸、苏氨酸和色氨酸,所以其营养价值相对较低,如大米和面粉蛋白质中赖氨酸含量相对较少。为了提高植物性蛋白质的营养价值,往往将两种或两种以上的食物混合食用,从而达到以多补少,提高膳食蛋白质营养价值的目的。这种不同食物间相互补充其必需氨基酸不足的作用称为蛋白质互补作用。例如：小麦、小米、大豆、牛肉单独使用时其蛋白质的生物价值分别是 67、57、64 和 76，若将它们按 39％、13％、22％和 26％的比例搭配食用，则蛋白质的利用率可高达 89％。这是因为肉类和大豆蛋白可弥补面、米的蛋白质中赖氨酸的不足。

那些含必需氨基酸种类不全，既不能维持生命又不能促进生长发育的食物蛋白质称不完全蛋白，如玉米胶蛋白、动物结缔组织中的胶原蛋白等。

（二）蛋白质的生理功能

1. 人体组织的构成成分

人体的任何组织和器官都以蛋白质作为重要的组成成分，所以人体在生长过程中就包含着蛋白质的不断增加。人体的瘦肉组织和内脏中含有大量蛋白质（肌肉、心、肝、肾等）。

2. 构成体内各种重要的生理活性物质

绝大多数酶是蛋白质酶，在物质的合成和分解代谢中起着重要的催化作用；有些激素是蛋白质，如胰岛素、生长激素、甲状腺素等，调节各种生理过程并维持内环境的稳定；抵抗外来微生物侵袭和其他有害物质入侵的抗体和细胞免疫因子是蛋白质。维持机体的体液平衡、血液凝固、视觉形成、人体的运动等过程都与蛋白质有关。

3. 供给热量

蛋白质是三大产热营养素（蛋白质、脂肪、碳水化合物）之一，当机体需要时蛋白质可被代谢分解，释放出能量。1 g 蛋白质产生 16.7 kJ（4.0 kcal）的能量。

（三）氮平衡

体内的蛋白质处于不断分解与合成的动态变化之中。氮平衡（nitrogen balance）是摄入蛋白质的量和排出蛋白质的量之间的关系，可以间接地反映人体蛋白质的营养状况。氮平衡关系式：氮平衡＝摄入氮－排出氮（尿氮＋粪氮＋经皮肤排出的氮）。

当摄入氮和排出氮相等时为零氮平衡（zero nitrogen balance），健康的成人应维持零氮平衡并富余 5％。若摄入氮多于排出氮则为正氮平衡（positive nitrogen balance），儿童处于生长发育阶段、妇女怀孕时、疾病恢复时以及运动和劳动需要增加肌肉时均应保证适当的正氮平衡，以满足机体对蛋白质额外的需要。而摄入氮少于排出氮时为负氮平衡（negative nitrogen balance），人在饥饿、疾病、老年时一般处于这种状况，应注意尽可能减轻或改变负氮平衡。能量供给不足，活动量过大和应激状态，都可促使机体趋向负氮平衡，使机体出现生长发育迟缓、体重减轻、贫血、免疫功能低下、易感染、智力发育障碍，严重时可引起营养性水肿等。

（四）蛋白质的参考摄入量及食物来源

成人每天摄入约 30 g 蛋白质就可满足零氮平衡，但从安全性和消化吸收等其他因素考虑，成人按 0.8 g/（kg·d）摄入蛋白质为宜。我国由于以植物性食物为主，所以成人蛋白质推荐量为 1.16 g/（kg·d）。中国营养学会推荐成人蛋白质的推荐摄入量

（recommended nutrient intake，RNI）为：男性 65 g/d，女性 55 g/d。蛋白质营养正常时，人体内反映蛋白质营养水平的指标也应处于正常水平。

蛋白质广泛存在于动植物性食物中，动物性蛋白质最好、利用率高，但同时富含饱和脂肪酸和胆固醇，而植物性蛋白利用率较低。因此，注意蛋白质互补，适当进行搭配是非常重要的。大豆可提供丰富的优质蛋白质，其对人体健康的益处也越来越被认可；牛奶也是优质蛋白质的重要食物来源，我国人均牛奶的年消费量很低，应大力提倡我国各类人群增加牛奶和大豆及其制品的消费。

三、脂类

脂类包括脂肪和类脂，人体脂类总量占体重的 10%～20%。脂肪又称甘油三酯，是体内重要的储能和供能物质，约占体内脂类总量的 95%。类脂主要包括磷脂和固醇类，约占全身脂类总量的 5%，是细胞膜、机体组织器官，尤其是神经组织的重要组成成分。

脂类也是膳食中重要的营养素，烹调时赋予食物特殊的色、香、味，增进食欲，适量摄入对满足机体生理需要，促进维生素 A、E 等脂溶性维生素的吸收和利用，维持人体健康发挥着重要作用。

（一）脂肪酸

脂肪酸是具有甲基端（—CH_3）和羧基端（—COOH）的碳氢链，大多数脂肪酸含有排列成一条直链的偶数碳原子。目前已知存在于自然界的脂肪酸有 40 多种。脂肪酸的基本分子式为：$CH_3[CH_2]_nCOOH$，式中 n 的数目大部分为 2～24 个，基本上都是偶数碳原子。脂肪酸的命名和表达方式可以用碳的数目和不饱和双键的数目来表示。例如：棕榈酸为 16 个碳的饱和脂肪酸，没有不饱和双键，故以 C16：0 表示；油酸含有 18 个碳和一个不饱和双键，以 C18：1 表示。

根据碳链的长短、饱和程度和空间结构不同，脂肪酸可以有不同的分类方法。

（1）按碳链长度分类：① 长链脂肪酸（long-chain fatty acid）含 14～24 碳，是食物中的主要存在形式，也是膳食脂肪摄入的主要来源。② 中链脂肪酸（medium-chain fatty acid，MCFA）含 8～12 碳，水溶性好，不需要胆汁乳化，可直接被小肠吸收，并可在细胞内快速氧化产生能量。③ 短链脂肪酸（short-chain fatty acid，SCFA）含 6 碳以下，大多来源于食物中的糖类，在结肠发酵产生。④ 极长链脂肪酸（very long-chain fatty acid）主要分布在大脑和一些特殊的组织中，如视网膜和精子。食物中主要以 18 碳脂肪酸为主。

（2）按饱和程度分类：脂肪酸可分为饱和脂肪酸动物（saturated fatty acid，SFA）和不饱和脂肪酸（unsaturated fatty acid，UFA）。含有一个不饱和双键的脂肪酸称为单不饱和脂肪酸，2 个及以上不饱和双键的脂肪酸称为多不饱和脂肪酸（ployunsaturated fatty acid，PUFA）。最多见的单不饱和脂肪酸是油酸，膳食中最主要的多不饱和脂肪酸为亚油酸和 α-亚麻酸，主要存在于植物油中。人体细胞中不饱和脂肪酸的含量是饱和脂肪酸的两倍（一般植物油中含不饱和脂肪酸较多，但可可籽油、椰子油和棕榈油含有较多的饱和脂肪酸)。

（3）按空间结构分类：可分为顺式脂肪酸和反式脂肪酸。在自然状态下，大多数的不饱和脂肪酸为顺式脂肪酸，只有少数的是反式脂肪酸，主要存在于牛奶和奶油中。植物油氢化过程中，其中有一些未被饱和的不饱和脂肪酸的空间结构发生变化，由顺式转化为反式，称为反式脂肪酸。有些研究发现，反式脂肪酸可升高低密度脂蛋白胆固醇（low-density lipoprotein cholesterol，LDL-C），降低高密度脂蛋白胆固醇（high-density lipoprotein cholesterol，HDL-C）水平，从而增加冠心病的风险；人造奶油中的反式脂肪酸可诱发肿瘤、2型糖尿病等疾病。人造奶油、蛋糕、饼干、油炸食品、乳酪产品以及花生酱等食品是反式脂肪酸的主要来源。反式脂肪酸广泛存在于加工食品中，因为它能延长保质期，还会增加食物的可口程度；含反式脂肪酸的氢化物油脂比普通植物油的熔点高，室温下能保持固体形状，会让食物外形美观，让烘焙食品更加酥软；含反式脂肪酸的氢化油成本低廉，效果却可以与天然黄油相媲美。

（4）按双键位置分类：脂肪酸碳原子位置的排列一般从 CH_3- 的碳（为 ω 碳）起计算不饱和脂肪酸中不饱和键的位置。如油酸的表达式为 C18：1（$\omega-9$）即碳链由18个碳组成，有1个不饱和键，从甲基端数起不饱和键在第九位和第十位之间；亚油酸为 C18：2（$\omega-6,9$），即有2个不饱和键，第一个不饱和键从甲基端数起，在第六和第七碳之间。此外，国际上也可用 n 来代替 ω 的表示方法，如 $\omega-9$ 可写成 $n-9$。

（5）必需脂肪酸（essential fatty acid，EFA）：脂肪酸结构不同，所具有的功能也不同。EFA 和其他多不饱和脂肪酸是两类重要的脂肪酸，在人体内发挥着特殊的营养学作用。EFA 是人体不可缺少且自身不能合成，必须通过食物供给的脂肪酸。EFA 有亚油酸和 α-亚麻酸。EFA 与细胞膜中磷脂的结构和功能直接相关。EFA 有减少血栓形成和血小板聚集的趋势，可能与必需脂肪酸作为前列腺素和凝血素的前体有关。EFA 作为类花生酸前体物质，类花生酸是许多生化过程的重要调节剂，在协调细胞间生理学作用中起重要作用，如调节血压、血脂、血栓的形成，以及调节机体对伤害、感染的免疫反应等。体内大约70%的胆固醇与脂肪酸酯化成酯。在低密度脂蛋白和高密度脂蛋白中，胆固醇与亚油酸形成亚油酸胆固醇酯，然后被转运和代谢。

EFA 的摄入量每天应不少于总能量的3%。EFA 的缺乏可以引起生长迟缓、生殖障碍、皮肤损伤（出现皮疹）以及肾脏、肝脏、神经和视觉疾病，这些情况多发生在婴儿、以脱脂奶或低脂膳食喂养的幼儿、长期全胃肠外营养的患者，也可出现在患有慢性肠道疾病的患者中。EFA 的缺乏也可能是由类二十烷酸化合物代谢的改变而引起。此外，虽然 EFA 对心血管疾病、炎症、肿瘤等多方面的影响引起了广泛关注，但过多摄入多不饱和脂肪酸，也可使体内有害的氧化物、过氧化物以及能量等增加，对机体产生多种慢性危害。

（二）脂肪的生理功能

食物中的脂类主要由甘油三酯构成，三分子脂肪酸与一分子甘油形成甘油三酯。脂肪因所含脂肪酸链的长短、饱和程度和空间结构不同,而呈现不同的生化特性和功能。

1. 人体脂肪的生理功能

人体内的甘油三酯主要分布在腹腔、皮下和肌肉纤维之间,具有重要的生理功能。

(1) 储存和提供能量:当人体摄入能量过多不能被利用时,就转变为脂肪储存起来。当机体需要时,脂肪细胞中的脂酶立即分解甘油三酯释放出甘油和脂肪酸进入血液循环,和食物中被吸收的脂肪一起被分解,释放出能量以满足机体的需要。人体在休息状态下,60%的能量来源于体内脂肪,而在运动或长时间饥饿时,体脂提供的能量更多。由于甘油三酯中碳、氢的含量高于蛋白质和碳水化合物中的含量,所以可提供的能量也相对较多。体内每1 g脂肪产生的能量约为39.7 kJ(9.0 kcal)。

体内脂肪细胞的贮存和供能有两个特点:一是脂肪细胞可以不断地贮存脂肪,至今还未发现其吸收脂肪的上限,所以人体可因不断地摄入过多的能量而不断地积累脂肪,导致越来越胖;二是机体不能利用脂肪酸分解的含二碳的化合物合成葡萄糖,所以脂肪不能给脑和神经细胞以及血细胞提供能量。人在饥饿时必须消耗肌肉组织中的蛋白质和糖原来满足机体的能量需要,节食减肥的危害性之一就在于此。

(2) 保温及润滑作用:脂肪不仅可直接提供能量,皮下脂肪组织还可起到隔热保温的作用,维持体温正常和恒定。脂肪组织在体内对器官有支撑和衬垫作用,可保护内部器官免受外力伤害及减少器官间的摩擦,如心脏、肾脏等脏器四周的脂肪对内脏可起到保护和减震作用,腹腔大网膜中大量的脂肪在胃肠蠕动中起润滑作用,甚至皮脂腺分泌脂肪对皮肤也起到润滑护肤作用。

(3) 节约蛋白质作用:脂肪在体内代谢分解的产物可以促进碳水化合物的能量代谢,使其更有效地释放能量。充足的脂肪可保护体内蛋白质(包括食物蛋白质)不被用来作为能源物质,而使其有效地发挥其他生理功能,脂肪的这种功能被称为节约蛋白质作用。

(4) 机体构成成分:细胞膜中含有大量脂类,是细胞维持正常的结构和功能的重要成分。

(5) 脂肪组织内分泌功能:近些年来,脂肪组织的内分泌功能越来越受到人们的重视,现已发现的由脂肪组织所分泌的因子有瘦素、肿瘤坏死因子、白细胞介素6、白细胞介素8、血管紧张素原、雌激素、胰岛素样生长因子等。这些脂肪来源的因子参与机体的代谢、免疫、生长发育等生理过程。脂肪组织内分泌功能的发现是近年内分泌领域的重大进展之一,也为人们进一步认识脂肪组织的作用开辟了新的起点。

2. 食物中脂肪的作用

食物中的脂肪除了为人体提供能量和作为人体脂肪的合成材料以外,还有一些特殊的营养学功能。

(1) 增加饱腹感:食物脂肪由胃进入十二指肠时,可刺激十二指肠产生肠抑胃素,使胃蠕动受到抑制,造成食物由胃进入十二指肠的速度相对缓慢。食物中脂肪含量越多,胃排空的速度越慢,所需时间越长,从而增加饱腹感。

（2）改善食物的感官性状：脂肪作为食品烹调加工的重要原料，可以改善食物的色、香、味、形，达到美观和促进食欲的作用。

（3）提供脂溶性维生素：食物脂肪中同时含有各类脂溶性维生素，如维生素 A、D、E、K 等。脂肪不仅是这类脂溶性维生素的食物来源，也可促进它们在肠道中的吸收。

（三）类脂

类脂包括磷脂和固醇类，前者主要有磷酸甘油酯和神经鞘脂，在脑、神经组织和肝脏中含量丰富；后者主要为胆固醇和植物固醇，动物内脏、蛋黄等食物中富含胆固醇，而植物固醇主要来自植物油、种子、坚果等食物。

1. 磷脂

含有磷酸的脂类称为磷脂，具有亲水性和亲脂性的双重特性。磷脂是除甘油三酯以外，在体内含量较多的脂类。磷脂按其组成结构可以分为两类：一类是磷酸甘油酯，即甘油三酯中一个或两个脂肪酸被磷酸或含磷酸的其他基团所取代的一类脂类物质，常见的有卵磷脂、脑磷脂、肌醇磷脂等，其中最重要的是卵磷脂，它是由一个磷酸胆碱基团取代甘油三酯中的一个脂肪酸而形成的；另一类是神经鞘磷脂，其分子结构中含有脂肪酰基、磷酸胆碱和神经鞘氨醇，但不含甘油。神经鞘磷脂是膜结构的重要磷脂，与卵磷脂并存于细胞膜外侧。人红细胞膜的磷脂中 20%～30% 为神经鞘磷脂。

与甘油三酯一样，提供能量也是磷脂的主要功能之一。此外，磷脂还具有极性和非极性双重特性，可帮助脂类或脂溶性物质如脂溶性维生素、激素等顺利通过细胞膜，促进细胞内外的物质交流。磷脂的缺乏会造成细胞膜结构受损，使毛细血管脆性和通透性增加，皮肤细胞对水的通透性增高引起水代谢紊乱，产生皮疹。磷脂可以使体液中的脂肪悬浮在体液中，有利于其吸收、转运和代谢。由于磷脂的乳化作用，在食品加工中也被广泛应用，如在人造奶油、蛋黄酱和巧克力生产中常以磷脂（如卵磷脂）作为乳化剂。磷脂能改善脂肪的吸收和利用，防止胆固醇在血管内沉积、降低血液的黏度、促进血液循环，对预防心血管疾病具有一定作用。食物磷脂被机体消化吸收后释放出胆碱，进而合成神经递质乙酰胆碱，可促进和改善大脑组织和神经系统的功能。

卵磷脂是细胞膜的主要组成成分，细胞的存活又要依赖膜的完整性，因此卵磷脂对于细胞的结构和功能十分重要。人体可从食物中获得卵磷脂，也可由肝脏通过其他底物合成机体所需的卵磷脂。但大剂量使用卵磷脂可导致胃肠道应激、多汗、流涎，以及食欲丧失等。

2. 固醇类

固醇类是一类含有多个环状结构的脂类化合物，因其环外基团不同而不同。固醇类广泛存在于动物和植物食物中。

胆固醇是最重要的一种固醇，是细胞膜的重要成分，人体内 90% 的胆固醇存在于细胞之中。胆固醇也是人体内许多重要的活性物质的合成材料，如胆汁、性激素（如睾酮）、肾上腺素（如皮质醇）等，因此肾上腺皮质中胆固醇含量很高，主要作为激素合成的原料。

胆固醇还可在体内转变成 7-脱氢胆固醇,后者在皮肤中经紫外线照射可转变成维生素 D_3。

人体自身可以合成内源性胆固醇。肝脏和肠壁细胞是体内合成胆固醇最旺盛的组织。大脑虽然含丰富的胆固醇,但合成能力低,主要由血液提供。人体胆固醇合成代谢受能量及胆固醇摄入的多少、膳食脂肪摄入的种类、甲状腺素水平、雌激素类水平、胰岛素水平等影响和调节。体内胆固醇增多时可负反馈抑制肝及其他组织中胆固醇合成限速酶的活性,使胆固醇的合成降低。碳水化合物和脂肪等分解产生的乙酰辅酶 A 是体内各组织合成胆固醇的主要原料。

膳食胆固醇的吸收率约为 30%。由于机体既可从食物中获得胆固醇,也可利用内源性胆固醇,因此一般不存在胆固醇缺乏。过去,受美国提出的"脂质假说"的影响,胆固醇被认为与高脂血症、动脉粥样硬化、冠心病等相关。但是近几年,陆续有研究及 meta 分析结果均未发现胆固醇摄入量与冠心病的发病和死亡有关。因此,目前对健康人群胆固醇的摄入不再严格限制,而且适量的胆固醇被认为是人体必需的,可以帮助修复受损的血管壁;对膳食胆固醇敏感的人群和代谢障碍的人群(糖尿病高血脂、动脉粥样硬化、冠心病等),必须强调严格控制膳食胆固醇和饱和脂肪的摄入。

(四) 脂类的参考摄入量及食物来源

脂肪摄入过多可导致肥胖症、心血管疾病、高血压和某些癌症发病率的升高。因此,预防此类疾病发生的重要措施就是降低脂肪的摄入量。中国营养学会推荐:成人脂肪摄入量应占总能量摄入 20%～30%;一般认为 EFA 的摄入量应不少于总能量的 3%;建议 ω-3 与 ω-6 脂肪酸摄入比为 1:4～1:6 较适宜。

人类膳食脂肪主要来源于动物的脂肪组织和肉类以及植物的种子。动物脂肪含饱和脂肪酸和单不饱和脂肪酸多,而多不饱和脂肪酸含量较少。植物油主要含不饱和脂肪酸。深海鱼贝类食物含二十碳五烯酸(esapentaenoic acid,EPA)和二十二碳六烯酸(docosahexaenoic acid,DHA)相对较多。含磷脂较多的食物包括蛋黄、肝脏、大豆、麦胚、花生等,含胆固醇较高的食物有动物脑、肝、肾、蛋类等。

四、碳水化合物

碳水化合物是由碳、氢、氧三种元素组成的有机化合物,因分子式中氢和氧的比例恰好与水相同为 2:1 而得名。碳水化合物是最早被发现的营养素之一,广泛存在于动植物中,包括构成结构的骨架物质如膳食纤维、果胶、黏多糖和几丁质,以及为能量代谢提供原料的物质如淀粉、糊精和糖原等。

(一) 碳水化合物的分类

碳水化合物是人类膳食能量的主要来源,对人类营养有着重要作用。根据其化学结构及生理作用将碳水化合物分为单糖(1～2 个单糖)、寡糖(3～9 个单糖)、多糖(≥10 个单糖)。

1. 单糖

单糖是不能被水解的最简单的碳水化合物,食物中最常见的单糖是葡萄糖和果糖,它们都含有 6 个碳原子(己糖)。在人体禁食情况下,它是体内唯一的游离存在的单糖,在血中的浓度大约是 5 mmol/L(l00 mg/dl)。果糖是无色结晶,与葡萄糖分子式相同,但结构不同。果糖几乎总是与葡萄糖同时存在于植物中,尤其是菊科植物如洋蓟和菊苣中。果糖也是动物体易于吸收的单糖,如蜂蜜就含有大量的果糖。在糖类中果糖最甜,其甜度是蔗糖的 1.2~1.5 倍。

2. 双糖

蔗糖是最具有商业意义的双糖,主要来源于甘蔗和甜菜。蔗糖由一分子的葡萄糖和一分子的果糖结合而成,无还原性。乳糖是仅存在于乳品中的双糖,它由葡萄糖和 β-半乳糖结合,有还原性。麦芽糖是由两个分子的葡萄糖结合构成,无还原性。

3. 寡糖

寡糖又称低聚糖,是由 3 个以上、10 个以下的单糖分子通过糖苷键构成的聚合物,根据糖苷键的不同而有不同名称。目前已知的几种重要的功能性低聚糖有低聚果糖、异麦芽低聚糖、海藻糖、低聚木糖及大豆低聚糖等,一些低聚糖存在于水果和蔬菜中,多数低聚糖不能或只能部分被吸收,能被结肠益生菌利用,产生短链脂肪酸。

4. 多糖

多糖指由 10 个或更多单糖分子通过 1,4-或 1,6-糖苷键连接而成的聚合物。其性质不同于单糖和低聚糖。它通常不溶于水,不含甜味,不形成晶体,不可还原。在酶或酸的作用下,可以水解成不同残基数的单糖片段,最终形成单糖。

淀粉存在于谷类、根茎类等植物中,由葡萄糖聚合而成,因聚合方式不同分为直链和支链淀粉。天然直链淀粉为卷曲成螺旋形,遇碘产生蓝色反应,且易"老化",形成难消化的抗性淀粉。支链淀粉遇碘产生棕色反应,易使食物糊化,从而提高消化率。食物中直链和支链淀粉的含量不同,其含量变化常取决于淀粉的来源或加工方式。抗性淀粉是膳食纤维的一种,是在人类小肠内不能吸收、在大肠内被发酵的淀粉及其分解产物。

膳食纤维主要包括纤维素、木质素、抗性低聚糖、果胶、抗性淀粉等,以及其他不可消化的碳水化合物。可溶性和不可溶性半纤维素在食品中均有重要作用,如可增大食物体积。在酸性溶液中,有些半纤维素能结合阳离子。果胶是存在于水果中的一种多糖,它含有许多甲基化羧基的果胶酸。树胶和胶浆存在于海藻、植物渗出液和种子中,具有凝胶性、稳定性和乳化性能,因此常被用于食品加工,使食品增稠、黏性增加。

(二) 碳水化合物的生理功能

机体中碳水化合物的存在形式主要有葡萄糖、糖原和含糖的复合物。碳水化合物的生理功能与机体摄入食物的碳水化合物种类及其在体内存在的形式有关。

1. 提供能量

膳食碳水化合物是人类最经济和最主要的能量来源,通常 50% 以上的膳食能量由碳水化合物提供。葡萄糖在体内释放能量较快,供能也快,是神经系统和心肌的主要能源,也是肌肉活动时的主要燃料,对维持神经系统和心脏的正常供能、增强耐力、提高工作效率都有重要意义。

2. 构成组织结构及生理活性物质

碳水化合物是构成机体组织的重要物质,并参与细胞的组成和多种活动。

3. 血糖调节作用

食物对于血糖的调节作用主要在于食物消化吸收速率和利用率。碳水化合物的含量、类型和摄入总量是影响血糖的主要因素。不同类型的碳水化合物,即使摄入的总量相同,也会产生不同的血糖反应。食物中消化快的淀粉、糖等成分,可以很快在小肠吸收并升高血糖水平;而一些抗性淀粉、寡糖或其他形式的膳食纤维,则不能显著升高血糖,而是一个持续缓慢释放的过程,这是因为抗性淀粉只有进入结肠经细菌发酵后才能吸收,对血糖的应答影响缓慢而平稳,因此在糖尿病膳食中,合理使用碳水化合物的种类及数量是关键因素。

食物血糖生成指数(glycemic index,GI)简称生糖指数,是反映食物引起人体血糖升高程度的指标,是人体进食后机体血糖生成的应答状况。GI=某食物在食后 2 小时血糖曲线下面积/相当含量葡萄糖在食后 2 小时血糖曲线下面积×100%。

GI 反映食物被消化吸收后升高血糖的程度。GI 高的食物或膳食,进入胃肠后消化快、吸收完全,葡萄糖迅速进入血液。了解 GI,可以指导合理膳食,有效控制血糖,帮助控制体重、血脂。

4. 节约蛋白质作用和抗生酮作用

当膳食中碳水化合物供应不足时,机体为了满足自身对葡萄糖的需要,会通过糖异生作用产生葡萄糖,主要动用体内蛋白质。而当摄入充足的碳水化合物时,则不需要动用蛋白质来供能,进而减少蛋白质的消耗,即碳水化合物具有节约蛋白质的作用。

脂肪在体内分解代谢,需要葡萄糖的协同作用。当膳食中碳水化合物供应不足时,食物脂肪或体内脂肪被动员并加速分解为脂肪酸来供应能量。这一代谢过程中,由于草酰乙酸不足,脂肪酸不能彻底氧化而产生过多的酮体,酮体不能及时被氧化而在体内蓄积,以致产生酮血症和酮尿症。膳食中充足的碳水化合物可以防止上述现象的发生,因此称为碳水化合物的抗生酮作用。

5. 膳食纤维具有促进肠道健康的功能

膳食纤维不仅本身具有重要的功能,而且在肠道益生菌的作用下发酵所产生的短链脂肪酸和肠道菌群增殖有着广泛的健康作用。

(三) 碳水化合物的参考摄入量及食物来源

我国成人每天碳水化合物的平均需要量为 120 g,可接受范围为总能量的 50%～65%;膳食纤维的适宜摄入量为 25～30 g/d。添加糖摄入量,限制摄入参考为每日不超过50 g,最好限制在 25 g 以内。

富含碳水化合物主要有面粉、大米、玉米、土豆、红薯等食物。粮谷类一般含碳水化合物 $60\%\sim80\%$，薯类为 $15\%\sim29\%$，豆类为 $40\%\sim60\%$。单糖和双糖的来源主要是白糖、糖果、甜食、糕点水果、含糖饮料和蜂蜜等。全谷类、蔬菜、水果等富含膳食纤维，一般含量在 3% 以上。

五、矿物质

人体组织中含有自然界的各种元素，目前在地壳中发现的 92 种天然元素在人体内几乎都能检测到，其元素的种类和含量与其生存的地理环境表层元素的组成及膳食摄入量有关。这些元素除了组成有机化合物的碳、氢、氧、氮外，其余的元素均称为矿物质，亦称无机盐或灰分。按照化学元素在机体内的含量多少，通常将矿物质元素分为常量元素和微量元素两类。凡体内含量大于体重 0.01% 的矿物质称为常量元素或宏量元素（macroelement），它包括钙、磷、钠、钾、硫、氯、镁；凡体内含量小于体重 0.01% 的称为微量元素（microelement 或 trace element）。

1996 年 WHO 公布，经联合国粮食及农业组织/国际原子能机构/WHO 共同讨论后，确定有 21 种元素被认为是构成人体组织、参与机体代谢、维持生理功能所必需的矿物质元素，共分为三类，其中铁、铜、锌、硒、铬、碘、钴和钼被认为是必需微量元素；锰、硅、镍、硼、钒为可能必需微量元素；氟、铅、镉、汞、砷、铝、锡和锂被认为具有潜在毒性微量元素，但这些微量元素在低剂量时可能具有功能作用。

严格而言，把元素定义为必需或者有毒并不恰当，因为任何一种物质都有潜在的毒性，关键在于人群所暴露的剂量。其他微量元素为功能未知元素或是偶然进入人体的非必需元素。

（一）矿物质的共同特点

矿物质的共同特点主要包括：① 体内不能合成，必须从食物和饮用水中摄取；② 矿物质在体内组织器官中的分布不均匀；③ 矿物质元素相互之间存在协同或拮抗效应；④ 部分矿物质需要量很少，生理需要量与中毒剂量的范围较窄，过量摄入易引起中毒。

（二）矿物质的生理功能

矿物质的生理功能主要包括：① 是构成机体组织的重要成分，例如钙、磷、镁是构成骨骼、牙齿的重要成分，缺乏钙、镁、磷、锰、铜可能引起骨骼或牙齿不坚固。② 是多种酶的活化剂、辅因子或组成成分，例如钙是凝血酶的活化剂，锌是多种酶的组成成分。③ 是某些具有特殊生理功能物质的组成部分，例如碘是甲状腺素的组成成分，铁是血红蛋白的组成成分。④ 调节酸碱平衡及组织细胞渗透压：酸性（氯、硫、磷）和碱性（钾、钠、镁）无机盐适当配合，加上重碳酸盐和蛋白质的缓冲作用，维持着机体的酸碱平衡；无机盐与蛋白质一起维持组织细胞的渗透压；缺乏铁、钠、碘、磷可能会引起疲劳等。⑤ 维持神经肌肉兴奋性和细胞膜的通透性，例如钾、钠、钙、镁是维持神经肌肉兴奋性和细胞膜通透性的必要条件。人体内矿物质不足，可能会出现许多症状。

（三）钙

钙是人体含量较多的元素之一。成人体内钙的总量大约为 1 200 g，其中约 90％集中于骨骼和牙齿中，余下的分布于体液及软组织中。膳食中钙缺乏时，骨骼牙齿发育不正常；严重缺乏时，儿童可出现佝偻病，成人（如孕妇、乳母）可致骨质软化和骨质疏松症。摄入钙过多，可致血清钙过高，抑制神经、肌肉的兴奋性。钙在肠道中吸收率一般为 20％～60％。膳食中的植酸、草酸及脂肪酸等可与钙形成不溶性钙盐，影响钙的吸收。谷类含植酸较多，苋菜、菠菜等含草酸较多，都可降低钙的吸收率。蛋白质和维生素 D 可与钙形成可溶性钙盐，促进钙的吸收。食物中奶、豆类、虾皮、芝麻酱、海带等含钙量较为丰富，其中奶及奶制品是钙的良好来源，含量丰富，吸收率也高。中国营养学会推荐成人钙的 RNI 为 800 mg/d，可耐受最高摄入量（tolerable upper intake levels，UL）为 2 000 mg/d。

（四）铁

成人体内含铁量为 4～5 g，食物内铁的吸收受小肠细胞调节。正常情况下，人体吸收的铁相当于体内损失的量。吸收率一般在 5％～10％。生长发育期的儿童、青少年和妊娠后期的妇女需铁量增多，吸收率为 8％～12％。铁在体内代谢过程中，可反复被身体利用。例如：生长红细胞所需的铁多来源于衰老崩解的红细胞，少部分由食物供给，这个比率在成人为 90％和 5％，而 1 岁以下幼儿为 70％和 30％。食物中的铁有两种形式，即非血色素（离子铁）铁和血色素铁。前者主要以氢氧化铁络合物的形式存在于植物性食物中，吸收前必须与结合的有机物分离，再转化为亚铁离子方可吸收，影响非血色素铁吸收的因素很多。食物中的还原性物质特别是维生素 C，可将高铁还原成亚铁，有利于铁的吸收。此外，肉类食物可以提高植物性食品中铁的吸收率。粮谷和蔬菜中的植酸盐、草酸盐、磷酸盐以及茶叶和咖啡中的多酚类物质可抑制铁的吸收。血色素铁是与血红蛋白和肌红蛋白中的卟啉结合的铁，不受植酸和磷酸的影响。含铁较多的食物是肝脏、瘦肉、血、豆类、绿叶蔬菜、海带和木耳等。植物性食物中的离子铁可与植酸、磷酸结合成不溶性铁盐而较难吸收，如小麦中铁的吸收率仅为 5％，大米为 1％。一般混合性食物中铁的吸收可按 10％计算。特殊情况下，如缺氧、手术、创伤、缺血以及口服抗酸剂、避孕药时，铁的摄入量应相应增加。一般情况下，在成人的普通膳食中铁的摄入量能够满足需要；4 个月以上婴儿体内的铁贮备量已所剩无几，而奶内含铁量又较低，故应补充含铁丰富的食物，如肝脏、瘦肉和蛋黄等。混合膳食中铁的平均吸收率为 10％～20％。健康成年女性在月经期间每日约损失铁 2 mg，故每日铁的参考摄入量应高于健康的成年男性。中国营养学会推荐成人膳食铁的 RNI 为男性 12mg/d、女性 20 mg/d，UL 为 42 mg/d。

（五）碘

碘参与甲状腺素的合成。成人体内含碘 20～50 mg，其中约有 20％存在甲状腺中。碘缺乏可引起甲状腺肿，地方性甲状腺肿严重地区可出现克汀病，由于环境、食物缺碘造成，常为地区性。碘摄入过量可造成高碘性甲状腺肿。中国营养学会推荐成人膳食碘的 RNI 为 120 μg/d，孕妇、乳母为 200 μg/d。含碘量较丰富的食物有海带、海藻、鱼虾及贝类食品等。

（六）锌

人体的锌主要存在于骨骼和皮肤（包括头发）中，血液中的锌有 $75\%\sim85\%$ 存在红细胞中。锌缺乏时表现为生长迟缓、性成熟受抑制、味觉和嗅觉异常、伤口愈合延缓等。锌的缺乏常与食物中植酸和纤维素的含量有关。消化道出血和肾脏疾病可增加体内锌的丢失。手术、创伤、骨折时锌排出量增加。中国营养学会推荐膳食锌的 RNI 为男性 12.5 mg/d，女性 7.5 mg/d，UL 为 40 mg/d。动物性食品是锌的良好来源，尤其是海产品、红色肉类及动物肝脏是锌的良好来源；而植物性食品含锌较少，吸收率也较低。

（七）硒

硒是谷胱甘肽过氧化物酶的重要组成成分。人体内硒的含量为 $14\sim21$ mg。海产品、动物性食品肝、肾和肉类是硒的良好来源，谷类含硒量较高，蔬菜水果含硒量较低。不同地区的食物含硒量差异很大，受当地水土中硒含量的影响。中国营养学会推荐膳食硒的 RNI 为 60 μg/d，UL 为 400 μg/d。

（八）铬

三价铬具有高度的生物活性，是葡萄糖耐量因子（glucose tolerance factor，GTF）的重要组成成分。在糖代谢中铬作为一个辅助因子对胰岛素有启动作用；铬还影响脂肪的代谢，有降低血清胆固醇和提高 HDL-C 的作用；铬可促进蛋白质代谢和生长发育等作用。目前资料尚不足以制订 UL，中国营养学会推荐成人膳食铬的适宜摄入量（adequate intakes，AI）为 30 μg/d。铬广泛分布在食物中，动物性食物以肉类和海产品（牡蛎、海参、鱿鱼、鳗鱼等）含铬较丰富。植物性食物如谷物、豆类、坚果类、黑木耳、紫菜等含铬也较丰富。啤酒酵母和动物肝脏中的铬以具有生物活性的糖耐量因子形式存在，其吸收利用率较高。

六、维生素

维生素是人体维持正常物质代谢和某些生理功能不可缺少的物质，其中多数不能在人体内合成，需要由食物供给。维生素可分为脂溶性及水溶性两大类。前者有维生素 A、D、E、K，不溶于水而溶于脂肪及脂溶剂中，在食物中与脂类共同存在，在肠道吸收时与脂类吸收密切相关。当脂类吸收不良时，如胆道梗阻或长期腹泻，它们的吸收大为减少，甚至会引起缺乏症。水溶性维生素有 B 族维生素及维生素 C 等。

膳食中某种维生素长期缺乏时，可引起相应的代谢或功能紊乱，导致维生素缺乏症。早期轻度维生素缺乏且无临床表现时，称为维生素不足症。临床上常见多种维生素同时缺乏或伴有其他营养素缺乏的患者，其症状往往比较复杂。长期轻度维生素缺乏的患者，临床症状虽不明显，但可使劳动效率和免疫力下降。维生素缺乏的主要原因是食物中含量不足、体内吸收障碍、烹调加工的破坏及生理需要量的增加。为预防维生素缺乏病，需要采取以下措施：① 提供平衡膳食；② 随人体生理、病理的变化而调整维生素的供给量；③ 治疗影响肠道吸收的疾病；④ 减少食物烹调加工中的损失。

（一）维生素 A

维生素 A 类是指含有视黄醇结构，并具有其生物活性的一大类物质，它包括已形成的维生素 A 和维生素 A 原以及其代谢产物。某些有色（黄、橙和红色）植物中含有类胡萝卜素，其中一小部分可在小肠和肝细胞内转变成视黄醇和视黄醛的类胡萝卜素，称为维生素 A 原（β-胡萝卜素、α-胡萝卜素、γ 胡萝卜素、隐黄素）。维生素 A 的生理功能是维护上皮组织结构及其功能；增加对感染的抵抗力；参与视网膜视紫红质的合成与再生，维持正常的视力；促进生长和发育。

维生素 A 含量较多的食物有动物肝、肾、蛋黄、牛奶等；一般动物性食物的肌肉中含量不多。我国居民膳食中维生素 A 含量较少，主要由植物性食物中的 β-胡萝卜素在体内转化而来。β-胡萝卜素富含于有色的水果与蔬菜中。

1 IU 维生素 A＝0.3 μg 视黄醇活性当量（retinol activity equivalent，RAE）。膳食或食物中总视黄醇活性当量（μg RAE）＝全反式视黄醇（μg）＋1/2 补充剂纯品全反式 β-胡萝卜素（μg）＋1/12 膳食全反式 β-胡萝卜素（μg）＋1/24 其他维生素 A 原类胡萝卜素（μg）。

我国成人维生素 A 的 RNI，男性为 800 μgRAE/d，女性为 700 μgRAE/d。UL 在成人、孕妇、乳母均为 3 000 μg RAE/d。

（二）维生素 D

维生素 D 包括维生素 D_2（麦角钙化醇）和维生素 D_3（胆钙化醇）。前者是植物中麦角固醇经紫外光照射后转变而成的，后者是人的皮肤中 7 - 脱氢胆固醇经紫外线照射后产生的。吸收后的维生素 D 被运到肝、肾，转化为具有生理活性的形式后，再发挥其促进钙磷吸收，调节钙磷代谢的作用，有利于骨骼和牙齿的正常生长。维生素 D 严重缺乏时，儿童可患佝偻病，成人患骨质软化和骨质疏松症。有些药物如苯巴比妥可以促进肝脏微粒体合成羟化酶，加快维生素 D 的分解代谢，长期服用此类药物者可出现维生素 D 缺乏症。如果长期过量服用维生素 D 可发生中毒。孕妇、乳母和 7 岁以下儿童对维生素 D 需要量高，必须从食物中补给。鱼肝油、牛奶和鸡蛋等动物性食物中含有较多的维生素 D，肉类中含量较少。从出生到青春期供应量为 10 μg（400 IU），孕妇、乳母也是 10 μg。在整个生命过程中，钙磷进入动态平衡，骨骼不断进行重建，成人也需要一定量的维生素 D，约为 5 μg。

（三）维生素 E

维生素 E 是生育酚与三烯生育酚的总称。自然界中共有 8 种化合物，即 α、β、γ 与 δ-生育酚和 α、β、γ 与 δ-三烯生育酚，α-生育酚生物活性最高。小肠中有胆汁和脂肪酸的存在，因此维生素 E 被很好地吸收，最大储存场所是脂肪组织、肝和肌肉。维生素 E 具有抗氧化作用，能保持红细胞的完整性，调节体内某些物质合成，如维生素 C、辅酶 Q 的辅助因子;预防衰老,减少脂褐质的形成,与动物精子的生产和繁殖能力有关;调节血小板的黏附力和聚集作用等。一般不容易缺乏,新生儿缺乏易发生溶血性贫血。在食物来源方面,维生素 E 只能在植物中合成,尤其在植物油,麦胚、坚果、豆类及其他谷类中含量丰富。

(四) 维生素 K

维生素 K 是萘醌的化合物,其吸收部位是十二指肠和空肠,极低密度脂蛋白和低密度脂蛋白是维生素 K 血浆转运的载体。维生素 K 具有促血液凝固作用,同时参与骨钙素和 γ-羧基谷氨酸蛋白质的合成等骨代谢过程。维生素 K 的食物来源主要是绿色蔬菜、动物肝脏、鱼类等,缺乏会导致新生儿出血症。

(五) 维生素 B_1 (又名硫胺素)

硫胺素是脱羧辅酶的主要成分,参与丙酮酸的氧化脱羧,是碳水化合物代谢所必需的,它也影响某些氨基酸与脂肪的代谢;还可抑制胆碱酯酶活性,使乙酰胆碱对肠道神经末梢的作用达到一定水平,从而维护肠道的正常蠕动。维生素 B_1 缺乏时,可发生糖代谢障碍,并影响人体的整个代谢过程。神经组织因维生素 B_1 缺乏以致所需的能量供应不足,使丙酮酸和乳酸堆积,导致多发性神经炎(脚气病)。

硫胺素的主要来源是粮谷类、各种豆类与坚果类,但随精加工程度的提高而逐渐减少,其次是瘦肉、动物的内脏等。硫胺素的需要量与机体热能总摄入量成正比,目前我国规定的 RNI 成年男子为 1.4 mg/d,成年女子为 1.3 mg/d。

(六) 维生素 B_2

维生素 B_2 又称核黄素,是人体许多重要辅酶的组成部分,在组织中经磷酸化形成黄素单核苷酸及黄素腺嘌呤二核苷酸等黄素酶的辅酶,这些辅酶是组织呼吸过程中不可缺乏的,缺乏时可发生口角炎、唇炎、舌炎、脂溢性皮炎、睑缘炎、角膜炎及阴囊皮炎等症状。

核黄素最好的食物来源是动物肝脏、各种肉类、牛奶、鸡蛋、干豆类和绿色蔬菜、菌藻类,粮谷类中核黄素含量较低。核黄素在碱性环境或日光照射下易破坏。其需要量与机体热能总摄入量成正比,目前我国规定 RNI 成年男子为 1.4 mg/d,成年女子为 1.2 mg/d。我国居民膳食中易缺乏核黄素,应注意给儿童、青少年一些强化食品作补充。

(七) 尼克酸

尼克酸亦称烟酸,在体内以尼克酰胺形式存在,为细胞呼吸所必需,可维持皮肤、神经和消化系统的正常功能。缺乏时可致癞皮病,其典型症状是皮炎、腹泻及痴呆。表现为裸露部位对称性皮炎、猩红或牛肉红色舌炎,腹泻、周围神经炎;少数人可有狂躁、痴呆。

尼克酸广泛存在于动植物性食物中,而以粮谷类、豆类、动物内脏、禽畜和鱼肉中含量较多。玉米中尼克酸含量也较高,但大多数是一种没有活性的尼克酸复合物,用碱处理玉米可使之释放出游离的尼克酸,故在癞皮病高发地区食用玉米时需加碱。

目前,我国规定成年男子尼克酸 RNI 为 1.4 mg/d,成年女子为 1.3 mg/d。机体所需的尼克酸一部分可由色氨酸转化而来，一般 60 mg 色氨酸可转变为 1 mg 尼克酸，故膳食中尼克酸摄入量多用尼克酸 mg 表示：尼克酸 mg＝尼克酸 mg＋1/60 色氨酸 mg。

（八）维生素 C（又名抗坏血酸）

抗坏血酸是一种有机酸，具有酸味，由于其中的氢可游离及释放，故又是一种很强的还原剂。维生素 C 在体内有多种功能：① 参与机体的羟化反应和还原作用，促进胶原纤维的合成；② 参与酪氨酸代谢过程；③ 促进铁的吸收，将血浆转铁蛋白的三价铁还原成二价铁，而后合成为铁蛋白储存于体内；④ 与牙齿、骨骼的生长发育，红细胞生成有关；⑤ 可增强机体对疾病的抵抗力；⑥ 促进创伤愈合；⑦ 有解毒作用，可作为铅、砷和苯等毒物及细菌毒素的解毒剂；⑧ 大量维生素 C 能促进心肌利用葡萄糖和心糖原的合成；⑨ 有扩张冠状动脉，降低血浆胆固醇含量等作用。近年来的研究还表明，维生素 C 有阻断某些致癌物形成，改善癌症患者状况及延长生存期的作用。膳食中长期缺乏维生素 C，可影响胶原合成，引起毛细血管脆性增加、牙龈肿胀出血、骨钙化不正常、伤口愈合减慢，严重者可患坏血病。长期大量服用维生素 C（>2 g/d）可增加尿中草酸盐排出量，有形成肾结石的可能。

维生素 C 的 RNI 成人为 100 mg/d，孕早期妇女为 100 mg/d，孕中、晚期妇女及乳母为 130 mg/d。维生素 C 广泛存在于新鲜蔬菜、水果中，如绿色蔬菜、橘子、酸枣、西红柿等含量丰富，谷类和干豆类不含维生素 C，但豆类在发芽后含维生素 C。有些蔬菜如黄瓜、白菜等含有抗坏血酸氧化酶、过氧化酶、多酚氧化酶等，能催化抗坏血酸的破坏，在储存中使维生素 C 有不同程度损失。

（九）叶酸

叶酸是一碳单位转移所必需的，通过一碳单位的转移，可以合成很多重要的生物分子，如蛋氨酸、组氨酸、胸腺嘧啶、某些嘌呤及核苷酸等，因而它与 DNA、RNA 及蛋白质的合成有关，而 DNA、RNA 的合成又是细胞增殖、组织生长和机体发育的物质基础。叶酸还是骨髓红细胞、白细胞形成和成熟所必需的。

人体缺乏叶酸，可发生巨幼红细胞性贫血、舌炎及胃肠道紊乱。近年来研究发现，叶酸缺乏与新生儿的神经管畸形（包括无脑儿及脊柱裂）有关。许多研究表明，孕早期体内缺乏叶酸是神经管畸形发生的主要原因。妇女在孕前至孕早期及时补充叶酸，可有效预防大部分神经管畸形的发生。

目前，我国膳食营养素参考摄入量（dietary reference intakes，DRIs）规定的叶酸 RNI 成人为 400 μg DFE/d，孕妇为 600 μg DFE/d，乳母为 500 μg DFE/d。RNI 以膳食叶酸当量（dietary folate equivalent，DFE）表示，DFE(g)＝膳食叶酸(g)＋1.7×叶酸补充剂(g)。叶酸广泛存在于动植物食品中，含量丰富的食物有肝、肾、蛋、鱼、绿叶蔬菜、坚果类、大豆类等，应注意食物叶酸在一般贮存和烹调中损失很大。

（闫媛媛）

第二节 膳食与健康

"民以食为天",食物对人体有三大功能:第一是营养功能,提供人体所需要的六大营养素,即蛋白质、脂肪、碳水化合物、维生素、矿物质和水。第二是满足食欲,满足人对食物的心理需要,享受食物的色、香、味。第三是防病治病功能,食物中除营养素外,其他一些生物活性物质对人体的生理功能还有调节作用,许多保健食品就是利用其所含的某些具有特殊功效的物质调节人体生理功能。

一、平衡膳食的概念和基本要求

营养学主张平衡膳食、健康膳食或合理营养,其内涵相近。平衡膳食是指营养素种类齐全、数量充足和比例恰当的膳食,保证满足机体的生理状况、劳动条件及生活环境需要。它有下列基本要求。

(一) 营养素种类齐全、数量充足

平衡膳食中首先能保证提供人体这些必需营养素,数量应该达到中国营养学会提出的 DRIs。平衡膳食只有达到这个标准,才能保证机体维持各种正常的生理功能。

(二) 各种营养素之间的比例要均衡

必需营养素达 42 种,各种营养素之间的比例涉及多方面。

1. 产热营养素的比例

产热营养素有碳水化合物、蛋白质、脂肪三种。目前中国营养学会推荐的合适比例是:碳水化合物提供的能量占总能量的 $50\% \sim 65\%$,脂肪占 $20\% \sim 30\%$,蛋白质占 $10\% \sim 15\%$。产热营养素达到这样的比例才有利于人体的健康,预防疾病的发生。

(1) 蛋白质的比例:优质蛋白要达到全部蛋白质的 $30\% \sim 50\%$,8 种必需氨基酸要占到全部氨基酸的 40% 左右。

(2) 脂肪的比例:普遍观点认为,饱和脂肪酸、单不饱和脂肪酸、多不饱和脂肪酸三者的比例应为 $1:1:1$。但是,最近的观点认为应该再减少饱和脂肪酸的比例,而增加单不饱和脂肪酸。$\omega 3$ 和 $\omega 6$ 脂肪酸的比例为 $1:4 \sim 1:6$。

2. 其他

平衡膳食还应考虑可消化碳水化合物与膳食纤维之间的平衡,维生素 B_1、B_2 和尼克酸与摄入能量的平衡,动、植物食品之间的平衡等。

(三) 膳食的加工、烹调要科学

膳食的加工、烹调要科学,把营养素最大限度地保留在食物中。米搓洗 3 次,维生素 B_1 就损失 60%,尼克酸损失了 1%;捞饭弃米汤,维生素 B_1、B_2、尼核酸的损失都是一半以上;米粥加碱后维生素的损失会增加;精白面维生素 B_1 的损失率比普通面粉和全麦面粉要大;油条中维生素 B_1 几乎全部破坏;蔬菜要先洗后切,急炒快炒,减少维生素 C 的损失。

(四) 膳食成分要无害

要求不引起食源性感染,不引起食物中毒,不引起致癌、致畸、致突变发生。比如食源性感染的问题、传染性寄生虫病。

(五) 膳食制度要合理

一般采用一日三餐,三餐能量的分配比为 3∶4∶3。如果条件许可或因疾病防治的需要,一日五餐、六餐均可以按需采用。

以上是平衡膳食的概念和基本要求,为指导广大人民群众每日的膳食营养达到平衡膳食的要求,中国营养学会提出的《中国居民膳食指南》《中国居民平衡膳食宝塔》《中国居民膳食营养素参考摄入量》作为平衡膳食的实践操作工具。

二、中国居民膳食指南

膳食指南(dietary guideline)是根据营养学原则,结合国情,教育人们采用平衡膳食,以达到合理营养促进健康目的的指导性意见。膳食指南的语言一般通俗易懂,便于普及宣传,指导人们合理选择食物。针对我国经济发展和居民膳食结构的不断变化,中国营养学会于 2022 年 4 月 26 日,发布了《中国居民膳食指南(2022)》。

《中国居民膳食指南(2022)》由一般人群膳食指南、特定人群膳食指南、平衡膳食模式和膳食指南编写说明三部分组成。其中,一般人群膳食指南适用于 2 岁以上健康人群,共有八条平衡膳食准则。

(一) 准则一:食物多样,合理搭配

人类的食物多种多样,各种食物所含的营养成分不完全相同。除 6 月龄内婴儿所食用的母乳外,任何一种天然食物都不能提供人体所需的全部营养素。平衡膳食必须由多样化的食物组成,才能满足人体营养需要,达到合理营养、促进健康的目的。多样化的食物应包括谷类及薯类、蔬菜水果类、畜禽鱼蛋奶类、大豆坚果类等。建议平均每日摄入 12 种以上食物,每周摄入 25 种以上食物。谷类食物是中国传统膳食的主体,是最好的基础食物,也是最经济的能量来源。薯类含有丰富的淀粉、膳食纤维以及多种维生素和矿物质。建议每日摄入谷类食物 200~300 g,其中全谷物和杂豆类 50~150 g;每日摄入薯类 50~100 g。平衡膳食模式中碳水化合物提供能量占总能量 50%~65%,蛋白质占 10%~15%,脂肪占 20%~30%。

(二) 准则二:吃动平衡,健康体重

保持健康体重是维持人体健康的前提。食物摄入量和身体活动量是保持能量平衡、维持健康体重的两个关键因素。长期能量摄入量大于能量消耗量可导致体重增加,甚至造成超重或肥胖;反之则导致体重过轻或消瘦。体重过重和过轻都对身体健康不利。

充足的身体活动不仅有助于保持健康体重、增强体质、降低全因死亡风险和心血管疾病、癌症等慢性病发生风险,还有助于调节心理平衡,缓解抑郁和焦虑,改善认知、睡眠和生活质量。各年龄段人群都应积极进行各种类型的身体活动。推荐每周至少保证 5 天中等强度身体活动，累计 150 min 以上；主动身体活动每天 6 000 步。鼓励适当进行高强度有氧运动，加强抗阻运动，每周 2～3 天。减少久坐时间，每小时起来动一动。

（三）准则三：多吃蔬果、奶类、全谷、大豆

蔬菜水果是膳食纤维、维生素、矿物质和植物化学物的良好来源。蔬菜包括嫩茎、叶、花菜类、根菜类、鲜豆类、茄果瓜菜类、葱蒜类、菌藻类及水生蔬菜类等。每种蔬菜提供的营养素有所不同，选购蔬菜时应多变换品种。深色蔬菜是指深绿色、深黄色、紫色、红色等有颜色的蔬菜，一般富含维生素、植物化学物和膳食纤维，应注意多选择。水果的种类也很繁多，包括仁果、浆果、核果、柑橘类、瓜果及热带水果等。不同的水果甜度和营养素含量有所不同。总体而言，水果中的维生素、矿物质、膳食纤维和植物化学物的含量低于蔬菜（尤其是深色蔬菜），但水果中碳水化合物（主要是双糖或单糖）、有机酸、果胶等的含量较蔬菜高，且水果食用前不用加热，其营养成分不受烹调因素影响。因此，蔬菜和水果不能互相替代。保证每天丰富的蔬菜水果摄入，可维持机体健康、改善肥胖，有效降低心血管疾病和肺癌的发病风险，并可预防食管癌、胃癌、结肠癌等消化道癌症。提倡餐餐有蔬菜，每日蔬菜摄入不少于 300 g，其中深色蔬菜应占一半；天天吃水果，每天 200～350 g 新鲜水果。

奶类可以提供优质蛋白质、维生素 B_2，是钙的良好来源。牛奶及其制品可增加儿童青少年骨密度；酸奶可以改善便秘、乳糖不耐受。我国居民奶类消费率和消费量仍处于较低水平。建议吃各种各样的奶制品，每日奶类摄入量应相当于 300 g 以上的液态奶。

与精制谷物相比，全谷物可提供更多的 B 族维生素、矿物质、膳食纤维等营养成分及有益健康的植物化学物。适量摄入全谷物可降低 2 型糖尿病的发病风险，也可保证肠道健康。推荐每天吃全谷物食物 50～150 g，相当于一天谷物的 1/4～1/3。

豆类是我国的传统食品，含大量的优质蛋白质、不饱和脂肪酸、钙、维生素 B_1、维生素 B_2、烟酸等。多吃大豆及其制品可以降低绝经后女性骨质疏松、乳腺癌等发病风险，建议每天食用量相当于 25 g 大豆以上。坚果富含脂肪和蛋白质，还富含矿物质、维生素 E 和 B 族维生素，每周吃适量坚果有利于心脏健康。

（四）准则四：适量吃鱼、禽、蛋、瘦肉

鱼、禽、蛋、瘦肉等动物性食物是优质蛋白质、脂溶性维生素、B 族维生素和矿物质的良好来源。动物性蛋白质的氨基酸组成更适合人体需要，且赖氨酸含量较高，有利于补充植物性蛋白质中赖氨酸的不足。肉类中铁的利用较好，动物肝脏含维生素 A 极为丰富，还富含维生素 B_{12}、叶酸等。但有些动物性食物含有较多的饱和脂肪酸和胆固醇。近年来，我国居民肉类食品摄入量逐年增高，其中以饱和脂肪含量较高的畜肉（尤其是猪肉）所占比例最大。已有证据表明，过多摄入畜肉对健康不利，可增加罹患 2 型糖尿病、结直肠癌及肥胖的风险。与畜肉相比，鱼和禽肉的脂肪含量相对较低，水产品还含有较多的不饱和脂肪酸。有些鱼类，特别是海产鱼富含二十碳五烯酸（EPA）和二十二碳六烯酸（DHA），对预防血脂异常和心血管疾病等有一定作用。

因此,鱼、禽、蛋类和瘦肉摄入要适量,平均每天 120~200 g。应优先选择鱼类,每周最好食用鱼 2 次或 300~500 g。蛋类每周食用 300~350 g,蛋黄是鸡蛋营养素种类和含量集中部位,不应丢弃。畜禽肉每周食用 300~500 g,少吃肥肉、烟熏和腌制肉制品。

（五）准则五：少盐少油,控糖限酒

我国居民食盐摄入量过多。研究表明,盐的过量摄入与高血压、脑卒中、胃癌和全因死亡有关,因而食盐不宜过多,应培养吃清淡少盐饮食的习惯,以每人每日食盐用量不超过 5 g 为宜。膳食钠的来源除食盐外,还包括酱油、咸菜、味精等高钠食品,以及含钠的加工食品等。

我国居民油脂的摄入量一直呈上升趋势,过量使用烹调油会导致膳食中脂肪的供能比过高,不利于健康,过多摄入反式脂肪酸还会增加心血管疾病的发病风险。每天烹调油应控制在 25~30 g。

添加糖的过量摄入可增加龋齿、超重和肥胖等的发生风险。含糖饮料是添加糖的重要来源,建议少喝或不喝含糖饮料,同时少吃高糖食品。推荐每天摄入糖不超过 50 g,最好控制在 25 g 以下。

过量饮酒会增加肝脏损伤、胎儿酒精综合征、痛风、心血管疾病和某些癌症的发生风险。因此,应避免过量饮酒。成年人若饮酒,一天饮用的酒精量不超过 15 g;儿童青少年、孕妇、乳母、慢性病患者等特殊人群不应饮酒。

（六）准则六：规律进餐,足量饮水

规律进餐是实现平衡膳食、合理营养的前提。一日三餐、定时定量、饮食有度,可以保障营养素全面、充足摄入,有益健康,是健康生活方式的重要组成部分。应每天吃早餐,合理安排一日三餐,早餐、午餐和晚餐提供的能量应分别占全天总能量的 25%~30%、30%~40% 和 30%~35%。

水在生命活动中起着至关重要的作用。在温和气候条件下,低身体活动水平成年男性每天喝水 1 700 ml,成年女性每天喝水 1 500 ml。应主动、足量喝水,少量多次,推荐喝白水或茶水,不用饮料代替。

（七）准则七：会烹会选,会看标签

应做好健康膳食规划。认识各类食物及其营养特点,选择新鲜、营养素密度高的食物。学会阅读食品标签,通过看配料表、营养成分表和营养声称等来合理选择预包装食品。根据食物特点、饮食习惯等,确定适当的烹调方法,营养配餐,享受营养与美味。如果在外就餐也应考虑适量与平衡的问题。

（八）准则八：公筷分餐,杜绝浪费

应选择当地新鲜卫生的食物,不食用野生动物。食物制备生熟分开,储存得当。多人同桌用餐时使用公筷公勺,或采取分餐或份餐等措施,防止食源性疾病的发生。勤俭节约是中华民族的文化传统,应尊重并珍惜食物,在家、在外按需购买食物,按需备餐,不铺张、不浪费。传承健康生活方式,树饮食文明新风,促进公众健康和食物系统可持续发展。

中国居民平衡膳食宝塔是根据《中国居民膳食指南(2022)》的准则和核心推荐,结合我国居民膳食摄入的实际情况,把平衡膳食原则转化为各类食物的具体数量和所占比例的图形化表达,也是人们在日常生活中贯彻膳食指南的方便工具。平衡膳食宝塔(见图7-2-1)提出了一个营养上比较理想的膳食模式,共分五层,各层面积大小不同,体现了五大类食物量的多少。宝塔从底层往上的五类食物依次是:谷薯类、蔬菜水果类、畜禽鱼蛋类、奶类、大豆和坚果类及烹饪油、盐。宝塔右侧的文字注释,标明了能量需要量为1 600~2 400 kcal时,一段时间内平均每人每日各类食物的摄入量范围。宝塔左侧是身体活动和水的图示,强调增加身体活动和足量饮水的重要性。

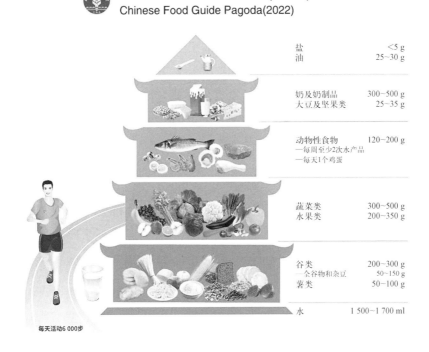

图7-2-1　中国居民平衡膳食宝塔(2022)

第一层为谷薯类食物:成人每人每日应摄入谷类200~300 g,其中包含全谷物和杂豆50~150 g;摄入薯类50~100 g。

第二层为蔬菜水果:每人每日蔬菜摄入量至少达到300 g,水果200~350 g。

第三层为鱼、禽、肉、蛋等动物性食物:推荐每天鱼、禽、肉、蛋摄入量共计120~200 g。每周至少2次水产品,每天1个鸡蛋。

第四层为奶类、大豆和坚果:推荐每日应摄入至少相当于鲜奶300 g的奶类及奶制品,推荐大豆和坚果类摄入量为25~35 g。

第五层为烹调油和盐:推荐成年人平均每天烹调油不超过25~30 g,食盐摄入量不超过5 g。

身体活动和饮水：推荐成人每日进行至少相当于快步走 6 000 步以上的身体活动，每周最好进行 150 min 中等强度的运动。低身体活动水平的成人每人每日至少饮水 1 500～1 700 ml(7～8 杯)。

三、膳食营养素参考摄入量

中国营养学会于 2014 年 6 月正式发布了 2013 版《中国居民膳食营养素参考摄入量》[简称《中国 DRIs(2013 版)》]，作为研究营养和健康状况不可缺少的参数，新营养标准的出台对于科学指导我国居民的膳食营养评价、合理饮食计划及健康相关工作中的应用均具有重要意义。

DRIs 是为保证人体合理摄入营养素而设定的每日平均膳食营养素摄入量的一组参考值。它同时从预防营养素缺乏和预防慢性病两方面来考虑人类的营养需求，提出了膳食对于良好健康状态的作用的新观念。初期的 DRIs 中主要包括 4 项指标：平均需要量(estimated average requirement，EAR)、推荐摄入量(RNI)、适宜摄入量(AI)和可耐受最高摄入量(UL)。《中国 DRIs(2013 版)》增设了 3 项与预防慢性非传染性疾病有关的指标：宏量营养素可接受范围(acceptable macronutrient distribution ranges，AMDR)、预防慢性非传染性疾病的建议摄入量(proposed intakes preventing non-communicable chronic disease，PI-NCD)和特定建议值(specific proposed levels，SPL)。

(一) EAR

EAR 是根据个体需要量的研究资料制订的，是根据某些指标判断可以满足某一特定性别、年龄及生理状况群体中 50% 个体需要量的摄入水平。这一摄入水平不能满足群体中另外 50% 个体对该营养素的需要，EAR 是制订推荐膳食供给量(recommended dietary allowance，RDA)的基础。

(二) RNI

RNI 相当于传统使用的 RDA，是可以满足某一特定性别、年龄及生理状况群体中绝大多数(97%～98%)个体需要量的摄入水平。长期摄入 RNI 水平，可以满足身体对该营养素的需要，保持健康和维持组织中有适当的储备。RNI 的主要用途是作为个体每日摄入该营养素的目标值。RNI 是以 EAR 为基础制订的，如果已知 EAR 的标准差，则 RNI 定为 EAR 加 2 个标准差，即 RNI＝EAR+2SD。如果因关于需要量变异的资料不够充分而不能计算 SD 时，一般设 EAR 的变异系数为 10%，这样 RNI＝1.2×EAR。

(三) AI

在个体需要量的研究资料不足不能计算 EAR，因而不能求得 RNI 时，可设定 AI 来代替 RNI。AI 是通过观察或实验获得的健康人群某种营养素的摄入量。例如：纯母乳喂养的足月产健康婴儿，从出生到 4～6 月龄，他们的营养素全部来自母乳，母乳中供给的营养素量就是他们的 AI 值。AI 的主要用途是作为个体营养素摄入量的目标。

AI 与 RNI 相似之处是两者都用作个体摄入的目标，能满足目标人群中几乎所有个体的需要。AI 和 RNI 的区别在于 AI 的准确性远不如 RNI,可能显著高于 RNI,因此使用 AI 时要比使用 RNI 更加小心。

(四) UL

UL 是平均每日可以摄入某营养素的最高量,这个量对一般人群中的几乎所有个体都不至于损害健康。如果某营养素的不良反应与摄入总量有关,则该营养素的 UL 是依据食物,饮水及补充剂提供的总量而定。如不良反应仅与强化食物和补充剂有关,则 UL 依据这些来源而制订。

(五) AMDR

AMDR 是指碳水化合物、脂肪及蛋白质理想的摄入量范围。该范围可满足人体对这些必需营养素的需要,并且有利于降低慢性病的发生危险,常用占能量摄入量的百分比表示。其下限为预防营养缺乏,上限为降低慢性病风险。如果一个个体的摄入量高于推荐的范围,可能引起罹患慢性病的风险增加;如果摄入量低于推荐的范围,则可能使这种营养素缺乏的可能性增加。

(六) PI-NCD

膳食营养素过高或过低导致的慢性病一般涉及肥胖、糖尿病、高血压、血脂异常、脑卒中、心肌梗死及某些癌症。PI-NCD 是以慢性病的一级预防为目标,提出的必需营养素的每日摄入量。当慢性病易感人群的某些营养素的摄入量接近或达到 PI 时,可以降低其发生慢性病的风险。

(七) SPL

研究证明,除营养素以外的某些食物成分(多数属于植物化学物)具有改善人体生理功能、预防营养相关慢性病的生物学作用。SPL 是指某些疾病易感人群膳食中这些成分的摄入量达到或接近这个建议水平时,有利于维护人体健康。

四、我国居民常见营养健康问题

为了解我国居民的膳食结构和营养水平及其相关慢性病的发病特点和变化规律,评价居民的营养与健康状况,制定相关政策和措施,我国于 1959、1982、1992 和 2002 年开展了四次全国性的营养调查。2002 年是第一次全国性居民营养与健康状况的综合性调查,将营养调查与肥胖、高血压和糖尿病等慢性病调查相结合。为了更加及时反映居民的营养与健康问题并采取有效措施,2010 年原卫生部把 10 年开展一次的中国居民营养与健康状况调查变为 5 年一个周期的常规性全国营养与健康监测工作,分别于 2010—2013 年和 2015—2017 年进行了两次中国居民营养与健康状况监测。根据 2015—2017 年中国居民营养与健康状况监测和 2018 年中国居民慢性病及危险因素监测结果,目前我国居民突出的营养健康问题主要体现在以下三个方面。

一是在居民膳食能量和宏量营养素摄入充足,优质蛋白摄入不断增加的同时,不健康的饮食方式仍然普遍存在。膳食脂肪供能比持续上升,已达到 34.6%,农村首次突破

30%这一推荐范围上限;家庭人均每日烹调用盐和用油量分别为 9.3 g 和 43.2 g,仍远高于推荐值;而蔬菜、水果、豆及豆制品、奶类消费量仍不足,分别为 265.9 g、38.1 g、10.3 g 和 25.9 g。同时,居民在外就餐比例不断上升,儿童青少年经常饮用含糖饮料问题凸显,身体活动不足问题普遍存在。

二是居民超重肥胖问题不断凸显,慢性病患病/发病率仍呈上升趋势。中国 18 岁以上居民超重肥胖率达到 50.7%,6~17 岁、6 岁以下儿童青少年超重肥胖率分别达到 19% 和 10.4%。与包括膳食因素在内的生活方式密切相关的慢性病:高血压、糖尿病、高胆固醇血症、高甘油三酯血症的患病率和癌症发病率有所上升。其中,18 岁以上居民高血压患病率为 27.5%,城乡分别为 25.7% 和 29.4%;糖尿病患病率为 11.9%,城乡分别为 12.6% 和 11.1%;高胆固醇血症患病率为 8.2%,城乡分别为 8.1% 和 8.3%,高甘油三酯血症患病率为 18.4%,城乡分别为 18.8% 和 17.9%。

三是居民体格发育与营养不足问题持续改善,6 岁以下儿童生长迟缓率降至 7% 以下,低体重率降至 5% 以下;居民贫血问题持续改善,18 岁及以上居民贫血率为 8.7%,6~17 岁儿童青少年贫血率为 6.1%,孕妇贫血率为 13.6%。但部分重点地区、重点人群,如婴幼儿、育龄妇女和高龄老年人面临重要微量营养素缺乏等问题。

针对目前居民面临的主要营养和慢性病问题,《"健康中国 2030"规划纲要》将合理膳食和重大慢性病防治纳入健康中国行动,通过普及健康知识、参与健康行动、提供健康服务等措施,积极有效地应对当前挑战,推进实现全民健康。

（沈秀华　毛绚霞）

第三节　社区人群营养状况评价

社区人群营养状况评价是通过在社区人群中开展膳食调查、体格测量、营养相关疾病的临床检查和实验室检查等方法对社区人群的健康状况进行评价,并在此基础上分别采用不同指标对调查结果进行分析,发现人群中的营养与健康问题,研究造成营养与健康问题的原因和影响因素,为进一步进行营养干预,解决社区营养问题、提高社区人群营养和健康状况提供依据。

一、人群营养状况评价方法

社区营养状况评价方法主要包括膳食调查、体格测量、营养相关疾病的临床检查和人体营养水平的实验室检测。

（一）膳食调查方法

膳食调查是人群营养状况评价的基本方法之一,从中可了解在一定时间内被调查人群的膳食摄入量和营养素摄入量分别与食物构成、供给量标准进行比较,从而评价营养需求的满足程度。

膳食调查既可以作为人群营养状况评价方法之一,也可以是相对独立的内容,膳食调查结果可单独作为人群或个人营养咨询和营养指导的工作依据。膳食调查的常用方法有称量法(或称重法)、膳食回顾法、食物频率法(或食物频数法)、记账法和化学分析法。

1. 称量法

称量法又名称重法,是运用日常的各种测量工具对所摄入食物量进行称重或测定体积,从而了解被调查对象食物消耗的情况,进而应用食物成分表计算出所摄入食物含有的能量和营养素。

采用称重法进行调查时,要在每餐食用前对各种食物进行记录并称量生重、熟重,吃完后还要将剩余部分称重加以扣除,从而准确得出每种食物摄入量。调查时还要注意三餐之外所摄入的水果、糖果和点心、花生、瓜子等零食的称重记录。

称重法的优点是准确性高,但费人力、物力和财力。同时,反复称重可能会干扰被调查对象平时的饮食习惯,增加被调查对象的负担,可能导致配合度下降。因此,称重法适合于家庭、个人及特殊人群的小规模膳食调查,不适合大规模或长期膳食调查。

2. 24 小时膳食回顾法

24 小时膳食回顾法是对被调查者前一天(或从最后一餐吃东西开始向前推 24 小时)各种主副食物摄入情况(包括在外就餐)进行回顾调查,获得每日各种食物摄入量,根据食物成分表计算出能量和营养素的摄入量。一般选用连续 3 天的 24 小时膳食回顾法(每天回顾 24 小时进餐情况,连续进行 3 天)。典型的方法是采用开放式调查表进行面对面询问方式。

此调查方法对调查员的要求较高,需要进行培训,掌握一定的调查技巧,借助特定的引导方法帮助应答者回忆一天内所消耗的所有食物,同时还要了解市场上主副食品种,借助常用家用量具、食物模型或食物图谱进行估计其生重值。除了要有熟练的专业技巧,调查员还要有诚恳的态度,才能获得较准确的食物消耗资料。由于调查主要依靠应答者的记忆能力来回忆其膳食,因此不适用于年龄在 7 岁以下的儿童与年龄 75 岁以上的老年人。

24 小时回顾法简便易行,但所得资料比较粗略,存在回忆偏倚。

3. 食物频率法(或食物频数法)

食物频率法采用问卷收集个体经常摄入的食物种类,根据每日、每周、每月或每年摄入各类食物的次数来评价膳食营养状况,常被应用于了解一定时间内的日常摄入量,以研究既往膳食习惯和某些慢性病的关系。

在实际使用中,可分为定性、定量和半定量的食物频率法。定性的食物频率法调查通常是指得到每种食物特定时期内所吃的次数,而不收集食物量。定量的食物频率法调查,可以得到不同人群食物和营养素的摄入量,并分析膳食因素与疾病的关系。定量方法要求受试者提供所吃食物的数量,通常借助于测量辅助物。采用半定量方法时,研究者常常提供标准(或准确)的食物份额大小的参考样品,供被调查者在应答时作为估计食物量的参考。

食物频率问卷（ood frequency questionnaire，FFQ）应包括食物名单和食物消费频率两方面内容。食物名单的确定要根据调查的目的，选择被调查经常食用的食物、含有所要研究营养成分的食物或被调查者之间摄入状况差异较大的食物。

FFQ 的主要优点是能够迅速得到通常食物摄入种类和摄入量，反映长期营养素摄取模式，可作为研究膳食模式与慢性病关系的依据；缺点是需要对过去的食物摄入情况进行回忆，被调查对象的负担取决于所列食物的数量、复杂性以及量化过程。

4. 记账法

记账法适用于有详细账目的集体就餐单位，需要一定时期内的食物消耗总量的记录。通过查这些食物消耗量的记录并根据同一时期进餐人数，计算每人每日各种食物的平均摄入量。

记账法的优点是操作较简单，集体就餐单位工作人员经过短期培训可以掌握；所需费用低，人力少；可以调查较长时期的膳食或在不同季节内多次开展短期调查以获得比较可靠的结果。记账法的缺点是调查结果只能得到集体人均食物和营养素摄入量，难以分析个体膳食摄入状况。

5. 化学分析法

化学分析法要收集食物消耗量，并在实验室测定调查对象一日内全部食物的营养成分。收集食物消耗量的方法最准确的是双份饭菜法，即制作两份完全相同的饭菜，一份供食用，另一份作为分析样品，确保了收集样品与实际食用的食物在数量和质量上一致。

化学分析法的优点是准确性高，缺点是操作复杂、费用高。除非特殊情况需要精确测定时可用于较小规模调查，但很少单独使用。

上述各膳食调查法各有其特点，没有任何一种方法对所有调查目的都适合，因此需要根据调查目的、目标人群特点以及实施调查的具体事宜（如调查时间、经费等）选择适宜的膳食调查方法。

（二）体格测量方法

人体体格测量可以较好地反映营养状况。体格测量因操作简便且无创，被广泛应用于营养状况评价。常用测量项目包括身高（身长）、体重、上臂围、腰围、臀围及皮褶厚度等。

1. 身高（身长）

身高指站立位足底到头部最高点的垂直距离（身长指 2 岁以下婴幼儿平卧位头顶到足跟的长度）。在生长发育阶段，身高与营养状况有关。对成人而言，身高测量的意义在于结合体重计算标准体重或体质指数（BMI），进而反映能量和蛋白质的营养状况。

2. 体重

体重是人体总重量（裸重），即身体各部分的重量总和。在生长发育阶段，体重是反映蛋白质和能量营养状况的重要指标；成人体重变化主要反映了能量的平衡，长期能量过剩会引起体重增加，而长期能量不足会导致体重降低。

3. 体成分

体成分指人体的构成成分，包括水分、蛋白质、脂肪、碳水化合物和矿物质等。本节主要介绍采用生物电阻抗法测定人体体脂含量即体脂测定。

4. 皮褶厚度

皮褶厚度指皮肤和皮下组织的厚度,是衡量个体营养状况和肥胖程度较好的指标。测定部位有上臂肱三头肌部、肩胛下角部、腹部、可分别代表个体肢体、躯干、腹等部分的皮下脂肪堆积情况,其中肱三头肌部位的皮褶厚度最为常用。

5. 头围

头围指右侧齐眉弓上缘经过枕骨粗隆最高点水平位置头部周长,可间接反映颅内容量的大小。

6. 胸围

胸围是表示胸腔容积、胸肌、背肌的发育和皮脂蓄积状况的重要指标,可了解呼吸器官的发育程度和成人健康情况。

7. 上臂围

上臂是指人上肢从肩关节到肘关节这一段,上臂围一般量取上臂自肩峰至尺骨鹰嘴连线中点的臂围长。上臂围可反映机体营养状况,且与体重密切相关。上臂紧张围指上臂肱二头肌最大限度收缩时的围度。上臂松弛围指上臂肱二头肌最大限度松弛时的围度。上臂紧张围与上臂松弛围两者之差表示肌肉的发育状况。一般差值越大说明肌肉发育状况越好,反之越小说明脂肪发育状况良好。

8. 腰围

腰围指腋中线肋弓下缘和髂嵴连线中点的水平位置处体围周长。腰围测量对于成人腹型肥胖的判断尤为重要。腰围可以很好地预测腹部脂肪是否堆积过多,是预测代谢综合征的重要指标。即使是对于体重正常者,腰围增加也同样是患病风险升高的一个标志。

9. 臀围

臀围指经臀峰点水平位置处体围。臀围与腰围一起可以很好地评价和判断腹型肥胖。腰臀围比值是间接反映腹型肥胖的指标。

常用体格测量项目的测量使用器材和方法见表 7-3-1。

表 7-3-1 常用体格测量项目的测量方法

项 目	常用测量器材	测 量 步 骤
身长（2 岁以下婴幼儿）	卧式量床	将量板平稳放在桌面上,脱去婴幼儿的鞋帽和厚衣裤,使其仰卧于量板中线上。助手固定婴幼儿头部,使其接触头饭。此时婴幼儿面向上,两耳在同一水平上,两侧耳廓上缘与眼眶下缘的连线与量板垂直。测量者位于婴幼儿右侧,在确定婴幼儿平卧于板中线后,将左手置于儿童膝部,使婴幼儿两腿平行伸直,双膝并拢并使之固定。用右手滑动滑板,使之紧贴婴幼儿双足跟,当两侧标尺读数一致时读数,精确至 0.1 cm

项　目	常用测量器材	测　量　步　骤
身高（2岁以上人群）	立柱式身高计	被测量者取立正姿势，站在踏板上，挺胸收腹，两臂自然下垂，脚跟靠拢，脚尖分开约 60°，双膝并拢挺直，两眼平视正前方，眼眶下缘与耳廓上缘保持在同一水平。脚跟、臀部和两肩胛角间三个点同时接触立柱。测量者站在被测量者右侧，将水平压板轻轻沿立柱下滑，轻压于受试者头顶。测试人员读数时双眼应与压板平面等高进行读数，精确到 0.1 cm
体重	经计量认证的体重秤	（1）2岁以下婴幼儿：尽量脱去全部衣裤，将婴幼儿平稳放置于体重秤上，四肢不得与其他物体相接触，待婴幼儿安静时读取读数，精确到 0.01 kg （2）2岁以上人群：被测者平静站立于体重秤踏板中央，两腿均匀负重，免冠、赤足、穿贴身内衣裤。读数，精确到 0.1 kg
体成分	人体成分分析仪	在常温（25 ℃）下进行，受检者不能佩戴金属制品，体内无植入式电子设备、金属或非金属植入物。测量前 2 小时未进食，未饮大量液体。测量前未进行体力活动，排空大小便，无出汗；在操作面板上输入被测人员年龄、性别、身高等相关信息；受试者赤足站在测量仪上，前脚掌踩在前电极上，后脚掌安放在后电板上使，足底与足电极相连，大腿分开；双手持电极，手掌与手指均匀用力与电极接触，手臂和身体分开，外展 15°以上，保持上述姿势，直到测试结束自动打印身体成分结果报告
皮褶厚度	皮褶厚度计	以肱三头肌皮褶厚度为例：被测者取站立位，双足并拢，两眼平视前方，充分裸露右上臂皮肤，肩部放松，两臂垂放在身体两侧，掌心向前。测量者站在被测者后方，在肩峰与尺骨鹰嘴连线中点上方约 2 cm 处，垂直于地面方向用左手拇指、示指和中指将皮肤和皮下组织夹提起来，形成的皮褶平行于上臂长轴。右手握皮褶计，钳夹部位距左手拇指 1 cm 处，慢慢松开手柄后迅速读取刻度盘上的读数，精确到 1 mm。连续测量两次取平均值，两次误差小于 2 mm
头围	玻璃纤维软尺	测量者立于被测者的前方或右方，用左手拇指将软尺零点固定于头部右侧齐眉弓上缘处，右手持软尺经枕骨粗隆最高处绕头部一圈回到零点。测量时软尺应紧贴皮肤，左右两侧保持对称，长发者应先将头发在软尺经过处向上下分开，精确到 0.1 cm
上臂围	玻璃纤维软尺	（1）上臂围：被测者立位，上臂自然下垂. 在上臂臂背侧中点处（肩峰至鹰嘴突连线中点）作记号，用软尺上缘记号处轻贴皮肤，其平面与上臂纵轴垂直测量臂围，精确到 0.1 cm，反复测量两次取平均值为测量值 （2）上臂紧张围（上臂肱二头肌最大限度收缩时的围度）：被测者上臂斜平举约 45°角，手掌向上握拳并用力屈肘；测量者站于其侧面或对面，将软尺在上臂肱二头肌最粗处绕一周进行测量，精确到 0.1 cm （3）上臂松弛围（指上臂脏二头肌最大限度松弛时的围度）：在测量上臂紧张围后，将卷尺保持原来的位置不动，令被测者将上臂缓慢伸直，将软尺在上臂肱二头肌最粗处绕一周进行测量，精确到 0.1 cm

续 表

项 目	常用测量器材	测 量 步 骤
腰围	玻璃纤维软尺	测者取站立位,两眼平视前方,自然均匀呼吸,腹部放松,两臂自然下垂,双足并拢(两腿均匀负重),充分裸露肋弓下缘和髂嵴之间的测量部位,在双侧腋中线肋弓下缘和髂嵴连线中点处做标记;将软尺轻轻贴住皮肤,经过双侧标记点,围绕身体一周,平静呼气末读数,精确到0.1 cm;重复测量一次,两次测量的差值不得超过1 cm,取两次测量的平均值
臀围	玻璃纤维软尺	被测者取站立位,两眼平视前方,自然均匀呼吸,腹部放松,两臂自然下垂,双足并拢(两腿均匀负重),穿贴身内衣裤;将软尺轻轻贴住皮肤,经过臀部最高点,围绕身体一周量两次,精确到0.1 cm;两次差值不超过1 cm,取两次测量的平均值
胸围	玻璃纤维软尺	受试者自然站立,两脚分开与肩同宽,双肩放松,两上肢自然下垂,平静呼吸。不能低头、耸肩、挺胸、驼背等;两名测试人员分别立于受试者面前与背后;将软尺上缘经背部肩胛下角下缘向胸前围绕一周(男生及未发育女生,软尺下缘在胸前沿乳头上缘;已发育女生,软尺在乳头上方与第四肋骨平齐,软尺围绕胸部的松紧度应适宜,以对皮肤不产生明显压迫为度);在受试者吸气尚未开始时读取数值,精确到0.1 cm

(三) 营养相关疾病的临床检查方法

营养相关疾病的临床症状和体征检查是营养评价的重要组成部分,也是诊断和评价治疗效果的重要依据。

临床检查是检查者运用自己的感官或借助于传统的检查器具,通过观察被检查者的脸色、体型、精神状态对其营养状况有一个初步判断;然后详细检查头发、眼、唇、口腔和皮肤,进一步确定何种营养素缺乏。临床症状与体征的检查对于明确诊断起重要作用,再进一步结合实验室检查的结果,可对大多数营养缺乏病作出确诊。

1. 营养相关疾病的临床检查基本方法

临床检查基本方法包括视诊、触诊、听诊、叩诊和嗅诊,其中以视诊最为重要。检查者应仪表端庄、举止大方、态度和蔼,具有高度责任感和良好的医德修养。同时,检查者应具备丰富的医学知识和临床实践经验,并能对所收集的资料进行鉴别、综合、分析。检查应在适宜的室温和肃静的环境中进行。检查时最好以自然光线作为照明,以免因人工光线而影响皮肤和巩膜颜色的观察。

检查应按一定顺序从头到足进行,通常先观察一般情况,然后检查头、颈、胸、腹、脊柱、四肢、生殖器、神经系统等,操作应轻柔细致、精确规范、系统全面、突出重点。在整个检查过程中,检查者可适当与被检查者谈话,或对其在体检时给予良好的配合表示感谢,这样不但可消除其紧张情绪,而且还可建立良好的关系。

2. 营养相关疾病的重点检查部位

（1）头发：失去正常色泽、变细、稀疏、干燥、易折断，可能与蛋白质、锌、生物素等营养素缺乏有关。

（2）眼：暗适应能力下降，球结膜干燥可能与维生素 A 缺乏有关，毕脱斑（贴近角膜两侧和结膜外侧有皱褶，形成大小不等的泡沫状白斑）是由维生素 A 缺乏后脱落的上皮细胞堆积而成。角膜软化是维生素 A 缺乏时出现的较严重的现象，可使角膜发生溃疡、软化、穿孔。眼球结膜充血、角膜周围血管增生、角膜与结膜相连处有水泡，可能与维生素 B_2 缺乏有关。

（3）口腔：是对营养素缺乏最敏感的部位，但其表现是非特异性的口角湿白、裂隙、溃疡，嘴唇肿胀、裂隙、溃疡以及色素沉着可能与维生素 B_2 缺乏有关。口腔下大小不等的出血点、瘀斑或牙龈出血则可能为维生素 C 缺乏引起。平滑舌（舌乳头萎缩、甚至消失，舌表面光滑无苔呈粉红色、红色或橙黄色，舌体缩小）常见于某些营养不良性疾患，如烟酸缺乏症、维生素 A 及维生素 B_2 缺乏症，亦可见于恶性贫血等。地图舌（舌肿胀、红斑及舌乳头萎缩，甚至全舌紫红色或红紫相间，出现中央红斑，边缘界限很清楚，如地图样变化）与维生素 B_2 缺乏有关。舌部糜烂及猩红舌，舌面绛红如牛肉状，见于烟酸缺乏。口唇和口腔苍白可在发生缺铁性贫血和巨幼红细胞性贫血时出现。

（4）耳与鼻：脂溢性皮炎（鼻唇沟、眉间和耳朵后的皮肤皱褶处有皮脂腺分泌过多、皮脂积留）与维生素 B_2 缺乏有关。

（5）颈部：碘缺乏时可出现甲状腺肿。

（6）皮肤：干燥、粗糙、无正常光泽、脱屑或毛囊凸起如疙瘩，可能与维生素 A 缺乏有关。皮肤点状出血、瘀斑可能与维生素 C 或维生素 K 缺乏有关。皮肤水肿、伤口愈合慢或愈合不良可能与蛋白质、锌、必需脂肪酸缺乏有关。

（7）指甲：指甲面中部凹陷，且较正常变薄，甲面粗糙有条纹，其边缘翘起呈匙状，呈匙状甲，常见于缺铁性贫血。

（8）骨骼系统：骨骼变形如鸡胸、漏斗胸、肋骨串珠、X 型或 O 型腿可与缺乏维生素 D 或钙有关。

（9）神经系统：肢端麻木、肌肉压痛，尤其是腓肠肌压痛可能与缺乏维生素 B_1 有关。感情淡漠和痴呆，伴有肌肉震颤、腿反射过敏或消失可能与烟酸缺乏有关。末梢感觉迟钝、膝反射减弱或消失、肌肉震颤可能与维生素 B_{12} 缺乏有关。

（四）人体营养水平的实验室检测方法

人体营养水平的实验室检查与膳食调查、体格测量和临床检查资料结合使用并进行综合分析，对协助营养相关疾病的诊断、制订防治措施等均有重要意义。

人体营养水平的实验室检查指的是借助生化生理实验手段，发现早期人体营养不足或营养过剩等状况，由于营养缺乏病在出现症状之前即处于所谓亚临床状态时，往往先出现生理和生化改变。因此，正确选择人体营养水平的实验室检查方法，可以尽早发现人体营养储备低下的状况。

　　评价人体营养水平的实验室测定方法基本上可分为：① 测定血液中的营养成分或其标志物水平；② 测定尿中营养成分排出或其代谢产物；③ 测定与营养素有关的血液成分或酶活性的改变；④ 测定血、尿中因营养素不足而出现的异常代谢产物；⑤ 进行负荷、饱和及放射性核素实验。

　　生物样品的收集是生化检查的前提，正确地收集适当的样品才能顺利进行人体营养水平的实验室检测，目前常收集的生物样品为血液、尿等。

二、人群营养状况评价指标

（一）膳食调查结果评价指标

1. 膳食模式评价

　　以"中国居民平衡膳食宝塔"为依据，对被调查人群的膳食模式进行评价。中国居民平衡膳食宝塔共分五层，谷薯类食物位于底层，每人每天应吃谷类 200～300 g（其中全谷物和杂豆 50～150 g）和薯类 50～100 g。蔬菜和水果占第二层，每人每天应吃蔬菜至少达到 300 g，水果 200～350 g；鱼、禽、肉、蛋等食物位于第三层，每人每天应吃 120～200 g，每周至少 2 次水产品，每天 1 个鸡蛋；奶类、大豆和坚果合占第四层，每人每天应吃至少相当于鲜奶 300 g 的奶类及奶制品，大豆及坚果类 25～35 g；第五层塔尖是烹调油和盐，每人每天烹调油不超过 25～30 g，食盐摄入量不超过 5 g。各类食物的摄入量一般指食物的生重。1 600～2 400 kcal 能量摄入水平的平衡膳食模式如表 7 - 3 - 2 所示。

表 7 - 3 - 2　不同能量摄入水平的平衡膳食模式和食物量[g/(d·人)]

食物种类	不同能量摄入水平（kcal/d）				
	1 600	1 800	2 000	2 200	2 400
1. 谷类	200	225	250	275	300
全谷物			50～150		
薯类（鲜重）	50	50	75	75	100
2. 蔬菜	300	400	450	450	500
深色蔬菜			占所有蔬菜的1/2		
3. 水果	200	200	300	300	350
4. 畜禽鱼蛋类	120	140	150	200	200
畜禽肉类	40	50	50	75	75
蛋类	40	40	50	50	50
水产品	40	50	50	75	75
5. 乳制品	300	300	300	300	300
6. 大豆和坚果	25	25	25	35	35
7. 烹调用油	25	25	25	30	30
8. 烹调用盐	<5	<5	<5	<5	<5

2. 能量和营养素摄入量

依据中国居民 DRIs 将调查人群的能量和各种营养素的摄入量与其推荐值比较以评价其满足程度。能量与膳食能量需要量（estimated energy requirement,EER）进行比较,营养素摄入量低于 EAR 时可以认为需要进行改善,摄入量在 EAR 和 RNI 之间者也可能需要适当提高,高于 RNI/AI 时才可认为摄入量是充足或适宜的。但对某个体而言,其摄入量和参考值都是估算值,为确定其能量和营养素的摄入量是否适宜,一方面需准确描述摄入量和恰当选择推荐值,另一方面需结合该个体的人体测量、临床检查、生化检测结果进行综合评价。

3. 能量、蛋白质的来源

主要评价三大供能营养素所提供的能量占总能量的构成比和豆类、动物性食物提供的优质蛋白质占总蛋白质的比例。推荐成人膳食中碳水化合物提供的能量应占总能量的 50%～65%,脂肪应占 20%～30%,蛋白质应占 10%～15%。年龄越小,脂肪供能比应适当增加,但成人脂肪供能比不应超过 30%。一般要求动物性食物和大豆来源蛋白质应占膳食蛋白质总量的 30%～50%。

4. 各餐能量分配比例

一般人群就餐应定时和定量,三餐能量比约为 3∶4∶3,儿童和老年人可以在三餐之外适当加餐。除此之外,应坚持每天吃早餐并保证其营养充足,午餐要吃好,晚餐要适量。不暴饮暴食,不经常在外就餐。零食作为一日三餐之外的营养补充,可以合理选用,尽量选择一些营养素含量高而能量含量低的食物,如新鲜水果和奶类,注意来自零食的能量应计入全天能量摄入之中。

（二）体格测量评价指标

1. 身高和体重的评价指标

（1）理想体重（标准体重）：一般用来衡量成人实测体重是否在适宜范围内。我国常用 Broca 改良公式进行计算：理想体重（kg）＝身高（cm）－105。

实际体重位于理想体重的 ±10% 为正常范围,±10%～20% 为超重/瘦弱,±20% 以上为肥胖/极瘦弱,＋20%～＋30% 为轻度肥胖,＋30%～＋50% 为中度肥胖,＋50% 以上为重度肥胖,目前理想体重作为判断标准已较少使用。

（2）体质指数（BMI）：是目前评价人体营养状况最常用的方法之一。BMI＝体重（kg）/[身高（m）]²。

成人标准：WHO 建议,BMI＜18.5 kg/m² 为消瘦,18.5～24.9 kg/m² 为正常,25～29.9 kg/m² 为超重,≥30 kg/m² 为肥胖;亚洲标准,BMI 18.5～22.9 kg/m² 为正常,23.0～24.9 kg/m² 为超重,≥25.0 kg/m² 为肥胖;我国标准,BMI＜18.5 kg/m² 为消瘦,18.5～23.9 kg/m² 为正常,24.0～27.9 kg/m² 为超重,≥28.0 kg/m² 为肥胖。

儿童青少年标准：我国 6～18 岁学龄儿童青少年根据《学龄儿童青少年超重与肥胖筛查》（WS/T 586—2018）采用性别年龄别 BMI 筛查超重与肥胖。

（3）年龄别体重、年龄别身高和身高别体重：这组指标主要用于评价儿童生长发育与营养状况。年龄别体重主要适用于婴幼儿，年龄别身高反映长期营养状况及其造成的影响，身高别体重反映近期营养状况。一般应先用年龄别身高排除生长迟滞者，再用身高别体重筛查出消瘦者。

2. 腰围、臀围的评价指标

（1）成人的腰围和腰臀比评价：根据《成人体重判定》（WS/T 428—2013），男性腰围≥90 cm，女性腰围≥85 cm 判定为中心性肥胖。腰臀比（waist-to-hip ratio，WHR）即腰围与臀围之比。正常成人，男性 WHR＜0.9，女性 WHR＜0.85，超过此值为中心性肥胖。

（2）儿童青少年的腰围评价：7～18 岁儿童青少年采用我国发布的《7～18 岁儿童青少年高腰围筛查界值》（WS/T 611—2018）分别以不同性别儿童青少年年龄别腰围第 75 百分位数和第 90 百分位数，作为儿童青少年正常腰围高值和高腰围界值点。

3. 体成分的评价指标

最常用的指标是体脂率，WHO 规定成年男性体脂率≥25%，成年女性体脂率≥35%，判定为肥胖。

（三）营养相关疾病的临床检查评价指标

营养缺乏病的临床检查评价指标主要根据常见营养缺乏病的临床症状和体征（见表 7-3-3）。

表 7-3-3　常见营养缺乏病的临床症状和体征

营养缺乏病	临床症状和体征
蛋白质—能量营养不良	幼儿：消瘦，生长发育迟缓或停止，皮下脂肪少，皮肤干燥、无弹性、色素沉着、水肿、肝脾大、头发稀少等 儿童和成人：皮下脂肪减少或消失、体重降低、颧骨突起、水肿等
维生素 A 缺乏病	夜盲症，结膜、角膜干燥，毕脱斑，皮肤干燥、毛囊角化等
维生素 B_1 缺乏病	外周神经炎，皮肤感觉异常或迟钝，体弱、疲倦、失眠、胃肠症状、心动过速，甚至出现心衰和水肿等
维生素 B_2 缺乏病	口腔—生殖系综合征：口角炎、唇炎、舌炎，口腔溃疡，脂溢性皮炎，阴囊皮炎及会阴皮炎等
烟酸缺乏症	皮肤炎、腹泻、抑郁或痴呆等三"D"症状。皮炎、舌炎、舌裂、胃肠症状、失眠、头痛、精神不集中、肌肉震颤，有些患者甚至有精神失常等
维生素 C 缺乏病	齿龈炎，齿龈肿痛，出血（全身点状出血，皮下、出血，重者皮下、肌肉和关节出血、血肿等）
维生素 D 和钙缺乏病	幼儿：骨骺肿大、串珠、前囟未闭、颅骨软化、肌张力过低等 儿童：前额凸出、"O"形或"X"形腿、胸骨变形（哈氏沟、鸡胸） 成人：骨质软化、骨痛、肌无力和骨压痛、骨质疏松等

营养缺乏病	临 床 症 状 和 体 征
碘缺乏病	地方性甲状腺肿：甲状腺增生肥大，巨大肿块压迫气管可有呼吸困难；克汀病有智力低下和精神发育不全
锌缺乏病	生长迟缓、食欲缺乏、皮肤创伤不易愈合；性成熟延迟、第二性征发育障碍、性功能减退、精子产生过少等
硒缺乏病	心脏扩大、急性心源性休克及严重心律失常，常可引起死亡

（四）人体营养水平的实验室检测评价指标

人体营养水平的实验室检测可为观察某些因素对人体营养状况的影响提供科学依据，常用检测指标为血红蛋白、血清铁、血清铁蛋白、血脂（胆固醇、甘油三酯）、血清甲状腺激素、血清维生素 A、尿负荷试验等（见表 7 - 3 - 4）。

表 7 - 3 - 4　人体水平的实验室检测常用指标

营 养 素	检 测 指 标
蛋白质	血清总蛋白、血清白蛋白（A）、血清球蛋白（G）、白/球（A/G）、空腹血中氨基酸总量/必需氨基酸、尿羟脯氨酸系数、游离氨基酸、必要的氮损失等
血脂	总脂、甘油三酯、α 脂蛋白、β 脂蛋白、胆固醇(包括胆固醇酯)、游离脂肪酸、血酮等
钙、磷及维生素 D	血清钙(包括游离钙)、血清无机磷、血清钙磷乘积、血清碱性磷酸酶、血浆 $25 - OH - D_3$、血浆 $1,25 - (OH)_2 - D_3$ 等
锌	发锌、血浆锌、红细胞锌、血清碱性磷酸酶活性
铁	全血血红蛋白浓度、血清运铁蛋白饱和度、血清铁、血清铁蛋白、血液血细胞比容、红细胞游离原卟啉、平均红细胞体积、平均红细胞血红蛋白量、平均红细胞血红蛋白浓度等
维生素 A	血清视黄醇、血清胡萝卜素
维生素 B_1	红细胞转酮醇酶活力系数、5 mg 负荷尿试验
维生素 B_2	红细胞谷胱甘肽还原酶活性系数、5 mg 负荷尿试验
烟酸	50 mg 负荷尿试验
维生素 C	血浆维生素 C 含量、500 mg 负荷尿试验
叶酸	血浆叶酸、红细胞叶酸
其他	尿糖、尿蛋白、尿肌酐、尿肌酐系数、全血丙酮酸等

（沈秀华）

第四节 食品安全

民以食为天,食以安为先。食品安全是公共卫生的重要组成部分,关系着每个人的身体健康和生命安全,事关经济发展和社会稳定。中国一项食源性疾病的主动监测结果显示:平均每年有 2 亿多人次罹患食源性疾病,平均每 6.5 人中就有 1 人罹患食源性疾病,WHO 估算全球每年患病人数 6 亿人。食源性疾病广泛发生的原因包括食物供给的全球化、日趋复杂化的食品生产链、微生物的改变、人们饮食模式的改变以及环境污染加剧等。

一、食品安全概述

食品安全需要考虑食品的种植、养殖、加工、包装、储存、运输、销售、消费等各个环节,"从农场到餐桌"全过程地保障食品安全。

(一) 食品安全与食源性疾病的概念

食品安全应确保食品无毒、无害,不能对人体造成任何危害。也就是说食品必须保证不致人患急慢性病或者具有潜在危险。食源性疾病是指摄食进入人体内的各种致病因子引起的、通常具有感染性质或中毒性质的一类疾病。感染性是指食品污染致病微生物(包括病毒、细菌)和寄生虫所引起的、经食物传播的传染病和人畜共患病;中毒性是指有害化学物质污染食品所致的急、慢性中毒以及由动植物毒素引起的中毒。因此,食源性疾病的致病因子可能是生物性的,也可能是化学性的。

(二) 食源性疾病的分类

广义的食源性疾病指与摄食有关的一切疾病(传染性和非传染性疾病),包括食物中毒、肠道传染病、食源性寄生虫病、食源性变态反应性疾病、食物中某些污染物引起的慢性中毒和食物营养不平衡所造成的慢性退行性疾病。它是当今世界上分布最广泛、最常见的疾病之一,每年有数以万计的人患该类疾病。无论在发达国家还是在发展中国家,食源性疾病都是一个重要的公共卫生问题。

二、食品污染

食品污染(food contamination)指食品中含有可能对人体健康造成危害,或可影响其食用价值和商品价值的外来有毒有害物质。食品污染对人体健康的不良影响是多方面的,除可致急性和慢性中毒外,其致癌、致畸、致突变作用等远期效应也应该重点关注。

(一) 食品污染的性质与种类

食品的生物性污染主要包括微生物污染、寄生虫及其虫卵、昆虫污染。微生物污染主要有细菌及其毒素、真菌及其毒素以及病毒,其中细菌、真菌比较常见。国际上很多重大食品安全事件都与生物性污染有关,如 1985 年英国"疯牛病"事件、2000 年法国肉制品李斯特菌污染事件、2001 年的欧洲口蹄疫事件以及 2018 年美国蔬菜大肠杆菌 O157：H7 污染事件。

食品的化学性污染种类繁多,较常见和重要的有：① 农药、兽药的不合理使用,导致食物中的残留;② 工业"三废"排放,造成有害重金属和有机污染物转移到食品中;③ 食品加工、储存过程中产生的物质,如腌制食品中的 N - 亚硝基化合物、烟熏食品中的多环芳烃化合物、高温加热产生的杂环胺和其他环境内分泌干扰物的污染等。

食品的物理性污染是指外来杂物和放射性污染,主要有：① 来自食品产、储、运、销的污染物,如粮食收割时混入的草籽、液体食品容器池中的杂物、食品运销过程中的灰尘等;② 食品的掺杂使假,如粮食中掺入的沙石、肉中注入的水、奶粉中掺入大量的糖等;③ 食品的放射性污染,主要来自放射性物质的开采、冶炼、生产、应用及意外事故造成的污染。

(二) 食品的微生物污染及其预防

1. 细菌性污染概述

污染食品的细菌种类繁多,根据致病性可以分为三类。① 致病菌：常见的包括肠炎沙门菌、结核杆菌、布鲁杆菌属、炭疽杆菌、痢疾杆菌、副溶血弧菌、肉毒梭菌等。② 条件致病菌：是指在特殊条件下可致病或产毒的细菌,如葡萄球菌、链球菌等;③ 非致病菌：其在自然界分布广泛。

2. 食品的细菌污染指标

细菌污染是评价食品卫生质量的重要手段,其主要指标有菌落总数、大肠菌群和致病菌。

(1) 菌落总数：是指在被检样品的单位重量(g)、容积(ml)或表面积(cm^2)内,在规定条件下培养生成的细菌菌落总数。菌落总数的食品卫生学意义：① 直接意义是可作为食品被细菌污染程度(即清洁状态)的标志;② 间接意义是可推断食品鲜度,耐保藏性和致病性。食品中细菌的数量虽然不一定与其对人体健康的危害程度成正比,但可反映食品的卫生质量,以及食品在生产、贮存和销售过程中的卫生管理状况。

(2) 大肠菌群(conform group)：是一组来自人和温血动物肠道(粪便)、在 35～37 ℃下能发酵乳糖产酸产气、需氧或兼厌氧的革兰氏阴性无芽孢杆菌。大肠菌群已被许多国家用作食品质量鉴定的指标。大肠菌群的食品卫生学意义：① 直接意义是可作为食品被人或温血动物粪便污染的指示菌;② 间接意义是可推断食品被肠道致病菌污染的可能性。由于大肠菌群与肠道致病菌来源相同,而且在外界生存的时间与主要肠道致病菌相当,所以大肠菌群可作为肠道致病菌污染食品的指示菌。

(3) 致病菌：此类细菌随食物进入人体后可引起食源性疾病,常见者如沙门菌、志贺菌等。与菌落总数和大肠菌群的卫生学意义不同,致病菌与疾病直接有关,因此一般规定在食品中不允许检出。而菌落总数和大肠菌群属于卫生指示菌,主要用于评价食品的卫生质量和安全性,可允许在食品中存在,但不得超过规定的限量。

3. 真菌与真菌毒素的污染

真菌在自然界分布极广，其中与食品卫生关系密切的真菌大部分属于半知菌纲中的曲霉属、青霉属和镰刀菌属。真菌毒素（mycotoxin）是真菌产生的有毒代谢产物。它不是复杂的蛋白质分子，不会产生抗体。自 1960 年英国发现黄曲霉毒素中毒症以来，真菌毒素对食品的污染越来越受到重视。

（1）黄曲霉毒素：是黄曲霉和寄生曲霉中一部分产毒菌株的代谢产物。我国长江沿岸及长江以南地区黄曲霉毒素污染严重，北方各省污染很轻。各类食品中，以花生、花生油、玉米的污染最为严重，大米、小麦、面粉污染较轻，豆类很少受到污染。黄曲霉毒素为剧毒物质，对多种动物和人均有很强的急性毒性。黄曲霉毒素有很强的肝脏毒性，可导致肝细胞坏死，胆管上皮增生、肝脂肪浸润及肝内出血等急性病变。少量持续摄入则可引起肝纤维细胞增生、肝硬化等慢性病变。黄曲霉毒素可诱发多种动物的实验性肝癌。黄曲霉毒素不仅可致动物肝癌，而且可致胃、肾、直肠、乳腺、卵巢、小肠等其他脏器的肿瘤。

预防黄曲霉毒素污染的措施如下。① 防霉：是预防食品被霉菌毒素污染的根本措施。如田间防霉，低温保藏并注意除湿和通风等。② 去霉：如使用机械、电子或手工方法挑选霉粒，碾轧加工，加水搓洗，加碱或用高压锅煮饭、水洗等均可降低黄曲霉毒素 B_1 的含量。③ 限制食品中黄曲霉毒素含量，我国已制定多种食品中黄曲霉毒素 B_1 限量标准，其他 60 多个国家也制定了食品及饲料中黄曲霉毒素限量标准或有关法规。加强监督监测，禁止生产、销售和食用黄曲霉毒素 B_1 超标的食品，也是重要的预防措施。

（2）展青霉素：是一种由扩展青霉、棒曲霉、土壤青霉、棒曲霉、巨大曲霉、土曲霉等多种真菌所产生的有毒代谢产物，主要污染水果及其制品，尤其是苹果、山楂、梨、番茄、苹果汁、山楂片，也会污染霉变的面包、香肠等其他产品。扩展青霉是苹果贮藏期的重要霉腐菌，它可使苹果腐烂。以这种腐烂苹果为原料生产出的苹果汁会含有展青霉毒素。如用腐烂达 50% 的烂苹果制成的苹果汁，展青霉毒素可达 20～40 $\mu g/L$，可抑制血细胞的生长，并抑制细胞核有丝分裂。预防的首要措施仍然是防霉，并制定食品限量标准。

（三）化学性污染及其预防

1. 农药残留

（1）农药的定义与分类。农药（pesticide）是指用于预防、消灭或者控制危害农业、林业的病、虫、草和其他有害生物以及有目的地调节植物、昆虫生长的化学合成或者来源于生物、其他天然物质的一种或者几种物质的混合物及其制剂。由于使用农药而对环境和食品造成的污染称为环境农药残留或食品农药残留。按化学组成及结构可将农药分为有机磷、氨基甲酸酯、拟除虫菊酯、有机氯、有机砷、有机汞等多种类型。有机磷是目前使用量最大的杀虫剂，常用者如敌百虫、敌敌畏、乐果、马拉硫磷等。此类农药的化学性质较不稳定，易于降解而失去毒性，故不易长期残留，在生物体的蓄积性亦较低。有机氯是早期使用的最主要杀虫剂。在环境中很稳定，不易降解。如双对氯苯基三氯乙烷（dichlorodiphenyltrichloroethane，DDT）在土壤中消失 95% 的时间平均为 10 年，脂溶性强,故在生物体内主要蓄积于脂肪组织。从 20 世纪 40 年代大量使用 DDT 以来,有机氯对环境的污染不断增加,现在世界上几乎任何地区的环境中均可检出有机氯。我国于 1983 年停止生产,1984 年停止使用"六六六"和 DDT 等有机氯农药。

(2) 可以采用的减轻农药残留危害的方法。① 储藏:空气中的氧和蔬菜中的酶等活性物质与残留农药反应,可以使农药氧化降解。在正常室温下,每放置 24 小时,果蔬中化学农药的平均消失率为 4.8%。但如果在 0 ℃以下的低温下放置,则会使残留农药的下降率相应减少。因此,耐贮的果蔬放置一段时间可以减少农药残留量,降低其毒性。根茎类、瓜果类及其他耐贮的水果蔬菜,买回后最好不要放在冰箱里保存;② 去皮:一般果蔬表面的农药残留量最高,由于直接接触等原因,甚至可以占到全果总农药残留量的 90% 以上,所以去皮是一种较好的去除农药残留的方法。像苹果、梨、猕猴桃、黄瓜、胡萝卜、冬瓜、南瓜、西葫芦、茄子、萝卜等果蔬尽可能去皮食用;③ 水洗:不宜去皮的蔬菜要充分洗涤或浸泡后食用。充分洗涤可以去除蔬菜表面 75%~85% 的农药残留。有机磷农药大都是一些磷脂或酰胺,这些农药在水中可以发生部分水解;而大部分化学农药呈酸性,用 5% 碱水浸泡后可发生中和反应,从而降低农药残留;一些洗涤剂中的表面活性剂可以增加脂溶性农药在水中的溶解度,对去除果蔬表面的农药残留也有一定帮助。④ 加热:有些农药具有不耐高温的性质,在高温下易挥发或分解,同时农药在水中的溶解度也会随着温度的升高而增大。对适宜加热的蔬菜,如菜花、芹菜、豆角、莴苣等,冲洗后可用沸水焯一下,然后再烹调食用。

2. 有害金属对食品的污染

环境中 80 余种金属元素可以通过食物和饮水摄入,以及呼吸道吸入和皮肤接触等途径进入人体,其中一些金属元素在较低摄入量的情况下对人体即可产生明显的毒性作用,如铅、镉、汞等,常称之为有毒金属。

摄入被有害金属元素污染的食品对人体可产生多方面的危害,进入人体后排出缓慢,生物半衰期多较长,可通过食物链的生物富集作用而在生物体及人体内达到很高的浓度,如鱼虾等水产品中汞和铜等金属毒物的含量可能高达其生存环境浓度的数百倍甚至数千倍。有毒有害金属污染食品对人体造成的危害常以慢性中毒和远期效应(如致癌、致畸、致突变作用)为主。

1) 汞(Hg)

(1) 食品中汞污染的来源:含汞废水排入江河湖海后,其中所含的金属汞或无机汞可以在水体(尤其是底层污泥)中某些微生物的作用下转变为毒性更大的有机汞(主要是甲基汞),并可由于食物链的生物富集作用而在鱼体内达到很高的含量,如日本水俣湾的鱼、贝含汞量高达 20~40 mg/kg,为其生活水域汞浓度的数万倍。

(2) 食品汞污染对人体的危害:甲基汞的亲脂性以及与巯基的亲和力很强,可通过血脑屏障、胎盘屏障和血睾屏障,在脑内蓄积,导致脑和神经系统损伤,并可致胎儿和新生儿的汞中毒。20 世纪 50 年代日本发生的典型公害病——水俣病,就是由于含汞工业废水严重污染了水俣湾,当地居民长期大量食用该水域捕获的鱼类而引起的急性、亚急性和慢性甲基汞中毒。甲基汞中毒的主要表现是神经系统损害的症状。如运动失调、语言障碍、视野缩小、听力障碍、感觉障碍及精神症状等,严重者可致瘫痪、肢体变形、吞咽困难甚至死亡。

2) 镉(Cd)

(1) 食品中镉污染的来源:镉在工业上的应用十分广泛,故由于工业三废尤其是含镉废水的排放对环境和食物的污染也较为严重;镉也可通过食物链的富集作用而在某些食品中达到很高的浓度。一般而言,海产食品、动物性食品(尤其是肾脏)含镉量高于植物性食品,而植物性食品中以谷类和洋葱、豆类、萝卜等蔬菜含镉较多。许多食品包装材料和容器也含有镉。因镉盐有鲜艳的颜色且耐高热,故常用作玻璃、陶瓷类容器的上色颜料,并用作金属合金和镀层的成分,以及塑料稳定剂等,因此使用这类食品容器和包装材料也可对食品造成镉污染。尤其是用作存放酸性食品时,可致其中的镉大量溶出,严重污染食品,导致镉中毒。

(2) 镉中毒的危害:主要损害肾脏、骨骼和消化系统,尤其是损害肾近曲小管上皮细胞,使其重吸收功能发生障碍,临床上出现蛋白尿、糖尿和高钙尿,导致体内出现负钙平衡,并由于骨钙析出而发生骨质疏松和病理性骨折。日本神通川流域镉污染区的公害病"痛痛病"(骨痛病),就是由于环境镉污染通过食物链而引起的人体慢性镉中毒。除急、慢性中毒外,国内外亦有不少研究表明,镉及含镉化合物对动物和人体有一定的致畸、致癌和致突变作用。

3) 铅(Pb)

(1) 食品中铅污染的来源:铝合金、马口铁、陶瓷及搪瓷等材料制成的食品容器和食具等常含有较多的铅,印制食品包装的油墨和颜料等也含有铅,亦可污染食品。生产和使用铅及含铅化合物的工厂排放的废气、废水、废渣可造成环境铅污染,进而造成食品的铅污染。汽油中常加入有机铅作为防爆剂,故汽车等交通工具排放的废气中含有大量的铅,可造成公路干线附近农作物的严重铅污染。含铅的食品添加剂或加工助剂,如加工皮蛋时加入的黄丹粉(氧化铅)和某些劣质食品添加剂等亦可造成食品的铅污染。

(2) 食品中铅污染对人体的危害:非职业性接触人群体内的铅主要来自食物。进入消化道的铅 5%～10% 被吸收,铅对生物体内许多器官组织都具有不同程度的损害作用,尤其是对造血系统、神经系统和肾脏的损害尤为明显。食品铅污染所致的中毒主要是慢性损害作用,临床上表现为贫血、神经衰弱、神经炎和消化系统症状,如面色苍白、头昏、头痛、乏力、食欲不振、失眠、烦躁、肌肉关节疼痛、肌无力、口有金属味、腹痛、腹泻或便秘等,严重者可致铅中毒性脑病。儿童对铅较成人更敏感,过量铅摄入可影响其生长发育,导致智力低下。

3. N-亚硝基化合物污染及其预防

(1) 食品中 N-亚硝基化合物污染的来源:环境和食品中的 N-亚硝基化合物系由亚

硝酸盐和胺类在一定的条件下合成,其前体物硝酸盐、亚硝酸盐和胺类广泛存在于环境中。蔬菜腌制过程中,亚硝酸盐含量明显增高,不新鲜的蔬菜中亚硝酸盐含量亦可明显增高。用硝酸盐腌制鱼、肉等动物性食品的作用机制是由细菌将硝酸盐还原为亚硝酸盐,亚硝酸盐与肌肉中的乳酸作用,生成游离的亚硝酸,亚硝酸能抑制许多腐败菌的生长,从而可达到防腐的目的。

(2)N-亚硝基化合物的毒性:N-亚硝基化合物对动物的致癌性已得到大量实验证实,目前尚缺少其对人类直接致癌的资料。但许多国家和地区的流行病学调查结果表明,人类的某些癌症(如胃癌、食管癌、肝癌等)的发生可能与长期摄入 N-亚硝基化合物有关。

4. 多环芳烃化合物污染及其预防

(1)食品中多环芳烃污染的来源:多环芳烃主要由各种有机物,如煤、柴油、汽油及香烟的不完全燃烧产生。食品中多环芳烃和 B(a)P 的主要来源有:① 食品烘烤或熏制;② 高温烹调加工时食物发生热解或热聚反应所形成;③ 植物性食品可吸收土壤、水和大气中污染的多环芳烃;④ 食品加工中受机油和食品包装材料等的污染,在柏油路上晒粮食时使粮食受到污染。

(2)多环芳烃的毒性:人群流行病学研究表明,食品中苯并芘含量与胃癌等多种肿瘤的发生有一定关系。

5. 杂环胺的污染

(1)食品中杂环胺污染的来源:杂环胺是当烹调加工蛋白质食物时,由蛋白质、肽、氨基酸的热解物中分离的一类具有致突变、致癌的杂环芳烃类化合物。杂环胺的生成主要是含蛋白质较多的食物,如鱼、肉类在烘烤、煎炸时产生的,谷类食物烤得过分或烤焦时(如烤面包、麦片等)也会产生。

(2)杂环胺的毒性:杂环胺类化合物中有一半以上具有强烈致癌性,其对实验动物的致癌性是肯定的,但对人类的致癌作用尚未明确。杂环胺类化合物对实验对象有很强的致突变性,这种致突变性比黄曲霉毒素 B_1 强 6～100 倍。

6. 丙烯酰胺的污染

(1)食品中丙烯酰胺的来源:丙烯酰胺主要在高碳水化合物、低蛋白质的植物性食物加热(120 ℃以上)烹调过程中形成,140～180 ℃为最佳温度,而在食品加工前检测不到丙烯酰胺。在加工温度较低,如用水煮时,丙烯酰胺的水平相当低。水含量也是影响其形成的重要因素,特别是烘烤、油炸食品最后阶段水分减少、表面温度升高后,其丙烯酰胺形成量更高。

(2)丙烯酰胺的毒性:丙烯酰胺慢性毒性作用最引人关注的是它的致癌性。动物试验研究发现,丙烯酰胺可致大鼠多种器官肿瘤,如乳腺、甲状腺、睾丸、肾上腺、脑下垂体肿瘤等。目前还没有充足的人群流行病学证据表明食物摄入丙烯酰胺与人类某种肿瘤的发生有明显相关性。国际癌症研究机构对其致癌性进行了评价,将丙烯酰胺列为 2 类致癌物(2A),即人类可能致癌物。

三、食物中毒

食物中毒是指摄入了含有生物性、化学性有毒有害物质的食品或把有毒有害物质当作食品摄入后所出现的非传染性(不属于传染病)的急性、亚急性疾病,是一类最典型、最常见的食源性疾病。

食物中毒的发病特点包括:① 发病潜伏期短,呈暴发性。短时期内可能有多数人发病,发病曲线呈突然上升趋势;② 中毒患者临床表现基本相似,以恶心、呕吐、腹痛、腹泻等胃肠炎症状为主;③ 发病与某种食物有关,患者有食用同样食物史,发病范围局限在食用该类食物的人群,不吃者不发病;④ 人与人之间无直接传染。

常见的食物中毒按病原分为以下四类:细菌性食物中毒、真菌及其毒素食物中毒、有毒动植物食物中毒、化学性食物中毒。

(一) 细菌性食物中毒

1. 沙门菌属食物中毒

(1) 病原体:沙门菌属(*Salmonella*)广泛存在自然界中,为革兰氏阴性杆菌,有鞭毛,能运动;不耐热,自然界中广泛存在。在适宜条件下可迅速繁殖,经 2～3 小时即可达中毒剂量;不耐热,55 ℃ 60 分钟、60 ℃ 15～30 分钟、100 ℃ 即刻被杀死。

(2) 流行病学特点:沙门菌在自然界分布广泛,在人和多种畜禽动物的肠道中均有存在。沙门菌检出率:健康带菌者为 0.02%～0.03%,腹泻患者为 8.6%～18.8%,健康家畜为 2%～15%;带菌率:狗、猫等可达 25%～35%,鸡为 12%～14%。沙门菌食物中毒在全年均可发生,但多见于夏、秋季节(5—10 月),发病的起数和人数约占全年的 80%。

(3) 中毒食品:引起沙门菌中毒的食品主要是动物性食品,尤其是畜肉及其肉制品,其次是禽肉、蛋类、奶类及其制品。

(4) 食品中沙门菌的来源:① 畜禽动物的生前感染,畜、禽动物在宰杀前已患沙门菌病,导致宰杀后肉中带有大量沙门菌;② 动物在宰杀过程中或宰后被带沙门菌的工具、容器、污水、粪便等污染,又称为宰后污染;③ 禽类动物尤其水禽类如鸭、鹅等及其蛋类的沙门菌带菌率较高,一般为 30%～40%,禽卵经过泄殖腔排出时可引起蛋壳表面被沙门菌污染;④ 患沙门菌感染的奶牛产出的奶中可能含有沙门菌,因此未经彻底消毒的鲜奶,可引起沙门菌食物中毒。

(5) 临床表现:沙门菌食物中毒的潜伏期一般为 12～36 小时,短者 4 小时,长者可达 72 小时,大多集中在 48 小时以内。潜伏期短者,病情较重。前期症状有寒战、头晕、头痛、食欲不振,以后出现恶心、呕吐、腹痛、腹泻,每天数次至十余次,主要为水样便。体温升高,为 38～40 ℃ 或更高。一般在发病后 2～4 天体温下降,多数患者在 2～3 天后胃肠炎症状减轻或消失。

(6) 预防措施:① 加强对肉类食品生产企业的卫生监督及家畜、家禽屠宰前的兽医卫生检验。② 加强对家畜、家禽屠宰后的肉尸和内脏进行检验,防止被沙门菌感染或污染的畜、禽肉进入市场。③ 控制食品中沙门菌的繁殖,低温储存食品是控制沙门菌繁殖的重要措施。食品企业、集体食堂、食品销售网点均应配置冷藏设备,低温储存食品。④ 加热杀死病原菌是防止食物中毒的重要措施。为彻底杀灭肉中可能存在的各种沙门菌并灭活其毒素,应使肉块深部温度至少达到 80 ℃,并持续 12 分钟。

2. 副溶血性弧菌食物中毒

(1) 病原体:嗜盐,在含盐 3%～4% 的食物中发育最好;对酸、热和消毒剂敏感,但耐寒。

(2) 媒介食品:主要是海产食品,其中以墨鱼、带鱼、黄花鱼、螃蟹、虾、贝、海蜇等为多见,其次如咸菜、熟肉类、禽肉及禽蛋等。副溶血性弧菌食物中毒为我国沿海地区最常见的食物中毒。

(3) 流行病学特点:副溶血性弧菌食物中毒在日本、美国和我国等很多国家都有发生,日本和我国沿海喜吃海产品地区的发病率较高。近年来不少内陆地区也有发病,可能与各地食用海产品增多有关。副溶血性弧菌食物中毒在夏秋季节发病率高,一般发生在5—11 月,而 6—9 月为发病高峰。

(4) 中毒发生原因:受副溶血性弧菌污染的食物,在较高温度下存放、食用前未加热(生吃)或加热不彻底未完全杀灭该菌(如海蜇、海蟹、毛蚶等),或熟制品受到带菌者、带菌生食品、带菌容器具等的污染,食物中副溶血性弧菌随食物进入人体肠道,在肠道生长繁殖,达到一定数量时,即可引起食物中毒。其产生的耐热性溶血素亦可引起食物中毒。

(5) 临床表现:副溶血性弧菌食物中毒潜伏期一般为 11～18 小时,最短者 4～6 小时,长者可达 32 小时。主要临床症状为上腹部阵发性绞痛,继后出现腹泻,每天 5～10次。粪便为水样或糊状,少数有黏液或黏血样便,约 15% 的患者出现水样血便。多数患者在腹泻后出现恶心、呕吐,体温一般为 37.7～39.5 ℃,病程一般 1～3 天,恢复较快,预后良好。重症者可出现脱水、休克及意识障碍。

(6) 预防措施:主要从防止食品受细菌污染、控制细菌生长繁殖和产生毒素、食用前杀灭病原菌三个环节进行预防。低温储藏各种食品,尤其是海产食品及各种熟制品。鱼、虾、蟹、贝类等海产品在食用前应烧熟煮透,蒸煮时需加热至 100 ℃并持续 30 分钟。对凉拌食物如海蜇等要清洗干净后置食醋中浸泡 10 分钟或 100 ℃漂烫数分钟以杀灭副溶血性弧菌。

(二) 真菌及其毒素食物中毒

1. 赤霉病麦食物中毒

(1) 流行病学特点:赤霉病遍及全国,其中以淮河以南以及长江中下游地区最为严重,黑龙江春麦地区也时有发生。

(2) 有毒成分及中毒症状:赤霉病麦中的有毒成分为赤霉病麦毒素。赤霉病麦中毒潜伏期一般为十几分钟至半小时,主要症状为恶心、呕吐、腹痛、腹泻,还有头晕、头痛、手足发麻、四肢酸软、步态不稳、颜面潮红等症状,形似醉酒,故又称"醉谷病"。重者可出现呼吸、体温、血压的波动,一般 1 天左右可恢复正常。

2. 霉变甘蔗中毒

(1)流行病学特点:是指食用了保存不当而霉变的甘蔗引起的急性食物中毒,常发于我国北方地区的初春季节。

(2)有毒成分及中毒症状:霉变甘蔗质软,瓤部比正常甘蔗色深,呈浅棕色,闻之有轻度霉味。从霉变甘蔗中可分离出的真菌为甘蔗节菱孢霉。其毒素为 3-硝基丙酸,是一种神经毒素,主要损害中枢神经系统。潜伏期短,最短的仅十几分钟。发病初期有一时性消化道症状,出现恶心、呕吐、腹痛、腹泻等,随后出现神经系统症状,还可能有头晕、头痛和复视。重者可出现阵发性抽搐、眼球侧向凝视、抽搐、四肢强直、手呈鸡爪状、大小便失禁、牙关紧闭、瞳孔散大、发绀、口吐白沫等,呈去大脑强直状态。每日发作几次至数十次,随后进入昏迷状态,常死于呼吸衰竭。目前尚无特效治疗方法,只能对症处理。幸存者可留下严重的神经系统后遗症,严重影响患者的生活能力。

(3)预防真菌及其毒素食物中毒的关键在于防止真菌侵染谷物和产毒,主要措施如下:① 加强田间和贮藏期的防霉措施,选用抗霉品种,及时脱粒、晾晒,降低谷物水分含量至安全含量;② 对已霉变的谷物,应采取去毒措施,如用碾磨去皮法除去毒素;③ 制定粮食中赤霉病麦毒素的限量标准,加强粮食卫生管理。

(三)天然有毒动植物中毒

1. 概念

食入有毒的动物性和植物性食品引起的食物中毒称为有毒动植物中毒,多由以下三种情况引起。① 某些动植物本身含有有毒的天然成分,如河豚含有河豚毒素引起的食物中毒。② 某些动植物食品由于加工处理不当,没有除去或破坏有毒成分,如苦杏仁、未煮熟的豆浆等引起的食物中毒。③ 保存不当产生毒素,如发芽马铃薯产生龙葵素引起的食物中毒。有毒动植物食物中毒一般发病快,无发热等感染症状,因中毒食品的性质不同而有较明显的特征性症状,通过患者进食史的调查和食物形态学的鉴定较易查明中毒原因。

2. 河豚中毒原因、症状及防治

河豚中毒的特点为发病急速并剧烈,潜伏期为 10 分钟至 3 小时。中毒早期有手指、舌、唇的刺痛感,然后出现恶心、发冷、口唇及肢端感觉麻痹,再发展至四肢肌肉麻痹、瘫痪,逐渐失去运动能力,以致呈瘫痪。此外,还可出现心律失常、血压下降等心血管系统的症状,患者最后因呼吸中枢和血管运动中枢麻痹而死亡。目前对河豚中毒还没有特效解毒剂,一旦中毒,应尽快排出毒物,并给予对症处理。因此,应该广泛开展宣传教育,使群众认识河豚,以防误食。食品安全监管部门加强对河豚的监督管理,集中加工处理,禁止零售。

（四）化学性食物中毒

1. 概念

亚硝酸盐中毒又称肠原性青紫症或肠源性发绀，是指食入含亚硝酸盐类食物引起的中毒，亦有误将亚硝酸盐当食盐用的中毒报告。

2. 中毒原因和症状

亚硝酸盐中毒是食入含有大量硝酸盐、亚硝酸盐的食物所致。蔬菜贮存过久、腐烂或煮熟后放置过久时，原来菜内的硝酸盐在硝酸盐还原菌的作用下转化为亚硝酸盐；刚腌不久的蔬菜含有大量亚硝酸盐，一般于腌后 20 天消失；有些饮用水中含有较多的硝酸盐，当用该水煮粥或食物，再在不洁的锅内放置过夜后，则硝酸盐在细菌作用下还原为亚硝酸盐；食用蔬菜（特别是叶菜）过多时，大量硝酸盐进入肠道，若肠道消化功能欠佳，则肠道内的细菌可将硝酸盐还原为亚硝酸盐；加工咸肉、腊肠、火腿等食品时，有时为了使肉色鲜红而加入亚硝酸盐，如用量过多，也可造成中毒。另外，误将硝酸盐或亚硝酸盐作食盐食用也可引起中毒。亚硝酸盐中毒潜伏期较短，为 10 分钟至～3 小时。主要症状为口唇、指甲以及全身皮肤出现发绀，并有头晕、头痛、心率加速、嗜睡、烦躁不安、呼吸急促等症状。严重中毒者起病急，发展快，病情重，若不及时抢救治疗，可因呼吸困难、缺氧或呼吸麻痹、循环衰竭而死亡。

3. 防治

急救治疗常用的药物有亚甲蓝和维生素 C，促使高铁血红蛋白还原成正常或亚铁血红蛋白是治疗的关键。亚硝酸盐运输和贮藏要有明显标志，严格管理，防止污染食品和误食误用；腌制肉食食品及肉类罐头加入的亚硝酸盐，应严格按照国家标准添加；加强蔬菜运输贮存过程中的卫生管理，不吃腐败变质蔬菜及腌制不充分的蔬菜；加强水质监测，不饮用硝酸盐和亚硝酸盐含量高的井水。

（杨科峰）

第五节　案例实践——膳食评价和食品安全

本节提供营养学和食品卫生学案例实践各一，供操作实践。

一、营养学案例实践举例——膳食评价

（一）学习目的

膳食评价是营养评价中的重要环节，也是在营养工作者在实际工作中需要经常进行的操作。本节列举营养评价实例一则，通过对 24 小时膳食回顾调查记录进行分析，计算一日膳食营养素的摄入量，并进行评价，以便清晰地展示营养评价的基本步骤及每一步骤中的具体操作方法。

（二）营养评价案例

王女士为 28 岁健康成年女性，身高 165 cm，体重 60 kg，从事轻体力活动。对其进行 24 小时膳食回顾调查，记录饮食情况如表 7-5-1 所示。

表 7-5-1　24 小时膳食回顾调查记录

餐　次	食　谱	食物原料	净重(g)	油食用量(g)	盐食用量(g)
早餐	燕麦粥	燕麦片	35	4	
	煎培根	培根	45		
	煎鸡蛋	鸡蛋	50		
	草莓 3 个（大）	草莓	100		
午餐	米饭	大米	100	10	4
	青椒土豆丝	土豆	100		
		青椒	50		
	清炒西兰花	西兰花	150		
	番茄牛腩汤	番茄	50		
		牛腩	50		
晚餐	米饭	大米	100	10	4
	香菇炒青菜	香菇（鲜）	70		
		青菜	200		
	盐水虾	基围虾	50		
	鲫鱼豆腐汤	鲫鱼	50		
		豆腐	100		

下面，对此膳食记录进行营养素摄入的计算。

首先，查阅食物营养成分表，根据膳食调查所记录的食物和重量，分别计算其对应的能量、蛋白质、脂肪、碳水化合物及其他营养素的摄入量，对于因患疾病或处于特殊生理阶段而对某些营养素摄入量有要求的人群，还应计算相关营养素的含量。本文中因篇幅限制仅对部分营养素进行计算及评价。

表 7-5-2 对能量、三大产能营养素及部分矿物质进行了计算。以燕麦粥为例，食物成分表中显示，原料燕麦片每 100 g 可食部含能量 338 kcal，蛋白质 10.1 g，脂肪 0.2 g，碳

水化合物 77.4 g,钙 58 mg,铁 2.9 mg,锌 1.75 mg;王女士食用 35 g,则摄入能量 338 kcal÷100 g×35 g＝118.3 kcal,以此类推,获得全部食物对应的能量、营养素摄入量。

表 7-5-2 膳食能量及部分营养素摄入量

餐次	食 谱	食物原料	净重 (g)	能量 (kcal)	蛋白质 (g)	脂肪 (g)	碳水化 合物 (g)	钙 (mg)	铁 (mg)	锌 (mg)
早餐	燕麦粥	燕麦片	35	118.3	3.7	0.1	27.1	20.3	1.0	0.6
	煎培根	培根	45	81.5	10.0	4.0	1.2	0.9	1.1	1.0
	煎鸡蛋	鸡蛋	50	96.5	6.6	4.3	1.2	28.0	0.8	0.5
	烹饪油	花生油	4	36.0	0.0	4.0	0.0	0.5	0.1	0.0
	草莓 3 个(大)	草莓	100	32.0	1.0	0.2	7.1	18.0	1.8	0.1
午餐	米饭	大米	100	346.0	7.9	0.9	77.2	8.0	1.1	1.5
	青椒土豆丝	土豆	100	81.0	2.6	0.2	17.8	7.0	0.4	0.3
		青椒	50	11.0	0.4	0.2	2.6	11.0	0.3	0.2
	清炒西兰花	西兰花	150	40.5	5.3	0.9	5.6	75.0	1.4	0.8
	番茄牛腩汤	番茄	50	28.0	2.7	0.9	2.9	2.0	0.1	0.1
		牛腩	50	166.0	8.6	14.7	0.0	0.0	0.3	1.4
	食用盐	食盐	4	0.0	0.0	0.0	0.0	0.9	0.0	0.0
	烹饪油	花生油	10	89.9	0.0	9.9	0.0	1.2	0.3	0.0
晚餐	米饭	大米	100	346.0	7.9	0.9	77.2	8.0	1.1	1.5
	香菇炒青菜	香菇(鲜)	70	18.2	1.5	0.2	3.6	1.4	0.2	0.5
		青菜	200	28.0	2.8	0.6	4.8	234.0	2.6	0,5
	盐水虾	基围虾	50	50.5	9.1	0.7	1.9	4.2	1.0	0.6
	鲫鱼豆腐汤	鲫鱼	50	54.0	8.6	1.4	1.9	40.0	0.7	1.0
		豆腐	100	50.0	5.0	1.9	3.3	17.0	0.8	0.6
	食盐	食盐	4	0.0	0.0	0.0	0.0	0.9	0.0	0.0
	烹饪油	花生油	10	89.9	0.0	9.9	0.0	1.2	0.3	0.0
总计				1 763.3	83.7	55.9	235.4	479.5	14.7	10.7

将所有食物能量及营养素摄入量全部计算完成后,分别对早餐、午餐、晚餐及全天能量和三大产能营养素的摄入量进行总计,并计算每餐供能比和三大产能营养素供能比(见表7-5-3)。

表7-5-3 各产能营养素供能比及三餐供能比

餐 次	能量(kcal)	蛋白质(g)	脂肪(g)	碳水化合物(g)	每餐供能比(%)
早餐	364.3	21.3	12.6	36.6	20.7
午餐	762.4	27.5	27.7	106.1	43.2
晚餐	636.6	34.9	15.6	92.7	36.1
总计	1763.3	83.7	55.9	235.4	
产能营养素供能比(%)		19.0	28.6	53.4	

综合表7-5-2、表7-5-3计算所得内容,进行膳食评价。

王女士当日能量摄入为1 763.3 kcal,根据DRIs推荐,从事轻体力活动的成年健康女性每日能摄入为1 800 kcal,基本符合DRIs推荐,能量摄入适宜。

产能营养素供能比为蛋白质19%、脂肪28.5%、碳水化合物53.4%。根据《中国居民膳食指南》推荐,蛋白质摄入偏高,碳水化合物摄入稍低,脂肪摄入比例适宜,建议可适当增加碳水化合物摄入量,略微降低蛋白质摄入量。

早、中、晚餐供能比分别为20.7%、43.2%、36.1%,不符合《中国居民膳食指南》推荐的30%、40%、30%的供能比,早餐摄入量较少,建议适当增加早餐的能量摄入,午餐、晚餐尤其晚餐能量摄入偏高,可适当减少午晚餐食物摄入。

王女士当日钙摄入479.5 mg,低于DRIs推荐的每日800 mg,应适当补充牛奶等含钙高的食物,或服用补充剂。铁摄入14.7 mg,低于DRIs推荐的20 mg/d,应适当增加红肉类等富含铁元素的食物。锌摄入量为10.7 mg,高于推荐摄入量7.5 mg且低于UL值40 mg,摄入量适宜。

以上是对王女士一日膳食记录的评价。

在实际工作中,手动查阅并计算食物各营养素含量工作量较大,因此可通过一些膳食评价软件较快完成营养素的计算和简单评价,如飞华营养计算器、臻鼎科技的膳食评价系统、薄荷健康的膳食评价功能等都可方便快捷完成操作。

二、食品安全案例实践举例——美国李斯特菌污染事件分析

(一)案例实践背景

李斯特菌是最常见的食源性疾病原体之一,主要以食物为传染媒介,李斯特菌在环境中无处不在,在绝大多数食品中都能找到李斯特菌。肉类、蛋类、禽类、海产品、乳制品、蔬菜等都已被证实是李斯特菌的感染源。李斯特菌的生存环境可塑性大,能在2~42 ℃下

生存(也有报道 0 ℃能缓慢生长),能在冰箱冷藏室内较长时间生长繁殖,酸性、碱性条件下都适应。带菌较高的食品有牛奶和乳制品、肉类(特别是牛肉)、蔬菜、沙拉、海产品、冰淇淋等。李斯特菌属中仅有单核细胞增生李斯特菌(简称单增李斯特菌)可引起食物中毒。健康成人个体出现轻微类似流感症状,新生儿、孕妇、免疫缺陷患者表现为呼吸急促、呕吐、出血性皮疹、化脓性结膜炎、发热、抽搐、昏迷、自然流产、脑膜炎、败血症,直至死亡。对于敏感人群具有一定的致死率。

在世界范围内单增李斯特菌污染是重要的公共卫生问题,因单增李斯特菌感染而造成的食物中毒屡见不鲜。1983 年,马萨诸塞州牛奶被单增李斯特菌污染致 14 人死亡;1985年,52 人因食用被单增李斯特菌感染的干酪而死亡;1998 年,21 人因食用被单增李斯特菌感染的热狗和熟肉制品而死亡。2011 年单增李斯特菌肆虐美国的"毒香瓜"事件。2011 年 8—10 月,美国多个州因食用产自科罗拉多州詹森农场的新鲜哈密瓜而导致单增李斯特菌暴发。这轮疫情为美国 10 多年来最严重的一次,疫情蔓延至近 30 个州,有近 150 人感染,30 人死亡。据美国疾病控制中心流行病学调查显示,每年有 1 600～2 000 例单增李斯特菌病发生,死亡约 450 人。在法国、加拿大、澳大利亚等地,单增李斯特菌病的疫情也时有发生。1992—1995 年,法国在奶酪及猪肉中均发现单增李斯特菌。2008 年 8 月,加拿大暴发了一起因肉类食品被单增李斯特菌污染而导致 4 人丧命的严重食物中毒事件,波及范围较大。

(二) 案例实践目的

分析李斯特菌污染食物的特点,包括污染源、污染途径等,以及哪些食物容易被李斯特菌污染及其原因。阐述开展细菌性食物中毒的流行病学调查过程,熟悉 PulseNet 等食源性疾病监测分子分型网络体系、病原菌监测和实验室检测技术等的概况,讨论食品安全相关公共卫生事件的风险评价、风险交流的意义。制订面向社区居民如何预防李斯特菌及其他细菌性食物中毒的科普宣传。

(三) 案例实践材料

1. 事件概况

2014 年 10 月 17 日—2015 年 1 月 6 日,美国 12 个州报道了 35 名患者发生李斯特菌食物中毒,其中亚利桑那州(5 名)、加利福尼亚州(3 名)、科罗拉多州(1 名)、明尼苏达州(4 名)、密苏里州(5 名)、内华达州(1 名)、新墨西哥州(6 名)、北卡罗来纳州(1 名)、得克萨斯州(4 名)、犹他州(1 名)、华盛顿州(1 名)和威斯康星州(3 名)。有 11 名患者与怀孕有关(发生在孕妇或新生儿),其中 1 例胎儿死亡。在患病与怀孕无关的人群中,年龄为7～92 岁,平均年龄为 62 岁,其中 33%是女性。34 人住院治疗,6 人死亡。患者症状主要包括脑膜炎等三种侵袭性李斯特菌感染性疾病。

本部分引导问题:分析李斯特菌食物中毒易感人群,讨论这起食物中毒患者的地区、时间分布特点。

2. 流行病学调查

美国疾病预防控制中心与食品药品监督管理局等机构立即联合开展调查,对患者样本进行检验、通过调查问卷和检验检测查找问题食品和来源、追溯问题食品产地。在接受调查的 31 名患者中,有 28 名(90%)患者在患病前曾食用商业生产的预包装焦糖苹果。没有报告食用焦糖苹果的 3 名受访患者吃了没有被焦糖覆盖的完整或切片的青苹果,但这些青苹果的来源尚不清楚,也不知道这些苹果是否与患者的发病有关。

2015 年 1 月 6 日,加州贝克斯菲尔德的 Bidart Bros 自愿召回苹果制品,因为环境检测显示公司的苹果包装厂存在单增李斯特菌污染的情况。2015 年 1 月 18 日,全基因组测序(whole genome sequencing,WGS)发现这些菌株与暴发菌株高度相关。此外,WGS 显示李斯特菌从 Bidart Bros 生产的沿着整个苹果分销链收集的分离物也与暴发菌株高度相关。因此,美国疾病预防控制中心建议消费者不要食用 Bidart Bros 召回的 Granny Smith 苹果,零售商也不要出售或供应。三家生产焦糖苹果的公司在接到 Bidart Bros 的通知后主动召回,Bidart Bros 的苹果可能与这次李斯特菌病暴发有关。2014 年 12 月 27 日,加州小吃食品公司自愿召回 Karm'l Dapple 品牌焦糖苹果。2014 年 12 月 29 日,密苏里州圣路易斯市的 Merb's Candies 自愿召回 Merb 糖果。

本部分引导问题:分析如何确定食物中毒的病因;讨论确定食物污染和食物中毒的处理原则。

3. 食源性疾病监测网络和分子分型致病菌数据库的作用

在这次食品污染李斯特菌事件中,美国公共卫生调查人员使用了 PulseNet 识别疾病暴发。PulseNet 是由美国疾病预防控制中心协调的公共卫生和食品监管机构实验室的国家亚型网络。DNA"指纹"是从患者身上分离出的细菌脉冲电场凝胶电泳(pulsed-field gel electrophoresis,PFGE)和 WGS。WGS 提供了比 PFGE 更详细的 DNA 指纹。PulseNet 是一个由这些 DNA 指纹组成的国家数据库,以识别可能暴发的肠道疾病。

PulseNet 是 1996 年由美国疾病预防控制中心建立的食源性疾病监测的国家分子分型网络体系,是将细菌染色体 DNA 大片段的长度多态性分析、PFGE、计算机技术的有机整合,具有高科技、标准化、网络化、资源共享等特点。各国建立相应的病原菌监测和实验室检测技术,与国际网络连接,共同加入全球传染病预警与应急网络中。PulseNet 实行质量保证和质量控制(quality assurance/quality control,QA/QC)方案,保证数据质量和一致性。美国已经发展了针对大肠杆菌 O157:H7、沙门菌属的 typhimurium 血清型、李斯特菌、志贺菌属等的标准 PFGE 操作方法,并建立了大肠杆菌 O157:H7 的全国监测网络 PulseNet 和 PFGE 指纹图谱数据库。

本部分引导问题:比较 Foodnet 以及 Pulsenet 在食源性疾病防控方面的作用;讨论分析社区卫生部门在食源性疾病主动性监测方面的作用。

4. 食物中毒风险交流

在此次事件中,美国疾病预防控制中心和食品药品监督管理局等机构均在官网上提供了详细的信息,不仅包括事件结果,还包括详细的应对过程和决策依据等。疾病预防控制中心为此次事件在官网上开设了专页报道,包括基本概念解释、事件暴发情况、食源性疾病监测情况、统计数据、易感人群、预防措施、污染源、疾病诊断、疾病治疗、教育资源、相关出版物等 11 个板块的内容。美国疾病预防控制中心还在官网提供了此次事件的新闻发布会录音和文字记录。美国食品药品监督管理局除了发布预警信息、召回信息等相关内容外，还在官网提供了相应检验报告和对 Jensen 农场的环境评估报告，最大限度保持公开透明。

本部分引导问题：分析食物中毒风险交流的作用；不恰当的风险交流会引起哪些问题？

（杨科峰　沈秀华）

参考文献

［1］孙长灏. 营养与食品卫生学［M］. 8 版. 北京：人民卫生出版社，2017.

［2］高永清，吴小南. 营养与食品卫生学［M］. 北京：科学出版社，2017.

［3］杨月欣. 中国营养科学全书［M］. 北京：人民卫生出版社，2019.

［4］陈思，钟凯，郭丽霞，等. 美国哈密瓜遭李斯特菌污染事件风险交流案例分析［J］. 中国健康教育，2015(4)：421 - 424.

［5］中国营养学会. 中国居民膳食指南 2016 版［M］. 北京：人民卫生出版社，2016.

［6］中国营养学会. 中国居民膳食营养素参考摄入量(2013 版)［M］. 北京：科学出版社，2014.

［7］国家卫生健康委疾病预防控制局. 中国居民营养与慢性病状况报告(2020 年)［M］. 北京：人民卫生出版社，2021.

第八章
心理因素与健康

第一节　心理健康概念和标准

一、心理健康的概念

健康是人类生存和发展的基础。1978 年 WHO 将健康定义为："健康不仅仅是没有躯体疾病，而是身体上、精神上和社会行为上的完好状态。"心理健康（mental health）是生理健康的基础，生理健康是心理健康的有力保障，而社会因素是连接心理健康和生理健康的重要桥梁，三者和谐统一构成了人类健康的基础。由于人们所处的社会文化背景不同，研究问题的维度和方法不同，加之心理健康问题本身的复杂性，使学术界对心理健康的定义至今无法统一，大致可以概括为以下三类。

（一）遵循"精英原则"的理想心理境界说

该定义认为心理健康是指充分发挥人的所有潜能，促进个人的健康发展，提升个人的尊严和价值以达到自我实现。美国人本主义心理学家马斯洛是此学说的典型代表。罗杰斯也认为，心理健康就是保持自我结构和经验协调一致、机能完善。1946 年第三届国际心理卫生大会指出：心理健康是指"在身体、智能和情感上与他人的心理健康不相矛盾的情况下，将个人的心境发展成最佳状态"。英国《简明不列颠百科全书》（1986，第 8 卷）对心理健康所下的定义是："心理健康是指个体心理在本身及环境条件许可范围内所能达到的最佳功能状态，但不是十全十美的绝对状态。"

（二）遵循"众数原则"的协调适应说

在《心理学大辞典》中，心理健康是指人的各种心理状态（一般适应能力、人格的健全状况）保持正常和良好的水平，而且自我内部（自我意识、自我意志和自我控制）以及自我和环境之间保持良好和谐的状态。关于正常有四种含义：① 正常即健康状态，以有无心理疾病为判断标准；② 正常即平均状态，从统计学角度强调正常和异常的程度，属于正态分布中间范围的为正常;③ 正常即理想状态,用于评价行为而非描述行为;④ 正常即适应过程,将正常视为不断发展进步的过程,心理健康者能够不断发展有效的技巧应付环境中的应激。

(三) 遵循折中思路的"适应—发展"兼容说

心理健康被定义为内部协调、外部适应并发展心理潜能。总结上述三种心理健康的观点,可见心理健康的含义大致包含三方面的内容:① 心理健康是一种正常稳定、积极主动的良好状态;② 需内部协调、外部适应;③ 发挥心理潜能,追求心理发展。因此,心理健康有相互联系的两个层次,一是心理内部各种功能的协调统一,以及对外部环境的适应;二是心理潜能的不断挖掘,最大可能地实现人生的价值和目标。前者是心理健康教育和促进所要达成的适应性目标,后者是心理健康教育和促进所要达成的发展性目标。

二、心理健康的标准

不同的心理学家及学者对于心理健康的标准,有着不同的观点。心理健康标准也随着社会文化和时代的不同,不断地发展和变化。以下介绍几位国内外有影响的心理学家提出的心理健康标准。

(一) 马斯洛(A. Maslow)等提出的标准

人本主义心理学家马斯洛等提出了心理健康的十条标准:① 充分的安全感;② 充分了解自己并对自己的能力做适当的估价;③ 生活的目标能切合实际;④ 能与现实环境保持接触;⑤ 能保持人格的完整与和谐;⑥ 具有从经验中学习的能力;⑦ 能保持良好的人际关系;⑧ 适当的情绪表达及控制;⑨ 在不违背集体要求的前提下,能做有限度的个性发挥;⑩ 在不违背社会规范的前提下,对个人的需要能做恰如其分的满足。

(二) 奥尔波特(G. Allport)提出的标准

人格心理学家奥尔波特对心理健康提出了七条标准:① 自我意识广延;② 良好的人际关系;③ 情绪上的安全性;④ 知觉客观;⑤ 具有各种技能,并专注于工作;⑥ 现实的自我形象;⑦ 内在统一的人生观。

(三) 林崇德提出的标准

中国著名心理学家林崇德认为:"心理健康标准的核心是:凡对一切有益于心理健康的事件或活动做出积极反应的人,其心理便是健康的。"他认为心理健康主要有以下十条标准:① 了解自我,对自己有充分的认识和了解,并能恰当地评价自己的能力;② 信任自我,对自己有充分的信任感,能坦然面对挫折、克服困难,并能正确地评价自己的失败;③ 悦纳自我,对自己的外形特征、人格、智力、能力等都能愉快地接纳认同;④ 控制自我,能适度地表达和控制自己的情绪和行为;⑤ 调节自我,对自己不切实际的行为目标、心理不平衡状态、与环境的不适应性能作出及时的反馈、修正、选择、变革和调整;⑥ 完善自我,能不断地完善自己,保持人格的完整与和谐;⑦ 发展自我,具备从经验中学习的能力,充分发展自己的智力,能根据自身的特点,在集体允许的前提下发展自己的人格;⑧ 调适自我,对环境有充分的安全感,能与环境保持良好的接触,理解他人、悦纳他人,能保持良好的人际关系;⑨ 设计自我,有自己的生活理想,且理想与目标能切合实际;⑩ 满足自我,在社会规范的范围内适度地满足个人的基本需求。

（四）郭念锋提出的标准

郭念锋在其所著《临床心理学概论》一书中提出判断心理健康的水平主要有十个方面:① 心理活动强度(对精神刺激的抵抗能力);② 心理活动耐受力(对长期精神刺激的抵抗能力);③ 周期节律性;④ 意识水平;⑤ 受暗示性;⑥ 康复能力;⑦ 心理自控力;⑧ 自信心;⑨ 社会交往;⑩ 环境适应能力。

（五）俞国良提出的标准

俞国良在其所著《现代心理健康教育》中认为心理健康的标准主要有以下八点:① 智力正常;② 人际关系和谐;③ 心理与行为符合年龄特征;④ 了解自我,悦纳自我;⑤ 面对和接受现实;⑥ 能协调与控制情绪,心境良好;⑦ 人格完整独立;⑧ 热爱生活,乐于工作。

综上所述,心理健康的标准是多层次、多维度且不断发展的。人们对心理健康本质的认识和研究随着社会的进步和发展不断深入,从原来的疾病学转向了健康学,即从研究心理疾病转向了研究心理健康。曾与心理健康密切关联的心理学、预防医学等学科,也从原先关注心理疾病如何形成和预防等问题,转向了关注积极心理是如何形成及促进心理健康等方面。

三、心理健康标准的相对性和多维性

（一）心理健康标准的相对性

心理健康和不健康不是相互对立的,而是一个动态的过程,只是程度的差异,心理健康的标准很难绝对确定和统一。

（二）心理健康标准的多维性

心理健康标准既包含对环境的适应性,也包含对自我的发展,发展是追求理想和目标,而适应是发展的前提。

第二节　心理健康的影响因素

根据 WHO 2004 年提供的报告,心理健康的风险因素是导致个体容易产生心理健康问题的诱因,可以是生物性的,也可以是心理或社会性的,包括躯体疾病、家庭关系、学校和工作环境、社会和文化活动,以及社会和经济环境等。

一、生物因素

生物因素在心理健康的风险因素中占有相当重要的地位,包括遗传因素及躯体疾病等。

（一）遗传因素

生理是心理的基础，心理发展与遗传因素有着密切的关系。许多精神疾病的发病原因具有生物学基础。心理学家们曾用家谱分析的方法研究遗传因素对个体心理健康的影响，结果发现在有心理健康问题的学生中，家族中有癔症、活动过度、注意力不集中病史的中学生所占的比例明显偏大。精神分裂症是一种严重的心理病理形式，采用家谱分析、双生子研究以及寄养子女调查等方法表明，遗传占有十分重要的地位。在 100 名精神分裂症患者的子女中，10%～50%具有导致精神分裂症的基因结构。在这些人之中，5%会发展成早期的精神分裂症，而另外 5%会在晚些时候发展成精神分裂症。但需要注意的是，还有多达 40%的高危个体最终没有患上精神分裂症。这说明遗传因素只是提供了一种可能性，在一定程度上对个体的心理健康有影响，但个体是否表现出心理障碍或心理异常，还要看后天环境作用。在遗传与环境的交互作用中，遗传因素所决定的不良发展倾向可以得到防御和纠正。

（二）躯体疾病

由病菌、病毒等引起的中枢神经系统感染的躯体性疾病会损害人的神经组织结构，导致器质性心理障碍或精神失常。例如：脑梅毒、流行性脑炎等中枢神经系统传染病，会导致器质性心理障碍。生理疾病对他们的心理活动的影响可能是轻微的，如出现易激惹、失眠、不安等，随着疾病的消除，这些心理症状也会完全消失。但是，随着疾病的持续发展，心理障碍也会加剧，甚至会出现各种程度的意识障碍、幻觉、记忆障碍、躁动和攻击行为等。

二、社会因素

社会因素包括各种环境因素、社区和文化因素以及重大生活事件等，都会影响人的心理健康。

（一）环境因素

1. 家庭环境

家庭环境是指家庭的物质生活条件、社会地位、家庭成员之间的关系，以及家庭成员间语言、行为和感情的总和，包括实物环境、语言环境、心理环境和人际环境。家庭环境的好坏直接影响孩子的心理健康，家庭气氛是否融洽和谐直接关系着家庭幸福，对孩子心理健康起着至关重要的作用。

2. 学校环境

学校环境包括物理环境和心理环境，对学生的心理健康都有重要作用。宽敞明亮、优美整洁的教学环境对学生的心理和心灵有熏陶和净化作用。而良好的校风、班风能够感染学生，促使学生积极向上、团结互助、人际关系和谐。其中，人际关系和谐是心理健康的一个重要标志。如果学生在学校里和老师、同学建立起和谐的人际关系，会对他们的心理健康有着深远的影响。

3. 学习工作环境

个体所处的学习工作环境不同,其心理健康状况也会有所不同。不良的工作环境、劳动时间过长、工作不能胜任、工作单调以及居住条件、经济收入差等,都会使人产生焦虑、烦躁、愤怒、失望等紧张心理状态,出现心理健康问题。

(二)社区和文化因素

社区对个体心理健康的影响主要是通过社区文化和社区环境。一定的社会文化背景,如风俗习惯、道德观等,会以一种无形力量影响着人们的观念,反映在人们的价值观、信念、世界观、动机、需要、兴趣和态度等心理品质上。不同文化和社会意识形态对人的心理健康有不同的影响。

(三)重大生活事件与自然灾害

生活中会遇到的各种各样的变化,尤其是一些突然发生的事件,常常是导致心理失常或精神疾病的原因。由于个体每经历一次生活事件,都会给其带来压力并需要付出精力去调整、适应。因此,如果在一段时间内发生的不幸事件太多或事件较严重、突然,个体的身心健康就很容易受到影响。

第三节　社区心理健康教育的开展与实施

一、社区心理健康教育的概念与特点

随着中国社会经济的快速发展,农村城市化进程的加速,人们的生活节奏逐渐加快,城市的生存空间也日渐拥堵,人口的频繁流动、家庭结构的代际变化、人际竞争的愈演愈烈、就业压力的日益增大等社会现状,使得城乡居民的心理压力逐年剧增。在这样的社会背景下,个体对于来自家庭、社会的心理支持的需求变得更为强烈,而当这种心理支持不足时,各种心理应激因素就会更多地影响人们的生活质量和健康水平。目前,焦虑症、抑郁症、心理应激障碍等心理疾病的凸显已然成为我国突出的公共卫生和社会问题。因此,在当前这一社会嬗变时期,心理健康的维护已成为人类心理健康建设工程的关键因素。维护个体的心理健康不仅与其躯体的正常工作密切相关,关系到个体心理的正常状态,更是影响着国家稳定和社会和谐的重要工程。

(一)社区心理健康教育的概念

社区心理健康教育(community mental health education)是指根据社区人群心理活动的规律,采取各种教育方法与措施,调动受教育者的一切内外积极因素,维护其心理健康,培养其良好的心理素质,以促进其整体素质提高的教育活动。其目的是消除或减轻影响心理健康的危险因素,预防心理疾病,促进社区居民心理健康和提高生活质量。

(二) 社区心理健康教育的特点

1. 预防大于治疗,整体大于个体

社区心理健康教育聚焦于初级预防(预防心理问题出现)和次级预防(在心理症状的早期阶段进行干预),而不是三级预防(对心理障碍的治疗等)。强调只有社区整体的心理健康问题得到解决,才可能帮助个体解决困扰。

2. 以人为本

要满足各年龄组、不同性别、不同社会背景、不同心理特点的个体化需求;针对个人、家庭和社区特定的需要,鼓励他们积极参与心理健康教育项目的计划与实施。

3. 可及性与受众友好性

要在个人生活、学习、工作等相关的各个层面提供心理健康教育,通过各种传播方式让社区人群获得科学准确的心理健康知识。同时,教育者以友好的方式给予受众专业指导,使受众人员容易理解和接受。

4. 适当性与有效性

要能够为社区人群提供最适当的心理健康信息或支持。在实施的每个阶段以及行为改变的各个层面均有实质性监测、考核和评估指标,同时受众能从自我体验和客观评估中获得充分的反馈信息,使他们有可能通过学习和实践,持久地改变自己的观念和行为。

(三) 社区心理健康教育的内容

社区心理健康教育的工作内容,按照覆盖面、工作频度等可以初步划分为经常性心理健康教育和针对性心理健康教育两部分。整个工作应当在全面评估和监测下进行,以便总结成功经验和分析存在的不足,及时制订调整措施。

1. 经常性心理健康教育

对全人群的法律法规和保障政策等相关信息宣传,目的是提高公众依法维护健康权益的意识。宣传教育的重点涵盖:① 卫生相关法律法规,如卫生行政复议与行政诉讼、卫生资源管理、公共卫生和疾病预防控制的监督管理、健康促进等法律制度;② 健康促进相关信息,如健康促进相关政策措施、健康生活和行为方式等信息;③ 医疗保障相关信息,如当地医保相关政策、措施等信息。

(1) 重点人群信息:针对儿童青少年、无业和下岗人群、妇女、老年人、应激相关人群、慢性病患者和残疾人以及精神障碍者家属等社区特殊人群的法律法规和保障政策宣传,旨在提供实用的权益保障相关信息。除一般的卫生相关法律法规外,重点应放在针对性的信息传递,如儿少安全相关、儿少权益保护、社会保障、医疗保障、劳动保障、再就业促进、妇女权益保护、老年人权益保护、残疾人保障、灾难救助、精神疾病患者权益保护等相关的法律法规和政策。

(2) 核心信息:在核心信息宣传方面,应着重普及卫生部下发的精神卫生核心信息,以及当地针对精神卫生的可及性、支持性资源和信息,如可利用的精神卫生资源等。

(3) 主题内容:在主题宣传教育活动方面,针对一般人群主要是普及各类心理健康知识；而针对特殊人群则应开展区别性的活动，以真正达到活动的效果。如对儿童青少年、妇女、老年人可以他们特殊的心理健康相关主题为主，对无业和下岗人群可突出以生活压力、人际交往、环境适应相关的心理调适为主题，对应激相关人群可突出以应激和创伤后心理调适为主题，对慢性病患者和残疾人群可突出以慢性病保健和心理调适为主题，而对精神障碍者家属则可突出以精神障碍知识及其家庭照料为主题。

（4）心理行为相关知识：在心理行为问题相关知识和技能教育方面，重点应放在良好个性的培养、有益身心健康的生活方式的形成以及心理行为问题防范知识的教育上。针对不同特殊人群也应有不同的重点内容，如对儿童青少年应提供成长发育阶段环境和学习、交往、就业等社会适应技能的教育指导，对妇女应提供女性特殊生理心理阶段（月经、围婚、妊娠、围产、哺乳、更年期等）的特点和心理卫生保健知识的教育，对老年人应提供破除迷信、移风易俗、改变不良习俗等与心理问题有关的知识宣讲指导。

2. 针对性心理健康教育

针对性心理健康指导是指针对社区特定人群中的特定个体开展强化的预防和干预工作。主要方式包括健康知识和防病知识的针对性教育指导、社区心理健康辅导以及心理障碍早期识别和定期或不定期的抽样调查等。针对性心理健康指导与经常性心理健康教育中的"主题宣传教育活动"多有重叠，但操作层面则更加深入、具体和个体化。其原则为：针对不同人群开展活动设计；立足本社区（以及可以获得的）有关资源；具有可接受性且切实有效；通过工作的开展，最终要建立起完善的信息资料管理与转介服务体系。

3. 评估和监测

对社区心理健康教育工作的评估与过程监测，要有利于推动工作的开展，修正完善工作实施方案，总结分析取得的成效，并对存在的不足加以弥补。评估监测的指标应尽量客观可控，要细化并能够量化。在试点阶段，要进行科学设计的对照研究，比较项目开展与否、各种方法间的差异以及社会经济效益等，以便总结推广。

二、社区心理健康教育的开展步骤

（一）社区心理健康教育的需求评估

1. 需求分析的框架

社区心理健康教育和健康促进需要有一定的理论支持。由 Lawrence Green 和 Marshall Kreuter 创建的 PRECEDE-PROCEED 模式具有广泛的应用性和科学性，不仅适用于健康促进领域，对其他社会科学项目的计划也具有积极借鉴作用。

PRECEDE-PROCEED 模式基于目标人群和目标社区需要的综合性计划制订体系；以评价社区和人群需要的研究和分析开始，倒推满足这些需要的步骤和措施。该模式有两个特点：一是"从结果入手"的程序，从最终的结果追溯到最初的起因，用演绎的方式逐步推进。先问"为什么"要进行该项目，然后再问"如何去进行"该项目，避免一系列的主观猜测代替需求诊断；二是遵从"健康行为是复杂、多维、受众多因素影响"的观点。

PRECEDE-PROCEED 模式为计划设计、实施和评价提供一个连续的步骤，PRECEDE 着重应用于需求分析，PROCEED 模式则着重应用于实施过程和评价过程。该模式的系统性方法和步骤为研究者提供了一些特定的指南，指导他们确定优先解决的问题。有了该模式指导，干预使用的资源也能够更经济、更有效地发挥作用。PRECEDE-PROCEED 模式的基本框架如图 8-3-1 所示。

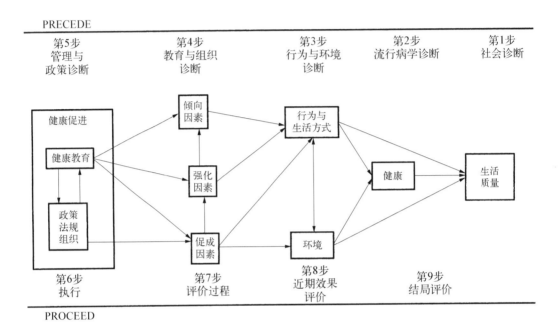

图 8-3-1　PRECEDE-PROCEED 模式的基本框架

PRECEDE-PROCEED 模式包括两个阶段九个步骤。

第一阶段——诊断阶段（社区需求评估），即 PRECEDE 阶段（predisposing，reinforcing and enabling constructs in educational/environmental diagnosis andevaluations），涉及在目标社区和相关组织中开展调查研究以确定总目标和具体提高生活质量目标，并在项目的各具体目标中设定需优先解决的问题。

步骤 1：社区诊断。通过估测目标人群的生活质量，评估他们的需求和健康问题。最好由目标人群亲自参与自身的需求和愿望的调查，因他们所经历的各类社会问题是生活质量最实际、最真实的写照。

步骤 2：流行病学诊断。通过流行病学和医学调查确认目标人群特定的健康问题和目标。

步骤 3：行为与环境诊断。这一阶段的任务在于确认与步骤 2 选定的健康问题的相关行为和环境问题，因为这些危险因素需要通过干预加以影响。环境因素对个人来说是外部的因素，但可通过人们的行动改善环境，以支持健康的行为。这里的环境因素包括物理环境、政治环境、社会环境和经济环境。健康促进也包括通过影响群体行为而直接作用于环境。因此,健康促进规划不能仅限于群众的行为改变,同时应认识到强大的社会力量对规划执行是至关重要的。

步骤4:教育与组织诊断。为制订教育与组织策略用于健康促进规划以促进行为和环境的改变,应从影响行为与环境的因素着手。根据健康和行为的大量研究,有数百种因素能潜在地影响其特定的健康行为。这些因素可归纳为三大类,即倾向因素、促成因素和强化因素。倾向因素包括个人或群体的知识、信念、态度、价值观以及理解,也是产生某种行为的动机。促成因素包括技能、资源或执行规划中的障碍、可能促使行为与环境改变的各种因素。强化因素指奖励及采纳健康行为者的反馈信息。研究这三类因素的主要目的在于正确地制订教育策略,即根据各种因素的相对重要性及资源情况确定干预重点。

步骤5:管理与政策诊断。评估组织与管理能力及在规划执行中资源、政策、人员能力和时间安排。通过社区开发、协调、完善组织与政策,以便规划的顺利开展。

第二阶段——执行阶段,即 PROCEED 阶段(policy, regulator andorganizational constructs in educational and environmental development),指执行教育/环境干预中应用政策、法规和组织的手段。

步骤6～9:评价阶段。评价不是 PRECEDE 模式的最后步骤,评价工作贯穿于整个模式始终。

开展各种场所的心理健康教育和健康促进项目,虽然规划的内容各不相同,但在规划制订的程序上都是基本相同的。参照 PRECEDE-PROCEED 模式的思维方法,社区需求的评估是首要的阶段。在制订社区心理健康促进规划时,首先不是我们主观上要解决什么问题,而是某社区需要我们解决什么问题,哪些问题能通过健康促进干预得到解决,目前应优先解决的健康问题是什么,这就需要从分析社区的生活质量和心理健康状况入手。

2. 需求分析的任务

需求分析的任务主要包括三个方面:① 确定主要问题;② 确定目标人群;③ 了解社区资源。

居民对于心理健康服务的需求多种多样,鉴于有限的资源,我们不可能满足所有需求。面对这样的矛盾,就需要我们从众多的问题中找到主要问题,先将目光聚焦在主要问题上。因此,找出心理健康需求是需求分析的关键任务之一。

目标人群是指实现总目标需要特别关注的人群,或心理健康服务对象。目标人群包括三类:① 一级目标人群,是指心理健康服务项目将直接干预的人群;② 二级目标人群,是指对一级目标人群的健康知识、态度和行为有直接、重要影响的人群;③ 三级目标人群,是指决策者、经济支持者和权威人士等对项目执行与成功有重要影响的人群。目标人群是心理健康服务能否顺利开展的保证。如果一级、二级目标人群积极性高,就会极大地方便心理健康服务的落实。如果三级目标人群对心理服务项目足够重视,又是推进项目开展的极大动力。

社区资源是指为一个社区掌握和动员的资源,主要包括社区的组织资源、人力资源、物质资源和财力资源,社区资源具有多样性、丰富性、分散性、动态性、独立性等特点。卫生项目的开展需要依托社区中的各类资源。如果社区中原来就已经有很好的心理健康服务资源,那么就会便于心理健康服务项目的开展。与此同时,也需要考虑既然心理健康服务在这个社区中已经成熟了,是否还有需要继续开展此类项目。因而,在项目设计阶段,应该全面了解社区资源情况。

3. 需求分析的内容

(1) 社区诊断:通过居民的广泛参与,利用各种途径来源的信息来增进人们对其自身生活质量及共同利益的认识和关注。社区诊断的内容包括社会环境和个人环境两方面。社会环境包括社会政策环境、社会经济环境、社会文化环境、卫生服务系统特征和资源情况。在社区诊断阶段需要了解的具体内容包括:① 心理健康服务的需求状况;② 社区内是否已经开展了心理健康服务或有哪些相关工作;③ 与精神卫生政策法规制度相关的有哪些;组织网络建设情况;④ 社区卫生服务系统内心理健康服务机构的设置情况;⑤ 社区居民的文化水平,经济状况,风俗习惯等。

(2) 流行病学诊断:主要任务是客观地确定目标人群的主要健康问题。流行病学诊断主要分三步进行:① 评价各健康问题的重要性;② 确定需优先解决的健康问题;③ 确定拟达到的健康目标。评价各健康问题的重要性主要通过收集各健康问题在人群中的数量和分布,提出各健康问题的相对重要性等形式进行。随后,需要从几个健康问题中挑选出一个需优先解决的健康问题,可以从健康问题造成的经济负担、高危人群范围、问题是否可干预、是否已被关注、通过干预是否能出现令人满意的结果以及是否已被列为优先问题这六个方面来考虑。在确定优先问题后,再确定项目拟达到的目标。目标包括四方面内容:项目的目标人群、该人群将获得什么样的健康利益、健康利益的程度以及项目开展的时间。

(3) 行为和环境诊断:主要目的是判断影响在社会诊断和流行病学诊断阶段确定的社会问题和健康问题的行为和环境决定因素,即危险因素。行为诊断是指对与社区诊断和流行病学诊断所鉴定出的目标和问题有联系的行为的系统分析。环境诊断是指对与行为诊断中鉴定出的行为有因果关系或直接影响个体健康及生活质量的社会和物质环境因素的平行分析。

(4) 教育和生态诊断:在选择好拟进行干预的行为和环境因素后,就应鉴定发起和维持行为或环境改变的决定因素和强化因素,这些因素可分为倾向因素、促成因素和强化因素,并认为这些因素共同增加行为或环境发生改变的可能性。倾向因素是为行为改变提供理由或动机的先行因素,包括个体的态度、信念、现有技能等。促成因素是允许行为动机得以实现的先行因素,这些因素可以直接或间接地通过一个环境因素来影响行为,包括干预项目、服务、行为和环境改变的必需资源。强化因素是紧随行为之后,为行为的长期坚持或重复提供持续奖赏或激励的因素。根据这三种因素是否可以改变,就可以制订干预方式和内容。

对于心理健康教育项目来说,在确定了主要的心理问题及其形成因素后,就应该将各类因素归类,鉴定哪些是倾向因素、哪些是促成因素、哪些是强化因素,并判断这些因素是否可以改变。如果不可以改变而依然进行干预,那必然会导致项目的失败,最终浪费资源。

(5)管理和政策诊断:指的是分析一个组织机构内可能促成或干扰健康促进项目发展的政策、资源和情景,也就是确定一些影响项目实施的关键性管理和政策因素。管理诊断的内容应包括项目需要的资源(如时间、人力、预算)和影响实施的有关因素。政策诊断的内容应包括评价组织机构的政策、规章制度等。

(二)需求分析的步骤

1. 收集资料

收集资料是项目设计阶段的第一步,是制订心理健康服务计划的基础工作,只有在完整、可靠的信息基础上才能发现社区存在的心理健康问题。需要收集的资料主要包括以下几个方面。

(1)社区心理健康服务需求。① 理论需要:即由专业人员根据人群实际心理健康状况与理想的人群心理健康状况相比较确定的心理健康服务需要,及保证这种心理健康状况所必须接受的服务。这种需要包括人群已经感受到并表达出的需要,也包括人群尚未感受到,尚未表达出的需要等。② 实际需要:即社区人群感受并表达出了需要,并且有支付能力实现这种需要。③ 比较性需求:即在了解心理健康服务需求的同时,还应该了解影响需求的因素。这些因素包括生物、心理、社会各个方面,可能来源于社区环境、社区人群,也可能来源于社区卫生服务提供者。

(2)心理健康服务利用:包括心理健康教育、心理咨询、精神科门诊、住院和其他心理健康服务利用现状及影响心理健康服务利用的因素。

(3)社区卫生资源:包括卫生系统内部资源和系统外部资源。卫生系统内部资源包括社区内部的卫生资源、卫生系统组织结构体系、相关的卫生政策等;外环境资源包括社会政治情况、经济发展情况、社区人口学特征等。

(4)社区生命质量和需求影响因素:运用客观指标与主观指标进行评估。客观指标包括:① 社会性指标,如失业率、教育、经济、卫生政策与卫生服务等;② 环境状况指标,如居住密度及空气质量指标等。更重要的是主观性评估指标,主要是通过调查社区成员对生活质量的判断取得,如对生活的适应度和对生活的满意程度。

收集需求评估所需资料有两个途径,一是利用现存资料,二是进行社区调查。一般来讲,首先在现存资料中寻找所需要的资料,包括统计报表、经常性工作记录和以前做过的调查研究等,在充分利用现有资料的基础上,如果还不能完全得到自己所需信息,那么就要进行专项调查。专项调查包括定性调查和定量调查,定性调查包括个别深入访谈、专题小组讨论、地图法等,定量调查可以是结构式问卷询问调查、现场自填调查、信访和电话调查等。选择什么样的调查方法,主要由所需要的信息来决定。

2. 分析资料

在收集到的资料中,有的可以直接发现社区存在的问题,但大多数的资料有待进一步分析才能发现某些隐含问题。如果在资料分析过程中,发现资料缺失或失真,就应补充收集相关的资料。

收集资料的方法不同,所得资料性质也不同,分析采用的手段也有所区别。资料分析方法包括定性和定量分析方法,以及简单和复杂的分析方法。归纳起来主要有统计学方法、归纳综合法、索因分析法、健康状况指标分析法、健康危险因素评价、卫生服务评价、生命质量评价等。

3. 发现社区人群的需求

通过对所收集资料进行相应的分析,可以发现社区人群对卫生服务的需求。

4. 确定优先问题

一个社区或人群在同一时期可能面临不同的心理健康服务需求和问题,但并不是所有的需求都能满足或都有必要满足,因此需要确定优先满足的需求。一般来说,如果不满足会对社区人群的健康产生很大影响,并且有条件满足的需求应该优先考虑。确立优先问题应该有一定的评价标准,包括重要性、可行性、有效性三个方面。重要性指的是项目能反映社区存在的最重要的心理健康问题,是群众最关心的问题,也是促进心理健康最有效的问题。可行性是指项目可以被群众接受,能够开展的同时有客观的评价指标。有效性是指项目能够产生有效的影响,如心理健康知识水平提高、心理健康状况好转等。

在安排优先问题时,可以将问题归类为:① 问题非常重要,干预后效果非常好;② 问题非常重要,但干预后没有改变或效果不好;③ 问题重要性不高,但干预结果有效;④ 问题重要性低,干预效果也不好。根据以上原则,将问题一一排序,最终确定需要优先解决的问题。

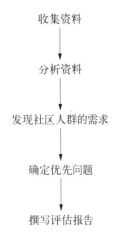

收集资料

↓

分析资料

↓

发现社区人群的需求

↓

确定优先问题

↓

撰写评估报告

图 8 - 3 - 2 需求分析的步骤

确定优先问题,可以通过定性调查的方法,如专题小组讨论、选题小组讨论或简单的投票方式,排列需要解决问题的次序,参与讨论的人员应包括心理健康服务项目的相关人群代表,而不仅仅只是社区医生。在开展讨论时,应该谨记并遵从优先问题的评价标准。

5. 撰写社区心理健康服务需求评估报告

以上步骤完成后,就应该撰写需求分析的评估报告。评估报告应该清晰、明了、详尽。报告应该包括需求分析的背景、需求分析的过程、获得的信息、提出的主要结论和初步建议等,给项目负责人提供下一步工作的重要参考。项目负责人就可以结合诊断报告中获得的信息,来制订心理健康教育的总目标、具体目标以及制订干预策略,进而具体落实心理健康教育活动。需求分析的步骤如图 8 - 3 - 2 所示。

（三）社区心理健康教育的评价

社区心理健康教育的评价是一个系统收集、分析、表达资料的过程，贯穿于社区心理健康教育活动过程的始终。心理健康教育评价旨在确定社区心理健康教育计划和干预的价值，为心理健康教育计划的进一步实施和以后项目的决策提供依据。社区心理健康教育评价不仅能使我们了解心理健康教育项目的效果，还能全面监测、控制、保障计划的实施及其质量，从而成为取得预期效果的关键措施。

1. 社区心理健康教育评价的概述

1）评价的概念

评价包括事实挖掘和价值判断两个基本要素。评价并非纯粹主观或客观的活动，而是运用系统化的研究方法围绕评价对象（政策、项目、课题等）进行的信息整合与价值判断，评价的结果也不是简单的取决于事实本身，还受到来自持不同价值取向的利益相关者的深刻影响。简单地说，评价就是把已取得的成绩与可接受的标准进行比较，对项目中的实施、适合程度、项目活动效率、项目效果、费用等各方面对项目接受的程度等做出认真分析，看多大程度上达到了既定的目标、怎么达到的、存在什么问题、成功还是失败。

在心理健康教育工作中，评价是其重要的组成部分，贯穿于整个项目设计、实施、评价的始终，而不是完成整个项目后再考虑的问题。评价是一个系统收集、分析、表达资料的过程，旨在确定心理健康教育的价值，帮助心理健康教育项目的决策，是全面监测、控制、保证项目方案设计先进、实施成功并取得效果的关键性措施，是衡量项目是否成功的标准。

2）评价的目的

包括：① 帮助确定项目计划的先进性、合理性。② 确定心理健康教育的执行情况，明确心理健康教育活动的数量和质量，以确定心理健康教育活动是否适合目标人群，各项活动是否按计划进行，资源的利用情况等。③ 确定心理健康教育项目达到预期目标的程度及其影响，其可持续性如何。④ 向公众介绍项目评价结果，扩大心理健康教育项目的影响，以取得目标人群、社区更多的支持与合作。⑤ 总结心理健康教育项目的成功经验和不足之处，指出下一步工作的方向。

3）评价的原则

虽然项目评价的类型多种多样，但无论由谁开展评价、评价处于哪个阶段，开展评价工作时，都需要遵循一些基本的原则。

（1）客观性原则：在进行心理健康教育项目评价时，要实事求是、不主观臆断，公正客观、不凭个人好恶论长短。评价必须根据科学的标准来进行。评价者应当与卫生项目的出资者、组织者、实施者等利益相关方充分沟通，明确提出将要完成的任务、可能存在的方法学方面的局限性、需要的数据和成本等。

（2）系统性原则：在评价中要全面而恰如其分地评价心理健康教育项目的各个活动或具体指标，不过分地渲染某些活动或某些指标，而忽视另外一些活动，否则易使工作失去平衡,出现片面性。同时,任何卫生项目的开展并不是独立于其他系统之外,只和卫生系统相关。因而,在开展心理健康教育项目评价时,不仅仅考虑卫生项目本身各方面的联系和相互作用,还应该关注该项目对特定时期和特殊社区环境所起的作用。评价是一种全面"收集信息"的过程。

(3) 灵活性原则:开展评价时要注意一致性与差别性相结合的原则。一致性原则是指评价时,对所有干预和对照的对象都采用一致的标准,因为只有如此才能区分优劣与好坏。但是在评价过程中,还需要注意问题的相对性。在评价时还应注意评估对象的差异性,体现评价的灵活性。

在评价过程中必然会涉及众多的利益相关方,各利益相关方之间很可能会出现利益冲突、互相博弈,这就需要评价者有很好的协调能力,才能保证评价工作的顺利展开。做好协调和平衡的工作是一个好的评价者所必须具备的能力。

(4) 实用性原则:项目评价的主要功能在于最后的评价结果能够实际应用,其中很重要的一个方面就是为决策提供支持。因而,评价应该有其实用性。无论一项评价工作设计得怎样完美无缺,如果没有可操作性,那么这一项评价工作还是没有应用价值。所以,评价者应该特别注重对开展评价的现实背景进行充分了解,制订出具备现实可操作性的评价方案,撰写评价报告时也应该避免使用过多的专业术语,以免给评价结果的使用者造成阅读和理解的障碍。

(5) 评估方法多样化原则:定量与定性评估方法相结合。评价中将二者有机地结合起来,缺少任何一方都不足以全面地把握被评价对象的实际状况。

(6) 尊重人的原则:首先,评价者应该尊重项目各利益相关方的尊严和自我价值,包括项目的组织者、实施者、项目目标人群等。如果评价结果是负面的或批评性的,这些结果有可能会对利益相关方造成不同程度的伤害。这时,评价者就应该在保证客观的前提下,选择适宜的方式避免不必要的伤害。其次,评价者必须遵守伦理原则,对项目中可能出现的风险、危害和负担等情况,必须获得参与评价者的知情同意;必须坚持告知参与者隐私的范围和界限。同时,评价者还有责任确认和尊重不同的参与者,如他们在文化、宗教、性别、年龄等的差别。

4) 评价的意义

评价贯穿于心理健康教育项目的全过程中,意义重大。主要包括以下几点:① 评价是心理健康教育项目取得成功的必要保障;② 评价可以科学地说明心理健康教育项目的价值;③ 评价可以完善项目计划,是为决策者提供决策依据的管理工具;④ 评价结果可以及时向公众、社区阐述项目效果,扩大项目的影响,争取得到更广泛的支持;⑤ 评价可以提高心理健康教育相关人员的理论知识和实践水平。

2. 社区心理健康教育评价的工具

在社区心理健康教育评价中,会使用到许多评价心理健康的工具。采取问卷调查的方式评价各类指标,包括知晓率、态度转变率、行为形成率、心理卫生服务利用率等。主要采用了自测健康评定量表、自我效能量表、自尊量表、简易应对方式问卷、应激感觉量表、初级保健精神障碍患者健康问卷(patient health questionnaire,PHQ)、PHQ-9 抑郁症筛查量表、7 项广泛性焦虑障碍量表(generalized anxiexy disorder-7,GAD-7)、酒精依赖性疾患识别测验(alcohol use disorders identification test,AUDIT)、心理卫生知识和态度调查表、精神卫生与心理保健知识问卷、精神疾病有关态度问卷、精神卫生服务求助方式、求助态度以及焦虑、抑郁/自杀、酒精滥用的知识相关问卷、MINI 自杀筛选问题和精神疾病家属"知、信、行"调查问卷等工具。由于社区中常见心理疾病(焦虑症、抑郁症/自杀、物质滥用)存在于各类人群(伤残人群、慢性病患者群、职场人群和中小学生等)当中,故在此重点介绍相关评价工具。

1) 焦虑、抑郁的主要筛查工具

评估焦虑、抑郁情绪状况常用筛查工具包括焦虑自评量表(self-rating anxiety scale,SAS)、抑郁自评量表(self-rating depression scale,SDS)、GAD-7、PHQ-9 等,以下分别介绍。

(1) SAS: 由 Zung 于 1971 年编制,可以评定焦虑症状的轻重程度及其在治疗中的变化,适用于具有焦虑症状的成人,具有广泛的应用性。本量表共包含 20 个反映焦虑主观感受的项目,每个项目按症状出现的频度分为四级评分,其中 15 个为正向评分,5 个为反向评分。按照中国常模结果,SAS 标准分的分界值为 50 分,其中 50～59 分为轻度焦虑,60～69 分为中度焦虑,69 分以上为重度焦虑。SAS 如表 8-3-1 所示。

表 8-3-1 焦虑自评量表(SAS)

以下共 20 条陈述,请您仔细阅读每一条陈述。根据您最近一星期的实际感觉,在适当的空格里画一个钩(√)。

每一条文字后面有 4 个空格,分别表示没有或很少时间(过去 1 周内,出现这类情况的日子不超过 1 天)、小部分时间(过去 1 周内,有 1～2 天有过这类情况)、相当多时间(过去 1 周内,有 3～4 天有过这类情况)、绝大部分或全部时间(过去 1 周内,有 5～7 天有过这类情况)。

在过去一星期,有多少时候您受到以下任何问题困扰?	没有或很少时间	小部分时间	相当多时间	绝大部分或全部时间
1. 我觉得比平常容易紧张和着急	0	1	2	3
2. 我无缘无故地感到害怕	0	1	2	3
3. 我容易心里烦乱或觉得惊恐	0	1	2	3
4. 我觉得我可能将要发疯	0	1	2	3
5. 我觉得一切都好,也不会发生什么不幸	0	1	2	3
6. 我手脚发抖打颤	0	1	2	3
7. 我因为头痛脚痛和背痛而苦恼	0	1	2	3
8. 我感觉容易衰弱和疲乏	0	1	2	3
9. 我觉得心平气和,平且容易安静坐着	0	1	2	3

在过去一星期,有多少时候您受到以下任何问题困扰?	没有或很少时间	小部分时间	相当多时间	绝大部分或全部时间
10. 我觉得心跳得很快	0	1	2	3
11. 我因为一阵阵头晕而苦恼	0	1	2	3
12. 我有晕倒发作,或觉得要晕倒似的	0	1	2	3
13. 我吸气呼气都感到很容易	0	1	2	3
14. 我的手脚麻木和刺痛	0	1	2	3
15. 我因为胃痛和消化不良而苦恼	0	1	2	3
16. 我常常要小便	0	1	2	3
17. 我的手常常是干燥温暖的	0	1	2	3
18. 我脸红发热	0	1	2	3
19. 我容易入睡并且一夜睡得很好	0	1	2	3
20. 我做噩梦	0	1	2	3

(2) GAD-7：PHQ 中的 GAD-7(PHQ GAD-7)由通过计算问卷的得分来评价,见表 8-3-2。虽然设计 GAD-7 主要用于广泛性焦虑障碍的筛查和严重度测评,但 GAD-7 对其他三种普遍的焦虑障碍——惊恐障碍、社交焦虑症、创伤后应激障碍也有很好的筛查作用。中文版本也具有良好的信度和效度,灵敏度和特异度均在 85% 以上。

表 8-3-2　PHQ GAD-7

在过去 2 星期,有多少时候您受到以下任何问题困扰?(在您的选择下画圈)	完全不会(0分)	几天(1分)	一半以上的日子(2分)	几乎每天(3分)
1. 感觉紧张,焦虑或急切				
2. 不能够停止或控制担忧				
3. 对各种各样的事情担忧过多				
4. 很难放松下来				
5. 由于不安而无法静坐				
6. 变得容易烦恼或急躁				
7. 感到似乎将有可怕的事情发生而害怕				

注：总分 0~21 分,5、10、15、20 分分别代表轻度、中度、中重度、重度焦虑的分界值

(3) SDS：由 Zung 于 1965 年编制,可以评定抑郁症状的轻重程度及其在治疗中的变化,适用于具有抑郁症状的成人,具有广泛的应用性。本量表共包含 20 个反映抑郁主观感受的项目,每个项目按症状出现的频度分为四级评分,其中 10 个为正向评分,10 个为

反向评分。按照中国常模结果,SDS 标准分的分界值为 53 分,其中 53～62 分为轻度抑郁,63～72 分为中度抑郁,72 分以上为重度抑郁。SDS 如表 8-3-3 所示。

表 8-3-3 抑郁自评量表(SDS)

共 20 条陈述,请您仔细阅读每一条陈述。根据您最近一星期的实际感觉,在适当的空格里画一个钩(√)。

每一条文字后面有 4 个空格,分别表示没有或很少时间(过去 1 周内,出现这类情况的日子不超过 1 天)、小部分时间(过去 1 周内,有 1～2 天有过这类情况)、相当多时间(过去 1 周内,有 3～4 天有过这类情况)、绝大部分或全部时间(过去 1 周内,有 5～7 天有过这类情况)。

在过去一星期,有多少时候您受到以下任何问题困扰?(在您的选择下画圈)	完全不会	几天	一半以上的日子	几乎每天
1. 我觉得闷闷不乐,情绪低沉	0	1	2	3
2. 我觉得一天之中早晨最好	0	1	2	3
3. 我一阵阵哭出来或觉得想哭	0	1	2	3
4. 我晚上睡眠不好	0	1	2	3
5. 我吃得跟平常一样多	0	1	2	3
6. 我与异性密切接触时和以往一样感到愉快	0	1	2	3
7. 我发觉我的体重在下降	0	1	2	3
8. 我有便秘的苦恼	0	1	2	3
9. 我心跳比平时快	0	1	2	3
10. 我无缘无故地感到疲乏	0	1	2	3
11. 我的头脑跟平常一样清楚	0	1	2	3
12. 我觉得经常做的事情并没有困难	0	1	2	3
13. 我觉得不安而平静不下来	0	1	2	3
14. 我对将来抱有希望	0	1	2	3
15. 我比平常容易生气激动	0	1	2	3
16. 我觉得作出决定是容易的	0	1	2	3
17. 我觉得自己是个有用的人,有人需要我	0	1	2	3
18. 我的生活过得很有意思	0	1	2	3
19. 我认为如果我死了别人会生活得好些	0	1	2	3
20. 常感兴趣的事我仍然照常感兴趣	0	1	2	3

(4) PHQ-9:PHQ 是由 Spitzer 于 1999 年根据美国《精神障碍诊断与统计手册(第四版)》(DSM-IV)的诊断标准编制的第一个用于初级保健的自评问卷,主要包括抑郁、焦虑、物质滥用、饮食障碍及躯体化障碍五大部分内容。其分量表 PHQ-9 作为抑郁症的一个简便、有效的筛查量表,在国外被广泛应用于社区卫生中心抑郁症的筛查工作。

PHQ-9 如表 8-3-4 所示。共由 9 个条目组成,用于抑郁障碍筛查和症状严重度评估。这 9 个条目完全根据 DSM-IV 关于抑郁障碍的诊断标准制定,它们分别是:① 愉快感丧失;② 心情低落;③ 睡眠障碍;④ 精力缺乏;⑤ 饮食障碍;⑥ 自我评价低;⑦ 集中注意力困难;⑧ 动作迟缓;⑨ 消极观念。国内有研究表明:PHQ-9 内部一致性系数(Cronbach's α 系数)为 0.832 5,条目间的相关系数为 0.233~0.523,各条目与量表总分的相关系数为 0.451~0.693,灵敏度为 88%,特异度为 99%。国外 Williams 等研究认为,PHQ-9 与其他抑郁筛查工具的灵敏度和特异度相当,甚至更高,并且没有年龄、性别和种族的限制。国内也有研究表明,PHQ-9 是一个重要、可信、简易的抑郁障碍筛查工具。

表 8-3-4　PHQ-9

在过去 2 星期,有多少时候您受到以下任何问题所困扰?(在你的选择下画圈)	完全不会(0 分)	几天(1 分)	一半以上的日子(2 分)	几乎每天(3 分)
1. 做事时提不起劲或只有少许乐趣	0	1	2	3
2. 感到心情低落、沮丧或绝望	0	1	2	3
3. 入睡困难、很难熟睡或睡得太多	0	1	2	3
4. 感觉疲劳或无精打采	0	1	2	3
5. 胃口不好或吃太多	0	1	2	3
6. 觉得自己很糟或觉得自己很失败,或让自己或家人失望	0	1	2	3
7. 很难集中精神于事物,例如阅读报纸或看电视	0	1	2	3
8. 动作或说话速度缓慢到别人可察觉到的程度? 或正好相反——您烦躁或坐立不安,动来动去的情况比平常更严重	0	1	2	3
9. 有不如死掉或用某种方式伤害自己的念头	0	1	2	3

注:本量表总分值 0~27 分,5、10、15、20 分别代表轻度、中度、中重度、重度抑郁的分界值

2)酒精使用障碍筛查量表

(1)AUDIT 量表:存在危险饮酒倾向的人很少会主动到医疗机构就诊或检查,为了早期筛查出这一部分人群,及早对其进行干预,防止酒依赖的形成,1982 年由 WHO 组织了一个有近 2 000 名饮酒者参与的多国协作研究,在此工作基础上开发出 AUDIT 量表(见表 8-3-5)。AUDIT 量表可由经过一定训练的社区基层卫生工作者使用。通过一般健康调查、生活方式、生活习惯及病史或饮酒者自身报告普查,便可获得信息。AUDIT 量表得分 7 分为阳性,提示为有酒精使用问题。但 AUDIT 并非诊断工具,如果需要进一步诊断,则需要相关的专科医生进行。AUDIT 量表在国内已进行信效度的检验,证明其具有良好的信度与效度,可以在国内进行大范围的使用。

表 8-3-5　酒精依赖性疾患识别测验(AUDIT)量表

请根据您最近一年的情况填写

---

1. 你喝酒的次数为多少?
0. 从不　1. 每月约 1 次　2. 每月 2～4 次　3. 每周 2～3 次　4. 每周 4 次以上
若答案为"从不"则直接转至下个问卷;若为其他选择项请继续回答下述题目

2. 在喝酒的那一天中所饮的酒量为多少"杯"?(酒精 10 g,比如 250 ml 或者半瓶啤酒,或者 15 ml 白酒,或者一杯红酒/黄酒)
0. 1 或 2　1. 3 或 4　2. 5 或 6　3. 7～9　4. 10 以上

3. 每次喝 6 杯以上的次数为多少?
0. 从不　1. 每月不到 1 次　2. 每月 1 次　3. 几乎每周 1 次　4. 每天或几乎每天

4. 是否一开始喝酒就无法立即中断?这种情况在最近一年中有几次?
0. 从不　1. 每月不到 1 次　2. 每月 1 次　3. 几乎每周 1 次　4. 每天或几乎每天 1 次

5. 你有没有因为喝酒而贻误了该做的事情?这种情况在最近一年中有几次?
0. 从不　1. 每月不到 1 次　2. 每月 1 次　3. 几乎每周 1 次　4. 每天或几乎每天 1 次

6. 在一次大量饮酒以后,你是否需要在次日早上喝一些酒才能正常生活?这种情况在最近一年中有几次?
0. 从不　1. 每月不到 1 次　2. 每月 1 次　3. 几乎每周 1 次　4. 每天或几乎每天 1 次

7. 你会不会在饮酒之后感到内疚或后悔?这种情况在最近一年中有几次?
0. 从不　1. 每月不到 1 次　2. 每月 1 次　3. 几乎每周 1 次　4. 每天或几乎每天 1 次

8. 你会不会在因为喝酒而回忆不起前夜所发生的情况?这种情况在最近一年中有几次?
0. 从不　1. 每月不到 1 次　2. 每月 1 次　3. 几乎每周 1 次　4. 每天或几乎每天 1 次

9. 有没有因为你喝酒而使你本人或他人受到损伤的情况?
0. 没有　2. 有,但不在过去一年　4. 有,是在过去的一年中

10. 你的亲戚好友、医生、其他卫生工作者有没有关心过你的饮酒问题,并劝过你戒酒?
0. 没有　2. 有,但不在过去一年　4. 有,是在过去的一年中

AUDIT 量表由 10 个问题组成,所有问题都是涉及酒精问题的,前 8 道题为五级评分,后 2 道题为三级评分。前 3 个条目是对饮酒量和饮酒频率进行评估,条目 4～6 是对酒依赖的评估,最后 4 个条目是对饮酒相关问题进行评估。AUDIT 量表第一个问题是询问喝酒的频率,如果选择从未喝过,不需要继续进行下面的问题,测试就结束了;如果选择其他的选项,需继续回答下面的 9 个条目。因为国际上对于饮酒量是用标准杯来计算的,所以在这里要介绍一下标准杯的计算方法:一个标准杯等于酒精 10 g,也就是 250 ml 或者半瓶啤酒,或者 15 ml 白酒,或者 1 杯红酒/黄酒;根据中国的情况,一个标准杯等于半瓶啤酒,38.5 度的白酒半两(1 两=50 g),56 度的白酒 3 钱(1 钱=3.125 g)。国外研究显示,AUDIT 量表评分的界限值为 8 分,可以灵敏地区分有害饮酒和正常饮酒;在中国人群中的研究显示,AUDIT 量表区分危险及有害饮酒的界限值为 7 分。

(2) CAGE 量表:内容比较简单,共包括以下 4 个条目。C:你能戒掉饮酒习惯吗(cut down)? A:当你被要求停止饮酒时是否感到烦躁(annoyed)? G:饮酒是否令你感到内疚(guilty)? E:清晨起床后你是否必须立即喝一杯酒(eye-open)?

CAGE 问卷是 1968 年由 Ewing 所研发的,是一个用于筛查酒精依赖的简单量表,该量表中包括以上 4 个问题,总分 0~4 分,CAGE 量表可在 30 s 内完成,便于实施。若有 2 个问题回答"是"则可考虑存在酒精滥用的问题,当然在有的研究中将 1 分定为分界值。CAGE 量表在国外的研究中表现出良好的信度与效度。

(3) 密西根酒精依赖筛查量表(Michigan alcoholism screening test,MAST):于 1975 年由 Selzer 设计研发,主要用途是在人群中筛出可能有酒精依赖问题的对象,常用于流行病学调查,是应用较多、影响较大的一种酒精筛查量表。MAST 为自评调查问卷,共 25 条,每条的回答只有"是"或"否"两种选择。除第一条(第 0 题)为引入性问题外,其余 24 条均为饮酒者常见的问题,包括心理依赖、躯体依赖和对心理、躯体、职业功能和社交功能的影响等。MAST 只有一项统计量即总分,量表条目即评分标准见表 8-3-6。量表作者认为,总分≥5 分,提示为有酒精依赖的问题;总分=4 分,为可能或可疑的对象;总分≤3 分,可视作尚无问题。上述分界值为多数研究者接受。国外的研究提示,MAST 量表可作为良好的筛查工具,国内暂无相关研究。

表 8-3-6　密西根酒精依赖筛查量表(MAST)

0. 你经常爱饮酒吗?	是	否
1. 你的酒量与多数人一样或更少吗?	是	否
2. 你曾有隔天晚上喝酒,次晨醒来想不起隔晚经历的一部分事情吗?	是	否
3. 你的配偶、父母或其他近亲曾对你饮酒感到担心或抱怨吗?	是	否
4. 当喝了 1~2 杯酒后,你能不费力地控制不再喝了。	是	否
5. 你曾对饮酒感到内疚吗?	是	否
6. 你的亲友认为你饮酒和一般人的习惯差不多吗?	是	否
7. 当你打算不喝酒了的时候,你可以做到吗?	是	否
8. 你参加过戒酒的活动吗?	是	否
9. 你曾在饮酒后与人斗殴吗?	是	否
10. 你曾因饮酒的问题而与配偶、父母或其他近亲产生矛盾吗?	是	否
11. 你的配偶(或其他家族成员)曾为你饮酒的事而求助他人吗?	是	否
12. 你曾因饮酒而导致与好友分手吗?	是	否
13. 你曾因饮酒而在工作、学习上出问题吗?	是	否
14. 你曾因饮酒被解雇吗?	是	否
15. 你曾连续两天以上一直饮酒,而贻误责任,未去工作或置家庭不顾吗?	是	否
16. 你经常在上午饮酒吗?	是	否
17. 医生曾说你的肝脏有问题或有肝硬化吗?	是	否
18. 在大量饮酒后,你曾出现震颤谵妄或听到实际上不存在的声音或看到实际上不存在的东西吗?(注明)	是	否
19. 你曾因为饮酒引起的问题去求助他人吗?	是	否

续 表

20. 你曾因为饮酒引起的问题而住院吗？	是	否
21. 你曾因为饮酒引起的问题而在精神病院或综合医院精神科住院吗？	是	否
22. 你曾因部分原因是饮酒导致的情绪问题而求助于精神科、其他科医生、社会工作者、心理咨询人员吗？	是	否
23. 你曾因饮酒后或醉后驾车而被拘留吗？（如有过，共几次）	是	否
24. 你曾因为其他的饮酒行为而被拘留几小时以上吗？（如有过，共几次）	是	否

注：由于每条的计分并不统一，必须先由评定员根据每条的实际回答按以下规定评分

(1) 第0题不记分

(2) 第1、4、6、7题为反向计分，即答"否"记2分，答"是"不记分（记录单上加＊号者）

(3) 其余各题为正向计分，肯定回答记分，否定回答不记分。其中第3、5、9、16题，每题1分；第2、10～15、17、19～22题，每题2分；第8题为5分。第18题，曾有震颤谵妄者记5分，仅有严重震颤、幻听或幻视者记2分；23、24题，按因酒后驾车和醉酒行为被拘留的次数计，每次2分

　　（4）酒精、烟草和精神活性物质使用筛查量表（alcohol, smoking and substance involvement screening test, ASSIST）中酒精相关问题的筛查部分：该量表 WHO 研发设计，用于初级保健机构对酒精、烟草及其他精神活性物质使用相关问题的筛查工具，已经在国际上多个国家应用，国内外研究均证实其具有较好的信度和效度。ASSIST 根据筛查评分结果还设计了一套简要干预方法，对于降低酒精等精神活性物质使用相关问题的有效性也得到了证实。本章重点介绍对酒精使用相关问题的筛查部分。ASSIST 对酒精部分共由7个定式访谈问题组成，需要医务人员通过与患者访谈收集相应资料，整个访谈过程只需要5分钟左右，ASSIST 评定患者一生中和最近3个月2个时间段在酒精使用方面存在的危险行为及问题。ASSIST 酒精部分第一个问题是询问患者一生中使用酒精的情况，如果回答为"否"则结束会谈，如果患者回答"是"，则访谈继续，进一步了解所使用酒精的具体情况。问题2询问患者最近3个月酒精的使用频率，如果最近3个月没用过酒精则跳到问题6。如果问题2最近3个月使用过酒精，则继续访谈问题3、4、5。具体内容如表8-3-7所示。

表8-3-7　酒精、烟草和精神活性物质使用筛查量表（ASSIST）中酒精相关问题的筛查

　　下列问题是了解您在一生中及最近3个月内使用酒精的情况，我们对您提供的所有信息将严格保密。

题　目	评 分 标 准
1. 在您的一生中，您有过饮酒吗？	0：否；3：是
2. 在最近3个月内，你使用酒精的频率怎样？	0：从来没有；2：1～2次；3：每月1次；4 每周1次；6：几乎每天
3. 在过去的3个月内，你出现对酒精渴求或者迫切地要饮酒的频率如何？	0：从来没有；2：1～2次；3：每月1次；4 每周1次；6：几乎每天

题　目	评 分 标 准
4. 在过去的 3 个月内,你因饮酒导致健康、社会、法律或者经济问题的频率如何?	0：从来没有;2：1~2次;3：每月 1 次;4 每周 1次;6：几乎每天
5. 在过去的 3 个月内,因为饮酒导致你没能做本该做的一些事情,你发生这种情况的频率如何?	0：从来没有;2：1~2次;3：每月 1 次;4 每周 1次;6：几乎每天
6. 你的朋友、亲戚或者其他什么人曾经对你的饮酒行为表示过关心吗?	0：从来没有;6：过去 3 个月有;3：3 个月前有
7. 你是否曾经试图控制、减量或停止饮酒,而最终却失败了?	0：从来没有;6：过去 3 个月有;3：3 个月前有

注：酒精饮料指啤酒、葡萄酒、黄酒、白酒等其他酒类饮料

ASSIST 的评分方法：把问题 2~7 中的酒精使用情况所得的分数加起来,就得到酒精使用的评分。根据评分情况将评估对象分为高、中、低风险人群,高风险组：ASSIST 酒精条目得分≥27 分,说明患者很可能存在酒精依赖问题;中度风险组：ASSIST 酒精条目得分为 11~26 分,说明患者可能为酒精滥用,目前虽然无相关问题,继续下去可能发展到酒精依赖;低风险组：ASSIST 酒精条目得分为 0~10 分,说明目前无酒精使用相关问题。

三、社区心理健康传播的实施理论与方法

如何更好地在社区中有效开展社区心理健康教育和促进,需要应用传播学中健康传播学的有关理论和方法。在社区心理健康教育和促进的过程中,需要利用各种传播媒介,将与健康观念、健康知识、健康行为相关的资讯,以通俗易懂的形式传递给受众。1971年,在美国开展的"斯坦福心脏病预防计划"研究结果表明,在健康促进运动中大众传播加上人际传播的效果最佳,大部分情况下如果仅有大众传播,其效果同样很理想。这是传播学研究方法在健康领域的首次应用,也是美国现代健康传播的发端。因此,20 世纪 70 年代是健康传播的开端。

(一) 健康传播与健康传播学的概念

健康传播是指为了促进健康,交流、分享健康讯息和情感的过程。健康传播的实质是把医学科学"翻译"或转化为公众的防病保健知识、技能和行为实践的过程,是医疗卫生人员应用传播学的理论、策略和方法,解决健康问题的过程,也是医学社会化的过程。人类通过传播活动认识和改造世界,创造或改变健康的影响因素,包括营造影响健康的社会、经济、文化、政策、服务、保障的社会环境,创建居住、食品、生活用品等物质环境;人们通过获取健康讯息,树立有益于健康的意识、观念和态度,掌握健康知识和技能,养成有益于健康的生活方式,保护和促进健康;医务人员通过向患者传授疾病治疗、合理用药和科学康复的知识,改善治疗的依从性,促进患者的痊愈和康复。

健康传播学(health communication)是研究与健康相关的传播行为及其对健康的影

响的科学。健康传播学既是医学的一部分，也是传播学研究的范畴之一。作为传播学的一个分支，健康传播主要关心如何把健康相关信息传播出去，并被受众所接受；而作为医学的一个分支，健康传播关心的则是如何通过传播和分享健康相关信息，达到防治疾病，保护和促进健康的目的。

（二）人际传播

人际传播是人与人之间信息、感情、思想的交流过程。人们在交往活动中，相互之间传递和交换着知识、意见、情感、愿望、观念等信息，从而产生了人与人之间的互相认知、互相吸引、互相作用的社会关系网络。人际传播强调的是面对面的沟通、一对一的交流。在社区心理健康教育的过程中，人际传播是最基本的传播形式。通过口口相传，提高社区居民对心理健康知识的知晓率，提高社区心理健康教育的人群覆盖率。现代的很多技术手段，衍生了许多独具特色的人际传播工具，如微信群、QQ 群、政府工作信息平台等，可通过聊天群、邮件往来等方式进行信息的及时发布。

1. 人际传播的特点

（1）共通的空间：所谓共通，是指对语言符号、地域等有着大致相同的理解，有着相近的生活经验和文化背景。在人际传播过程中，传播者和受众在生活经验、文化背景、语言、地域等方面应取向一致。

（2）私密性：两人对话是人际传播的最常见形式。传播者和受众在私密的空间、特定的时间和地点进行的沟通。

（3）社会性：人际传播具有明显的社会性特征。人际传播的语言是具有社会性的语言，每个人都是信息的发出者，同时又是信息的接收者，即在影响别人的同时，也受到他人的影响。

（4）互动性：在面对面的人际传播中，人们可以迅速获悉对方的信息反馈，随时修正传播的偏差。所以，人际传播具有信息反馈及时、信息量大、传播速度快等特点。传播对象会主动提供反馈意见。一般情况下，人际传播具有双向性。

（5）传播手段多样性：人际传播可以使用语言和大量的非语言符号，如表情、姿势、语气、语调等，许多信息都是通过非语言符号获得的。在人际传播中，传递和接收信息的渠道较多，方法较灵活，使人际传播信息更为丰富和复杂。

（6）情境性：人际传播是在一定的情境中进行的，传播者总是根据当时的情境，比如时间、地点、对象、探讨因素等来选择"说什么"和"怎样说"。

2. 社区心理健康宣教中人际传播的作用

在具体的心理健康教育实施过程中，人际传播发挥了以下功能。

（1）把心理卫生知识有效地传递给受众。由于人际传播是通过人际关系进行传播的，传播者处于主动地位，有目的、有针对性地进行信息传递，因而比较容易以情感打动对方，心理卫生知识不再是冷冰冰的信息，而是赋予了新的情感的载体，使接收者易于认同。所以，其传播效果要优于其他传播方式。由于传播中所附带的关心、支持等情感和传播本身具有的互动性,信息更加明确,更能契合大众生活,受众更能根据自己的实际情况选择所需要的心理健康知识,从而指导自己的生活,培养健康行为,矫正不良行为。

（2）人际传播使心理卫生知识更有利于受众认同,有助于个体的自我认知。在社区心理卫生知识的传播中,由于人际传播的特点,大量的信息经过公众的主观选择,更加具有实用性,因为人际传播依赖于自我认知和相互认知,人的行为在很大程度上取决于自我认知,而这种认知又通过与他人的互动来完成,因而公众对这些知识也更加认同。

3. 社区心理健康教育的传播方式

（1）以政府社会建设工作为核心,建立健全心理健康教育三级传播网络,构建地区性心理健康工作的系统化模式。以地区特殊的社会心理需求为导向,以本地区人群心理健康服务为中心,充分地开发和利用基础的心理保健资源,有效地发挥心理学专业人员的专长,为政府工作人员和社区居民提供综合、连续、及时、便利的心理健康服务,最终达到人人享有心理保健的目标。

（2）借助大众传播媒介,进行广泛的大众传播。借助宣传册、广播、电视等大众传播媒体进行广泛、持久地传播心理健康教育,大众媒体传播是当今心理健康教育传播中的一种十分有效的手段。

（3）借助心理协会,进行群体传播。心理协会每月定期组织会员进行心理健康知识和技能培训,不断提高咨询技能,增强社会服务的能力,使心理协会会员成为社区心理健康宣教的一支重要力量。

（4）针对不同人群,开设心理大课堂,进行心理专题传播。在社区心理健康宣教中,根据疾病谱和医学模式的改变,设计健康教育规划,有针对性地开展心理健康专题讲座。根据人群特点,有的放矢地进行专题传播是心理健康教育的重要措施。通过组织这种科普宣传性质的心理讲座,普及心理健康和精神卫生常识,可以让更多的人参与到关注心理健康上来,提高社会大众对心理和精神问题的认识和心理健康水平,增强他们对心理危机的识别和干预能力。

（三）大众传播

1. 大众传播的概念和功能

大众传播就是专业化的媒介组织,运用先进的传播技术和产业化的手段,以社会上一般大众为对象而进行的大规模的信息生产和传播活动。大众传播的媒介是机械化（代表是图书、杂志、报纸）、电子化（代表是广播、电视）和网络化,这些传播媒介传播信息具有速度快、范围广、影响大等特点。大众传播具有传递信息、引导舆论、教育大众和提供娱乐的功能,其作为公众了解信息的通道、守望社会的窗口、沟通政府与公众的桥梁以及社会舆论的引导力量,在社会管理层面尤其在公共危机事件、群体性事件处理过程中扮演着重要角色,行使着重要职能。在社区心理健康宣教的过程中,作为公共资源的大众传媒采取切实可行的措施,将心理学科普知识有效地传达给社区居民是构建和谐社会的一个重要组成部分。媒体作用发挥得当,会有效地对社区心理健康教育的宣传和应用心理学技能起到积极的引导作用。

2. 大众传播在社区心理宣教中的作用

在社区心理健康宣教中,大众传播的功用主要体现为以下几点。

(1)心理卫生信息公开的窗口作用:大众传播媒介是政府及相关社会组织信息公开的重要窗口。随着我国社会转型的逐步深入,公众面临着愈来愈多的心理压力,心理健康需求不断增长。在社区心理健康宣教的过程中,除了进行心理健康讲座、心理卫生知识竞赛、社区团体心理辅导等常规的手段以外,政府部门应借助相关媒介对相关心理健康以及疾病预防进行政策宣传,发挥媒介在政府和公众之间的桥梁与纽带作用。实现媒介的积极引导作用,切实发挥大众传播的社会功能,促进公民的心理健康意识,有利于维护社会稳定,促进社会问题的解决。

(2)社会动员功能:根据传播学理论,大众传播在形成人们的社会态度方面比改变他们已有的态度作用更大,通过大众传播有目的地宣传和灌输心理健康知识,协调社会各部门更好地参与到社区心理健康教育中来,这对于营造有利于心理健康发展的社会舆论有明显作用。通过大众传播的动员作用,增强公众的参与意识。传媒技术的发展,使社会信息资源实现了高度共享。尤其是以网络为代表的新媒体的形成,各种新思想在碰撞和交流中得以成长,最终对现实社会产生影响,增加了社会的自由度。

(3)影响受众的认知、态度和行为:大众传播向公众提供大量的信息,通过社区教育、舆论导向等影响人们的健康观念,引导健康行为的产生。

(4)引导舆论,协调社会:对于社区心理健康宣教来说,大众传播的应用,最直接的作用是提高宣传内容的知晓率,形成关注的焦点。大众传播有社会地位授予功能,只要是得到大众传播媒介的关注,就得到了社会的广泛关注,就会成为舆论的"焦点"。因此,大众传播报道的内容决定了大多数人的日常讨论内容,通过统一的媒介信息传播、分析、动员,形成对某一问题的意见,起到协调社会的作用。

3. 社区心理健康教育的大众传播形式

在大众传播媒介实践中,媒体环境对心理健康宣教的传播非常重要,下面简要介绍几种常用的大众传播媒介。

(1)健康读物:是一种平面媒体,面向大众传递健康知识和健康观念,倡导人们培养健康的生活方式,引导亚健康状态下的个体追求健康。在社区中,由于人群比较复杂,信息内容从外部引入,读者可以主动地寻求自己需要的信息。

(2)电子网络媒介:具有覆盖面广、速度快、资源利用率与传播效率高等特点。它能够将信息渗透进每一个家庭,促进家庭的社会化,缩短家庭和外部世界的距离,是心理健康知识传播的主要途径之一。

(3)社区心理健康教育信息平台建设:随着互联网的飞速发展以及家庭生活质量的不断提高,网络越来越多地走入并影响着人们的工作和生活。网络的发展既增加了人们罹患心理疾病(如网络成瘾)的可能性,又给心理健康促进、心理疾病预防提供了新的工作平台和服务模式。在新形势下,将网络开发成为服务于社区心理健康的有效工作模式,并与传统的社区心理健康服务中心实体模式相结合,形成相互补充、相得益彰的工作格局,实现社区心理健康服务信息化管理。

(4)心理健康教育及咨询服务中心网站:包括心理健康教育新闻总汇、心理援助、心理月刊、心理测试、身边的心理学、心悦生活、心理学堂等子窗口,及时发布和更新心理健康知识。

总而言之,心理健康教育信息平台的运行使心理健康宣教工作在原有的部门内部信息化、网络化、系统化的基础上,构建起了系统内资源共享的桥梁,提高了公众对心理健康相关信息的知晓水平,所取得的成效显而易见。

第四节 案例实践——心理健康教育在 高血压社区干预中的效果

一、实践背景

高血压是常见的慢性病之一,2019年发布的《中国高血压防治指南(2018年修订版)》指出,目前我国高血压患病率为27.9%。血压控制率不高是导致我国心脑血管疾病高发的主要原因。高血压治疗依从性是影响控制率的关键,数据表明,社区高血压治疗依从性仅为31.5%。根据"知信行"的模式,"行"即是高血压治疗依从性,"知"即是学习高血压知识。医疗人员除了给予患者针对性的药物治疗外,还需要通过增加社区高血压人群的知识,进而树立正确的信念,最终塑造高血压治疗高依从性行为。

二、实践目的

(1)对符合纳入标准的某市社区高血压老年人进行血压和焦虑抑郁情绪相关问卷调查,了解该社区老年人高血压的状况以及伴有焦虑抑郁情绪相关的情况。

(2)将社区患有高血压的老年人随机分为研究组和对照组,分别进行为期6个月的综合性心理健康促进干预和常规干预,并评价两种干预对社区高血压老年人血压及焦虑抑郁情绪的干预效果。

三、实践对象

(1)分组:选取社区110例高血压患者,随机分为研究组和对照组,每组55例。两组患者的一般资料无统计学差异,具有可比性。

(2)纳入标准:① 年龄60～90岁,在本社区将连续居住6个月以上;② 沟通和理解能力正常;③ 符合高血压疾病的诊断标准;④ 同意并签署知情同意书。

（3）排除标准：① 有轻度以上认知功能障碍或被诊断患有阿尔茨海默病（老年痴呆）；② 患心肝肾等方面的疾病；③ 伴其他类型疾病，并接受化疗。

四、高血压及影响因素的问卷调查

在广泛检索相关文献的基础上，自行设计一套《某地社区老年患者血压状况及其影响因素》的调查问卷，并在预调查的基础上，根据问卷可接受程度和信度、效度分析的结果进行修改完善，用于正式调查的问卷涵盖了基本人口学特征、近 6 个月内的高血压和情绪状况、常见慢性病罹患状况、精神状况、身体状态、视力和听力状况、饮食和运动状况、家庭环境和照护情况、用药情况等。

五、高血压和情绪相关问题评估工具的选择

（1）焦虑自评量表（SAS）：用于评估老年高血压患者的焦虑情况，得分越高，表示患者焦虑程度越严重。

（2）抑郁自评量表（SDS）：用于评估老年高血压患者的抑郁情况，得分越高，表示患者抑郁程度越严重。

（3）心理健康促进满意度调查表：用于评估老年高血压患者对心理健康促进干预满意度情况。采取自制调查问卷，就社区医务人员的服务质量、服务态度、护理技巧、言行举止等多方面进行评分，满分为 100 分，90 分以上表示非常满意，60～90 分表示一般满意，60 分以下表示不满意。

六、制订基于需求评估的综合性心理健康促进干预方案

1. 研究组

采用综合性心理健康促进干预方案，主要内容包括以下几点。

（1）心理疏导：由于大部分社区高血压患者长期深受疾病困扰，生活质量持续下降，导致患者很容易受到焦虑、抑郁等不良心理问题的影响，并且逐渐失去疾病治疗的信心。故医疗人员应当设身处地为患者着想，积极与患者沟通和交流，加深对患者心理状况的了解，并给予言语和行动上的鼓励，促使患者能够积极投入到疾病问题的改善工作中去。

（2）转移注意力：为避免患者因自身疾病而影响治疗的积极性，医疗人员还可以通过转移患者自身对疾病注意力的方式改善患者的身心健康。例如：安排患者投入到一些较为安静的娱乐项目中，包括看电视、阅读、听音乐等。同时在娱乐活动中，告知患者如何自我控制血压，并多加鼓励，进而提升患者的疾病治疗自信心。

（3）服药健康指导：为有效控制患者的病情，医疗人员需要根据患者的实际情况指导其科学合理地使用降压药物，将血压控制在正常范围内。在指导患者服药期间，通过制作视频、发放宣传册、开展讲座等不同方式详细向患者讲解与高血压相关的知识，使患者认识到高血压的治疗是个长期的过程，让患者了解疾病治疗对自身健康的重要性，同时讲解

治疗高血压需要注意的事项,提高患者对治疗的依从性,树立与疾病抗争的信心。

（4）身体锻炼健康指导：控制血压除了药物治疗外,科学合理的身体锻炼也是一种必要手段。剧烈的运动可能会给患者带来反作用。医疗人员可以根据患者的实际情况鼓励其在家多进行以"慢"为理念的运动,例如打太极、练书法等,进行适量的运动,提升患者的身体素质水平。

（5）饮食健康指导：高血压患者对于饮食方面有着严格的要求,对患者进行饮食方面的健康指导非常重要。告知患者食用的食物需要严格控制盐量,并且指导其多食用水果和蔬菜。

2. 对照组

对照组采用常规药物治疗,以及常规随访宣教。

七、基线和干预评价指标的确定

基线评价指标为干预前 6 个月内血压和焦虑、抑郁情绪相关情况等;主要干预评价指标为干预开始后 6 个月末血压情况和焦虑、抑郁情绪变化等;实践过程管理指标为心理健康促进方案的执行率。

八、实施前的其他准备工作

对社区老年人高血压及情绪相关问题进行问卷调查以及心理干预需求调查。包括对相关实践活动目的、意义和内容的群众宣传;组织社区干部、志愿者、医护人员、调查员等的选拔和培训;协助实践对象签署知情同意书;与入选对象及其家庭约定评估时间、地点,并告知注意事项;设计和印制与实践目的相关的调查问卷或记录单等。

在心理健康促进干预前,为完成调查并愿意参与干预计划的老年人建立健康随访档案;对参与干预和随访的各类工作人员进行标准化培训;设计和印制与实践目的相关的随访记录表等。

九、统计分析

可考虑使用 SPSS、SAS、R 等统计分析软件,结合分析目的和资料性质选择正确的方法进行统计分析,例如 t 检验、卡方检验、秩和检验等。

十、主要实践结果

（1）血压比较：干预前,研究组与对照组血压的差异无统计学意义（$P > 0.05$）,两组具有可比性。干预后,研究组收缩压与舒张压均低于对照组,差异有统计学意义（$P < 0.05$）。

（2）焦虑抑郁情绪比较：干预前,研究组与对照组焦虑和抑郁情绪水平的差异无统计学意义（$P > 0.05$）,两组具有可比性。干预后,研究组焦虑和抑郁情绪水平均低于对照组,差异有统计学意义($P<0.05$)。

（3）治疗依从性与满意率比较：研究组通过心理健康促进和管理之后,其治疗依从性和干预满意率均显著优于对照组,差异有统计学意义($P<0.05$)。

（孙海明　王海霞）

参考文献

[1] 赵敏,杨风池.中国社区心理疾病防治[M].上海：上海交通大学出版社,2013：3-77.

[2] 李洁,梁笛.公共精神卫生[M].北京：人民卫生出版社,2021：422-440.

[3] 俞国良.现代心理健康教育[M].北京：人民卫生出版社,2015：1-29.

[4] 王广新.社区心理学[M].北京：中国人民大学出版社,2018：1-21.

[5] 黄希庭.社区心理学导论[M].北京：人民卫生出版社,2021：1-22.

[6] 吴均林.心理健康教育学[M].北京：人民卫生出版社,2007：27.

[7] 胡俊峰,侯倍森.当代健康教育与健康促进[M].北京：人民卫生出版社,2005：266-289.

[8] 张晓燕.健康教育概论[M].武汉：武汉大学出版社,2010：161-193.

[9] 胡正荣.传播学概论[M].北京：高等教育出版社,2021：18-21.

[10] 田向阳.健康传播学[M].北京：人民卫生出版社,2017：1-32.

[11] 王丽华,李文娟.心理护理干预对高血压患者不良情绪的影响分析[J].心理月刊,2021,16(14)：159-160.

[12] 杨智峰.心理干预与健康教育在高血压社区健康管理中的应用效果[J].心理月刊,2021,16(19)：186-187.

[13] 龚婷,金蕊,吉利等.心理干预与健康教育在高血压患者护理中的应用分析[J].心理月刊,2021,16(23)：204-206.

[14] 吴晓云.心理干预对高血压患者的遵医依从性的影响[J].内蒙古中医药,2020(2)：161-162.

第三篇

社区常见健康问题的预防与管理

第九章
常见传染病的社区预防

传染病(infectious disease)曾在人类历史的进程中严重地威胁着人类的生命和健康，带来巨大的灾难。虽然人类在与传染病的斗争过程中，不断积累经验、探索科学，特别是抗生素的诞生、疫苗的使用及卫生条件的改善使传染病的发病率和死亡率大大下降，并成功地控制了大部分传染病的大规模传播，然而各类新发传染病(emerging infectious disease)还在不断被发现，传统的传染病也随着环境生态、生物活动、社会发展和人口结构等条件的改变，表现出新的流行特征，常表现为流行更广、更快、更易暴发。因此，在任何时刻，都不能低估传染病的危害，加强传染病的预防和控制仍是各地区卫生防疫工作的重点。社区作为居民长期生活和活动的场所，对许多传染病预防控制工作的有效实施至关重要。

第一节　传 染 病 概 述

一、传染病的概念和分类

（一）概念

传染病是传染性疾病的简称，是由病原体引起的，能在人与人、动物与动物或动物与人之间相互传染的一大类疾病的总称。导致传染病的病原体包括细菌、病毒、支原体、衣原体、立克次体、螺旋体、寄生虫等。病原体可通过感染的人、动物或储存宿主直接或间接地发生传播，感染易感者。

（二）分类

传染病有多种分类方法。根据传染病病原体的不同，可将传染病分为细菌性传染病、病毒性传染病、真菌性传染病、衣原体传染病、支原体传染病、螺旋体传染病、寄生虫传染病等多种类型；根据病原体传播途径的不同，可将传染病分为经空气传播传染病、经食物传播传染病、经水传播传染病、经接触传播传染病、经节肢动物传播传染病、经土壤传播传染病等类型。根据传染病的感染谱，也就是宿主对病原体传染过程反映的轻重程度，可将传染病分为以隐性感染为主的传染病、以显性感染为主的传染病、以死亡为主的传染病等类型。《中华人民共和国传染病防治法》还将其列入的法定报告传染病分为甲、乙、丙三大类。

二、传染病的流行过程

传染病的流行过程（epidemic process）是指传染病在人群中连续传播的过程，包括病原体从传染源体内排出，经过一定的传播途径，侵入易感者机体而形成新的感染的整个过程。

（一）传染源

传染源（source of infection）是指体内有病原体生长、繁殖并且能排出病原体的人和动物，包括患者、病原携带者和受感染的动物。

1. 患者

对于绝大部分传染病而言，患者是最重要的传染源，这是因为他们体内的病原体数量大，且常有咳嗽、呕吐、腹泻等有助于病原体排出的症状，甚至对于某些传染病而言，患者是唯一的传染源，例如麻疹、水痘等。患者作为传染源的意义大小常取决于其排出的病原体数量、毒性大小及活动范围。根据病程的不同，患者可处于潜伏期（incubation period）、临床症状期（clinical stage）和恢复期（convalescence period）等不同阶段。

（1）潜伏期：自病原体侵入易感者机体到最早临床症状出现的这一段时间被称为潜伏期，其长短除主要由病原体类型决定之外，也与进入体内的病原体数量多少、毒力大小、繁殖能力强弱、机体抵抗力强弱以及入侵途径相关。例如甲型肝炎的潜伏期多介于 15～45 天，平均潜伏期约为 30 天。潜伏期具有非常重要的流行病学意义和用途，主要包括：① 帮助判断患者受感染的时间，并借此追踪传染源，确定传播途径；② 有助于确定接触者的留验、检疫和医学观察期限，危害一般或较轻的传染病多采用潜伏期加上 1～2 天，危害严重的传染病应按其最长潜伏期进行留验和检疫；③ 确定免疫接种时间；④ 结合潜伏期评价防控措施的效果；⑤ 影响疾病的流行特征，通常潜伏期短的传染病易发生暴发，潜伏期长的传染病流行持续时间较长。

（2）临床症状期：是患者出现特异性症状和体征的时期。该期的流行病学意义很大，是传染性最强的时期，原因为：① 病原体在患者体内繁殖量最大，可排出大量的病原体；② 患者常有许多促进病原体排出的症状；③ 有些传染病，患者为唯一的传染源；④ 常需他人护理，增加了感染和传播的机会。

（3）恢复期：患者临床症状消失，机体遭受的各种损害逐渐恢复到正常状态的这段时间称为恢复期。由于机体的免疫力开始产生，许多传染病患者体内的病原体被逐渐清除，已不再具有传染性，例如水痘、麻疹等。但有一些传染病患者在恢复期仍会排出病原体，并继续作为传染源,例如痢疾、乙型肝炎患者等,甚至有少数传染病患者排出病原体的时间很长,成为长期乃至终身的传染源,例如伤寒患者。

为确定传染病患者的隔离期限,常需依据病原学检查和流行病学调查估计该病的传染期(communicable period)。传染期是患者排出病原体的整个时期,对传染病患者的隔离措施一般应在传染期结束后终止。

2. 病原携带者

病原携带者(carrier)是指没有任何临床症状但却能排出病原体的人,是带菌者、带毒者和带虫者的统称,可分为潜伏期病原携带者、恢复期病原携带者和健康病原携带者。

(1) 潜伏期病原携带者:是指潜伏期内携带病原体并可向体外排出病原体的人,例如麻疹、白喉、霍乱等传染病患者均可在潜伏期末向外排出病原体。

(2) 恢复期病原携带者:是指临床症状消失后仍可在一段时间内排出病原体的人。

上述两个阶段的病原携带者也可被看作是处于潜伏期和恢复期的患者。

(3) 健康病原携带者:是指在整个感染过程中均无明显临床症状或体征,但能排出病原体的人,流行性脊髓灰质炎、乙型脑炎和乙型肝炎等疾病常有较多的健康病原携带者,不过其病原体的排出数量少、时间短,作为传染源的意义有限。

病原携带者作为传染源的意义大小取决于携带者的类型、排出病原体的数量、持续时间、携带者的职业、卫生习惯、活动范围、环境卫生状况、生活条件及卫生防疫措施等,特别是携带者的职业和卫生习惯对疾病传播的意义重大。

3. 受感染的动物

动物可传播人类的某些传染病,其作为传染源的意义主要取决于受感染的动物与人类的接触机会和密切程度、受感染动物的种类和密度,以及环境中是否存在适合该病传播的条件等。

(二) 传播途径

传播途径(route of transmission)是指病原体从传染源排出后,侵入新的易感宿主前,在外环境中所经历的全部过程。某种传染病的传播途径可以是一种,也可以是多种。传染病的传播可分为两大类方式,分别是水平传播和垂直传播。水平传播(horizontal transmission)即病原体在外环境中借助传播因素实现在人与人之间传播,又可分为经空气传播、经食物传播、经水传播、经接触传播、经土壤传播,以及医源性传播等。垂直传播(vertical transmission)指在围产期病原体通过母体传给子代,也称围产期传播或母婴传播。

1. 经空气传播

经空气传播是呼吸系统传染病的主要传播途径,其传播媒介是空气,包括飞沫、飞沫核和尘埃传播。对环境抵抗力相对较弱的流感病毒、脑膜炎双球菌主要通过飞沫传播,含有病原体的飞沫随呼气、咳嗽、打喷嚏排入空气中,再由易感者吸入而致传播;结核杆菌、白喉杆菌等耐干燥的病原体多经飞沫核传播,飞沫核由飞沫蒸发失去水分而形成,并长时间悬浮在空中以气溶胶的形式漂流至远处,因此传播范围相对较广;炭疽杆菌、结核杆菌等病原体对外界环境抵抗力很强,可随较大的飞沫落在地面上,干燥后再随尘埃重新悬浮于空气中,导致经尘埃传播。

经空气传播的传染病的流行特征包括:① 传播途径易实现,传播广泛,发病率高;② 有明显的季节性,冬春季相对高发;③ 在未经免疫预防的人群中发病率呈周期性升高现象;④ 主要受人口密度、居住条件、卫生条件等因素的影响。

2. 经食物传播

经食物传播是肠道传染病、某些寄生虫病和极少数呼吸道传染病的主要传播途径。食用本身存在病原体的食物,或在加工、运输、贮存或销售环节被病原体污染的食物是导致发生经食物传播的两大直接原因。

经食物传播传染病的流行特征包括:① 患者有进食某一食物史,不食者不发病;② 一次大量污染可致暴发,潜伏期较短,流行的持续时间也较短;③ 停止供应污染食物后,暴发可较快平息;④ 若食物被多次污染,暴发和流行可持续较长时间。

3. 经水传播

经水传播的两种具体形式分别是经饮水传播和经疫水传播。

(1) 经饮水传播:以肠道传染病为主,例如痢疾、伤寒、霍乱、甲型肝炎、脊髓灰质炎等,主要是由于水源水或供水系统被污染所导致的。传染病的流行特征包括:① 病例分布与供水范围一致,患者有饮用同一水源史;② 如果水源经常受到污染,病例将不断出现;③ 除了母乳喂养的婴儿外,发病没有年龄、性别和职业的差异;④ 若停用污染水源或及时采取消毒净化措施,可及时平息暴发或流行。

(2) 经饮水传播:以某些寄生虫病为主,例如钩端螺旋体病、血吸虫病等。

经疫水传播传染病的流行特征包括:① 患者有疫水的接触史;② 发病具有明显的季节性、地区性、职业性分布特征,多见于夏季、气候温暖湿润的水网地区以及农民、渔民中;③ 易感者大量进入疫区接触疫水时可致暴发或流行;④ 对疫水进行处理和加强个人防护,可有效控制疾病传播。

4. 经接触传播

根据病原体在离开传染源后,侵入宿主机体前是否在外界停留,可分为直接接触传播和间接接触传播。

(1) 直接接触传播:是在没有外界因素参与下,传染源直接与易感者接触所导致的传播。例如性病、狂犬病等。

(2) 间接接触传播:是易感者接触了被传染源的排出物或分泌物污染的日常生活用品所造成的传播,也称为日常生活接触传播。间接接触传播传染病的流行特征包括:① 病例一般呈散发,可在家庭或同住者之间传播,呈现家庭和同住者中病例聚集的现象;② 个人卫生习惯不良和卫生条件差的地区或人群中发病率较高;③ 流行过程缓慢,无明显的季节性,全年均可发病;④ 加强传染源管理,严格消毒制度,注意个人卫生,可减少此类疾病传播。

5. 经节肢动物传播

经节肢动物传播是经节肢动物机械携带或叮咬吸血而形成的传播，也称为虫媒传播。常见的传播媒介包括蚊、蝇、蚤、蜱、螨、蟑螂等，其传播方式可分为机械携带和生物学传播两种。

（1）机械携带：是病原体在非吸血节肢动物的体表和体内存活，但不在其体内发育，节肢动物通过接触、反吐和粪便排出病原体，污染食物或餐具，感染接触者，多见于伤寒、痢疾等肠道传染病。

（2）生物学传播：是吸血节肢动物因叮咬血液中带有病原体的感染者，病原体进入节肢动物体内，经过一段时间的发育、繁殖或完成其生活周期中的某阶段后，节肢动物再叮咬易感者而形成感染，多见于莱姆病、乙型脑炎和疟疾等人畜共患病和寄生虫病。

虫媒传播性传染病的流行特征包括：① 具有一定的区域性和季节性，病例与传播媒介的地区和时间分布较一致；② 在林业工人、农民等常在野外作业的职业人群中发病率较高；③ 在传统疫区中儿童的发病率较高，而在新疫区中不同年龄人群的发病率差异不明显。

6. 经土壤传播

经土壤传播是易感者通过接触被病原体污染的土壤所导致的传播。传染源的排泄物、分泌物以及尸体中含有大量的病原体，如果处理不当就会直接或间接污染土壤，例如蛔虫、钩虫、鞭虫等寄生虫的虫卵需在土壤中发育到一定阶段才具有传染宿主的能力，此外炭疽、破伤风等病原体形成芽孢污染土壤后，其传染力可达数十年，土壤中的病原体接触被易感者皮肤上的损伤后就有可能发生感染。经土壤传播传染病的流行与病原体在土壤中的存活时间、易感者与土壤接触的机会以及个人卫生、皮肤是否破损等有关。

7. 医源性传播

医源性传播指在医疗、预防实践中，由于未能严格执行规章制度和操作规程，而人为造成某些传染病的传播。医源性传播可分为两类，分别是易感者在接受治疗、检查或预防等措施的实施过程中经消毒不严或受污染的医疗器械而导致的传播，以及由于生物、药品或血液制品等受污染而引起的传播。

8. 垂直传播

垂直传播可分为经胎盘传播、上行性传播和分娩时传播三种形式。经胎盘传播是受感染的孕妇经胎盘血液将可通过胎盘屏障的病原体（如风疹病毒、艾滋病病毒等）传给胎儿而引起宫内感染；上行性传播是病原体（如单纯疱疹病毒、白色念珠球菌等）从孕妇阴道到达绒毛膜或胎盘引起胎儿宫内感染；分娩时传播是分娩过程中胎儿在通过严重感染的孕妇产道时受到病原体（如淋球菌、疱疹病毒等）感染。

（三）易感人群

易感人群（susceptible population）指的是对某种传染病的病原体缺乏免疫力而易受感染的人群。人群作为一个整体对传染病的易感程度被称为人群易感性，其高低取决于总人口中易感人群所占的比例大小和人群的总体健康状况，计划免疫预防接种、一次传染病流行后，以及较高的隐性感染发生后通常会使人群易感性降低，而新生儿增加、易感人口迁入、免疫人口的免疫力自然消退，以及免疫人口的死亡增加，则有可能使人群易感性升高。

（四）疫源地

疫源地是指在一定条件下，传染源向其周围传播的病原体所能波及的范围，是构成传染病流行过程的基本单位。较小范围或单个传染源构成的疫源地称为疫点，较大范围的疫源地或若干疫源地连成片时称为疫区。疫源地的范围取决于传染源的存在时间和活动范围、传播途径的特点以及人群的免疫状况等三个因素。例如：经飞沫传播的传染病若及时对传染源的易感接触者进行必要的隔离检疫，则有利于将疫源地控制在较小范围内，否则疫源地的范围将随着易感接触者的活动迅速扩大。判断疫源地是否被消灭，必须同时具备以下条件：① 传染源被移走或消除了病原携带状态；② 通过各种措施彻底消灭了传染源排出到外环境中的病原体；③ 经过该病的最长潜伏期，传染源的易感者中没有新的感染发生。

三、传染病的流行强度

传染病的流行强度可分为散发、暴发、流行和大流行等。

（一）散发

如果某种传染病的发病率在一定地区呈现历年一般水平，且各病例之间在发病时间和地点方面无明显联系，可认为其处于散发（sporadic）状态，一般多见于传播机制不易实现、潜伏期较长、以隐形感染为主，以及愈后免疫力强且持久的传染病，例如斑疹伤寒、麻风、脊髓灰质炎、乙型肝炎等。

（二）暴发

如果在短时间内，小范围人群中突然出现许多症状相同的病例，则意味着发生了暴发（outbreak），多见于传播机制易实现，且潜伏期较短的疾病，例如手足口病、腮腺炎、猩红热、甲型肝炎等。

（三）流行

倘若某地区某种传染病的发病率明显超过历年呈散发状态时的发病率水平，且各病例具有明显的时间和空间联系，则认为处于流行（epidemic）状态，提示当地可能存在某些共同的传播因素。传染病的流行通常具有流行性、地方性和季节性等特征。

（四）大流行

假定疾病的流行迅速蔓延，涉及地域更广，在短期内跨越了省界、国界，甚至洲界，就构成了世界大流行（pandemic）。例如 2003 年的严重急性呼吸综合征（SARS）疫情、2009 年的甲型 H1N1 流感疫情等。

四、影响传染病流行过程的因素

影响传染病流行过程的因素可分为自然因素和社会因素两大类。自然因素包括气候、地理、土壤、动植物等，尤其是经节肢动物传播的传染病受自然因素的影响较明显。社会因素包括生活条件、医疗卫生状况、城市化、环境污染、人口流动、宗教信仰、风俗习惯、社会制度等，例如在医疗卫生保健较好的地区，绝大部分传染病的发病率和死亡率相对较低。

五、传染病的流行现况

据 WHO 统计，包括艾滋病、结核病和疟疾等疾病在内的大部分传染病的发病率在全球范围内均呈总体下降趋势。2000—2018 年，艾滋病发病率从 47/10 万降至 24/10 万，结核病发病率从 172/10 万降至 132/10 万，高危人群中的疟疾发病率从 8 100/10 万降至 5 700/10 万，同期归因于艾滋病、结核病、疟疾的死亡率平均每年下降 2.4%～3.2%，下降幅度大于慢性非传染性疾病。2000—2019 年，全球结核病死亡人数从第 7 位降至第 13 位，死亡人数减少了 30%。2019 年，虽然肺炎和其他下呼吸道感染仍是全球最致命的传染病，并占据第四大死因，但是与 2000 年相比，全球下呼吸道感染导致的死亡人数减少了近 50 万。

尽管传染病的流行势头得到了一定程度的遏制，但是对传染病的预防与控制工作仍不能掉以轻心，全球每年死亡人口中四分之一的死因是传染病，在非洲这一比例甚至高达 60% 以上。在低收入国家的前十大死因中，仍有 6 个是传染病。各种新发传染病的不断出现和全球人流、物流交往的日益频繁，对全球共同应对传染病提出了新的挑战。据 WHO 估计，新型冠状病毒肺炎已成为全球的主要死因之一，2020 年直接和间接归因于该病的全球超额死亡总数至少为 300 万，远多于当年报告的 180 万该病的死亡人数。

中华人民共和国成立以来，在"预防为主"的方针指引下，经过多年的努力，不仅成功地消灭了天花，包括鼠疫、百日咳、破伤风、白喉、脊髓灰质炎等在内的许多长期在我国肆虐的传染病也得到了有效控制，结核病、病毒性肝炎等传染病的发病率和死亡率已大大下降，传染病导致的死因顺位已从第一位下降至第十位。目前我国传染病的危害主要呈现出以下特点：① 艾滋病危害严重，艾滋病病毒的感染模式从高危人群向一般人群逐步播散；② 病毒性肝炎的防治形势依然严峻，发病率虽有下降但仍不容乐观，控制难度仍较大；③ 结核病仍呈现出高感染率、高患病率和高耐药率的特点，控制任务仍相当艰巨；④ 新发传染病流行不断发生，造成多方面的危害，应对能力仍有待加强；⑤ 流行性感冒、手足口病、感染性腹泻等常见传染病的发病率仍维持在较高水平。

第二节　传染病的预防与控制

一、传染病的预防与控制策略

为预防和控制传染病的发生和流行，应始终坚持"预防为主"的总方针，加强传染病监测,注重全人群策略和高危人群策略相结合,并综合考虑传染病的特点、分布、危害、影响因素、资源利用等多个方面,制订科学的策略。

（一）传染病监测

传染病监测是公共卫生监测中的重要组成部分,也是预防和控制传染病的重要措施,目的是通过定期、定点的系统监测,掌握传染病的发生、发展规律及其相关社会和自然影响因素,为制订防治对策,开展防治工作,评价效果提供科学依据。

1. 传染病监测的方式

监测方式可分为被动监测和主动监测两大类。被动监测是指下级单位常规向上级机构报告监测数据和资料,而上级单位被动接受,例如《中华人民共和国传染病防治法》中规定的监测病种和报告方式。主动监测是指根据特殊需要,上级单位亲自调查收集资料,或要求下级单位尽力去收集某方面的资料,例如某地区通过开展传染病漏报调查以提高传染病的报告率和报告质量。

2. 传染病监测的内容

监测内容主要包括人群基本情况,三间分布的动态情况,人口变迁和人群易感性,媒介昆虫和动物的分布、种类、数量及病原体携带情况,病原体的型别、毒力和耐药状况等。传染病监测的步骤包括收集相关资料、分析资料、反馈信息和利用信息。

3. 传染病疫情报告系统

我国自 1950 年开始逐步建立起了一套完善的法定传染病疫情报告系统。目前我国的传染病监测工作既包括了法定报告传染病的常规报告,也包括了重点疾病的哨点监测工作,例如艾滋病、流感等。传染病监测系统还可基于跨部门监测系统,根据需要开展人、物、环境等相结合的多渠道监测,例如国务院应对新型冠状病毒肺炎疫情联防联控机制综合组于 2021 年发布的《新型冠状病毒肺炎防控方案（第八版）》中就对医疗机构就诊人员监测、风险职业人群监测、重点人群健康监测、重点机构监测、物品和环境监测、集中隔离场所监测、病原监测等方面提出了具体要求。

1989 年,《中华人民共和国传染病防治法》开始施行,将列入的法定报告传染病扩大为甲、乙、丙三类。2020 年 1 月 20 日,国家卫生健康委决定将新型冠状病毒感染的肺炎纳入法定传染病乙类管理,采取甲类传染病的预防、控制措施。至此,我国的法定传染病共 40 种,其中甲类传染病 2 种,乙类传染病 27 种,丙类传染病 11 种。2020 年,全国（不含香港、澳门特别行政区和台湾地区）法定传染病报告发病率为 413.63/10 万,报告死亡率为 1.88/10 万。

在 2003 年的 SARS 疫情之后,我国已建立起横向到边、纵向到底的传染病与突发公共卫生事件网络直报系统,以及传染病早期自动预警信息系统,在一定程度上解决了传染病和突发公共卫生事件信息报告和传染病监测的早期预警问题,为我国传染病的防控工作发挥了重要作用。

（二）全人群策略和高危人群策略

在全人群策略中,应以目标人群为防控对象,通过各项措施降低整个人群的危险因素暴露水平,例如通过儿童计划免疫降低整个儿童群体的传染病易感性;高危人群策略则是将有限的医疗卫生资源集中用于某类传染病的重点防治人群,例如在吸毒人群中开展艾滋病筛查。为最大效率地预防和控制传染病,往往需要将这两种策略进行有机地结合。

二、传染病的预防与控制措施

在预防和控制传染病的具体过程中,应坚持经常性与应急性措施并重、分类管理和重点管理相结合,坚持政府领导、社会参与、依靠科技、因地制宜、群防群控、综合治理。

（一）传染病的预防措施

传染病的预防措施强调在尚未发生疫情时,针对可能受病原体威胁的易感人群采取各项防制办法,或针对可能存在病原体的环境、媒介昆虫、动物宿主等采取针对性措施。主要包括:① 加强健康教育,提高群众防病意识;② 改善卫生条件,例如对可能受到病原体污染的场所和物品实施预防性消毒;③ 提高人群免疫水平,例如扩大计划免疫疫苗接种的覆盖面;④ 加强传染病的监测和国境卫生检疫;⑤ 加强传染病监测工作;⑥ 做好家畜及宠物的预防接种和检疫;⑦ 加强传染病防控的跨地区、跨部门合作。

（二）传染病的控制措施

1. 疫情报告

疫情报告既是疫情管理的基础,也是国家的法定制度。当发生传染病疫情时,要求任何人一旦发现传染病患者或疑似传染病患者,都应及时向附近的医疗机构或疾病预防控制机构报告,不得隐瞒、谎报或授意他人隐瞒、谎报疫情。

从事医疗、保健、卫生防疫工作人员均为法定报告人,急性传染病疫情报告力求迅速,对于甲类传染病和乙类传染病中按甲类传染病的标准采取预防和控制措施的疾病,要求于 2 小时内报告,其他乙、丙类传染病、疑似患者和规定报告的传染病病原携带者在诊断后,应于 24 小时内报告。

2. 针对传染源及其接触者的控制措施

对患者传染源应做到"五早",即早发现、早诊断、早报告、早隔离、早治疗,这是控制传染源、防止疾病传播蔓延的主要措施。对作为传染源的病原携带者,应做好登记和管理,指导他们养成良好的卫生习惯,定期随访,一般需在 2～3 次病原学检查结果均为阴性后方可解除对其的管理措施。对有经济价值的野生动物和家畜,一般进行隔离治疗,必要时需采取宰杀并消毒等措施;对无经济价值的动物传染源应予以捕杀和进行必要的消毒处理。

对传染源的接触者可采取应急预防接种、药物预防、医学观察、隔离或留验等措施,以防止其成为传染源。例如:对潜伏期较长的传染病患者可进行自动或被动免疫,对某些有特效药物防治的传染病接触者采用药物预防,对某些危害较严重的传染病接触者进行医学观察、留验或隔离。

3. 针对传播途径的控制措施

主要是对传染源所污染或可能污染,且易感者可能接触到的环境采取有效的清理、消毒和杀虫等措施,目的是为了切断传播途径,例如:肠道传染病主要经食物和饮水传播,因此对患者的粪便、呕吐物,以及使用过的餐具、饮具必须进行充分消毒。消毒是用化学、物理、生物的方法杀灭或消除环境中致病性微生物的措施,可分为预防性消毒和疫源地消毒。预防性消毒是指在没有发现明确传染源的情况下,对可能受到病原体污染的场所和物品施行消毒,例如对日常使用的餐具进行的消毒。疫源地消毒是对现有或曾经有传染源存在的场所进行的消毒,包括随时消毒或终末消毒。随时消毒是当传染源仍在疫源地时,对其排泄物、分泌物和被污染的物品、场所及时进行消毒。终末消毒是指当传染源痊愈、死亡或离开后对疫源地进行的彻底消毒。

4. 针对易感人群的措施

预防接种是针对易感人群所采用的一种经济、有效的特异性预防措施,也是控制和消灭传染病的根本措施之一,包括人工自动免疫、人工被动免疫和人工被动自动免疫等形式。人工自动免疫是采用人工免疫的方法,将疫苗、类毒素和菌苗等免疫原接种到易感者机体,使机体自身的免疫系统产生对传染病的特异性免疫力,从而预防传染病发生的措施。疫苗(vaccine)指的是具有抗原性,且接种于机体可产生特异的自动免疫力的各类制剂,包括减毒活疫苗、灭活疫苗、类毒素疫苗、亚单位疫苗、DNA 疫苗、重组疫苗等。接种疫苗后,特异性免疫保护通常需 1~4 周才会出现,但是可持续数月或数年。人工被动免疫是直接给机体注入免疫应答产物,如含有特异性抗体的免疫血清,使机体立即获得免疫力,多用于紧急需要时的应急接种,例如通过注射抗病毒血清、免疫球蛋白预防麻疹、甲型肝炎,使注射后机体迅速获得免疫保护,但通常只能维持 1~2 个月。人工被动自动免疫则是同时给机体注射抗原物质和抗体,使机体既可迅速获得特异性抗体,又能刺激机体产生持久的免疫力。

除预防接种之外,对某些有特效防治药物的传染病可进行预防性服药。例如:异烟肼可用于预防结核病,乙胺嘧啶或氯喹可预防疟疾。在传染病流行期间,为易感者提供必要的防护措施也非常必要。例如:为在蚊虫较多的地区工作的人群发放驱蚊剂和蚊帐等。通过健康科普宣传教育,提高人们的健康素养,指导人们养成良好的个人卫生习惯对控制传染病的流行也具有重要的意义。例如:在新型冠状病毒肺炎疫情期间,通过持续深入地开展各种形式的宣传教育,使正确佩戴防护口罩、注意保持社交距离、勤通风、洗手等良好习惯蔚然成风。

5. 应对传染病暴发或流行的紧急措施

在传染病暴发或流行时,可依据突发公共卫生事件和传染病等相关法规和预案,采取必要的限制或停止人群集聚活动,停工、停业、停课,封闭被污染的水源或食品,控制或捕杀染疫动物,封闭可能造成疫情扩散的场所,对出入疫区的人员、物资和交通工具实施卫生检疫、封锁疫区等采取紧急措施。

(三) 预防接种效果及安全性的评价指标

对预防接种效果的评价需遵循严格科学的程序,主要可从免疫学效果和流行病学效果两方面来进行评价。

1. 免疫学效果

可通过测定接种后人群的抗体阳转率、抗体平均滴度和抗体持续时间等指标进行评价。

2. 流行病学效果

可根据实验流行病学研究的结果计算疫苗保护率和疫苗效果指数等指标进行评价。

疫苗保护率是通过比较疫苗接种组和对照组对象在经过一个疫苗预防疾病的流行周期后目标疾病的发病情况(如发病率)后计算得到的(公式 9-1),疫苗效果指数则是对照组发病率与接种组发病率的比值(公式 9-2)。

疫苗安全性方面的评价指标主要包括不良反应发生率、严重不良反应发生率等。

$$疫苗保护率(\%) = \frac{对照组发病率 - 接种组发病率}{对照组发病率} \times 100\%$$

$$(公式 9-2-1)$$

$$疫苗效果指数 = \frac{对照组发病率}{接种组发病率} \qquad (公式 9-2-2)$$

三、社区中常见传染病的预防与控制

(一) 病毒性肝炎

病毒性肝炎(virus hepatitis)是由多种类型的嗜肝病毒(包括甲型、乙型、丙型、丁型及戊型肝炎病毒)引起的以出现消化道症状和肝功能异常为主的一组感染性疾病,属于乙类传染病,具有传染性强、传播途径复杂、流行广泛、发病率高的特点。

社区预防与控制病毒性肝炎的主要措施如下。① 管理传染源:例如对甲型肝炎和戊型肝炎的患者自发病之日起隔离 3 周;乙型肝炎患者痊愈后经半年无症状或体征,且肝功能持续正常,病毒血清学指标确认转阴后才可恢复工作。② 切断传播途径,例如注意餐饮卫生、防止水源污染、教育群众养成良好卫生习惯、加强血液制品和医疗器械管理等。③ 保护易感人群,例如对高危人群进行乙型肝炎和甲型肝炎疫苗接种。④ 对慢性肝炎或肝硬化患者给予必要的康复指导和随访,例如合理膳食、定期监测肝功能和甲胎蛋白等指标、定期开展 B 超随访检查等。⑤ 对急性肝炎患者,中、重度以上的慢性肝炎患者,以及肝硬化活动期患者进行及时转诊。⑥ 开展多种形式的健康宣传教育和健康促进活动。

(二) 肺结核

结核病(tuberculosis)是一种由结核杆菌引起的以呼吸道传播为主的慢性传染病,虽可累及全身多脏器,但是以肺结核为主,占结核病总数的 80%～90%,典型症状包括咳嗽、咳痰、咯血、胸痛、呼吸困难、低热、盗汗、乏力、体重减轻、女性月经不调等。结核病是全球重要的公共卫生问题,我国在 22 个结核病高负担国家中居第二位。

社区预防与控制肺结核的主要措施包括：① 根据痰涂片、胸片、症状和体征及时识别和诊断可能感染的患者，确保患者得到早期、联合、适量、规律和全程用药等规范治疗；② 对诊断的肺结核患者凡不能得到有效治疗者，应及时转诊至结核病防治机构或卫生主管部门指定的医疗机构；③ 对 HIV 感染者、与新诊断的患者密切接触且结核菌素试验阳性的少儿，未接种卡介苗的 5 岁以下且结核菌素试验阳性儿童、结核菌素试验阳性的慢性病患者、应用肾上腺皮质激素者、应用免疫抑制剂者，用异烟肼预防性化疗 6～12 个月；④ 对恢复期的肺结核患者给予必要的康复指导和随访，例如定期复查胸片，及时发现抗结核药物的副反应，实施心理干预等；⑤ 开展面对患者和家属的健康教育和健康指导，例如指导家属督导患者合理按时服药和定期复查，指导个人防护和正确的消毒方法。

(三) 细菌性痢疾

细菌性痢疾(bacillary dysentery)，简称菌痢，是由痢疾杆菌引起的肠道传染病，经粪—口途径传播好发于夏秋季。其临床表现主要包括发热、腹痛、腹泻、里急后重和黏液脓血便等，严重者甚至可能发生感染性休克和中毒性脑病。

社区预防与控制细菌性痢疾的主要措施包括：① 坚持不懈地开展各种爱国卫生运动，例如保护环境卫生和水源卫生，消灭苍蝇、蟑螂及其滋生地；② 加强食品卫生的监督、检查及管理力度；③ 加强肠道门诊的监测和疫情报告制度；④ 对急性菌痢患者应及早发现和彻底治疗，对慢性菌痢患者和带菌者应彻底治愈；⑤ 对菌痢患者和带菌者，应隔离直至粪便细菌培养结果连续 2～3 次阴性以上；⑥ 开展面向重点行业(如餐饮食品、托幼、供水等)工作人员的卫生知识培训，通过宣传教育帮助居民了解菌痢防治常识，养成良好的个人卫生习惯。

(四) 流行性感冒

流行性感冒(influenza)简称流感，是由甲、乙、丙三型流感病毒分别引起的一种急性呼吸道疾病，可通过含有病毒的飞沫、人与人之间的接触以及与被污染物品的接触而传播，属于丙类传染病。以甲型流感最为常见，其传染性较强，秋冬季高发，易致暴发或大流行。潜伏期一般为 1～7 天，多数为 2～4 天。临床特点包括起病急、高热、乏力、全身肌肉酸痛，鼻塞、流涕和喷嚏等上呼吸卡他症状相对较轻。该病具有一定的自限性，但易导致婴幼儿、老年人和伴心肺基础疾病的患者发生肺炎等严重并发症甚至死亡。

社区预防与控制流行性感冒的主要措施包括：① 完善疫情监测和疫情报告制度，必要时实施科学的检疫、医学观察、留验和隔离政策；② 对甲型流感的高危人群可服用金刚烷胺和金刚乙胺进行预防，必要时可接种流感疫苗；③ 及早发现和彻底治疗流感患者；④ 加强公共场所的消毒，保持空气流通；⑤ 开展必要的公众健康教育，使群众了解流感防治常识，注意个人卫生，减少人群聚集活动。

(五) 新型冠状病毒肺炎

新型冠状病毒肺炎也称为 2019 冠状病毒病(corona virus disease 2019，COVID-19)，是由 2019 新型冠状病毒(2019-nCOV)感染所导致的肺炎，传染源是新型冠状病毒感染者,主要经呼吸道飞沫和密切接触传播,接触病毒污染的物品也可造成感染,在相对封闭的环境中暴露于高浓度气溶胶情况下存在经气溶胶传播可能。该病的潜伏期为 1～14 天,大多为 3～7 天,在潜伏期即有传染性,发病后 5 天内传染性较强。临床表现以发热、干咳、乏力为主,部分患者可以鼻塞、流涕、咽痛、嗅觉味觉减退或丧失、结膜炎、肌痛和腹泻等为主要表现或无明显症状。轻型患者可表现为低热、轻微乏力、嗅觉及味觉障碍等,无肺炎表现。重症患者多在发病 1 周后出现呼吸困难和(或)低氧血症,严重者可快速进展为急性呼吸窘迫综合征、脓毒症休克、难以纠正的代谢性酸中毒和出凝血功能障碍及多器官功能衰竭等。曾接种过疫苗者及感染奥密克戎(Omicron)毒株者以无症状及轻症为主。多数患者的预后良好,老年人、有慢性基础疾病者、晚期妊娠和围产期女性、肥胖人群等少数患者病情危重。

社区预防与控制新型冠状病毒肺炎的主要措施包括:① 全方位开展新型冠状病毒肺炎防控知识宣传教育,强调每个人都是自己的第一健康责任人;② 做好疫苗接种工作,筑牢全民免疫屏障;③ 落实疫情监测预警,建立汇集人、物、环境等多渠道信息的监测预警机制;④ 疫情发生后,应立即启动应急指挥体系,以街道(乡镇)为单位划分风险等级并动态调整,做好分区分级精准管控;⑤ 落实社区网格化管理综合防控措施。

第三节　新发传染病的预防与控制

一、突发公共卫生事件与新发传染病

(一) 突发公共卫生事件的概念与特征

根据 2003 年 5 月国务院颁布实施的《突发公共卫生事件应急条例》,突发公共卫生事件(emergency public health events)可被定义为突然发生,造成或可能造成社会公众健康严重损害的重大传染病疫情、群体性不明原因疾病、重大食物和职业中毒以及其他严重影响公众健康的事件。

突发公共卫生事件具有的共同特征主要包括:① 突然发生,难以预测和阻止;② 对个人、家庭、社会、国家有多方面的巨大危害;③ 发生与危险因素的分布具有高度的一致性;④ 传播快,影响范围广;⑤ 可能具有远期效应;⑥ 具有相对性,例如某地区一天出现数十例呼吸道传染病患者不属于突发公共卫生事件,但若集中在一个学校里便成为突发公共卫生事件。

(二) 新发传染病的概念与特征

根据 WHO 的定义,新发传染病是指由新种或新型病原微生物引起的传染病,以及近年来导致地区性或国际性公共卫生问题的传染病,包含新发生的传染病和重新发生的传染病两大类。前者指的是由新种或新型病原微生物引发的传染病;后者指的是一些原已得到基本控制、已不构成公共卫生问题,但近年来因某些原因又重新流行的传染病。随着全球气温变暖、生态环境破坏、人类行为改变以及病原体基因变异,各类新发传染病日益频繁地出现,其病原体已占已知传染病的 12%。

新发传染病具有发生存在着不确定性、在疫情初期各方认识不足、人类普遍易感、病原体种类各异但以病毒为主、传播途径多样但以呼吸道和消化道传播为主等特征,且大部分新发传染病与野生动物有关或来源于野生动物。

(三) 新发传染病的流行与危害

近 30 年来,全球发现的新发传染病超过 20 种,主要包括委内瑞拉出血热、O139 型霍乱、辛农布雷病毒急性呼吸窘迫综合征、马麻疹病毒肺炎、巴西出血热、西尼罗河病毒脑炎、尼帕病毒脑炎、创伤弧菌败血症、大肠杆菌 O12:K1:H7 引起的泌尿道感染、SARS、人感染猪链球菌引起的败血症、甲型 H1N1 流感、发热伴血小板减少综合征、人感染 H7N9 型高致病性禽流感、中东呼吸综合征、埃博拉出血热、寨卡病毒病、新型冠状病毒肺炎等,其中约有一半以上的新发传染病已在我国出现。

新发传染病给人类的健康和生命社会造成巨大威胁。例如,由 MERS-CoV 感染后引发的中东呼吸综合征自 2012 年 4 月至 2019 年 12 月,共在 27 个国家和地区造成 2 496 人发病和 868 人死亡(占 34.77%)。2014 年的埃博拉出血热疫情仅在西非三国就导致发病 28 602 例,其中有 11 301 例死亡(占 39.51%)。新发重大传染病疫情还会造成巨大的社会和经济损失,例如 2003 年的 SARS 疫情共导致全球经济总损失 590 亿美元,新型冠状病毒肺炎疫情导致 2020 年全球整体经济损失为 6.6 万亿美元,至 2021 年底为 12 万亿美元。

(四) 新发传染病的应对

为应对各种新发传染病所导致的突发公共卫生事件,应建立快速反应机制,完善重大疫情防控体制机制,健全国家公共卫生应急管理体系,主要包括以下措施。

1. 制定相关法律、政策和应急预案

2003 年 5 月,国务院公布施行《突发公共卫生事件应急条例》,标志着我国突发事件应急处理工作纳入法制化轨道;2006 年 2 月,卫生部公布了《国家突发公共卫生事件应急预案》,旨在构建国家应急反应机制,建立起高效的突发事件指挥体系,形成贯通上下的监测信息平台,建立反应迅速、机动灵活的应急队伍,全面提升应对新发传染病等突发公共卫生事件的快速反应和应急处理能力。

2. 确保信息畅通,科学预警

早期监测预警和疫情相关信息传递的快捷准确是变被动应对为主动防御的保障,一方面临床医生应对疫情的早期信号需有敏锐的洞察力,及早上报信息和做好自我防护;另一方面,卫生部门应在核实疫情后向公众及时公布准确的信息。

3. 应加强联防联控,注重培训和演练

联防联控机制是指政府委托部门主要负责人牵头,相关部门负责人参加针对特定的

事件开展工作协商、信息通报发布和督办检查的工作方式。当新发重大传染病疫情发生时，医疗卫生部门必须依靠社区、学校、交通、公安等多部门的通力配合，才能真正实现联防联控，使危害降低至最低程度。此外，在平时，也应加强多部门联防联控的人员培训和应急演练。

4. 应重视物资和人才储备

只有做好重要物资特别是医疗器械、药物、疫苗和防护设备（包括口罩、防护服等）的储备，才能保证在发生新发重大传染病疫情时的应急之需。同时，优秀的医学人才，特别是防、治能力兼备的卓越公共卫生人才对预防和控制突发公共卫生事件至关重要。

5. 开展健康宣教

指导民众养成良好的卫生习惯和健康行为，提升全民健康素养。

6. 重视新发传染病的科学研究

在新型冠状病毒肺炎疫情发生后，许多围绕病毒感染后的基本繁殖量（R_0）、病原体的来源和特征、传染病流行病特征和流行趋势，以及预防和干预措施效果评价等方面的研究陆续开展，这些研究对于科学地评估风险、及时预警，以及探索科学的防治对策均至关重要。

在新型冠状病毒肺炎疫情的应对过程中，我国公共卫生体系、医疗服务体系发挥了重要作用，但也暴露出一些短板和不足。2020 年 9 月 16 日出版的《求是》杂志发表了习近平总书记的重要文章《构建起强大的公共卫生体系，为维护人民健康提供有力保障》，文章指出要改革完善疾病预防控制体系，加强监测预警和应急反应能力，健全重大疫情救治体系，深入开展爱国卫生运动，发挥中医药在重大疫病防治中的作用，完善公共卫生法律法规，发挥科技在重大疫情防控中的支撑作用，加强国际卫生交流合作。

二、新发传染病的社区防控

在应对新发传染病等突发公共卫生事件时，社区通常能最先了解到发生问题的单元、家庭和个人，能最快到达现场进行处理和抢救，及时报告和转诊，并有序开展一系列疫情防控措施。

（一）实施社区网格化管理

在新发传染病的疫情防控战中，社区成为阻击疫情、联防联控的前沿阵地。党中央要求通过强化社区防控网格化管理来打好疫情防控阻击战。网格化管理是以单元网格为基础、信息技术为支撑，各职能部门协同合作的创新型城市管理模式，是基于中国经验的有效基层治理模式，其内核是基层网格单元，策略是"横向到边、纵向到底"，目标是"全覆盖、无死角"。

社区网格化管理在疫情防控过程中主要可发挥以下作用：① 通过建立包括部门间横向协调与上下级纵向协调两方面在内的社区网格化管理协调机制，有助于提高政策落实力度,高效推进各部门和上下级之间的联动协作,推进公共卫生应急的联防联控机制在社区的落地;② 将街道、社区等按一定的标准细化分成若干"网格",可实现分条块管理,责权明确,提高管理的精细化水平;③ 网格化管理具有持续、动态、实时、高效的特点,其监测数据能为疫情防控决策的科学性、整体性、精准性、可行性和时效性提供依据和指导;④ 网格化管理能发挥联系到户、责任到人,不留死角、全面落实的优势,使针对传染源、传播途径和易感人群的及时精准的防控措施落到实处;⑤ 网格的数字化功能充分利用了互联网信息化技术,可以帮助社区居民方便地查询包括疫情动态、管控信息、检测结果、健康宣教等实时信息,预约和登记包括疫苗接种、医疗服务、应急物资发放等在内的各项服务,极大提升了防控服务的效率和便捷性。

在新型冠状病毒肺炎疫情期间,广大居民按要求减少外出和人员聚集,积极支持和配合社区开展的网格化管理、拉网式排查等工作,均被证明有效地降低了病毒的 R_0 指标,切断了社区传播链。

(二) 开展基于社区的公众应急健康教育

社区还是开展公众应急健康教育的落脚点。当新发传染病疫情发生后,开展应急健康教育是群防群治的重要部分,能避免社区居民出现恐慌和焦虑情绪,有利于事件的顺利控制和解决。在开展公众应急健康教育方面,社区具有及时性好、便于开展、人文关怀氛围好、针对性和实用性强,以及可及时了解需求和获得反馈等优势。

在及时性好方面,体现在社区是社会的基层组织,一切社会活动均落实于社区。社区卫生服务机构是基层的卫生组织,离群众最近,能掌握第一手资料,因此有助于及时发现可能存在着的群众的心理问题或流传的不实信息,及早开展沟通、咨询和宣传教育。在便于开展方面,体现在社区虽然人群结构复杂,但人员居住相对集中,而且有着共同的地理环境、文化背景和服务体系,便于管理、普及,社会受益面大。在人文关怀方面,体现在应急健康教育可借助社区健康教育阵地,通过调动社会各部门的积极性,不仅可以营造预防控制疾病的社会氛围,而且可以构建良好的人文关怀氛围,形成家庭与社区支持的坚实基础。在针对性和实用性强方面,体现在社区可有计划地制订应急健康教育预案,提高健康教育的针对性和实用性,便于发生新发传染病疫情时积极有效应对。

第四节　案例实践——新型冠状病毒肺炎疫情的现场流行病学调查

一、实践背景

为减少新型冠状病毒通过呼吸道和接触等传播途径不断传播和扩散,必须通过规范地开展新冠肺炎的现场流行病学调查工作,才能尽快掌握病例发病情况、暴露史、接触史等流行病学相关信息，为分析聚集性疫情的传播特征和传播链，做好密切接触者的追踪判定，防范新型冠状病毒肺炎疫情的蔓延和传播提供重要依据。

二、实践目的

通过对一起新型冠状病毒肺炎疫情所进行的现场流行病学调查工作，了解相关工作的基本步骤和重要意义。

三、实践对象

社区居民中的新型冠状病毒肺炎的患者、疑似患者、潜伏期和无症状感染者、密切接触者，以及密切接触者的密切接触者等。

四、疫情现场流行病学调查过程概述

2020 年 1 月 20 日，湖南省某市某医院收治的一例有武汉旅行史的发热病例，高度怀疑为新型冠状病毒肺炎的疑似病例，经湖南省疾病预防控制中心检测，于 1 月 23 日上午被确诊为新型冠状病毒肺炎病例。

流行病学工作者通过对该患者（第一代病例）及其密切接触者的现场流行病学调查，陆续发现了 16 例确诊病例（第二代至第四代病例）。为了查找这些病例，省、市、区三级疾病预防控制中心的专家们联手调查，历尽艰辛、抽丝剥茧，共排查了密切接触者 352 人，涉及两省三市的 10 个县区。

调查员首先对首例患者杨某进行了流行病学调查，了解了他在调查前 2 周内的活动轨迹和密切接触史等信息。1 月 10 日，杨某曾前往武汉探亲，自诉在武汉期间曾接触过有类似"感冒"症状的人，1 月 14 日回到本市。在他回乡的当晚便与朋友卿某见面聊天了 40 多分钟。1 月 15 日上午，杨某感觉有轻微头痛，伴轻度低热和精神不振，但他仍按照事先约定于下班后乘车与 2 个外甥（伍某）前往市中心赴约，顺路还搭载了朋友卿某。当晚，杨某与另外 8 人在某夜宵店聚餐。1 月 16 日上午，杨某出现发热、咳嗽等症状，自行服药未见好转后先后至个体诊所及某医院就诊，病情未见好转。

这一结果不仅帮助专家将其怀疑为新型冠状病毒肺炎的疑似患者并最终确诊，同时还根据其接触史，帮助确诊了 8 名二代病例，同时在对二代病例进行流行病学调查的基础上，又陆续发现了由于开会相邻而坐、共进午餐、交谈等近距离接触而被感染的三、四代病例各 5 例和 3 例（图 9 - 4 - 1）。

这次共 17 人发病的聚集性疫情涉及人员众多，给流行病学调查工作的开展带来极大的难度。调查员耐心细致地对每个病例在发病前 14 天直至被诊断为疑似病例期间的行动轨迹和接触的人群进行询问，不断排查，同时根据最新调查结果，及时采取有针对性的留验和隔离治疗措施，每日追踪管理密切接触者的健康状况，最大限度地缩小了疫情的蔓延范围。

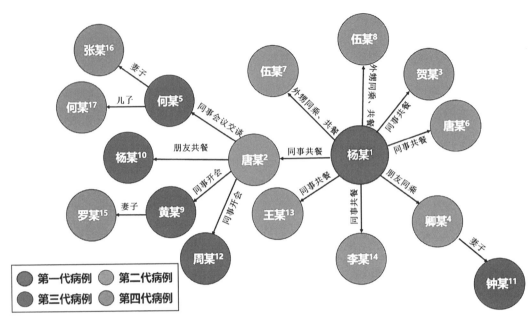

图 9-4-1　湖南省某起新型冠状病毒肺炎疫情疾病传播谱

五、疫情现场流行病学调查主要内容

本次调查所涉及的内容主要包括被调查对象的人口学信息、活动轨迹、与确诊新冠感染者的接触史(只针对密切接触者)、工作和家庭环境、基础性疾病以及疫苗接种史、吸烟和饮酒行为等。

人口学信息一般包括姓名、性别、年龄、身高和体重、身份证号码、户籍住址、现住址、联系人(家庭某重要成员)姓名及电话等。活动轨迹的调查内容应包括追踪期间内自每日从起床开始直至晚上睡觉止的相关活动和接触人员的具体时间、地点,有无个人防护、是否有快递和冷冻食品等其他可疑接触史等重要信息。工作环境的调查内容涉及其地理位置、总楼层和所在楼层、在楼层的位置、空间大小、同事数量、卫生间位置和使用人员、空调等。家庭环境的调查内容涵盖其地理位置、总楼层和所在楼层、面积大小和居室情况、家庭成员数量和居住情况、通风情况,以及宠物情况等。基础性疾病的调查内容包括高血压、糖尿病等代谢性疾病,免疫性疾病或肿瘤,特殊需要交代的疾病等基础性疾病罹患情况。此外,既往新型冠状病毒感染史、疫苗接种信息(接种剂次、接种时间和疫苗生产厂家等)、病毒核酸检测信息等也是需要调查的内容。

为指导在全国范围内更科学地开展新冠肺炎疫情的流行病学调查,中国疾病预防控制中心专门制订并发布了《新冠肺炎病例个案及事件流行病学调查流程图》(图 9-4-2),用于指导专业调查人员更加科学、高效地开展相关流行病学调查工作。

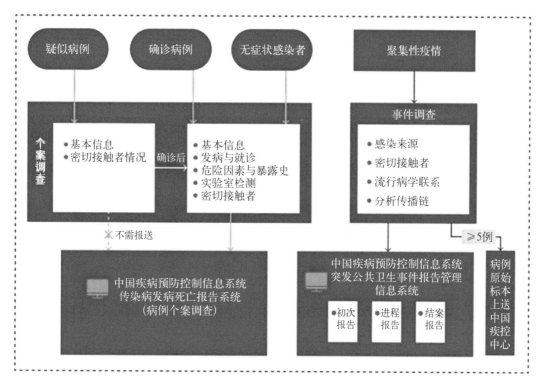

图 9-4-2 新型冠状病毒肺炎病例个案及事件流行病学调查流程图
（中国疾病预防控制中心，2020）

（徐　刚）

参考文献

［1］Gao R，Cao B，Hu Y，et al. Human infection with a novel avian-origin influenza A（H7N9）virus ［J］. N Engl J Med，2013，368(20)：1888－1897.

［2］阮冰. 我国新发传染病的流行现况［J］. 临床内科杂志，2016，33(2)：81－84.

［3］Taylor L H，Latham S M，Woolhouse M E. Risk factors for human disease emergence［J］. Philos Trans R Soc Lond B Biol Sci，2001，356(1411)：983－989.

［4］Meo S A，Alhowikan A M，Al-Khlaiwi T，et al. Novel coronavirus 2019-nCoV：prevalence，biological and clinical characteristics comparison with SARS-CoV and MERS-CoV［J］. Eur Rev Med Pharmacol Sci，2020，24(4)：2012－2019.

［5］吴诗品. 防控新发传染病，人类的永恒课题［J］. 新发传染病电子杂志，2017，2(1)：1－4.

［6］肖剑波，刘宇曦，钟佳宁，等. 将网格化管理融入新发传染病防控的思考［J］. 赣南医学院学报，2020，40(3)：245－248，253.

［7］胡秀英，甘华田，程南生. 网格化管理对社区疫情防控的作用及对基层社区卫生服务体系建设的启示［J］. 中华现代护理杂志，2020，26(18)：2386－2390.

［8］杨秉辉.社区常见健康问题[M].北京：人民卫生出版社,2001.

［9］杨维中,兰亚佳,吕炜,等.建立我国传染病智慧化预警多点触发机制和多渠道监测预警机制[J].中华流行病学杂志,2020,41(11)：1753 - 1757.

［10］杨维中,贾萌萌.中国消除传染病的历史进程与展望[J].中华流行病学杂志,2021,42(11)：1907 - 1911.

［11］吴寰宇,林声,吴凡.加强公共卫生建设有效预防控制传染病[J].中华流行病学杂志,2018,39(12)：1660 - 1660.

第十章
慢性非传染性疾病的预防和控制

第一节　慢性非传染性疾病概述

在全球范围内，慢性病导致的死亡不断增加。据 WHO 统计，2019 年所有非传染性疾病合计占全球死亡人数的 73.6%。鉴于慢性非传染性疾病对人类的生命和健康造成了极大的威胁，同时严重影响社会经济的发展，因此对于该类疾病开展行之有效的防治措施已成为 21 世纪全球发展的重要公共卫生问题。

慢性非传染性疾病（non-communicable chronic disease，NCD）简称慢性病，不是特指某种疾病，而是对一类缺乏确切的传染性生物病因证据，病因复杂，起病隐匿，病程长，病情迁延不愈，且有些尚未完全被确认的疾病的概括性总称。

一、全球慢性病的流行概况

据 WHO 数据统计（《2021 全球卫生统计报告》），全球慢性病的防治形势十分严峻，2019 年全球前十大死因中有 7 个为慢性病。由于人口增长和老龄化，2019 年四大慢性病（癌症、心血管疾病、糖尿病和慢性呼吸系统疾病）所致的死亡人数已达 3 320 万，比 2000 年增加了 28%（见图 10 - 1 - 1）。

目前，慢性病的问题也不再局限于经济发达国家和地区，由于发展中国家人口占世界人口的大部分，所以全球 75% 的慢性病死亡者是在发展中国家。在一些先进的发展中国家，随着经济的迅速发展和生活水平的提高，慢性病已取代传染病成为主要死因，而一些经济贫穷的发展中国家长期面临传染病及慢性病所致的双重负担，其慢性病防治的任务更为艰巨。

随着社会的进步、生活条件的改善及医疗卫生事业的发展，我国居民所患疾病的种类也正在发生变化。我国城市居民传染病死亡率已由 1957 年的 128/10 万下降到 2019 年的 6.01/10 万，而恶性肿瘤、心脏病和脑血管病死亡率分别由 37/10 万、48/10

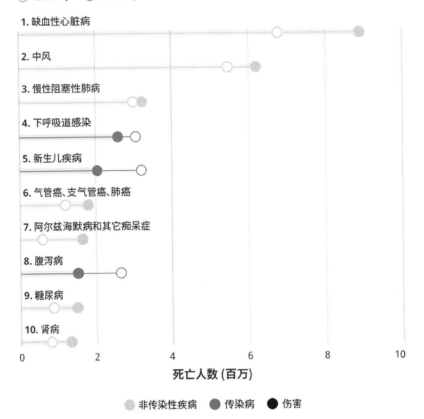

图 10-1-1 2000 年和 2019 年全球主要死亡原因比较

来源：WHO. 2000 和 2019 全球卫生统计报告[R].

万和 39/10 万上升到 2019 年的 161.56/10 万、148.51/10 万和 129.41/10 万。《中国卫生健康统计年鉴(2020)》报告,城市前 5 位死亡原因分别为恶性肿瘤、心脏病、脑血管病、呼吸系统疾病、损伤和中毒;农村前 5 位死亡原因分别为心脏病、恶性肿瘤、脑血管病、呼吸系统疾病、损伤和中毒。目前,我国心脑血管病死亡率已高于日本、法国、比利时等发达国家。

二、我国慢性病的流行特点

(一) 属于常见病、多发病

目前,我国 18 岁及以上成人的高血压患病率为 27.5%,糖尿病患病率为 11.9%,高胆固醇血症患病率为 8.2%,肿瘤发病率为 293.9/10 万,仍呈上升趋势。我国目前心血管病现患人数 3.30 亿,其中高血压 2.45 亿,脑卒中 1 300 万,冠心病 1 139 万。2019 年我国因慢性病导致的死亡人数占总死亡人数的 88.5%,其中心脑血管病、癌症、慢性呼吸系统疾病的死亡比例为 80.7%,防控工作面临巨大的挑战。

（二）危险因素暴露水平持续增加

慢性病的发生与诸多因素相关,如人口老龄化、不健康的生活方式、环境和遗传因素等。其中,不良的生活方式如吸烟、过量饮酒、身体活动不足和高盐、高脂等不健康饮食行为是慢性病发生、发展的主要行为危险因素,并且在我国人群中暴露水平不断增加。

（三）一体多病,一因多果,一果多因

慢性病是多种致病因子长期作用、器官损伤逐步积累而成的,并且常见的慢性病往往具有共同的危险因素。因此,慢性病的危险因素和疾病之间是"一因多果,一果多因"的关系。慢性病患者起初只患一种疾病,但不加控制往往会发生多种疾病。如心脑血管疾病是糖尿病常见的并发症之一,而高血压本身就是冠心病、脑卒中最主要的危险因素。此外,脑肿瘤与精神障碍性疾病的发生也具有密切的关系。

（四）增长幅度加快,发病年龄呈年轻化趋势

我国慢性病的流行呈现增长速度逐渐加快,发病年龄逐渐提前的特点。1990—2017年中国疾病负担报告显示,脑卒中、缺血性心脏病和肺癌等慢性病已成为国人过早死亡的主要原因。我国居民慢性病患病率从 2008 年的 157.4/10 万增加到 2018 年的 342.9/10 万,农村慢性病患病率（140.4/10 万 *vs* 352.1/10 万）增速高于城市（205.3/10 万 *vs* 334.9/10 万）；与 2008 年相比,年龄段越低慢性病患病率增加幅度越大,如 15～24 岁年龄段增加 81.2％,25～34 岁年龄段增加 37.8％,35～44 岁年龄段增加 23.7％,45～54 岁增加 20.5％,55～64 岁增加 15.2％。最新调查数据显示,虽然我国居民慢性病过早死亡率逐年下降,但因慢性病死亡的比例持续增加,2019 年慢性病占总死因的比例已高达88.5％。

三、社区居民常见的慢性病危险因素

随着我国经济社会发展和卫生健康服务水平的不断提高,居民人均预期寿命不断增长,慢性病患者生存期的不断延长,加之人口老龄化、城镇化、工业化进程加快和行为危险因素流行对慢性病发病的影响,我国慢性病患者基数仍将不断扩大。目前,我国居民主要的慢性病危险因素如下。

（一）烟草使用

烟草是导致是全球死亡的主要因素之一,全球烟草流行每年导致 700 多万人死亡,其中近 90 万非吸烟者因吸入二手烟雾而失去生命。我国是烟草生产及使用量第一大国,吸烟人数占全世界总吸烟人数的 1/3。我国现有吸烟人数超过 3 亿,15 岁以上人群吸烟率为 26.6％,其中男性吸烟率高达 50.5％,非吸烟者中暴露于二手烟的比例为 68.1％。

烟草对健康的危害可导致全身各系统的病变,烟草当中含有 7 000 多种化合物,200多种有害物质,明确致癌物有 70 多种,吸烟能够导致的癌症可以遍布全身,并且和脑卒中、冠心病、糖尿病、哮喘等多种慢性病的发生有关,也对生殖系统功能、口腔健康等造成影响。

烟草除了对吸烟者自身造成的危害外,还会导致环境烟草烟雾污染。二手烟中含有大量有害物质和致癌物,不吸烟者暴露于二手烟同样会增加吸烟相关疾病的发病风险。有证据提示,二手烟暴露可以导致儿童哮喘、肺癌、冠心病等,二手烟暴露并没有所谓的"安全水平",短时间暴露于二手烟之中也会对人体的健康造成危害,排风扇、空调等通风装置存在也无法完全避免非吸烟者吸入二手烟。

此外,烟草烟雾还会吸附在衣服、家具、地毯、墙壁甚至头发和皮肤等表面,这些残留物可存在数天、数周甚至数月,被称为三手烟,是目前危害最广泛、最严重、也不太为人知晓的室内空气污染。美国《国家科学院院刊》曾发文指出,"三手烟"会对人体健康造成长期、潜在的危害,如导致肝脏损伤、糖尿病、听力下降、哮喘及儿童认知缺陷、智力下降等。"潜伏"在家居物品表面的香烟烟雾残留物,与室内常见的其他化学成分发生反应,就可能会生成致癌物质。由于婴幼儿和儿童的活动特点,他们更容易近距离接触残留在环境中的有害物质,并且由于免疫系统脆弱,更易受到三手烟的危害。

（二）不良的饮食行为与习惯

随着社会的发展及经济水平的提升,我国居民营养状况得到了极大改善,但各种营养不均衡问题(包括营养不足、微量营养素缺乏、超重与肥胖等)在我国仍普遍存在,膳食结构不合理,盐、糖摄入过多,饮酒及过量饮酒等饮食行为问题亟待改善。

《中国居民营养与慢性病状况报告(2020)》中指出,我国居民饮食脂肪摄入量过多,膳食脂肪供能比持续上升,平均膳食脂肪供能比已达 34.6%。家庭人均每日烹调用油量(43.2 g)远高于推荐值;居民平均每天烹调用盐 9.3 g,仍处在较高水平;而水果、豆及豆制品、奶类消费量不足。同时,居民在外就餐比例不断上升,食堂、餐馆、加工食品中的油、盐应引起关注。我国含糖饮料销售量逐年上升,城市人群游离糖摄入有 42.1% 来自含糖饮料和乳饮料。儿童青少年含糖乳饮料和饮料消费率在 30% 和 25% 以上,明显高于成人。儿童青少年经常饮用含糖饮料问题已经凸显,18.9% 的中小学生经常饮用含糖饮料。我国成年男性居民饮酒率为 64.5%,女性为 23.1%,其中男性和女性饮酒者过量饮酒分别为 56.8% 和 27.8%。

（三）身体活动不足与久坐

身体活动(physical activity,PA)包括由骨骼肌肉产生的需要能量消耗的任何身体动作。按照 WHO 的分类,身体活动可分为四类:职业性活动,也就是工作时的身体活动;交通出行,比如步行、骑行之类的身体活动;家务劳动;休闲活动,比如业余时间游泳、跑步、打球等。定期进行身体活动是预防和管理慢性病的关键保护因素,如心血管疾病、2型糖尿病和部分癌症。身体活动还有利于心理健康,包括预防认知功能降低和抑郁焦虑的症状,并有助于维持健康体重和总体幸福感。据估计,全球 27.5% 的成人和 81% 的青少年没有达到 2010 年 WHO 建议的身体活动水平,并且在过去十年中几乎没有任何改善。

近 20 年来,随着我国经济的快速发展及城市化进程的推进,居民总体身体活动量逐年下降。成年居民职业性、家务性、交通性和休闲性身体活动总量逐年减少,职业性身体活动量降低是造成身体活动总量下降的主要原因。由于电视、手机使用的普遍性,成为成人最主要的闲暇静坐原因。成人缺乏规律自主运动,静坐时间增加,平均每天闲暇屏幕时间为 3 小时左右(见图 10-1-2、10-1-3)。

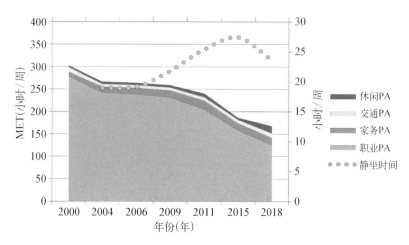

图 10-1-2 中国成年男性居民身体活动水平变化

注:MET(Metabolic equivalent of task,代谢当量)

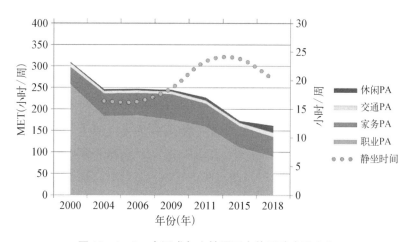

图 10-1-3 中国成年女性居民身体活动水平变化

来源:中国营养学会.中国居民膳食指南科学研究报告 2021[R].

久坐行为(sedentary behavior)是指当处于坐、靠或躺姿时,以能量消耗≤1.5 MET 为特征的任何清醒行为。久坐行为与身体活动不足是两种不同的概念。久坐行为对健康的危害是独立于身体活动的,即使达到了每天身体活动推荐量,但若是每天有较长的久坐行为,依然会对健康产生不利影响。美国癌症协会研究报告指出,久坐行为与癌症、心脏病、脑卒中、糖尿病等 14 种疾病的风险增加相关,并且在每日活动量相同的人群中(除外每天活动 35 分钟以上人群),久坐时间越长,死亡风险越高。

《中国人群身体活动指南(2021)》提出了"动则有益、多动更好、适度量力、贵在坚持"

的总则,建议人们要减少静态行为,每天保持身体活跃状态,并对不同人群的身体活动给出了推荐量。

WHO 2020 年发布的《关于身体活动和久坐行为指南》建议成人每周至少进行 150～300 分钟的中等到剧烈的有氧活动,儿童和青少年应达到平均每天 60 分钟,同时建议为了帮助减少过多久坐行为对健康的不利影响,成人进行中等到剧烈强度身体活动应力求超过建议水平(见图 10-1-4)。

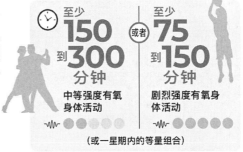

建议:

› 所有成年人应定期进行身体活动。
强烈推荐,中等质量证据

› 成年人每周应该进行至少150~300分钟的中等强度有氧活动;或至少75~150分钟的剧烈强度有氧活动;或者等量的中等强度和剧烈强度组合活动,可以获得巨大健康收益。
强烈推荐,中等质量证据

图 10-1-4　WHO 对 18～64 岁成人的运动建议
来源:WHO. 关于身体活动和久坐行为指南[R].

(四) 超重与肥胖

衡量超重和肥胖最简便和常用的生理测量指标是体质指数(BMI)和腰围。前者通常反映全身肥胖程度,后者主要反映腹部脂肪蓄积的程度。成人正常 BMI 为 $18.5～23.9\ kg/m^2$,BMI 在 $24～27.9\ kg/m^2$ 为超重;BMI$\geqslant 28\ kg/m^2$ 为肥胖。成人(男/女)正常腰围$<90/85\ cm$。

我国居民超重肥胖的形势严峻,呈现出上升速度较快、流行水平较高、全人群均受影响的发展趋势。目前全国 18 岁及以上成人超重率为 34.3%,肥胖率为 16.4%,成年居民超重或肥胖已经超过一半(50.7%)。6～17 岁儿童青少年超重率为 11.1%,肥胖率为 7.9%,与 2012 年相比分别上升了 15.6% 和 23.4%。2020 年,6 岁以下儿童青少年超重肥胖率也分别达到 19% 和 10.4%(见图 10-1-5、10-1-6)。超重肥胖的控制必须坚持预防为主,贯穿全生命周期,要从女性备孕、母亲孕期开始,从儿童青少年时期抓起。

已有充分证据表明,肥胖和超重可增加多种慢性病的发病风险。BMI 每增加 $5\ kg/m^2$,冠心病的发病风险可增加 27%;肥胖人群发生 2 型糖尿病的风险是健康正常体重人群的 4.03 倍;超重、肥胖可增加绝经期女性乳腺癌的发生风险,超重和肥胖可使乳腺癌的发病风险分别增加 12% 和 16%;超重、肥胖也增加儿童高血压的发病风险,肥胖儿童青少年高血压患病率为正常体重者的 4.0 倍。

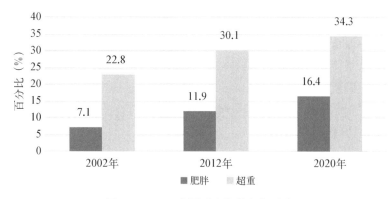

图 10‑1‑5　中国成人肥胖与超重率

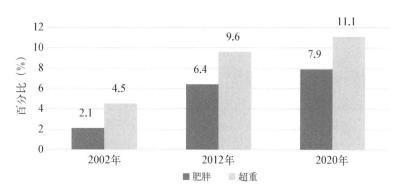

图 10‑1‑6　中国 6—17 岁儿童与青少年肥胖与超重率

来源：中国居民营养与慢性病状况报告［R］.

四、慢性病的预防与控制策略

国内外慢性病防治研究的实践经验表明，只有通过预防为主的方针，实行防治相结合的策略，才能有效降低慢性病的发病率和死亡率。由于慢性病的发生、发展一般经历从正常、亚临床状态、疾病及并发症的过程，从任一阶段实施干预都可产生明显的效果，而且干预越早效果越好。慢性病的病因复杂且具有个体化的特点，需要采取综合防治策略，以群体防治为基础，个体服务为抓手，促进两者结合，使个体服务融入群体防治策略，并将慢性病预防与控制措施具体落实到社区卫生服务之中。

根据 WHO 全球慢性病预防与控制策略，任何国家和地区在制订慢性病防治的策略和选择防治措施时，都必须考虑以下原则：① 全人群策略和高危人群策略并重；② 三级预防措施并重；③ 强调在社区和家庭层面降低慢性病最常见的四种共同的危险因素（吸烟、饮酒、不合理膳食、体力活动缺乏）；④ 把慢性病作为一类疾病来进行共同的防治，而不是脱离开来；⑤ 加强社区慢性病综合防治行动。

（一）一级预防措施

一级预防是病因预防，即采取综合性的社会卫生措施，包括去除和控制环境危险因素、改善公共卫生设施，以及通过良好的行为和生活方式的培养降低人群危险因素的水平。研究已显示，通过改变生活方式可防止80%的冠心病和90%的2型糖尿病的发生；通过合理的饮食、坚持体育锻炼和保持正常体重可以预防三分之一的癌症。美国通过30年的努力，使心血管疾病的死亡率下降50%，其中2/3是通过改善行为与生活方式而取得的。所以，一级预防中养成良好的行为和生活方式是预防慢性病的重要措施。

（二）二级预防措施

二级预防是指临床前期预防，即在疾病的临床前期做好早期发现、早期诊断和早期治疗（"三早"）。早期发现是二级预防非常重要的环节，早期发现患者的方法包括普查、筛查、定期健康检查、高危人群重点项目检查和设立专科门诊等，筛检是早期发现患者的主要方法。目前，许多慢性病的病因非常复杂，因此一级预防不可能完全控制疾病的发生。做到"三早"预防工作是防止及减缓疾病发展的有效措施，对心血管疾病、恶性肿瘤等慢性病可在发病早期有效干预，明显改善其预后。

（三）三级预防措施

三级预防是指临床预防，是在疾病的发展后期为了减缓疾病的进展和并发症的发生而采取的措施。对慢性病患者应进行及时有效的治疗和管理，同时给予心理和躯体的康复措施，减少并发症与残疾，提高其生活质量，延长寿命。康复治疗是实现三级预防目标的手段之一，主要包括功能恢复和心理恢复、社会康复和职业康复等。如对于恶性肿瘤患者，除了应用现代医疗手段进行综合治疗外，还需积极开展癌症患者的社区康复工作，提高患者的生活质量，对晚期患者施行止痛和临终关怀。

五、我国慢性病防控的策略与措施

慢性病影响因素的综合性、复杂性决定了防治任务的长期性和艰巨性。为实现《"健康中国2030"规划纲要》的总体目标，2017年国务院颁布了《中国防治慢性病中长期规划（2017—2025年）》。

规划指出：坚持正确的卫生与健康工作方针，以提高人民健康水平为核心，以深化医药卫生体制改革为动力，以控制慢性病危险因素、建设健康支持性环境为重点，以健康促进和健康管理为手段，提升全民健康素质，降低高危人群发病风险，提高患者生存质量，减少可预防的慢性病发病、死亡和残疾，实现由以治病为中心向以健康为中心转变，促进全生命周期健康，提高居民健康期望寿命，为推进健康中国建设奠定坚实基础。

（一）加强健康教育，提升全民健康素质

第一，开展慢性病防治全民教育，建立健全健康教育体系，普及健康科学知识，教育引导群众树立正确健康观。实施全民健康生活方式行动如"三减三健"（减盐、减油、减糖，健康口腔、健康体重、健康骨骼）等专项行动。

第二，倡导健康文明的生活方式，创新和丰富预防方式，贯彻零级预防理念。开展全民健康素养促进行动、健康中国行活动、健康家庭行动。

（二）实施早诊早治，降低高危人群发病风险

1. 促进慢性病早期发现

实施癌症早诊早治，开展脑卒中、心血管病、慢性呼吸系统疾病筛查干预，进行高血压、糖尿病高危人群健康干预，重点人群口腔疾病综合干预。如全面实施 35 岁以上人群首诊测血压，发现高血压患者和高危人群，及时提供干预指导。社区卫生服务中心和乡镇卫生院逐步提供血糖和血脂检测、口腔预防保健、简易肺功能测定和大便隐血检测等服务。

2. 开展个性化健康干预

依托专业公共卫生机构和医疗机构，开设戒烟咨询热线，提供戒烟门诊等服务，提高戒烟干预能力。促进体医融合，在有条件的机构开设运动指导门诊，提供运动健康服务。社区卫生服务中心和乡镇卫生院逐步开展超重肥胖、血压和血糖升高、血脂异常等慢性病高危人群的患病风险评估和干预指导，提供平衡膳食、身体活动、养生保健、体质辨识等咨询服务。

（三）强化规范诊疗，提高治疗效果

1. 落实分级诊疗制度

优先将慢性病患者纳入家庭医生签约服务范围，积极推进高血压、糖尿病、心脑血管疾病、肿瘤、慢性呼吸系统疾病等患者的分级诊疗，形成基层首诊、双向转诊、上下联动、急慢分治的合理就医秩序，健全治疗—康复—长期护理服务链。

2. 提高诊疗服务质量

建设医疗质量管理与控制信息化平台，加强慢性病诊疗服务实时管理与控制，持续改进医疗质量和医疗安全。全面实施临床路径管理，规范诊疗行为，优化诊疗流程。

（四）促进医防协同，实现全流程健康管理

1. 加强慢性病防治机构和队伍能力建设

发挥中国疾病预防控制中心、国家心血管病中心、国家癌症中心的总体规划及规范指导作用，各级医疗机构配备专业人员及完善慢性病防治的技术指导。基层医疗卫生机构要根据工作实际，提高公共卫生服务能力，满足慢性病防治需求。

2. 构建慢性病防治结合工作机制

疾病预防控制机构、医院和基层医疗卫生机构要建立健全分工协作、优势互补的合作机制。基层医疗卫生机构具体实施人群健康促进、高危人群发现和指导、患者干预和随访管理等基本医疗卫生服务。加强医防合作，推进慢性病防、治、管整体融合发展。

3. 建立健康管理长效工作机制

明确政府、医疗卫生机构和家庭、个人等各方在健康管理方面的责任，完善健康管理服务内容和服务流程。

（五）控制危险因素，营造健康支持性环境

1. 建设健康的生产、生活环境

大气污染防治、污水处理、重点流域水污染防治等环保项目，卫生城镇创建、健康城镇建设，慢性病综合防控示范区建设。

2. 完善政策环境

如履行《烟草控制框架公约》，加快各地区控烟立法进程，加大控烟执法力度。推动营养立法，调整和优化食物结构，倡导膳食多样化，推行营养标签，引导企业生产销售、消费者科学选择营养健康食品。

3. 推动慢性病综合防控示范区创新发展

以国家慢性病综合防控示范区建设为抓手，培育适合不同地区特点的慢性病综合防控模式。

此外，还包括完善保障政策，切实减轻群众就医负担；统筹社会资源，创新驱动健康服务业发展；增强科技支撑，促进监测评价和研发创新等措施。期望到 2025 年，我国慢性病危险因素得到有效控制，实现全人群全生命周期健康管理，力争 30～70 岁人群因心脑血管疾病、癌症、慢性呼吸系统疾病和糖尿病导致的过早死亡率较 2015 年降低 20%。逐步提高居民健康期望寿命，有效控制慢性病疾病负担。

（朱静芬）

第二节　心血管疾病的预防与控制

广义的心血管疾病（cardiovascular disease）是一组心脏和血管疾病的统称，包括冠心病、脑血管疾病、高血压、外周动脉血管疾病、风湿性心脏病、深静脉血栓和肺栓塞等，其中尤以脑卒中和冠心病的发病率、致残率和死亡率高。本节将以常见的心血管疾病为例介绍心血管疾病的预防和控制。

一、心血管疾病的流行特点

（一）全球心血管病流行情况

从全球范围而言，心血管疾病的发病率和死亡率一直呈上升趋势，是目前导致死亡的最主要原因。据 WHO 统计，心血管疾病患病人数从 1990 年的 2.71 亿增加到 2019 年的 5.23 亿，而心血管疾病导致的死亡人数由 1990 年的 1 210 万增加到 2019 年的 1 860 万，占全球死亡总数近 1/3。缺血性心脏病和脑卒中是全球第一和第二位死亡原因，其中 2019 年死于缺血性心脏病和脑卒中者占世界总死亡人数的 16% 和 11%。

（二）我国心血管疾病流行情况

1. 时间分布

近 20 年来，我国心血管疾病的发病率及死亡率均呈现上升趋势，这种上升趋势与人口老龄化以及社会经济发展带来的危险因素明显增长密切相关。据估计，我国心血管病现患人数为 3.30 亿，其中脑卒中 1 300 万，冠心病 1 139 万。全国 5 次高血压病调查数据

显示,在过去60年中我国高血压的患病率和绝对数正在快速增加,成人高血压患病率从
1979年的7.73%增加到2015年的27.9%,上升速度非常迅速(见图10-2-1)。

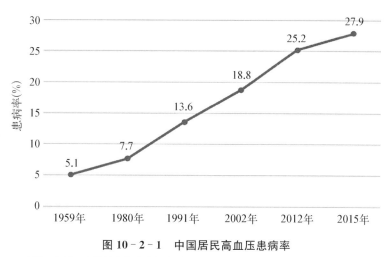

图10-2-1　中国居民高血压患病率

来源:中国心血管健康与疾病报告编写组.《中国心血管健康与疾病报告2020》

2. 地区分布

同一地区心血管疾病的发病率城市高于农村,但近年数据表明我国农村高血压发病
率快速上升,"城乡差别"明显缩小。农村心血管疾病死亡率从2009年起超过并持续高于
城市水平(见图10-2-2)。2019年,农村、城市心血管疾病分别占死因的46.74%和
44.26%。总体而言,北方地区人群的脑卒中、缺血性心脏病发病率和死亡率高于南方地
区,从北到南呈递减的趋势。

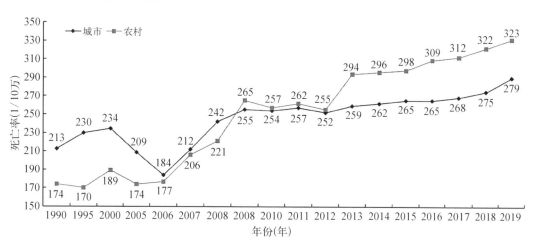

图10-2-2　1990—2019年中国城乡居民心血管病死亡率变化

来源:中国心血管健康与疾病报告编写组.中国心血管健康与疾病报告[R].

3. 年龄、性别分布

心脑血管疾病为中老年人群的主要疾病,在30~40岁以前发病率低,以后随年龄增

大而增加。但近年来,青壮年人群的发病与患病水平明显升高,呈现发病和死亡年轻化的趋势。女性冠心病发病年龄较男性晚 10 年左右;绝经期后女性的患病率明显增加,逐渐接近男性。总体而言,男性的心脑血管发病率、死亡率均高于女性。

二、心血管疾病的危险因素

(一) 疾病相关因素

疾病因素是导致心血管疾病发生和发展的最主要危险因素,包括高血压、糖尿病、血脂异常等。

1. 高血压

高血压是最常见的心血管疾病,也是引起其他心血管病最主要的危险因素。无论是收缩压还是舒张压水平的升高,与心血管疾病的危险均高度相关。高血压是导致我国居民心血管病发病和死亡增加的首要且可改变的危险因素,约 50% 的心血管病发病和 20% 的心血管病死亡归因于高血压。2017 年,中国有 254 万人死于高收缩压,其中 95.7% 死于心血管病。此外,血压与心力衰竭、复发性心血管病事件也有关。有证据表明,有高血压史者心力衰竭的危险为正常血压者的 6 倍多;有脑血管病史和心肌梗死史的患者中,血压水平与这类疾病的再发危险呈正相关。表 10 - 2 - 1 为《中国高血压防治指南(2018 年修订版)》制定的成人血压分类。

表 10 - 2 - 1　成人血压水平分类及定义

类　别	收缩压(mmHg)	条　件	舒张压(mmHg)
正常血压	<120	和	<80
正常高值	120~139	和(或)	80~89
高血压	≥140	和(或)	≥90
1 级高血压(轻度)	140~159	和(或)	90~99
2 级高血压(中度)	160~179	和(或)	100~109
3 级高血压(重度)	≥180	或	≥110
单纯收缩期高血压	≥140	和	<90

来源:中国高血压防治指南修订委员会,高血压联盟(中国),中华医学会心血管病分会,等.中国高血压防治指南(2018 年修订版)[J].中国心血管杂志,2019,24(1):24 - 56.

2. 糖尿病

糖尿病会引起微血管病变(眼底、肾脏)和大血管病变(心、脑和周围血管病变),所以是心血管疾病的独立危险因素。与血糖正常者相比,糖尿病患者发生心血管疾病的风险增加 2~4 倍,且糖尿病患者常伴有血脂紊乱、高血压等心血管病变的重要危险因素。中国慢性病前瞻性研究发现,糖尿病明显增加了缺血性心脏病($RR = 2.40, 95\% \ CI$:2.19~2.63)和脑卒中风险($RR = 1.98, 95\% \ CI$:1.81~2.17)。中国大庆糖尿病预防研究 30 年长期随访发现,对糖耐量异常患者进行干预可使糖尿病发病风险下降 39.0%,从而使心血管事件下降 26.0%,心血管病死亡率下降 33.0%。

3. 血脂异常

血脂异常通常指血浆中总胆固醇(TC)、三酰甘油(TG)和低密度脂蛋白胆固醇(LDL-C)升高,高密度脂蛋白胆固醇(HDL-C)降低等。2012—2015 年中国高血压调查(China hypertension survey,CHS)研究显示,中国≥35 岁居民血脂异常总体患病率为 34.7%,2014 年中国卒中筛查与预防项目(China national stroke screening and prevention project,CNSSPP)调查结果显示,中国≥40 岁居民年龄与性别标化的血脂异常总体患病率为 43%。

TC 或 LDL-C 水平与缺血性心血管病发病危险的关系是连续性的,并无明显的转折点,其相对危险随着年龄增长而有所下降。2017 年,全球疾病负担数据显示,LDL-C 水平升高是中国心血管病的第三大归因危险因素,仅次于高血压和高钠饮食。HDL-C 水平与缺血性心血管病呈负相关,HDL-C 每增加 0.03 mmol/L(1.2 mg/dl),冠心病的危险性减少 3%。血浆胆固醇水平升高的年龄越低,今后发生冠心病的机会也越多。实验流行病学研究和临床实验结果均表明,血浆胆固醇增高是缺血性心脏病发病的重要原因,而降低血浆胆固醇可减少该病的发病危险。

(二) 超重或肥胖

超重和肥胖是心脑血管病的危险因素之一。2019 年,我国 11.98% 的心血管病死亡归因高于 BMI,死亡人数为 54.95 万。生理学研究发现,体内脂肪过度积蓄引起高胰岛素血症、胰岛素抵抗、高血压和血脂异常等多种心血管病危险因素水平增加。据报道,BMI 在 $25\sim29$ kg/m^2 的男性,其冠心病发病危险比 BMI<25 kg/m^2 者增加 70%;而 BMI 在 $29\sim33$ kg/m^2 者,危险几乎增加 3 倍。与非中心性肥胖者相比,中心性肥胖者(腰围:男性≥90 cm,女性≥85 cm)发生缺血性心脏病风险增加 29%、急性冠心病事件风险增加 30%、缺血性心脏病死亡风险增加 32%。中国慢性病前瞻性研究发现,保持正常的 BMI 可预防 5.8% 的主要冠心病事件、7.8% 的缺血性心脏病和 4.5% 的缺血性脑卒中。

(三) 不良生活方式

行为危险因素可导致 80% 的冠心病和脑血管疾病的发生,心脏病和脑卒中的最重要行为危险因素是不健康的饮食、缺乏身体活动、使用烟草和有害使用酒精。

1. 吸烟

吸烟不仅是心血管疾病的独立危险因素,而且与其他危险因素有协同相加作用。烟草中的有害物质如尼古丁和一氧化碳,可收缩血管、损伤血管内壁、导致血压的升高;还增加血小板的聚集和黏附、促进低密度脂蛋白的聚集,增加粥样硬化的风险等。研究证明,吸烟与心血管病发病和死亡相关,并有明显的剂量—反应关系,即开始吸烟的年龄越早、每日吸烟率越大、吸烟年数越长,患病的风险越大。若吸烟与多种危险因素如高血压、高胆固醇血症等同时存在时,冠心病的发病率可增加 9~12 倍。同样,吸烟可诱发脑卒中,其发生的危险是不吸烟者的 2～3.5 倍。吸烟者戒烟后可以降低心血管疾病的风险,且任何年龄戒烟均能获益。二手烟暴露同样增加冠心病、脑卒中等心血管病风险。研究显示,不吸烟者暴露于二手烟后,其冠心病及脑卒中风险增加 20%～30%。

2. 身体活动缺乏与久坐

国内外大量研究证明,缺乏体力活动是心血管病的明确危险因素。约 1/3 缺血性心脏病死亡与缺乏体力活动有关。缺乏体力活动的人患冠心病的相对危险度是正常活动量者的 1.5～2.4 倍,且与冠心病的危险性呈等级相关,规则的有氧活动可减少冠心病的危险。中国慢性病前瞻性研究对 48.7 万余名基线无心血管患者群平均随访 7.5 年的结果显示,总身体活动量与心血管死亡呈显著负关联,身体活动每增加 4 MET·h/d,风险降低 12.0%。与活动量最低组(≤9.1 MET·h/d)相比,最高 5 分位组(≥33.8 MET·h/d)心血管病死亡风险降低 41.0%。

3. 不平衡膳食

营养成分和结构不合理并会导致疾病的膳食称为不平衡膳食。全球疾病负担(global burden of disease,GBD)数据分析显示,缺血性心脏病疾病负担前 5 位的膳食危险因素分别为高盐饮食、坚果类摄入不足、全谷物摄入不足、水果摄入不足和纤维摄入不足。研究发现,高盐饮食即膳食钠盐摄入与血压升高有关,并可增加高血压的患病率,低钾膳食可增强钠盐的升压效果。高血压患者的调查研究表明,日均摄钠量每增加 1 g(43.5 mmol)则平均收缩压增加约 2 mmHg(0.27 kPa),平均舒张压升高 1.7 mmHg(0.26 kPa)。近年来,我国居民膳食中脂肪比重正在逐步上升,膳食纤维正随着食物加工的精细程度而减少,均增加了心血管病的发病风险。

叶酸的摄入与高血压的发生有关。研究表明,叶酸能降低血液中同型半胱氨酸(homocysteine,Hcy)含量,而血浆 Hcy 水平升高是心脑血管疾病的一个独立危险因素,与发生心脑血管事件的风险呈正相关:Hcy 每升高 5 μmol/L,脑卒中的发生风险增加 59%;而 Hcy 每降低 3 μmol/L,可降低脑卒中风险约 24%。高血压和 Hcy 升高二者在导致脑卒中发生上具有协同作用。当两者同时存在时,脑卒中发生风险增至近 12 倍。中国脑卒中一级预防试验(China stroke primary prevention trial,CSPPT)研究表明,补充叶酸(0.8 mg/d)可以降低 Hcy 水平,从而让成人高血压患者的首次脑卒中风险降低 21%。

4. 过量饮酒

过量饮酒增加心血管病及死亡风险,长期过量饮酒或偶尔大量饮酒均会严重影响健康。过量饮酒可增加心房颤动、心肌梗死及心力衰竭的风险,且饮酒量与高血压、心房颤动及出血性脑卒中也密切相关。不同种类的酒与心血管病风险的关系不完全相同。对观察性研究的荟萃分析显示,红酒、啤酒与心血管事件间存在"J"形曲线关系,即适量时血管事件风险最低,过量时风险增加;而烈性酒与血管事件风险间未见"J"形曲线关系。中国慢性病前瞻性研究随访约 10 年的数据分析发现,饮酒与约 8.0% 的缺血性脑卒中和 16.0% 的出血性脑卒中相关。

（四）其他因素

遗传相关因素、性格特征及社会心理因素与心血管疾病的发生均有关。心理压力引起心理应激，即人体对环境中心理和生理因素的刺激作出的反应，如血压升高、心率加快、激素分泌增加等。过量的心理反应，尤其是负性情绪如焦虑、抑郁会增加心血管病的患病风险。INTERHEART 研究发现，中国急性心肌梗死患者抑郁症患病率为 21.7%，明显高于对照组（10.4%）。A 型性格（行为模式）表现中过度的敌意（愤怒）、易焦虑等行为可导致心血管高反应，引起血压升高和冠心病，美国 Framingham 心脏病研究发现，A 型性格者的冠心病发病风险增加 2 倍。此外，缺乏社会支持、社会孤立、负性生活事件等均可通过心理应激增加冠心病等心血管事件的发生风险。

三、心脑血管疾病的预防策略与措施

过去几十年中，发达国家通过提高人群对主要危险因素的认识和社区教育的开展，有效控制策略的实施以及高危人群的管理，使心脑血管病的病死率有所下降。除了年龄、家族史和性别等遗传因素不可改变外，其他危险因素（尤其是行为因素）都是可改变的，因此心血管病是可以预防的。最有效的心血管病预防策略是"高危人群策略"和"全人群策略"同时进行，并将预防的关口提前到阻止危险因素的发生和建立，从源头上预防疾病的发生。近年来，国际上还强调总体危险评估和危险分层策略在心血管病防治中的重要性，因为心血管病是多个危险因素共同作用的结果，其危险更取决于个体同时具有的危险因素的数目和程度。

（一）一级预防措施

1. 人群高血压的防治

预防和控制高血压是遏制我国心脑血管疾病流行的核心策略。针对不同人群的特点，有重点地进行健康教育，改变患者有关疾病的知识结构和信念，进而改变不健康的行为和生活方式，达到促进健康的目的。通过对社区居民的定期血压监测，尽早发现血压异常，并开展对高危人群的定期筛查（见图 10-2-3）。

高血压患者确诊后，应积极进行降压治疗，目的是通过降低血压，有效预防或延迟脑卒中、心肌梗死、心力衰竭、肾功能不全等并发症发生，有效控制高血压的疾病进程，预防高血压急症、亚急症等重症高血压发生。

2. 健康生活方式的干预

（1）饮食干预：合理膳食是预防和治疗心血管病多重危险，降低心血管病发病的重要措施之一。合理膳食包括增加新鲜蔬菜、全谷物、粗杂粮等纤维摄入，减少饱和脂肪，减少烹饪、调味品用盐（包括食盐、酱油及酱制品），控制胆固醇、碳水化合物摄入、避免摄入反式脂肪等措施，有助于逆转或减轻肥胖、高胆固醇血症、糖尿病和高血压以及心血管病预防。血压升高个体更需限制钠盐摄入，每日食盐（氯化钠）摄入应逐渐减少至小于 5 g。除减少烹饪添加食盐外，还要减少使用含钠的调味品（酱油、味精、鱼露等）。推荐多吃蔬菜、

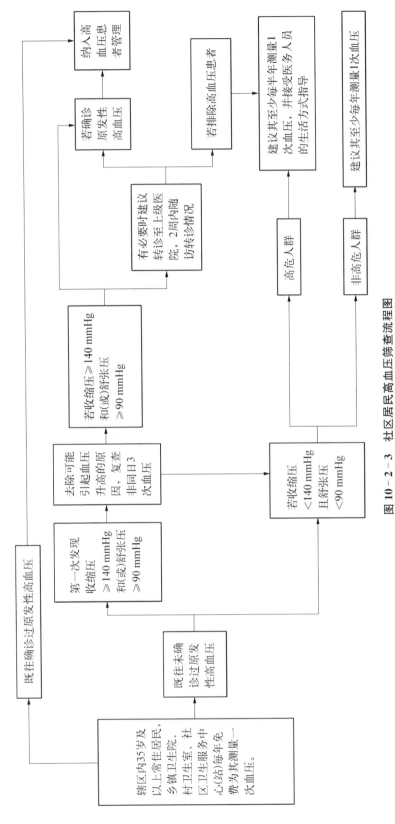

图 10 - 2 - 3 社区居民高血压筛查流程图

来源：国家卫生计生委. 国家基本公共卫生服务规范 (第三版) [S]. 2017.

水果、低脂乳制品、鱼、全谷类、纤维类、富含钾和其他矿物质的食物。

DASH 饮食(dietary approaches to stop hypertension)1997 年起源于美国,是一种适用于预防、治疗高血压和降低心脑血管疾病风险的饮食方式。具体方法包括多吃全谷类食物和蔬菜、水果;肉类以禽肉、鱼肉为主;减少红肉、饱和脂肪酸、甜食的摄入;限制钠盐摄入量;用低钠调味品或食物的天然滋味调味,可增加食物的适口性。

(2)戒烟限酒:许多研究表明,乙醇是高血压和脑卒中的独立危险因素,而吸烟是冠心病的三大危险因素之一,因此限制饮酒(男性酒精摄入量<25 g/d,女性<15 g/d)与戒烟是防治心血管疾病的重要措施。目前有关少量饮酒有利于心血管健康的证据不足。相关研究表明,即使少量饮酒的人减少酒精摄入也可改善心血管健康,降低心血管病风险。

(3)保持适当体重:减重可明显降低超重肥胖患者心血管病危险因素水平,使罹患心血管病的危险降低。超重和肥胖人群减重 5%～10% 可降低血压,且随体重降低幅度增加血压进一步下降,并可提高血压达标率,减少服用降压药的种类。控制能量的摄入和增加体力活动是降低体重的有效措施。在饮食方面,除要减少总热量的摄入外,还要遵循平衡膳食的原则,控制高能量食物的摄入,包括高脂肪食物、含糖饮料及酒类等以及适当控制主食量。另外,减慢进食速度也有减少进食量的效果。在运动方面,规律的、中等强度身体锻炼是控制体重的有效方法。

(4)加强体育锻炼:为了有效地预防心血管病,《中国心血管病预防指南(2017 年)》就我国人群参加体力活动建议如下。① 对所有年龄组的人:每周至少 5 天,每天 30～45 分钟的体力活动;② 提倡有氧锻炼活动;③ 增加体力活动量应循序渐进:体力活动应根据个人的身体状况而定;④ 运动强度要适当:每次运动持续时间、强度和锻炼次数决定运动量的大小。

中等强度身体活动即活动时心率达到最大心率的 60%～70%,最大心率(次/min)= 220－年龄。高危患者活动前须接受评估。典型的身体活动计划包括三个阶段:① 准备活动:5～10 分钟轻度热身活动;② 训练阶段:20～30 分钟有氧或耐力身体活动;③ 放松阶段:约 5 分钟,逐渐减少用力,使心脑血管系统反应和身体产热功能逐渐稳定。

(5)保持心理平衡与健康:保持心理平衡可减轻机体的应激状态和炎症水平、减少失眠、吸烟等不良行为,从而促进心血管健康。社区医务人员应提高对心理行为问题和常见精神障碍的筛查和识别能力,及时提供心理咨询和疏导服务。比如,医生可以对高血压患者进行压力管理,指导患者进行个体化认知行为干预,必要情况下可采取心理治疗联合药物治疗缓解焦虑和精神压力。

(二)二级预防措施

1. 建立并完善信息监测系统

主要包括建立收集发病、死亡和危险因素等资料的信息网络。

2. 早期发现患者

心脑血管疾病在发病前常无明显症状,许多患者不会主动就医,因此应将测量血压作为健康检查的常规项目,并建议实行 35 岁以上首诊患者测量血压制度,以便早期发现患者。

3. 高危人群风险评估

心血管病总体风险是指根据多个心血管病危险因素的水平和组合来评估个体在未来一段时间内发生心血管病的概率。总体风险评估和风险分层是经济有效的预防和控制心血管疾病的必要前提。《中国心血管病一级预防指南 2020》中推荐采用基于我国人群长期队列研究数据建立的"中国成人心血管病一级预防风险评估流程"评估心血管病风险(见图 10-2-4)。对于高危个体,应强化不良生活方式干预,如戒烟、控制体重、增加身体活动等,同时对需要起始药物治疗的危险因素,在临床医生指导下进行药物治疗,必要时进行心脏超声、颈动脉超声等详细的影像学检查,进一步评估心血管病风险。对于中危个体,应积极改变不良生活方式,如有必要可以在临床医生指导下进行相关治疗。对于低危个体,需提供健康生活方式指导以保持低危水平。此外,我国开发了 China-PAR 风险评估工具,适用于 20 岁及以上没有心血管病的个体,包括网站(www. cvdrisk. com. cn)和"心脑血管风险评估"手机 App 软件,可作为基层开展心血管病防控的简单实用工具。应用 China-PAR 模型定量评估个体心血管病 10 年发病风险,可有助于在人群中具体地识别高、中、低风险对象,并采取相应的个体干预措施,促进预防心血管病的"高危人群策略"的实施。

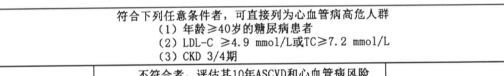

图 10-2-4 中国成人心血管病一级预防风险评估流程图

LDL-C:低密度脂蛋白胆固醇,TC:总胆固醇,CKD:慢性肾脏病,ASCVD:动脉粥样硬化性心血管病,HDL-C:高密度脂蛋白胆固醇;[a] 危险因素包括吸烟、低 HDL-C 及年龄≥45/55 岁(男性/女性);危险因素的水平均为干预前水平;1 mmHg=0.133 kPa

（三）三级预防措施

WHO 和国际高血压学会（International Society of Hypertension, ISH）于 1999 年联合制定了《高血压治疗指南》,该指南中提出了一个简便的危险度分层以及预后的估计方法。《中国高血压防治指南（2018 修订版）》予以简化,根据患者血压水平、现存的危险因素、靶器官损害、伴发临床疾患进行危险分层,将患者分为低危、中危、高危、极高危 4 层（见表 10 - 2 - 2）。高血压患者的心血管综合风险分层,有利于确定启动降压治疗的时机、优化降压治疗方案、确立更合适的血压控制目标和进行患者的综合管理。

表 10 - 2 - 2　血压升高患者心血管风险分层水平

其他心血管危险因素和疾病史	血压（mmHg）			
	收缩压 130～139 和/或舒张压 85～89	收缩压 140～159 和/或舒张压 90～99	收缩压 160～179 和/或舒张压 100～109	收缩压≥180 和/或舒张压≥110
无其他危险因素		低危	中危	高危
1～2 个危险因素	低危	中危	中/高危	很高危
≥3 个危险因素,靶器官损害,或 CKD 3 期,无并发症的糖尿病	中/高危	高危	高危	很高危
临床并发症,或 CKD≥4 期,有并发症的糖尿病	高/很高危	很高危	很高危	很高危

注：CKD（chronic kidney disease,慢性肾脏病）;危险因素指高血压（1～3 级）、年龄（男 55＞岁,女＞65 岁）、吸烟或被动吸烟、糖耐量受损、血脂异常、早发心血管病家族史、腹型肥胖、高同型半胱氨酸血症;靶器官损害指左心室肥厚,颈动脉内膜增厚或斑块,肾功能受损;临床疾患指脑血管病、心脏病、肾脏病、周围血管病、视网膜病变、糖尿病

四、社区高血压的基本公共卫生健康服务

根据《国家基本公共卫生服务规范（第三版）》要求,结合全科医师制度建设、分级诊疗制度建设以及家庭医生签约服务等工作,由基层医疗卫生机构开展辖区内≥35 岁常住居民中原发性高血压患者的健康管理服务。

（一）服务内容

1. 筛查

（1）对辖区内 35 岁及以上常住居民,每年为其免费测量一次血压（非同日三次测量）。

（2）对第一次发现血压≥140/90 mmHg 的居民在去除可能引起血压升高的因素后预约其复查,非同日 3 次测量血压均高于正常,可初步诊断为高血压。建议转诊到有条件的上级医院确诊并取得治疗方案,2 周内随访转诊结果,对已确诊的原发性高血压患者纳

入高血压患者健康管理。对可疑继发性高血压患者,及时转诊。

(3) 如有以下六项指标中的任一项高危因素,建议每半年至少测量 1 次血压,并接受医务人员的生活方式指导:① 血压高值(收缩压 130～139 mmHg 和(或)舒张压 85～89 mmHg);② 超重或肥胖,和(或)腹型肥胖;③ 高血压家族史(一、二级亲属);④ 长期膳食高盐;⑤ 长期过量饮酒(每日饮白酒≥100 ml);⑥ 年龄≥55 岁。

2. 随访评估

对原发性高血压患者,每年要提供至少 4 次面对面的随访。

(1) 测量血压并评估是否存在危急情况,如出现收缩压≥180 mmHg 和(或)舒张压≥110 mmHg;意识改变、剧烈头痛或头晕、恶心呕吐、视力模糊、眼痛、心悸、胸闷、喘憋不能平卧及处于妊娠期或哺乳期同时血压高于正常等危急情况之一,或存在不能处理的其他疾病时,须在处理后紧急转诊。对于紧急转诊者,乡镇卫生院、村卫生室、社区卫生服务中心(站)应在 2 周内主动随访转诊情况。

(2) 若不须紧急转诊,询问上次随访到此次随访期间的症状。

(3) 测量患者的体重、心率,计算 BMI。

(4) 询问患者的疾病情况和生活方式,包括心脑血管疾病、糖尿病、吸烟、饮酒、运动、摄盐情况等。

(5) 了解患者的服药情况。

3. 分类干预

(1) 对血压控制满意(高血压患者血压降至 140/90 mmHg 以下;≥65 岁老年高血压患者的血压降至 150/90 mmHg 以下,如果能耐受可进一步降至 140/90 mmHg 以下;一般糖尿病或慢性肾脏病患者的血压目标可以在 140/90 mmHg 基础上再适当降低)、无药物不良反应、无新发并发症或原有并发症无加重的患者,预约下一次随访时间。

(2) 对第一次出现血压控制不满意,或出现药物不良反应的患者,结合其服药依从性,必要时增加现用药物剂量、更换或增加不同类的降压药物,2 周内随访。

(3) 对连续两次出现血压控制不满意或药物不良反应难以控制以及出现新的并发症或原有并发症加重的患者,建议其转诊到上级医院,2 周内主动随访转诊情况。

(4) 对所有患者进行有针对性的健康教育,与患者一起制订生活方式改进目标并在下一次随访时评估进展。告诉患者出现哪些异常时应立即就诊。

4. 健康体检

对原发性高血压患者,每年进行一次较全面的健康检查,可与随访相结合。内容包括体温、脉搏、呼吸、血压、身高、体重、腰围、皮肤、浅表淋巴结、心脏、肺部、腹部等常规体格检查,并对口腔、视力、听力和运动功能等进行判断。具体内容参照《居民健康档案管理服务规范》健康体检表。图 10 - 2 - 5 所示为社区高血压患者随访流程。

(二) 服务要求

(1) 高血压患者的健康管理由医生负责,应与门诊服务相结合,对未能按照管理要求

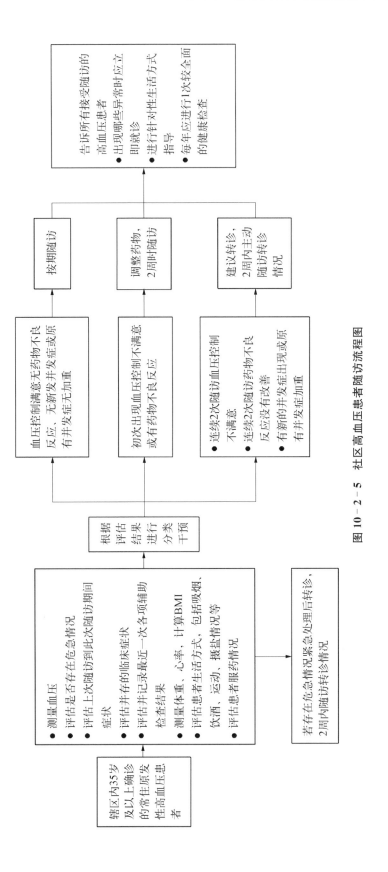

图 10 - 2 - 5　社区高血压患者随访流程图

接受随访的患者,乡镇卫生院、村卫生室、社区卫生服务中心(站)医务人员应主动与患者联系,保证管理的连续性。

(2)随访包括预约患者到门诊就诊、电话追踪和家庭访视等方式。

(3)乡镇卫生院、村卫生室、社区卫生服务中心(站)可通过本地区社区卫生诊断和门诊服务等途径筛查和发现高血压患者。有条件的地区,对人员进行规范培训后,可参考《中国高血压防治指南(2018年修订版)》对高血压患者进行健康管理。

(4)发挥中医药在改善临床症状、提高生活质量、防治并发症中的特色和作用,积极应用中医药方法开展高血压患者健康管理服务。

(5)加强宣传,告知服务内容,使更多的患者和居民愿意接受服务。

(6)每次提供服务后及时将相关信息记入患者的健康档案。

(三)工作指标

(1)高血压患者规范管理率=按照规范要求进行高血压患者健康管理的人数/年内已管理的高血压患者人数×100%。

(2)管理人群血压控制率=年内最近一次随访血压达标人数/年内已管理的高血压患者人数×100%。

最近一次随访血压指的是按照规范要求最近一次随访的血压,若失访则判断为未达标,血压控制是指收缩压<140 mmHg和舒张压<90 mmHg(≥65岁患者,收缩压<150 mmHg和舒张压<90 mmHg),即收缩压和舒张压同时达标。

(朱静芬)

第三节　恶性肿瘤的预防与控制

恶性肿瘤简称为癌症,是由于机体组织细胞失去正常调控,过度增殖而形成的,病灶常可侵犯周围组织或转移至远处的新组织。恶性肿瘤是威胁人类健康和生命的常见病之一,我国每年恶性肿瘤发患者数逐渐递增,已成为心脑血管疾病后第二位致死原因疾病,恶性肿瘤的预防和控制已成为当今世界各国面临的重要公共卫生问题。

一、恶性肿瘤的流行特征

(一)全球恶性肿瘤的流行情况

近年来,无论在发达国家还是在发展中国家,恶性肿瘤的发病和死亡都有不断上升的趋势,除了宫颈癌、食管癌、胃癌外,几乎所有的恶性肿瘤都呈上升趋势。国际癌症研究机构(International Agency for Research on Cance,IARC)发布的《2020年全球最新癌症负担数据》对全球185个国家的36种癌症的总体情况和流行趋势进行了全面描述和分析。

最新预估数据显示,2020 年全球新发癌症病例 1 929 万例,其中男性 1 006 万例,女性 923 万例;2020 年全球癌症死亡病例 996 万例,其中男性 553 万例,女性 443 万例。

虽然发达国家的癌症发病率仍高于发展中国家,但死亡率却在逐渐下降,这得益于控烟、饮食改善等一系列措施的采取及癌症早期诊断和治疗方面取得的进步。美国的癌症总死亡率稳步下降,从 1991 到 2019 年下降了 32%。而发展中国家的恶性肿瘤形势严峻,WHO 报告指出,超过 60% 的癌症病例主要集中在非洲、亚洲以及中南美洲等低收入和中等收入地区,这些国家的癌症死亡病例占到全球总数的近 70%。

《2020 年全球最新癌症负担数据》显示,前十位癌症类型的发病例数占全部新发癌症的 60% 以上,女性乳腺癌首次超过肺癌成为最常见的癌症,占总体癌症发病的 11.7%。前十位癌症类型的死亡例数占全部癌症死亡的 70% 以上,肺癌仍是导致癌症死亡的首要原因,导致了 180 万的死亡病例,占总体癌症死亡的 18.0%(见图 10 - 3 - 1)。

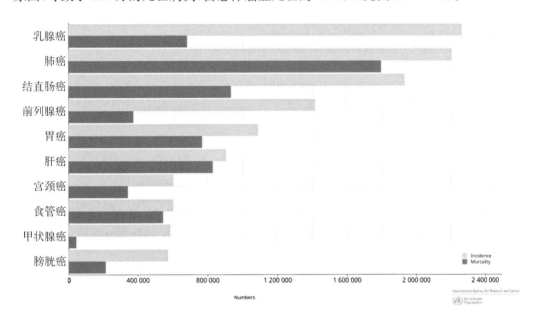

图 10 - 3 - 1　2020 年全球癌症新发及死亡病例数情况

来源:WHO Globocan 2020. https://gco. iarc. fr/

(二) 我国恶性肿瘤的流行情况

1. 时间分布

我国恶性肿瘤的发病率和死亡率也在不断地上升,目前是我国第二位的死亡原因,约占总死因构成的 25%。2020 年中国新增 457 万癌症患者并造成约 300 万人死亡,分别占全球总量的 23.7% 和 30.0%。

2. 人群分布

不同恶性肿瘤的高发年龄不同,一般随着年龄增长,癌症发生率逐渐上升,老年人发生癌症的危险性最高。我国历年恶性肿瘤的登记年报显示,恶性肿瘤发病率在 0～39 岁组处于较低水平,40 岁以后开始快速升高,80 岁年龄组达到高峰;城乡年龄发病率变化趋势相似,男性年龄别发病率的城乡差异不明显,城市地区女性人群的恶性肿瘤发病率略高于农村地区的女性人群。各年龄组有其特有的高发癌症,如儿童期发病和死亡最多的是白血病、脑瘤和恶性淋巴瘤。青壮年最常见的是肝癌、白血病和胃癌等,肺癌、食管癌以及胃癌等则在中老年多见。

恶性肿瘤的发病率在男女间有所不同,除女性特有的恶性肿瘤外,通常为男性高于女性,其中尤其以消化道癌症及肺癌、膀胱癌为甚,且发病谱构成差异较大。

3. 地区分布

同一国家的不同地区,恶性肿瘤的分布也不一样。如肝癌在我国的分布特点是南方高于北方,东部高于西部,沿海高于内地,以长江三角洲地区和沿海岛屿为多发。由于生活行为方式、经济水平及环境污染等因素的影响,恶性肿瘤的城乡分布也有明显差异。如我国城市人口的肺癌、乳腺癌、结直肠癌发病率明显高于农村人口,而农村人口的胃癌、肝癌、食管癌发病率高于城市人口。

4. 肿瘤瘤谱改变

目前,我国癌谱正处于发展中国家向发达国家癌谱过渡的阶段,肺癌、结直肠癌、乳腺癌等不断上升,消化道癌症如食管癌、胃癌、肝癌等与 20 世纪七八十年代相比有所下降,但癌症整体防控形势还是比较严峻。

从我国历年来的肿瘤调查结果发现,恶性肿瘤的构成已发生了明显变化,肺癌已取代胃癌和肝癌,成为恶性肿瘤的第一位死亡原因。目前肺癌、结直肠癌、胃癌、女性乳腺癌、肝癌、食管癌和甲状腺癌是我国主要的常见恶性肿瘤。肺癌、肝癌、胃癌、食管癌、结直肠癌、胰腺癌和女性乳腺癌是主要的肿瘤死亡原因(见图 10 - 3 - 2 和 10 - 3 - 3)。

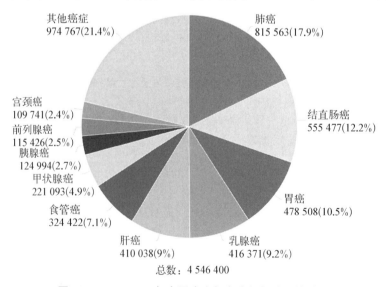

图 10 - 3 - 2　2020 年中国癌症新发病例数前十的肿瘤

来源:WHO Globocan 2020. https://gco.iarc.fr/

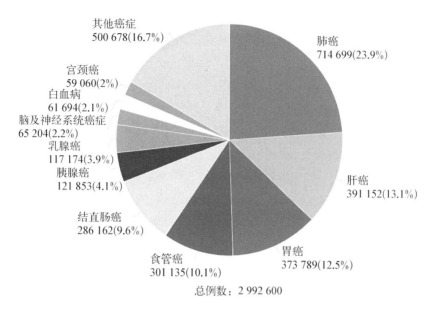

图 10 - 3 - 3　2020 年中国癌症死亡病例数前十的肿瘤

来源：WHO Globocan 2020. https://gco.iarc.fr/

二、恶性肿瘤的主要危险因素

恶性肿瘤的发生是机体与外界环境因素长期相互作用的结果,肿瘤的发生涉及多种因素,依其来源、性质与作用方式的不同,可以分为内源性和外源性两大类。外源性因素来自外界环境,与自然环境和生活条件密切相关,包括化学因素、物理因素、生物因素等。内源性因素包括机体的免疫状态、遗传素质、激素水平以及 DNA 损伤修复能力等。

（一）环境致癌因子

1. 化学因素

根据化学致癌物质的作用方式可将其分为直接致癌物、间接致癌物和促癌物三大类。环境中化学致癌物主要来源于工农业生产过程中造成的职业环境暴露、大气污染、食物及饮水的污染等。

（1）职业化学致癌物:化学致癌物是最常见的职业性致癌因素,我国明确规定的职业性肿瘤有 8 种,即苯所致白血病,联苯胺所致膀胱癌,石棉所致肺癌、间皮瘤,氯甲醚所致肺癌,砷所致肺癌、皮肤癌,氯乙烯所致肝血管肉瘤,焦炉逸散物所致肺癌,以及铬酸盐制造业所致肺癌。除了这 8 种职业性致癌因素外,还有一些确定的职业性致癌物,如苯并芘、沥青、页岩油、矿物油、石蜡、炭黑、木馏油、镍及其盐类、芥子气、异丙基油、氯丁二烯等。

（2）空气污染物:大气污染与人群肺癌发病及死亡率的升高存在显著关系。主要大气污染物如可吸入颗粒物、苯并芘、臭氧、氮氧化物、环氧乙烷等,室内空气污染物如厨房油烟、烟草烟雾、甲醛、苯等。IARC 2013 年已将细颗粒物（PM2.5）等大气污染物质的致癌风险评估为危险程度最高的水平。2017 年由室外 PM2.5 导致的肺癌死亡占全球肺癌死亡人数的 14%，其中美国为 4.7%，中国为 20.5%。

（3）药物致癌因素：IARC 宣布的确认致癌物中，目前已证实可诱发恶性肿瘤的药物有多种，如免疫抑制剂咪唑硫嘌呤、环孢霉素、环磷酰胺等。此外，己烯雌酚、绝经后的雌激素治疗、非甾族雌激素、甾族雄激素、复方口服避孕药、顺序型口服避孕药等增加性激素相关肿瘤（乳腺癌、子宫内膜癌、睾丸癌、阴道癌）的发病风险。

（4）其他化学致癌物：多环芳香烃类是一类含苯环的化学致癌物，广泛存在于外环境如煤焦油、烟草燃烧的烟雾、煤烟、工业废气和烤制、熏制的鱼肉中。芳香胺与偶氮染料是一类含有氮原子、苯环的化学致癌物，主要存在于各种着色剂、除草剂、防氧化剂和人工合成染料中。亚硝胺类化合物包括亚硝酰胺和亚硝胺两类，亚硝酰胺为直接致癌物，也广泛存在环境中，如香烟烟雾、熏烤肉类、咸鱼、油煎食品、酸菜等，其前身物质如亚硝酸盐、硝酸盐、二级胺等普遍存在于肉类、烟草、酒类中。

2. 物理因素

紫外线与电离辐射是最主要的物理性致癌因素。长期紫外线照射导致患皮肤癌的风险增加。电离辐射主要包括以短波和高频为特征的电磁波的辐射以及电子、质子、中子、α 粒子等辐射，长期接触镭、铀、钴、锶等放射性同位素可引起恶性肿瘤，长期暴露于放射性钴或其他放射性粉尘的矿工，肺癌发生率明显增高。氡是 WHO 公布的主要致癌物质之一，来源于矿山和建筑石材中，氡污染是引起肺癌的原因之一。

3. 生物因素

全球所有癌症中，20% 的发生与感染性疾病有关，如某些病毒、细菌或寄生虫感染。目前发现与人类肿瘤有关的病毒主要有人乳头状瘤病毒（human papilloma virus，HPV）、乙型肝炎病毒、EB 病毒、人类嗜 T 细胞病毒（human T-cell lymphotropic virus，HTLV）等，分别与宫颈癌、肝癌、鼻咽癌、Burkitt 淋巴瘤、T 细胞白血病的发生有关。高危型 HPV 感染是宫颈癌最主要的危险因素，其中 12 种亚型已被 IARC 定为 1 类致癌物。幽门螺杆菌（Helicobacter pylori，HP）是胃癌最重要的、可控的危险因素，被 IARC 列为 1 类致癌物（确定会对人体致癌）。2020 年《自然》（Nature）杂志报道，欧洲科学家团队通过对类器官展开的全基因组测序首次明确，结直肠癌与聚酮合酶基因（pks）阳性大肠埃希菌感染有关。

（二）行为与生活方式

1. 吸烟

烟草在 1986 年被 IARC 列为 1 类致癌物，多种癌症的发病和死亡均与吸烟有关。烟草燃烧的烟雾中含有 7 000 多种已知的化学物质，主要有害成分包括尼古丁、焦油、一氧化碳、胺类、酚类、烷烃、醇类、多环芳烃、氮氧化合物、重金属元素镍、镉及有机农药等。全球约 2/3 的肺癌死亡可归因于吸烟，吸烟除导致肺癌外还可导致口腔、咽、喉、食管、胰腺、膀胱等多种癌症。在中国 30 岁及以上的成人中,大约 16.8% 的癌症死亡归因于主动吸烟和二手烟。

据美国癌症协会的统计,由于减少了烟草的使用,1990—2019 年美国男性肺癌死亡率下降了 45%,女性肺癌死亡率下降 19%。

2. 膳食因素

首先,膳食摄入不平衡如某些营养素的缺乏和过多,可导致癌症的发生风险增加。营养素摄入过多(如高热能、高脂肪膳食)及纤维素过少,可使乳腺癌、结肠癌、前列腺癌发病率增加。美国肿瘤学会发现摄入较多量的红肉、加工肉类、马铃薯、精加工谷物及含糖饮料和食物的人群有患癌症和死于癌症的高风险。饮食中某些营养素的缺乏,如长期缺铁和抗氧化营养素时,发生食管癌和胃癌的危险性增加;长期缺碘或碘过多与甲状腺癌的发生有关;维生素 A 缺乏与上皮细胞癌发生有关。此外,过热、过烫或粗糙的食物导致消化道机械性损伤从而使患癌的风险增加。2016 年 IARC 发布报告,将非常热的饮料(温度≥65 ℃)列入 2A 级致癌物(很可能致癌),可能增加罹患食管癌的风险。

其次,食品在生产、加工中的添加剂、不当的保存与烹饪过程产生的有害物质均增加癌症的发生风险。如食用色素中具致癌性的有二甲氨基偶氮苯(致肝、胆管、皮肤、膀胱癌)等、香料及调味剂中具致癌作用的有黄樟素(致肝、肺、食管癌)、单宁酸(致肝癌、肉瘤)及甘素(即 N-苯乙基脲致肝癌)。黄曲霉菌污染米、麦、高粱、玉米、花生、大豆等会产生黄曲霉毒素(aflatoxins,AF),其中 AFB_1 致癌作用最强,在低剂量长时期作用下几乎可使全部动物致癌。烟熏、炙烤及高温烹煮食物时由于蛋白质热解,特别在烧焦的鱼、肉中可产生有致突变和致癌性的多环有机化合物(如多环芳烃、杂环胺)。油被连续和反复加热会产生脂肪酸聚合物,有引起恶性肿瘤的危险。

3. 饮酒

IARC 在 1988 年将酒精列为致癌物。酒精摄入是口腔癌、喉癌、胃癌、肝癌、食管癌、结直肠癌和乳腺癌的高危因素,且随着饮酒量的增加,患癌风险也随之增加。饮酒并吸烟者患这些恶性肿瘤的危险性更高。此外,酒精饮料在加工过程中被致癌物(亚硝胺、多环芳烃、霉菌毒素)污染也可导致肿瘤的发生,如黑啤酒中含有多环芳烃。乙醇作为溶剂可增强致癌物的渗透性,协助环境致癌物质直接损伤细胞膜。

4. 身体活动

有关身体活动与癌症的研究结果可以发现,身体活动可以减少结肠癌、乳癌及生殖系统癌症的危险性。有规律的体力活动可降低结肠癌发病的危险性,从事强度较高的体力活动者结肠癌的危险度为缺乏活动者的 60%。体力活动降低结肠癌危险度的可能机制是缩短致癌物质在肠道的通过时间、改变内源性类固醇激素的代谢,以及对免疫系统可能产生效应。肥胖与超重与多种癌症风险增加相关,包括绝经后妇女乳腺癌、结直肠癌、子宫内膜癌、肾和食管腺癌、胰腺癌,适量的体力活动有助于体重的控制,从而降低相关癌症的发生风险。

（三）社会心理因素

挫折的情感生活史、过大的精神压力以及忧郁型的个体性格特征与恶性肿瘤有一定关系。如中年丧偶者恶性肿瘤的发生率比正常对照组高 3.5 倍。调查还发现，在癌症发生之前，患者大多数有焦虑、失望、抑郁、压抑、愤怒等心理经历。日本学者报道，夫妻长期不和，女方易患食管癌和乳腺癌。

（四）遗传因素

恶性肿瘤的种族分布差异、癌的家族聚集现象、遗传性缺陷易致肿瘤形成均表明，恶性肿瘤的发生与遗传因素有关。例如：乳腺（卵巢）综合征患者易发生乳腺癌或卵巢癌；家族性腺瘤样肠息肉患者易发生结直肠肿瘤；视网膜母细胞瘤容易出现肉瘤、成松果体细胞瘤改变；肾母细胞瘤（Wilms tumor）患者易出现胚胎肾细胞瘤改变。除了上述这些遗传性肿瘤综合征以外，还有一些遗传综合征患者表现为对肿瘤易感倾向，如着色性干皮病对皮肤癌易感；毛细血管扩张性共济失调综合征易发白血病和淋巴网状系统恶性肿瘤。

三、恶性肿瘤的预防与控制

预防为主、三级预防并重是有效预防和控制恶性肿瘤危害的策略和手段。恶性肿瘤的预防以病因预防和早发现、早诊断为重点，病因预防采取全人群和高危人群相结合的策略，早发现、早诊断则可重点针对高危人群开展。WHO 提出，30%～50% 的癌症病例可以通过健康的生活方式和避免接触职业致癌物、环境污染和某些长期感染来预防。

（一）一级预防措施

1. 控制烟草

在最新的全球疾病负担研究中，吸烟是全球死亡的第二位主要原因。据 WHO 估计，通过控烟全球每年可预防癌症大约 156 万，其中肺癌占 2/3。2003 年 5 月，第 56 届 WHO 大会通过了《烟草控制框架公约》（*Framework Convention on Tobacco Control*，FCTC），对烟草的危害在法律上予以认定，并制订了一系列措施以减少烟草需求和供给。为了严格执行 FCTC，WHO 还出台了六项有效减少烟草使用的控烟措施（MPOWER），包括监测烟草使用与预防政策（Monitor）、保护人们免受烟草烟雾危害（Protect）、提供戒烟帮助（Offer）、警示烟草危害（Warn）、禁止烟草广告、促销和赞助活动（Enforce）并提高烟草税收（Raise）。2005 年 8 月，中国加入《烟草控制框架公约》，并承诺采用综合措施开展控烟项目。2014 年 11 月，国务院法制办公布《公共场所控制吸烟条例》，为控烟立法提供了依据，立法控烟已成社会共识。

2. 合理膳食和适宜运动，维持健康体重

合理膳食、适宜运动可维持正常体重，有助于降低恶性肿瘤的风险。2018 世界癌症研究基金会（World Cancer Research Fund，WCRF）和美国癌症研究所（American Institute for Cancer Research，AICR）共同发布《食物、营养、身体活动和与癌症预防》，提出饮食防癌以下 10 条建议（见图 10-3-4）：① 维持健康的体重：保持体重在健康范围内,成年后避免体重增加;② 多做体能活动:多走少坐,每周至少做 150 分钟的适度身体活动或至少 75 分钟的剧烈身体活动;③ 使用富含全谷物、蔬菜、水果和豆类的食物:每天至少吃 30 g 纤维、400 g 水果和蔬菜;④ 限制食用"快餐"和其他富含高脂肪、高淀粉或高糖的加工食品,以帮助控制热量摄入;⑤ 限制食用红肉和加工肉:吃适量的红肉(每周不超过约 3 份,相当于 350～500 g 煮熟的红肉)以及微量的加工肉;⑥ 限制含糖饮料:多喝水和不加糖的饮料;⑦ 限制饮酒:为了预防癌症,最好不要饮酒;⑧ 不要使用补充剂来预防癌症:通过饮食来满足营养需求;⑨ 母亲对婴儿最好进行 6 个月完全母乳喂养,然后补充食物喂养至 2 岁以上;⑩ 癌症确诊后也可遵循这些的建议:问问你的医生,哪些是适合你的。

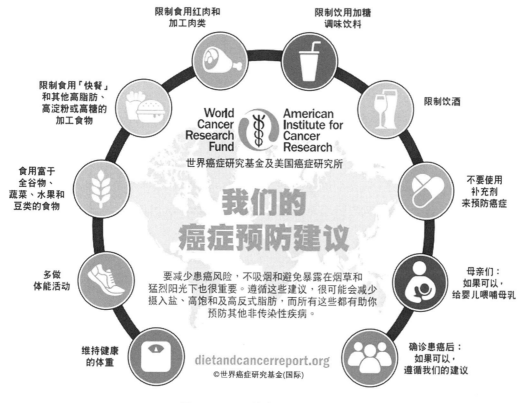

图 10 - 3 - 4　饮食防癌十条建议

3. 消除和降低环境致癌因素

开展职业场所癌症风险评估,加强对已经确定可以引起肿瘤的物质的检测、控制与消除,对从业人员的开展健康教育和定期健康体检,是预防职业性肿瘤的重要措施。此外,改革生产工艺和替换生产材料,也是消除和减少暴露于致癌物质的有效方法。

加强劳动保护、环境保护和食品卫生等立法,如加强各项卫生管理和卫生监测保护劳动及生活环境,减少或消除环境中的致癌因素。

4. 控制感染

疫苗接种是降低与感染因素有关癌症负担最有效的方式。对一些由生物因素如乙型肝炎病毒引起的感染,可通过乙型肝炎疫苗的预防接种来预防恶性肿瘤的发生。目前 WHO 认为,在 9～13 岁女性人群中进行 2 剂量 HPV 疫苗接种是预防宫颈癌最为经济有效的方式。此外,研究表明清除幽门螺杆菌可能降低胃癌的发病率。

(二) 二级预防措施

恶性肿瘤的二级预防即通过癌症早发现、早诊断、早治疗阻断癌变进展,也就是用有效的筛检手段发现早期癌症患者,并且对筛检发现的可疑患者,医生尽可能及时、准确地给予确诊和治疗。肿瘤的病因复杂,难以完全通过病因进行预防。多年来的临床实践证明,恶性肿瘤的早诊早治可以有效降低癌症死亡率,延长癌症患者生存期和提高生存质量。可通过症状自我识别和高危人群肿瘤筛查两种方式来实现。

1. 有症状人群的监测

由于人体所患的恶性肿瘤约有 75% 以上发生在易于查出和发现的部位,若发现以下症状,应及早到医院进行检查和处理。WHO 提出应提高警惕的癌前十大危险信号如下:① 身体任何部位如乳腺、颈部或腹部的肿块,尤其是逐渐增大的;② 身体任何部位如舌、颊、皮肤等处没有外伤而发生的溃疡,特别是经久不愈的;③ 不正常的出血或分泌物,如中年以上妇女出现不规则阴道流血或分泌物增多;④ 进食时胸骨后闷胀、灼痛、异物感或进行性加重的吞咽不顺;⑤ 久治不愈的干咳、声音嘶哑或痰中带血;⑥ 长期消化不良,进行性食欲减退、消瘦,又未找出明确原因的;⑦ 大便习惯改变或有便血;⑧ 鼻衄、鼻塞、单侧头痛或伴有复视时;⑨ 赘生物或黑痣的突然增大或有破溃、出血,或原来有的毛发脱落的;⑩ 无痛性血尿。

2. 癌症筛查

筛查,即在表面健康的人群中,通过快速、简便的试验、检查等方法发现特定的癌症或癌前病变的异常征象,进而转入进一步检查或治疗,是癌症早期诊断的有效策略。根据 WHO 推荐的疾病筛查原则,开展人群筛查项目需要考虑筛查技术易行性和准确性、目标疾病的早期病例有较好临床干预手段且预后较好、筛查获益明显超过筛查带来的危害和成本负担等因素。研究表明,肺癌、结直肠癌、女性乳腺癌和宫颈癌的人群筛查是经济有效的,具备人群推广价值。肺癌的主要筛查技术为低剂量螺旋 CT;结直肠癌的主要筛查技术为内镜技术(结肠镜、软式乙状结肠镜)和粪便隐血试验;女性乳腺癌的主要筛查技术为乳腺 X 线片和超声检查;女性宫颈癌的主要筛查技术为 HPV 检测和细胞学涂片。另外,有些癌前病变虽然不是癌,但容易发展成癌,发现并早治疗各种癌前病变,防止或延缓恶性肿瘤的发生和发展,也属于肿瘤的二级预防。如宫颈糜烂容易发展成宫颈癌;外阴白斑可能发展成外阴癌;黑痣容易发展成黑色素瘤;萎缩性胃炎容易发展成胃癌,所以对于癌前病变应早期发现、及时治疗,防止癌变。

中国的癌症筛查工作起步于 20 世纪 70 年代针对高发现场的筛查工作,如林县的食管癌筛查、嘉善县的结直肠癌筛查等。十几年来,随着中国重大公共卫生服务项目的逐步推进,主要癌症筛查及早诊早治工作在全国范围内得到广泛开展,包括农村癌症早诊早治项目、城市癌症早诊早治项目和农村妇女"两癌"筛查项目等,有效缓解了我国的癌症负担。全国各地也根据肿瘤流行情况,探索开展适宜筛查方案,如上海市 2011 年正式将"社区居民大肠癌筛查项目"纳入重大公共卫生服务项目,向全市 50 岁以上居民提供免费的大肠癌筛查服务;上海市女性乳腺癌和宫颈癌筛查项目列入《上海市妇女儿童"十二五"发展规划》,所有适龄妇女都可以获得上述两癌筛查服务。上海市抗癌协会从 2018 年开始,收集全球最新的肿瘤预防和筛查研究进展信息,每年编写《居民常见恶性肿瘤筛查和预防推荐》予以发布,向大众普及防癌抗癌科学知识,指导公众积极行动起来,降低自身的癌症风险。

(三) 三级预防措施

癌症的三级预防指针对癌症患者防止复发、减少并发症,防止致残,提高生存率和康复率,以及减轻由癌症引起的疼痛,提高生活质量,促进康复等措施。医务人员应针对患者的各种不适症状给予相应的治疗措施,对晚期患者施行止痛和临终关怀等,以消除患者痛苦、改善其生活质量。此外,心理治疗也是癌症治疗的主要辅助手段,医务人员通过关心和鼓励患者,帮助患者建立自信心,有助于提高治疗效果和促进康复。

目前国内恶性肿瘤患者社区随访管理的模式主要有:基于肿瘤登记系统的恶性肿瘤社区随访、以社区综合干预为基础的恶性肿瘤随访及医院—社区合作模式的恶性肿瘤随访。上海市将肿瘤患者社区服务纳入了基本公共卫生服务项目,主要工作包括为恶性肿瘤患者建卡、访视、提供康复指导等。目前,社区肿瘤随访管理持续覆盖 80% 的生存患者,随访服务每年至少 1 次,按照体能评分确定随访间隔,内容包括评估相关症状,督促和指导随诊,进行生活指导和心理康复指导,并为晚期癌症患者提供居家和住院服务。

(四) 我国癌症预防和控制策略

随着中国人口老龄化逐渐加剧、工业化和城镇化进程的不断加快,与慢性感染、不健康生活方式、环境暴露等癌症危险因素的累加,我国癌症防控的形势依然十分严峻。《健康中国行动(2019—2030 年)》行动方案中的癌症防治专项行动主要针对癌症预防、早期筛查及早诊早治、规范化治疗、康复和膳食指导等方面提出相关建议,并提出个人、社会和政府应采取的主要举措。行动目标为到 2022 年和 2030 年,总体癌症 5 年生存率分别不低于 43.3% 和 46.6%;癌症防治核心知识知晓率分别不低于 70% 和 80%;高发地区重点癌种早诊率达到 55% 及以上并持续提高;基本实现癌症高危人群定期参加防癌体检。

围绕《健康中国行动(2019—2030 年)》指导意见,经国务院同意,国家卫生健康委员会等部门于 2019 年联合印发了《健康中国行动——癌症防治实施方案(2019—2022 年)》,强调癌症防治全方位整体推进,并坚持预防为主、防治结合的方针。行动方案基于当前癌症防治现状和工作要求,提出八项主要行动,包括危险因素控制行动、癌症防治能力提升行动、癌症信息化行动、早诊早治推广行动、癌症诊疗规范化行动、中西医结合行动、保障救助救治行动、重大科技攻关行动等。

（朱静芬）

第四节 糖尿病的预防与控制

一、糖尿病的流行状况

糖尿病（diabetes mellitus，DM）是一种由基因和环境因素共同作用，以胰岛素的产生和作用障碍而表现的慢性代谢疾病。

（一）2 型糖尿病的流行病学概况

近几十年来，全球糖尿病患病人数以惊人的速度快速增长，特别是占糖尿病总人群95％以上的 2 型糖尿病。1994 年 WHO 预测全球有 1.20 亿患者，2021 年国际糖尿病联盟（international diabetes federation，IDF）估计有 5.37 亿成人（20～79 岁）糖尿病患者，成人糖尿病患病率超过 10％，其中 3/4 的患者生活在中低收入国家。预计至 2030 年全球成人糖尿病患者将达到 6.43 亿，糖耐量受损（impaired glucose tolerance，IGT）患者将达到4.72 亿。糖尿病及其引起的冠心病、脑血管病、肾病、失明、截肢等并发症，造成严重的健康损失，导致每年 670 万人死亡，为全球死亡原因前十位。2021 年，全球范围糖尿病相关的医疗费用至少达 9 660 亿美元，占医疗服务总费用的 9％。糖尿病已经成为影响人类身心健康的主要公共卫生问题和重大疾病。

在中国，过去三十年来快速的经济发展带来了居民生活方式的改变，特别是在久坐与高热量、高脂肪饮食习惯导致了居民超重的基础上，进一步促进糖尿病的广泛流行。我国糖尿病患病率在不到 40 年间（1980—2017 年）从 0.67％骤升至 11.2％，糖尿病前期患病率更是升至 35.2％。IDF 估计 2021 年我国糖尿病患者人数逾 1.4 亿，居全世界第一，占全世界糖尿病患者的 1/4。作为糖尿病前期与糖尿病患者后备的 IGT 人群患病率在2017 年已达到 35.2％，考虑到在不加干预的情况下，IGT 会以平均每年 10％～15％的速度发展为糖尿病，我国面临的糖尿病快速增多的流行趋势不容乐观。

我国的 2 型糖尿病流行呈现以下特点：① 患病与发病均随年龄而增加，2017 年的全国调查发现 60 岁以上人群 2 型糖尿病患病率近 25％，是 40～59 岁人群的近 2 倍、20～39岁人群的 6 倍多；② 男性患病率略高于女性（13.7％vs11.8％）；③ 经济发达地区的糖尿病患病率高于中等发达地区和不发达地区，城市高于农村，在不发达地区和中等发达地区这一差别尤为明显；④ 未诊断的糖尿病比例较高，2017 年调查结果显示新诊断的糖尿病患者占总糖尿病患者数 54％；⑤ 肥胖和超重人群糖尿病患病率显著增加，BMI＜25 kg/m^2、25 kg/m^2≤BMI＜30 kg/m^2、BMI≥30 kg/m^2 者的糖尿病患病率分别为 8.8％、

13.8%和20.1%。

在糖尿病患病高速增长的背景下,糖尿病发现不及时的问题进一步加剧了疾病负担。研究显示,2型糖尿病患者在确诊前处于无症状期达5~6年,而在此时期已发生微血管与大血管并发症,初次就诊的糖尿病患者约半数已合并一个或多个并发症。我国成人糖尿病诊断知晓率(43.3%)、药物治疗率(49.0%)及血糖控制率(49.4%)皆不低于50%。中华医学会糖尿病学分会慢性并发症调查组报告显示,全国三甲医院2型糖尿病住院患者慢性并发症总患病率达73.2%,其中高血压并发症31.9%,脑血管并发症12.2%,心血管并发症15.9%,眼部并发症34.3%,肾脏并发症33.6%,下肢血管并发症5.0%。

糖尿病为国家与家庭个人带来沉重的经济负担。我国糖尿病的直接医疗成本以年均19.9%的速度增长,其中住院费用年均增长达22.8%,远超同期GDP与全国卫生总费用年均增长速度。目前,我国治疗2型糖尿病及其并发症的年直接医疗费用已高达1734亿元,占医疗总费用的13%。对已经存在并发症的糖尿病患者,其医疗费用较无并发症者高3.71倍之多。

(二) 1型糖尿病流行病学概况

1型糖尿病(type 1 diabetes mellitus)是一种免疫介导、多种环境因素影响,以胰岛β细胞破坏为特征的糖尿病类型,约占糖尿病患者的5%。1型糖尿病多发于儿童青少年,10~14岁达到发病高峰,是儿童最常见的糖尿病类型。在过去的三十年间,全球1型糖尿病的发病率平均每年增长了3%~4%。IDF于2021年估计全球每年新增18.4万1型糖尿病患者,约有120万青少年(0~19岁)罹患1型糖尿病,患病率远低于2型糖尿病,一半(54%)患者在15岁以下。1型糖尿病的流行具有明显的地区差异,亚洲与南美地区发病率在1/10万~3/10万,东欧地区与美国发病率在10/10万~20/10万,北欧地区发病率达到30/10万~60/10万。

我国1型糖尿病平均年发病率为0.74/10万(1980—2013年),但增长趋势显著,三十年间自0.57/10万上升至3.36/10万,平均年增长率为9.0%,并有以下特点。① 女性发病风险是男性的1.23倍;② 10~14岁组发病风险最高,是0~4岁组的3倍;③ 城市人群发病风险较农村高82%。我国虽然是世界上1型糖尿病发病率最低的国家之一,但考虑到人口基数,中国1型糖尿病患者绝对数仍不容小觑,1型糖尿病需要终身依赖胰岛素治疗,其并发症与死亡风险严重威胁青少年健康,需要重视1型糖尿病的早期发现与综合防治。

二、糖尿病的诊断与分型

(一) 糖尿病的诊断

需注意的是,糖尿病的临床诊断应依据静脉血浆葡萄糖,而不是毛细血管血糖测定结果。我国采用WHO(1999年)糖代谢状态分类标准(表10-4-1),空腹血糖受损

(impaired fasting glucose,IFG)与糖耐量受损(IGT)统称为糖调节受损,即糖尿病前期。

表 10 - 4 - 1　糖代谢状态分类(WHO 1999)

糖 代 谢 状 态	静脉血浆葡萄糖(mmol/L)	
	空腹血糖	糖负荷后 2 小时血糖
正常血糖	<6.1	<7.8
IFG	≥6.1,<7.0	<7.8
IGT	<7.0	≥7.8,<11.1
糖尿病	≥7.0	≥11.1

注:空腹血糖正常参考值范围下限通常为 3.9 mmol/L

　　2011 年 WHO 建议在条件具备的国家和地区采用糖化血红蛋白(glycosylated hemoglobin,HbA1c)诊断糖尿病,诊断切点为 HbA1c≥6.5%。根据《中国 2 型糖尿病防治指南(2020 年版)》,推荐在采用标准化监测方法且严格质量控制(美国国家 HbA1c 标准化计划、中国 HbA1c 一致性研究计划)的医疗机构,可以将 HbA1c≥6.5%作为糖尿病诊断的补充标准(见表 10 - 4 - 2)。但在以下情况只能使用静脉血浆葡萄糖:镰状细胞病,妊娠(中、晚期)、葡萄糖-6-磷酸脱氢酶缺乏症、艾滋病、血液透析、近期失血或输血、促红细胞生成素治疗等。此外,急性感染、创伤或其他应激情况下可出现暂时性血糖升高,则不能以应激状态下的血糖值诊断糖尿病,须在应激消除后复查,再确定糖代谢状态。

表 10 - 4 - 2　糖尿病的诊断标准

诊 断 标 准	静脉血浆葡萄糖或 HbA1c 水平
典型糖尿病症状	
加上随机血糖	≥11.1 mmol/L
或加上空腹血糖	≥7.0 mmol/L
或加上 OGTT 2 小时血糖	≥11.1 mmol/L
或加上 HbA1c	≥6.5%
无糖尿病典型症状者,需改日复查确认	

　　注:典型糖尿病症状包括烦渴多饮、多尿、多食、不明原因体重下降;OGTT 为口服葡萄糖耐量试验(oral glucose tolerance test);空腹状态指至少 8 小时没有进食热量;随机血糖指不考虑上次用餐时间,一天中任意时间的血糖,不能用来诊断空 IFG 或 IGT

　　(二)糖尿病的分型
　　根据 WHO(1999 年)的糖尿病分型体系,按照病因将糖尿病分为 1 型糖尿病、2 型糖尿病、妊娠糖尿病和特殊类型糖尿病(表 10 - 4 - 3)。

表 10‑4‑3　糖尿病病因学分类(WHO,1999)

病　因	分　类
1 型糖尿病	自身免疫性
	特发性
2 型糖尿病	
特殊类型糖尿病	胰岛 β 细胞功能遗传缺陷
	胰岛素作用遗传缺陷
	胰腺外分泌疾病
	内分泌疾病
	药物或化学制剂所致
	感染
	免疫介导的罕见类型
	其他遗传综合征伴随糖尿病
妊娠糖尿病	

1. 1 型糖尿病

由于胰岛 β 细胞破坏导致胰岛素分泌减少,通常引起胰岛素绝对缺乏。① 自身免疫性糖尿病:占绝大多数,由于胰岛 β 细胞发生细胞介导的自身免疫性损伤而引起。② 特发性糖尿病:病因不十分清楚,占 1 型糖尿病的很少一部分,多数发生在非洲或亚洲国家的某些种族。

2. 2 型糖尿病

以胰岛素抵抗为主伴有胰岛素相对不足或以胰岛素分泌不足为主伴有或不伴有胰岛素抵抗,包括过去的非胰岛素依赖型糖尿病、2 型糖尿病、成年发病糖尿病。其特点为:① 病因不十分清楚,发病具有较强的遗传易感性;② 发病与年龄、体重、活动等有关,肥胖尤其是中心性肥胖是明显危险因素;③ 在被诊断前一般会有多年的无症状期,不易及时发现;④ 部分患者在确诊前已有糖尿病血管病变等慢性并发症出现;⑤ 很少有糖尿病酮症酸中毒的自然发生,但在应激状态时可发生酮症或酸中毒;⑥ 胰岛 β 细胞功能可能正常或逐渐下降,为补偿胰岛素抵抗,也存在胰岛素分泌相对不足;⑦ 胰岛素水平可能正常、偏低或偏高;⑧ 一般通过饮食调整、适当运动、减轻体重以改善胰岛素抵抗或口服抗糖尿病药物即可控制病情;但在应激状态、酮症酸中毒或少数患者口服抗糖尿病药物无效时须用胰岛素治疗。

3. 特殊类型糖尿病

根据病因和发病机制的不同,可分为以下八种类型。① 胰岛 β 细胞功能遗传缺陷引起的糖尿病:是一种单基因遗传性疾病,由于某些基因突变而使胰岛 β 细胞功能缺陷,胰岛素分泌减少导致的糖尿病。此型糖尿病主要包括年轻发病的成年型糖尿病(maturity onset diabetes in young,MODY)和线粒体糖尿病。② 胰岛素作用遗传缺陷所致糖尿病（胰岛素受体基因异常）：通过遗传因素使胰岛素受体突变引起胰岛素作用异常，产生胰岛素抵抗，导致糖代谢紊乱及糖尿病。③ 胰腺外分泌疾病引起的糖尿病：凡是能引起胰腺弥漫性损伤的病变或局部损伤胰腺而达到足够的范围可破坏胰岛 β 细胞，使胰岛素的分泌减少而发生糖尿病。④ 内分泌疾病引起的糖尿病：是继发性糖尿病的主要病因，包括库欣综合征(Cushing syndrome)、肢端肥大症、嗜铬细胞瘤、胰升糖素瘤、甲状腺功能亢进症、生长抑素瘤或其他等。⑤ 药物或化学物质诱发的糖尿病：诱发的药物主要有烟酸、糖皮质激素、免疫抑制剂、抗精神病药物、β-肾上腺能拮抗剂、β受体激动剂、噻嗪类利尿剂等。⑥ 感染：某些病毒感染可引起胰岛 β 细胞破坏产生 1 型糖尿病，血清中可出现 1 型糖尿病特征性 HLA 和免疫性标志物，常见的有先天性风疹、巨细胞病毒。⑦ 免疫介导的罕见类型糖尿病：可能与几种自身免疫病有关。⑧ 其他遗传综合征伴随糖尿病：许多遗传综合征有时伴发糖尿病，包括唐氏综合征(Down syndrome)、弗里德赖希共济失调(Friedreich ataxia)、亨廷顿舞蹈症(Huntington chorea)等。

4. 妊娠糖尿病

妊娠糖尿病(gestational diabetes mellitus,GDM)是指在妊娠期发生或首次发现的不同程度的葡萄糖异常，其中包含了妊娠前已患有糖尿病，但孕期首次被诊断的患者。为确保孕妇和胎儿在整个孕期的安全性，孕妇的空腹或餐后血糖升高及有 GDM 高危因素（如 IGT 史、分娩巨大胎儿史、高危种族等）的孕妇应进行 GDM 筛查。

三、糖尿病的危险因素

(一) 1 型糖尿病的危险因素

1 型糖尿病是一种与环境因素相关的多基因遗传疾病。

1. 遗传因素

目前已经发现约有 60 余种基因与 1 型糖尿病相关，关联最强的是位于人染色体 6p21.3 的 HLA 等位基因，其中 *HLA-DQ*（*DQA* 和 *DQB*）和 *DR* 基因是 1 型糖尿病最重要的易感基因。胰岛自身抗体（包括 GAD-Ab、IA2-Ab、IAA 和 ZnT8-Ab）可以预测个体发生 1 型糖尿病的风险，甚至可以预测该疾病的发病年龄。家族史是 1 型糖尿病的重要危险因素，也是高危人群筛选的目标人群。

2. 病毒及细菌感染

目前已证实一系列病毒感染，如柯萨奇病毒、流感病毒、单纯疱疹病毒等与诱发 1 型糖尿病有关。适时接受相关的疫苗可以减少或缓解环境触发所致的自身免疫反应。

(二) 2 型糖尿病的危险因素

2 型糖尿病是一种遗传因素与环境因素相互作用的疾病。

1. 遗传因素

糖尿病家族史也是 2 型糖尿病的独立的危险因素。在我国，20％的糖尿病患者具有家族史,家族史使 2 型糖尿病发生的风险增加近 4 倍。家庭聚集性反映了糖尿病具有遗传易感性,目前发现了 40 个与中国人 2 型糖尿病显著相关的基因易感位点,主要与胰岛 β 细胞功能减退有关。

2. 超重与肥胖

超重与肥胖是 2 型糖尿病发病的主要危险因素之一,通过直接与间接促进胰岛素抵抗及胰岛 β 细胞功能异常促进 2 型糖尿病的发生。流行病学研究发现,超重与肥胖人群糖尿病患病率显著增加,是体重正常者的 2～3 倍;腹型肥胖者糖尿病患病率为腰围正常者的 2～2.5 倍。控制超重与肥胖可以有效延缓糖尿病前期至糖尿病的发展进程;改善 2 型糖尿病患者的血糖控制、减少降糖药物使用,协助血脂血压达标,还可使部分患者达到 2 型糖尿病缓解。

3. 糖调节受损

糖调节受损包括 IFG 与 IGT,是 2 型糖尿病发生的危险因素,是糖代谢正常到糖尿病的一个重要中间阶段,也被称为糖尿病前期。尽管 IFG 和 IGT 都是进展为 2 型糖尿病的高危人群,但发生 2 型糖尿病的概率由高至低依次是 IGT 合并 IFG、IGT 和 IFG。多个前瞻性研究发现,处于 IFG 或 IGT 状态中的 1/3 患者将在 6 年内发生糖尿病,而兼有 2 种状态的则有 2/3 患者发生糖尿病。强化生活方式和(或)药物干预可以有效预防或延缓糖调节受损进展为 2 型糖尿病。因此,糖调节受损是预防 2 型糖尿病发生、逆转糖代谢异常的关键阶段,也是糖尿病预防的目标人群。

4. 代谢综合征组分异常

代谢综合征是一组以肥胖、高血糖、血脂异常以及高血压等聚集发病,严重影响集体健康的临床症候群,是一组在代谢上相互关联的危险因素的组合,增加了 2 型糖尿病与心脑血管疾病发病风险。我国关于代谢综合征的诊断标准为:以下具备 3 项或更多项即可诊断。① 中心性肥胖(男性腰围 $\geqslant 90$ cm,女性 $\geqslant 85$ cm);② 高血糖:空腹血糖 $\geqslant 6.1$ mmol/L,或糖负荷 2 小时血糖 $\geqslant 7.8$ mmol/L 和(或)已确诊为糖尿病并治疗者;③ 高血压:收缩压 $\geqslant 130$ mmHg 或舒张压 $\geqslant 85$ mmHg,和(或)已确诊为高血压并治疗者;④ 空腹 TG$\geqslant 17$ mmol/L;⑤ 空腹 HDL-C< 1.04 mmol/L。不同人群的研究结果显示,代谢综合征的出现可使糖尿病风险增加 2～11 倍,对中国人群,代谢综合征使糖尿病风险增加 3～6 倍。

5. 其他因素

对于女性,妊娠期糖尿病与巨大胎儿(体重 $\geqslant 4$ kg)分娩史均是 2 型糖尿病的危险因素,妊娠期糖尿病孕妇较血糖正常孕妇,2 型糖尿病风险增加 7 倍以上,且发病风险随着随访时间的延长而增加;有巨大胎儿分娩史者 2 型糖尿病患病相对危险是无巨大胎儿分娩史者的 3 倍。多囊卵巢综合征(polycystic ovary syndrome, PCOS)患者因胰岛素抵抗、肥胖等代谢紊乱,促进 2 型糖尿病的发生。另外,出生低体重也是 2 型糖尿病的危险因素,且与家族史具有协同作用。

(三) 2 型糖尿病风险评估

1. 2 型糖尿病高危人群

具有以下一项及以上情况,即可视为 2 型糖尿病高危人群,应进一步进行空腹血糖或任意点血糖筛查。① 年龄≥40 岁;② 有糖调节受损(又称糖尿病前期)史;③ 超重(BMI≥24 kg/m²)或肥胖(BMI≥28 kg/m²),和(或)中心型肥胖(男性腰围≥90 cm,女性腰围≥85 cm);④ 静坐生活方式;⑤ 一级亲属中有 2 型糖尿病家族史;⑥ 有巨大儿(出生体重≥4 kg)生产史,和(或)GDM 史的妇女;⑦ 高血压(收缩压≥140 mmHg 和(或)舒张压≥90 mmHg),或正在接受降压治疗;⑧ 血脂异常〔HDL-C≤0.91 mmol/L(≤35 mg/dl)及 TG≥2.22 mmol/L(≥200mg/dl)〕,或正在接受调脂治疗;⑨ 动脉粥样硬化性心脑血管疾病患者;⑩ 有一过性类固醇糖尿病病史者;⑪ PCOS 患者;⑫ 长期接受抗精神病药物和(或)抗抑郁症药物治疗的患者。

2. 中国糖尿病风险评分表

该评分表基于 2007—2008 年全国 14 省市糖尿病流行病学调查结果,用于 20～74 岁普通人群糖尿病风险评估,评分值总分≥25 分者应进行 OGTT 检测(见表 10-4-4)。

表 10-4-4　中国糖尿病风险评分表

评 分 指 标	分 值	评 分 指 标	分 值
年龄(岁)		BMI(kg/m²)	
20～24	0	<22	0
25～34	4	22～23.9	1
35～39	8	24～29.9	3
40～44	11	≥30	5
45～49	12	腰围(cm)	
50～54	13	男性<75,女性<70	0
55～59	15	男性 75～79.9,女性 70～74.9	3
60～64	16	男性 80～84.9,女性 75～79.9	5
65～74	18	男性 85～89.9,女性 80～84.9	7
收缩压(mmHg)		男性 90～94.9,女性 85～89.9	8
<110	0	男性≥95,女性≥90	10
110～119	1	糖尿病家族史(父母、同胞、子女)	
120～129	3	无	0
130～139	6	有	6
140～149	7	性别	
150～159	8	女	0
≥160	10	男	2

四、糖尿病的预防与管理

2 型糖尿病已成为严重影响我国居民健康的公共问题,考虑到我国庞大的人口基数与逐年上升的患病率,《健康中国行动(2019—2030 年)》与《中国防治慢性病中长期规划(2017—2025 年)》均制订了明确的慢性病防治目标——将糖尿病导致的过早死亡率明显降低。《国家基本公共卫生服务规范(第三版)》将 2 型糖尿病作为覆盖全国范围的、由基层医疗机构进行管理的重大慢性病之一,并明确了 2 型糖尿病健康管理要求与内容。

(一)糖尿病的三级预防

2 型糖尿病的病理生理基础是胰岛素分泌的相对或绝对不足,胰岛素抵抗,外周组织对葡萄糖的摄取、利用减少,从而引起以高血糖为特征的、伴有胰岛 β 细胞功能慢性进行性减退的临床综合征,病程发展经过正常糖耐量、糖调节受损(糖尿病前期)直至糖尿病这三个阶段。根据不同病程阶段病理生理特点,糖尿病的三级预防制订了相应的预防策略。

一级预防的目标是控制 2 型糖尿病的危险因素,预防 2 型糖尿病发生;二级预防的目标是 2 型糖尿病的早发现、早诊断、早治疗,预防 2 型糖尿病并发症的发生;三级预防的目标则是延缓已罹患并发症的 2 型糖尿病患者病情进展,改善生命质量、延长预期寿命。

1. 一级预防策略与措施

2 型糖尿病的一级预防是针对非糖尿病患者,包括健康人群、糖尿病高危人群、糖尿病前期人群。通过开展健康教育,提高全人群对糖尿病防治的整体意识;倡导健康生活方式与行为,包括合理膳食、控制体重、规律运动、限盐、戒烟、限酒、心理平衡等措施,有效控制与干预糖尿病相关危险因素,从而降低糖尿病发病风险。

糖尿病前期是进入糖尿病阶段的重要关口阶段,该阶段是 2 型糖尿病一级预防的关键点。国内外多项随机对照研究结果,如我国的大庆研究、美国糖尿病预防项目(American diabetes prevention program,DPP)和芬兰糖尿病预防研究(diabetes prevention study,DPS)均证实适宜的生活方式干预可有效延迟或预防糖尿病前期人群 2 型糖尿病的发生。

2. 二级预防策略与措施

2 型糖尿病的二级预防策略包括在高危人群中开展糖尿病筛查,及时发现、诊断糖尿病;在已诊断的糖尿病患者中,进行适当治疗与健康干预,减少与延缓糖尿病慢性并发症的发生。

1)糖尿病高危人群筛查

(1)糖尿病高危人群的发现:可通过居民健康档案、门诊服务、基本公共卫生服务以及社区卫生诊断等工作途径。

(2)筛查起始年龄:对于糖尿病高危人群,应尽早开展筛查。

(3)筛查流程:目前采用的初筛方法包括空腹血糖筛查与糖尿病风险评分法。高危人群空腹末梢血糖≥5.6 mmol/L 者,或是采用中国糖尿病评分表总分≥25 分者判定为初筛阳性,进一步行 OGTT。

(4) 结果评估：初筛阴性者与 OGTT 结果正常者判定为血糖正常,每三年至少进行一次筛查;根据 OGTT 结果判定为糖尿病前期与糖尿病疑似的,则转诊至上级医疗机构确诊,并要求每年至少进行一次筛查。

2) 2 型糖尿病的综合控制

多项随机对照研究试验证实通过有效治疗,良好控制血糖、血压、血脂、体重,保持健康生活方式,可能逆转或停止糖尿病早期患者的慢性并发症的发生和发展。中华医学会糖尿病分会在《中国 2 型糖尿病防治指南（2020 年版）》提出的综合控制目标如表 10-4-5 所示。

表 10-4-5 中国 2 型糖尿病综合控制目标

测 量 指 标	目 标 值
毛细血管血糖(mmol/L)	
空腹	4.4~7.0
非空腹	<10.0
HbA1c(%)	<7.0
血压(mmHg)	<130/80
TC(mmol/L)	<4.5
HDL-C(mmol/L)	
男性	>1.0
女性	>1.3
TG(mmol/L)	<1.7
LDL-C(mmol/L)	
未合并动脉粥样硬化性心血管疾病	<2.6
合并动脉粥样硬化性心血管疾病	<1.8
BMI(kg/m²)	<24.0

(1) 个体化的血糖控制目标：血糖是糖尿病代谢管理中最重要的指标之一,HbA1c 是目前最主要的血糖控制指标,在制订 HbA1c 的控制目标时,应遵循个体化原则,根据患者的年龄、病程、糖尿病并发症、心血管疾病、药物不良反应风险等因素分层管理,还需兼顾患者主观意愿、资源及支持系统情况,权衡血糖控制的获益与风险。对于年龄较轻、病程较短、预期寿命较长、无并发症、未合并心血管疾病的 2 型糖尿病患者在无低血糖或其他不良反应的情况下可采取更严格的控制标准(HbA1c<6.5%,甚至尽量接近正常)。而患者如果年龄较大、病程较长、已出现微血管或大血管并发症或严重合并症、有低血糖风险、预期寿命较短,血糖控制目标可以相对放宽(HbA1c 可以在 7.0%~8.0%,甚至更为

宽松)。需要谨记的是:任何程度的血糖降低对患者而言均是有益的,制订的血糖控制目标要适宜患者长期坚持。

(2)强化调脂治疗与降压达标:2型糖尿病患者常见的血脂紊乱是TG升高及HDL-C降低,在纠正TG与HDL-C异常时,应将降低LDL-C作为首要的治疗目标,在生活方式干预的基础上考虑使用他汀类药物。2型糖尿病患者应积极控制血压,首选血管紧张素转换酶抑制剂(angiotensin-converting enzyme inhibitors,ACEI)或血管紧张素受体阻滞剂(angiotensin receptor blocker,ARB),联合应用时推荐以ACEI或ARB为基础降压药物,选择钙离子拮抗剂(calcium channel blocker,CCB)、吲达帕胺类药物、小剂量噻嗪类利尿剂或小剂量选择性β受体阻滞剂中的1~2种。

(3)抗血小板治疗:有心血管疾病史的糖尿病患者应常规使用阿司匹林作为二级预防措施。对于已有心血管疾病且对阿司匹林过敏的糖尿病患者,可考虑使用氯吡格雷(75 mg/d)作为替代治疗。有出血倾向、接受抗凝治疗、近期胃肠道出血以及不能应用阿司匹林的活动性肝病患者也可考虑其他抗血小板药物作为替代治疗。

3. 三级预防的策略与措施

2型糖尿病的三级预防包括继续糖尿病综合控制,延缓并发症的进展;还需尽早发现糖尿病并发症,及时予以专科治疗。

(1)继续糖尿病的综合控制仍是三级预防的重点:降糖、降压、调脂、抗血小板治疗等综合管理措施可以降低心血管事件、微血管并发症及死亡的风险。但考虑到处于该阶段2型糖尿病患者病程较长、年龄较大、已经出现并发症或心血管合并症,还需遵循血糖控制目标的个体化与分层管理原则。

(2)尽早发现与治疗慢性并发症:2型糖尿病患者应每年进行一次并发症筛查,应包括眼(视力与眼底)、肾脏(肾功能、尿微量白蛋白与尿肌酐)、足部(足背动脉与胫后动脉)、外周神经(四肢腱反射、音叉振动觉与尼龙丝触觉)与皮肤。对于筛查结果异常者,应及时转诊至相关专科进行治疗。

(二)糖尿病的基本公共卫生健康服务

根据《国家基本公共卫生服务规范(第三版)》要求,结合全科医师制度建设、分级诊疗制度建设以及家庭医生签约服务等工作,由基层医疗卫生机构开展辖区内2型糖尿病患者的健康管理服务。

1. 管理对象

辖区内35岁及以上常住居民中2型糖尿病患者。

2. 管理内容

(1)高危人群筛查:对工作中发现的2型糖尿病高危人群进行有针对性的健康教育,建议其每年至少测量1次空腹血糖,并接受医务人员的健康指导。对新诊断的2型糖尿病患者须及时纳入健康管理。

(2)随访评估:对确诊的2型糖尿病患者,每年至少进行4次面对面随访,随访时需要详细了解上次随访到此次随访期间的病史。① 临床症状：是否出现多饮、多食、多尿、视力模糊、感染、手脚麻木、下肢浮肿、体重明显下降等症状；② 疾病情况和生活方式：包括心脑血管疾病、吸烟、饮酒、运动、主食摄入以及心理调整情况等；③ 体征测量：包括血压、体重、双侧足背动脉搏动，计算 BMI；④ 辅助检查，每次随访都要求为患者提供免费空腹血糖检测，建议患者每 3 个月测量 HbA1c；⑤ 用药情况，记录使用的降糖药物名称、用法与用量，了解患者服药依从性与出现的药物不良反应，特别是低血糖反应；⑥ 评估与转诊，如出现血糖≥16.7 mmol/L 或血糖≤3.9 mmol/L；收缩压≥180 mmHg 和（或）舒张压≥110 mmHg；意识或行为改变、呼气有烂苹果样丙酮味、心悸、出汗、食欲减退、恶心、呕吐、多饮、多尿、腹痛、有深大呼吸、皮肤潮红；持续性心动过速（心率超过 100/min）；体温＞39 ℃或有其他的突发异常情况，如视力突然骤降、妊娠期及哺乳期血糖高于正常值等危险情况之一，或存在不能处理的其他疾病时，须在处理后紧急转诊。对于紧急转诊者，乡镇卫生院、村卫生室、社区卫生服务中心（站）应在 2 周内主动随访转诊情况。随访医生应在随访开始阶段即综合患者症状、体征、实验室检查结果进行评估，及时发现并处理紧急、危险情况。

（3）分类干预：根据随访内容的综合评估，对患者开展相应的干预措施。① 对血糖控制满意（空腹血糖＜7.0 mmol/L）、无药物不良反应、无新发并发症或原有并发症无加重的患者，预约下一次随访；② 对第一次出现空腹血糖控制不满意（空腹血糖≥7.0 mmol/L）或药物不良反应的患者，结合其服药依从情况进行指导，必要时增加现有药物剂量、更换或增加不同类的降糖药物，2 周时随访；③ 对连续 2 次出现空腹血糖控制不满意或药物不良反应难以控制以及出现新的并发症或原有并发症加重的患者，建议转诊到上级医院，2 周内主动随访转诊情况；④ 对所有的患者进行针对性的健康教育，与患者一起制订生活方式改进目标并在下一次随访时评估进展，告诉患者出现哪些异常时应立即就诊。

（4）健康体检：对确诊的 2 型糖尿病患者，每年进行 1 次较全面的健康体检，体检可与随访相结合。内容包括体温、脉搏、呼吸、血压、空腹血糖、身高、体重、腰围、皮肤、浅表淋巴结、心脏、肺部、腹部等常规体格检查，并对口腔、视力、听力和运动功能等进行判断。具体内容参照《居民健康档案管理服务规范》健康体检表。

3. 管理流程

《国家基本公共卫生服务规范（第三版）》的 2 型糖尿病患者健康管理服务流程如图 10-4-1 所示。

4. 管理要求

（1）2 型糖尿病患者的健康管理由医生负责，应与门诊服务相结合，对未能按照健康管理要求接受随访的患者，乡镇卫生院、村卫生室、社区卫生服务中心（站）应主动与患者联系，保证管理的连续性。

（2）随访包括预约患者到门诊就诊、电话追踪和家庭访视等方式。

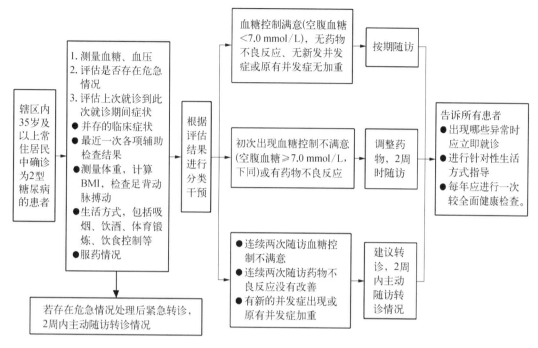

图 10-4-1 2型糖尿病患者健康管理服务流程图

（3）通过本地区社区卫生诊断和门诊服务等途径筛查和发现2型糖尿病患者，掌握辖区内居民2型糖尿病的患病情况。

（4）发挥中医药在改善临床症状、提高生活质量、防治并发症中的特色和作用，积极应用中医药方法开展2型糖尿病患者健康管理服务。

（5）加强宣传，告知服务内容，使更多的患者愿意接受服务。

（6）每次提供服务后及时将相关信息记入患者的健康档案。

（7）做好患者的知情同意与健康管理信息安全维护工作。

（三）2型糖尿病的健康管理

经典2型糖尿病管理的五驾马车中除了药物的应用，还包括饮食、运动、患者健康教育与血糖监测，随着研究进展与管理策略优化，2型糖尿病患者的心理健康与中医药保健也成为我国糖尿病社区管理的重点内容。

1. 医学营养治疗

医学营养治疗是防治2型糖尿病的重要手段，通过专科营养（医）师的个体化评估与治疗，为2型糖尿病患者提供营养均衡的膳食，促进并维持患者的健康饮食习惯，改善整体健康；达到并维持合理体重、获得良好的血糖、血压、血脂的控制及延缓糖尿病并发症的发生。2型糖尿病患者饮食结构要求包括：① 供能营养素应以碳水化合物为主，50%～55%，宜多选择能量密度高且富含膳食纤维、低血糖生成指数的食物，如全谷物、杂粮，减少精制碳水化合物；② 增加蔬菜和适当比例的低血糖生成指数的水果；③ 蛋白质摄入量在 1.0～1.5 g/(kg·d),以鱼虾等水产、鸡鸭等禽类等优质蛋白质为主,可改善胰岛素抵抗、减轻年龄相关的肌肉减少等。2 型糖尿病患者应避免盲目选择断食、低碳水化合物饮食,可能造成低血糖、血糖波动等不良反应。

2. 运动治疗

运动治疗在 2 型糖尿病的综合管理中占重要地位,成人 2 型糖尿病患者应增加日常身体活动、减少静坐时间。每周至少 150 分钟(如每周运动 5 天,每次 30 分钟)中等强度有氧运动,在此基础上联合每周 2～3 次的抗阻运动可获得更大程度的代谢改善。还需遵循以下原则:一是在专业人员指导下进行,运动前做好健康评测与运动能力评估;二是运动前后加强血糖监测,避免低血糖发生;三是伴急性并发症或严重慢性并发症禁忌运动。常见运动强度分类见表 10 - 4 - 6。

表 10 - 4 - 6   运动强度分类(以每项消耗 90 kcal 能量计算)

运 动 强 度	持 续 时 间	运 动 种 类
极轻度	30 分钟	做家务、散步、购物等
较轻	20 分钟	快走、骑车、器械运动及瑜伽等
中等	10 分钟	慢跑、打太极、跳交谊舞等
高强度	5 分钟	跳绳、游泳、长跑、举重、竞技类运动等

3. 健康教育

糖尿病作为一种终生性疾病,需要持续的医疗照顾,由于糖尿病控制目标与治疗措施往往是个体化与综合性的,患者的自我管理与行为直接影响糖尿病控制效果。《中国 2 型糖尿病防治指南(2020 年版)》建议糖尿病患者应接受糖尿病自我管理教育(diabetes self-management education and support,DSMES),掌握自我管理所需的知识和技能,以改善临床结局和减少费用。糖尿病患者应在确诊后即接受糖尿病自我管理教育,教育方式包括个体教育、集体教育以及远程教育。教育基本内容涵盖了糖尿病基础知识、饮食治疗、运动治疗、药物治疗、心理健康、自我监测与护理等疾病管理内容以及相关特殊状况应对措施。需要注意的是,患者的健康教育应该是长期和及时的,并且以患者为中心,尊重和响应患者的个人爱好、需求和价值观。

4. 自我监测

糖尿病患者的自我监测是综合控制目标达标,防治急性慢性并发症的关键。监测内容包括血糖、尿蛋白、肾功能、眼底、血脂、糖尿病足监测及血压、体重的监测等。血糖监测是糖尿病管理的重要组成部分,是评估患者糖代谢紊乱程度、降糖治疗效果的关键指标。毛细血管血糖监测(self-monitoring of blood glucose,SMBG)操作便利且具有及时性,建议所有患者按照适宜频率进行 SMBG,监测时间点适用范围与监测原则如表 10 - 4 - 7 与 10 - 4 - 8 所示。血糖监测的频率应根据病情决定,在初始治疗阶段,血糖控制较差或不稳定者应每日监测;血糖控制满意而稳定者可 1～2 周监测 1 次;病情严重或发热、腹泻等应激情况下应增加监测次数。

表 10‐4‐7　SMBG 的时间点适用范围

监测时间点	适 用 范 围
餐前	血糖水平很高或有低血糖风险时
餐后 2 小时	空腹血糖已获良好控制,但 HbA1c 仍不能达标者;需了解饮食和运动对血糖影响者
睡前	注射胰岛素(特别时晚餐前注射)患者
夜间	胰岛素治疗已接近达标,但空腹血糖仍高者;疑有夜间低血糖者
其他	出现低血糖症状时应及时监测血糖;剧烈运动前后宜监测血糖

表 10‐4‐8　不同治疗方案人群 SMBG 的原则

不同治疗方案人群	监 测 原 则
生活方式干预者	可根据需要通过监测了解饮食控制和运动对血糖的影响,从而调整饮食和运动方案
使用口服降糖药者	可每周监测 2～4 周空腹血糖或餐后 2 小时血糖
基础胰岛素治疗者	应监测空腹血糖
预混胰岛素治疗者	应监测空腹和晚餐前血糖
特殊人群	个体化的监测方案

5. 心理健康

心理健康是糖尿病管理中的一部分。越来越多的学者倾向于认为糖尿病是一种心身疾病,并且已有多项研究证实心理社会因素在糖尿病的发生及血糖水平的控制中起着重要作用。糖尿病患者更容易出现精神心理问题,包括抑郁、焦虑、焦虑相关障碍以及其他心理行为障碍,而抑郁、焦虑等负性情绪亦可加重糖尿病的病情、降低生命质量、增加患者死亡率及医疗保健支出。糖尿病管理团队成员最好有专业心理治疗师或精神科医师,定期对患者进行心理状态评估、尽早发现和改善患者抑郁、焦虑症状。当患者出现抑郁症、焦虑症、人格障碍、药物成瘾、认知功能障碍等表现时应及时转诊精神科专科就诊。

6. 中医药保健指导

根据中医体质辨识结果,遵循辨证论治原则,通过情志调摄、饮食调养、起居调摄、运动保健和穴位保健等方法,在降糖、改善症状和体征、防治并发症、提高生活质量方面起到协同作用;并且中医药保健在我国有广泛的群众基础,具有较强的适应性和应用性。但需注意:在出现酮症酸中毒、高渗性昏迷时,不建议使用中药降糖;当空腹血糖水平持续高于 11.1 mmol/L 时,不建议单独服用纯中药制剂。

（四）2型糖尿病管理策略进展

在满足国家基本公共卫生服务工作基础之上，各地区因地制宜优化2型糖尿病健康管理策略、深化内涵管理内涵，以上海市社区2型糖尿病健康管理模式为例，以供借鉴。

1. 涵盖糖尿病全病程的健康管理

上海市将医防融合的健康全程管理理念落实到糖尿病预防工作的全过程，涵盖了2型糖尿病临床分期中的三个阶段，即糖耐量正常、糖调节受损（糖尿病前期）、糖尿病，通过健康风险评估将社区居民划分为健康人群、糖尿病高危人群、糖尿病前期患者以及糖尿病患者，为每个状态的管理对象制订个体化的健康管理目标与干预措施。

（1）糖尿病前期患者的管理：糖尿病前期是正常血糖向糖尿病进展的重要中间阶段，通过适宜的生活方式干预可以延迟或预防该糖尿病前期患者2型糖尿病的发生。将糖尿病前期患者纳入社区健康管理中，为前期患者提供每年2次的健康随访与生活方式干预处方，降低2型糖尿病发生风险；并通过每年1次OGTT，及时发现、治疗与干预新进展为2型糖尿病的患者。

（2）糖尿病患者的并发症筛查：糖尿病视网膜病变、糖尿病肾病、糖尿病神经病变及糖尿病足是常见的糖尿病并发症，对管理的2型糖尿病患者提供每年1次的肾脏、眼底、足部等并发症筛查以及血脂监测情况，对结果异常者及时转诊至二、三级医疗机构专科治疗，有效降低并发症带来的致残、致死风险，提高患者的生命质量。

2. 规范健康管理指标的检测与采集

上海市在社区卫生服务中心开展血压、血糖、身高、体重等健康管理相关指标的标准化检查、检测和自动化采集。通过制定《开展诊室智能血糖仪自动化采集测量技术标准》《社区慢性病健康管理诊室血压自动化测量装置技术管理规范》等功能文件，进一步规范检测仪器标准、测量标准、质量评价以及数据传输等具体要求，避免发生因管理对象回忆偏倚、随访医护人员操作不规范等人为原因导致的数据质量问题，为糖尿病患者健康管理综合评估提供精准可信的指标数据。

（叶景虹）

第五节　案例实践——社区居民基本公共卫生服务管理和社区糖尿病患者健康管理服务

一、社区居民基本公共卫生服务管理实践

患者，男性，60岁。主诉：高血压10年，每日口服氨氯地平5 mg，近来自测晨起血压160/100 mmHg，偶有头晕。在家庭医生处门诊。

体格检查：步行走入诊室，精神可，血压 162/98 mmHg，心率 72 次/min，心律齐，各瓣膜区未及病理性杂音。

（一）基本公共卫生服务对象的界定

国家基本公共卫生服务要求各基层医疗机构对辖区内常住居民开展健康管理服务，家庭医生门诊是纳入管理对象的主要来源。

1. 问题 1

该患者是否属于基本公共卫生服务对象？

2. 解答 1

根据《国家基本公共卫生规范（第三版）》（简称《规范》）要求：辖区内常住居民（指居住半年以上的户籍及非户籍居民），以 0～6 岁儿童、孕产妇、老年人、慢性病患者、严重精神障碍患者和肺结核患者等人群为重点。

经问诊：患者 1 年前至本街道小区居住，本次是首次至基层医疗机构就诊，尚未参加家庭医生签约服务。

患者符合基本公共卫生服务对象要求并且属于重点人群（慢性病患者）。

（二）基本公共卫生服务内容的确定

要求基层医疗机构积极采取签约服务的方式为居民提供免费、自愿的基本公共卫生服务，服务内容应根据居民情况选择适宜项目。

1. 问题 2

根据该患者的病史，应予以何种基本公共卫生服务？

2. 解答 2

根据《规范》要求，服务内容包括居民健康档案管理、健康教育、预防接种、0～6 岁儿童健康管理、孕产妇健康管理、老年人健康管理、慢性病患者健康管理（包括高血压患者健康管理和 2 型糖尿病患者健康管理）、严重精神障碍患者管理、肺结核患者健康管理、中医药健康管理、传染病及突发公共卫生事件报告和处理、卫生计生监督协管共十二项。患者目前病史符合"居民健康档案管理""健康教育"与"慢性病患者健康管理"，并且完成家庭医生签约服务。

向患者进一步告知家庭医生签约服务与基本公共卫生服务工作内容，获得患者知情同意。该患者成为你的服务对象，完成各服务项目的信息收集、疾病评估以及指导干预等工作。

（三）居民健康档案的管理

包括居民健康档案的建立、使用与维护。

1. 问题 3

如何完成该患者的居民健康档案？

2. 解答 3

居民健康档案主要包括个人基本信息、健康体检、重点人群健康管理记录、其他医疗卫生服务记录以及居民健康档案信息。在完善健康档案信息时,重点问询患者既往疾病史、用药情况、最近体检及检验检查结果、生活方式等,综合评估患者健康情况与需要接受的基本公共卫生服务项目。

经问诊:患者从事办公室行政工作,已退休,10 年前经市级医院诊断为原发性高血压,规律服药,目前每天服用氨氯地平 5 mg,否认其他慢性病如心脑血管疾病、肿瘤、慢性阻塞性肺病;35 年前曾罹患急性甲型肝炎,已痊愈;否认其他传染病、精神类疾病以及职业病;否认外伤手术史。有糖尿病家族史(母亲)。平时偶尔参加体育锻炼,久坐较多;饮食以荤食为主;吸烟 30 年,平均每天抽 10 支香烟;不饮酒。1 个月前单位体检,身高 1.73 m,体重 80 kg,腰围 92 cm,LDL-C 4.5 mmol/L、空腹静脉血糖 6.7 mmol/L,至市级医院行 OGTT 显示空腹静脉血糖 6.6 mmol/L,葡萄糖后 2 小时静脉血糖 8.2 mmol/L,诊断为糖耐量减低。3 个月前完成新冠病毒疫苗第二针接种。

接下来的处理:

(1) 完成居民健康档案信息收集,并及时录入信息系统,注意信息安全;居民健康档案信息需及时进行更新。

(2) 健康状况评估:患者除有高血压外,还处于糖尿病前期(糖耐量减低)、高脂血症(LDL-C 升高)、超重(BMI 26.73 kg/m^2)、中心性肥胖(腰围 92 cm);根据相关诊断标准,具备以下 3 项或更多项即可诊断代谢综合征:① 中心性肥胖(男性腹围≥90 cm,女性≥85 cm);② 高血糖:空腹血糖≥6.1 mmol/L,或糖负荷 2 小时血糖≥7.8 mmol/L 和(或)已确诊为糖尿病并治疗者;③ 高血压:血压≥130/85 mmHg,和(或)已确诊为高血压并治疗者;④ 空腹 TG≥1.7 mmol/L;⑤ 空腹 HDL-C<1.04 mmol/L。该患者具备中心性肥胖、高血糖与高血压 3 项标准,诊断为代谢综合征;并有吸烟、缺少体育锻炼、饮食习惯不佳等行为危险因素。

(3) 接诊记录:本次就诊为高血压调整用药,患者目前使用钙离子拮抗剂(氨氯地平),血压控制未达标(160/100 mmHg 左右),最近一次体检显示心电图、肾功能正常,经评估患者诊断为:原发性高血压(2 级高危)、代谢综合征、高脂血症、糖耐量异常、腹型肥胖。处置计划如下。① 药物处方:患者降压治疗后血压仍≥160/100 mmHg,需启动联合用药,首选 CCB 与 ARB 联合降压;使用他汀类药物降低 LDL-C。② 检查:进一步评估血压控制以及心脑血管危险情况,建议患者行同型半胱氨酸、24 小时动态血压以及颈动脉超声检查。③ 健康处方:包括生活方式指导、健康教育以及自我管理等内容,详见高血压患者的健康管理部分。

(四) 高血压患者健康管理

要求每年为高血压患者提供不少于 4 次的面对面随访,每次均需测量血压,对患者进行综合评估后予以分类干预,并组织其参加每年 1 次的健康体检。

1. 问题 4

要完成该患者的随访与评估,还需收集哪些信息?

2. 解答 4

根据高血压患者随访服务记录表，还需进一步问询：

（1）患者是否出现头痛头晕、恶心呕吐、眼花耳鸣、呼吸困难、心悸胸闷、鼻衄出血不止、四肢发麻以及下肢水肿等高血压相关临床症状。

（2）患者既往高血压靶器官以及伴发临床疾病病史。

（3）患者日常运动种类、频次与时间；饮食摄盐情况；心理情绪情况；遵医行为。

（4）患者是否有药物不良反应。

问诊：患者偶有头晕，无其他上述症状，亦未出现服降压药的不良反应。一个月前单位体检心电图与肾功能皆正常。每周散步 3 次，每次 30 分钟。日常饮食口味较重，偏爱"浓油赤酱"。自述平时乐观开朗，可以调整自我情绪。大多数情况可以较好遵医嘱。

3. 问题 5

对于该患者，应如何综合评估，该患者的评估结果为何？

4. 解答 5

综合评估主要包括血压控制情况、是否存在危急情况、药物不良反应、并发症情况等临床情况，也包括对患者生活方式和行为进行评估。

（1）危急情况判定：主要通过测量血压值以及临床症状，如出现收缩压≥180 mmHg和（或）舒张压≥110 mmHg；意识改变、剧烈头痛或头晕、恶心呕吐、视力模糊、眼痛、心悸、胸闷、喘憋不能平卧及处于妊娠期或哺乳期同时血压高于正常等危急情况之一，或存在不能处理的其他疾病时，须在处理后紧急转诊。对于紧急转诊者，基层医疗机构应在 2 周内主动随访转诊情况。

（2）血压控制情况：根据《中国高血压防治指南（2018 年修订版）》要求，一般高血压患者血压降至 140/90 mmHg 以下；≥65 岁的高血压患者的血压降至 150/90 mmHg 以下，如果能耐受可进一步降至 140/90 mmHg 以下；一般糖尿病或慢性肾脏病患者的血压目标可以在 140/90 mmHg 基础上再适当降低。该患者在服用药物治疗情况下，血压仍≥140/90 mmHg，控制不满意，需调整药物，并于 2 周后再次随访，随访方式可以选择门诊、电话追踪或家庭访视。

（3）服药情况：患者遵医嘱服药，未出现不良反应。

（4）并存临床症状与并发症：根据影响高血压患者心血管预后的重要因素，该患者目前具有高血压、年龄（>55 岁）、糖耐量受损、血脂异常、腹型肥胖这五个危险因素，尚未出现靶器官损害以及伴发临床疾病，经血压升高患者心血管风险水平分层评估（见表 10-2-2）属于高血压 2 级高危。

5. 问题 6

对于该患者，应给予哪种分类干预以及哪些具体干预措施？

6. 解答 6

经评估，患者"初次出现血压控制不满意"，予以调整药物、2 周时随访，还需提供以下干预措施与管理服务。

（1）健康教育：根据《中国高血压防治指南（2018年修订版）》建议，对已确诊的高血压患者健康教育主要内容包括：① 什么是高血压，高血压的危害，健康生活方式，定期监测血压；② 高血压的危险因素，有针对性的行为纠正和生活方式指导；③ 高血压的危险因素及综合管理；④ 非药物治疗与长期随访的重要性和坚持终身治疗的必要性；⑤ 高血压是可以治疗的，正确认识高血压药物的疗效和不良反应；⑥ 高血压的自我管理技能。

（2）紧急情况处理：患者需要识别出现哪些异常时应立即就诊，如血压异常高值（收缩压≥180 mmHg和（或）舒张压≥110 mmHg）；意识改变、剧烈头痛或头晕、恶心呕吐、视力模糊、眼痛、心悸、胸闷、喘憋不能平卧等。

（3）生活方式干预：患者目前血压控制不佳，合并糖脂代谢异常、腹型肥胖与超重，还需纠正吸烟、高盐饮食及缺乏体育活动等不健康的生活方式。在制订干预目标与选择干预措施时，需考虑患者意愿与自主性，选择有利于长期坚持的具体方式。① 减少钠盐的摄入：每人每日食盐摄入量逐步降至＜6 g，增加富钾食物（新鲜水果、蔬菜及豆类）；② 合理膳食：平衡膳食，饮食以水果、蔬菜、低脂奶制品、富含食用纤维的全谷物、植物来源的蛋白质为主，减少饱和脂肪和胆固醇摄入，建议患者使用DASH饮食；③ 不吸烟：应督促患者彻底戒烟，避免被动吸烟，建议患者就诊戒烟门诊；④ 增加运动：除日常生活的运动外，建议患者每周4～7天，每天持续30～60分钟中等强度运动（如步行、慢跑、骑自行车、游泳等），以有氧运动为主；⑤ 控制体重：包括控制能量摄入、增加体力活动和行为干预，建议将目标定为一年内体重减少初始体重的5%～10%；⑥ 减轻精神压力，保持心理平衡。

（4）糖尿病高危人群筛查：该患者合并2型糖尿病多个危险因素，包括年龄≥40岁、糖调节受损、超重与中心型肥胖、静坐生活方式、一级亲属中有2型糖尿病家族史以及高血压，属于糖尿病高危人群，需进行糖尿病筛查，每年至少测量1次空腹血糖，并接受相应的健康的指导。

（5）健康体检：该患者还需进行每年1次较全面的健康检查，可与随访相结合。内容包括体温、脉搏、呼吸、血压、身高、体重、腰围、皮肤、浅表淋巴结、心脏、肺部、腹部等常规体格检查，并对口腔、视力、听力和运动功能等进行判断。

（6）中医药保健：根据不同体质从情志调摄、饮食调养、起居调摄、运动保健、穴位保健等方面进行相应的中医药保健指导。

二、社区糖尿病患者健康管理服务案例

患者，女性，58岁，退休教师。为社区2型糖尿病健康管理对象，也是家庭医生服务签约对象，本次为预约的门诊随访。患者有2型糖尿病病史10年，近1周在家自测毛细血管血糖较前升高，空腹血糖7 mmol/L左右，餐后2小时血糖10 mmol/L左右，口服降糖药物二甲双胍1 000 mg/d、瑞格列奈1.5 mg/d，其他无明显不适症状。

体格检查：步行走入诊室，精神可，血压120/70 mmHg，心率70次/min，心律齐，各

瓣膜区未及病理性杂音。

（一）2 型糖尿病患者随访

要求每年为糖尿病患者提供不少于 4 次的面对面随访，每次均需测量空腹血糖与血压，对患者进行综合评估后予以分类干预，并组织其参加每年 1 次的健康体检。

1. 问题 1

要完成该患者的本次随访，还需收集哪些信息？

2. 解答 1

（1）危急情况判断：首先要判断患者是否存在需要紧急处理的危急情况，包括出现：血糖≥16.7 mmol/L 或血糖≤3.9 mmol/L；收缩压≥180 mmHg 和（或）舒张压≥110 mmHg；意识或行为改变、呼气有烂苹果样丙酮味、心悸、出汗、食欲减退、恶心、呕吐、多饮、多尿、腹痛、有深大呼吸、皮肤潮红；持续性心动过速（心率超过 100 次/min）；体温>39 ℃或有其他的突发异常情况，如视力突然骤降、妊娠期及哺乳期血糖高于正常值等危险情况之一，或存在不能处理的其他疾病时，须在处理后紧急转诊。

患者空腹毛细血管血糖 7.1 mmol/L，血压 118/74 mmHg，心率 70 次/min，体温正常、精神可，无不适症状，无危急情况，可继续随访。

（2）综合评估：随访时需要详细了解上次随访到此次随访期间的病史。① 临床症状：是否出现多饮、多食、多尿、视力模糊、感染、手脚麻木、下肢浮肿、体重明显下降等症状；② 疾病情况和生活方式：包括心脑血管疾病、吸烟、饮酒、运动、主食摄入以及心理调整情况等；③ 体征测量：包括血压、体重、双侧足背动脉搏动，计算 BMI；④ 辅助检查：除空腹血糖外，建议患者每 3 个月测量 HbA1c；⑤ 用药情况：记录使用的降糖药物名称、用法与用量，了解患者服药依从性与出现的药物不良反应，特别是低血糖反应。

患者自上次随访至今，未出现上述临床症状，无新发心脑血管疾病及糖尿病并发症，身高 1.6 m，体重 56 kg，BMI 21.88 kg/m²，双侧足背动脉搏动可触及，2 个月前测 HbA1c6.8%，遵医嘱口服二甲双胍 1 000 mg/d，瑞格列奈 1.5 mg/d，无明显低血糖反应。不吸烟、不饮酒，清淡饮食，每日主食 350 g，每周快走运动 3 次，每次 45 分钟。查看随访记录，患者前三次随访，血糖控制满意，故本次随访为初次出现血糖控制不满意（空腹血糖≥7.0 mmol/L）。

（3）分类干预：根据随访内容的综合评估，对患者开展相应的干预措施。对第一次出现空腹血糖控制不满意（空腹血糖值≥7.0 mmol/L）的患者，结合其服药依从情况进行指导，必要时增加现有药物剂量、更换或增加不同类的降糖药物，2 周时随访。该患者药物依从性较好、运动量也能达到《中国 2 型糖尿病防治指南（2020 年版）》推荐量，本次随访发现主食摄入偏多，建议先调整膳食结构，减少主食摄入量，特别是精制碳水化合物，总量控制在 250 g 左右，继续自我监测血糖。考虑到该患者近 1 年未进行糖尿病并发症相关体检，结合本社区开展糖尿病并发症筛查项目，建议患者参加一周后的糖尿病并发症筛查，并预约 2 周后再次门诊就诊。

(二) 2型糖尿病患者的并发症筛查

2型糖尿病患者应每年进行1次并发症筛查,需包括眼、肾脏、心脑血管、足部、外周神经与皮肤。对于筛查结果异常者,应及时转诊至相关专科进行治疗。患者完成并发症筛查后,再次来到预约门诊就诊。主要检查结果:血压118/72 mmHg,腰围83 cm,HbA1c 7.0%,TC 4.95 mmol/L,TG 1.01 mmol/L,HDL-C 1.65 mmol/L,LDL-C 2.51 mmol/L,血尿素氮3.2 mmol/L,血清肌酐(serum creatinine, SCr)62 μmol/L,尿酸266 μmol/L,随机尿白蛋白108 mg/L,随机尿肌酐1.5 mg/ml,心电图正常。

1. 糖尿病视网膜病变筛查

糖尿病视网膜病变是糖尿病高度特异性的血管并发症。糖尿病患者应每年行1次眼部检查,包括视力、眼压、房角、眼底(见表10-5-1)。

表 10-5-1　糖尿病视网膜病变的国际临床分级标准(2002 年版)

病 变 类 型	散瞳眼底检查所见
无明显视网膜病变	无异常
非增殖型糖尿病视网膜病变	
轻度	仅有微动脉瘤
中度	不仅存在微动脉瘤,还存在轻于中度非增殖型糖尿病视网膜病变
重度	出现以下任何1个表现,但尚无增殖型糖尿病视网膜病变:① 4 个象限中均有 20 处以上视网膜内出血;② 在 2 个以上象限有静脉串珠样改变;③ 在 1 个以上象限有显著的视网膜内微血管异常
增殖型糖尿病视网膜病变	出现以下 1 种或多种体征,包括新生血管形成、玻璃体积血或视网膜出血

该患者眼底摄片发现微动脉瘤,为轻度非增殖型糖尿病视网膜病变,建议专科治疗随访。

2. 糖尿病肾病筛查

2型糖尿病患者在确诊糖尿病后每年都应做肾脏病变的筛检,内容包括 SCr、尿白蛋白肌酐比(urine albumin-to-creatinine ratio, UACR)检查。根据简化的肾脏病饮食改良(modification of diet in renal disease, MDRD)公式计算估算的肾小球滤过率(estimated glomerular filtration rate, eGFR):

$$eGFR[ml/(min \cdot 1.73 m^2)] = 186 \times [SCr(mg/dl)]^{-1.154} \times 0.742(女性)$$

该患者 eGFR 为 91.1 ml/(min · 1.73 m²),属于正常范围。随机尿白蛋白 108 mg/L,随机尿肌酐 1.5 mg/ml,UACR 为 72 mg/L。根据糖尿病患者慢性肾脏病(CKD)分期(见表 10-5-2)所示,该患者肾脏损伤伴 eGRF 正常,处于 CKD1 期(G1),需转诊专科进一步治疗随访。

表 10 - 5 - 2　糖尿病患者慢性肾脏病(CKD)分期

CKD 分期	肾 脏 损 害 程 度	eGFR[ml/(min · 1.73 m²)]
1 期(G1)	肾脏损伤伴 eGFR 正常	≥90
2 期(G2)	肾脏损伤伴 eGFR 轻度下降	60～89
3a 期(G3a)	eGFR 轻中度下降	45～59
3b 期(G3b)	eGFR 中重度下降	15～29
4 期(G4)	eGFR 重度下降	<15 或透析
5 期(G5)	肾衰竭	

注：eGFR 为估算肾小球滤过率；肾脏损伤定义为白蛋白尿(UACR≥30 mg/g)，或病理、尿液、血液或影像学异常

3. 糖尿病心血管并发症筛查

糖尿病是心、脑血管疾患的独立危险因素。糖尿病确诊后，至少应每年评估 1 次心血管病变的风险因素，评估内容包括心血管病现病史及既往史、年龄、有无心血管风险因素(吸烟、血脂紊乱、高血压和早发心血管疾病家族史、肥胖特别是腹型肥胖)；肾脏损害(尿白蛋白排泄率增高等)；心房颤动(可导致脑卒中)。该患者否认心血管病现病史及既往史，否认早发心血管疾病家族史，不吸烟，本次检查血脂谱、血压、腰围以及心电图正常，该患者目前存在的危险因素即肾脏损害，属于动脉粥样硬化性心血管病(atherosclerotic cardiovascular disease，ASCVD)高危人群，需每年评估风险、严格控制危险因素。

4. 糖尿病周围神经病变的诊断

糖尿病病程在 10 年以上，常有明显的临床糖尿病神经病变，病变可累及中枢神经和周围神经，以后者多见，常出现四肢疼痛、麻木、感觉异常等临床神经刺激症状，可进行足部音叉振动觉、痛觉、温度觉和单尼龙丝触觉检查。无症状的糖尿病神经病变，依靠体征筛查，或神经电生理检查方可诊断。该患者无肢体疼痛、麻木、感觉异常等临床神经刺激症状，体检音叉振动觉、痛温觉和触觉均正常。

5. 糖尿病足病的筛查

糖尿病患者应进行定期检查足部。注意询问有无间歇性跛行，对足部进行详细望诊(有否畸形、胼胝、溃疡，下肢皮肤颜色、足趾间皮肤有无糜烂)，触诊皮肤温度、足背动脉和胫后动脉搏动，听诊颈动脉、股动脉等大血管有无杂音。还需注意检查膝反射、足跟反射等。该患者无间歇性跛行，视诊无胫前斑，未见足部溃疡，皮肤颜色正常。触诊皮温正常，双侧足背动脉搏动正常。

6. 并发症筛查结果

经检查，该患者发现存在轻度非增殖型糖尿病视网膜病变与慢性肾脏病 CKD1 期(G1)，HbA1c 未达标(7%)，需转诊至上级医疗机构，家庭医生需在 2 周内主动随访转诊情况。

(三) 2 型糖尿病患者的双向转诊

1. 社区 2 型糖尿病患者的转诊指征

(1) 出现危急情况,如血糖≥16.7 mmol/L 或血糖≤3.9 mmol/L;收缩压≥180 mmHg 和(或)舒张压≥110 mmHg;意识或行为改变、呼气有烂苹果样丙酮味、心悸、出汗、食欲减退、恶心、呕吐、多饮、多尿、腹痛、有深大呼吸、皮肤潮红;持续性心动过速(心率>100 次/min);体温>39 ℃或有其他的突发异常情况,如视力突然骤降、妊娠期及哺乳期血糖高于正常值等危险情况之一,或存在不能处理的其他疾病时,须在处理后紧急转诊。

(2) 对连续 2 次出现空腹血糖控制不满意或药物不良反应难以控制以及出现新的并发症或原有并发症加重的患者,建议其转诊到上级医院。该患者本次随访发现新的并发症,需转诊。

2. 社区 2 型糖尿病患者的转诊流程

由家庭医生完成转诊操作,包括 2 型糖尿病患者随访服务记录中的转诊部分(原因、机构及科室)和双向转诊单,需要明确转出的上级医疗机构名称、科室以及接诊医生,完善转出单中的初步判断、主要现病史、主要既往史以及治疗经过,并告知患者就诊方式,包括是否由绿色通道、专病门诊等双向转诊便民措施。

该患者转诊至上级医疗机构的眼科与内分泌科进一步诊治。2 周后,家庭医生电话随访了解到,患者目前在专科治疗随访中,嘱咐患者定期就诊随访、坚持生活方式干预与自我监测,待病情稳定后,专科医生会开具双向转诊(转回单),并嘱咐患者继续至家庭医生处随访管理。

(叶景虹)

参考文献

[1] Zhou M, Wang H, Zeng X, et al. Mortality, morbidity, and risk factors in China and its provinces, 1990 - 2017: a systematic analysis for the Global Burden of Disease Study 2017[J]. Lancet, 2019, 394(10204): 1145 - 1158.

[2] Rudd K E, Johnson S C, Agesa K M, et al. Global, regional, and national sepsis incidence and mortality, 1990 - 2017: analysis for the Global Burden of Disease Study[J]. Lancet, 2020, 395 (10219): 200 - 211.

[3] Siegel R L, Miller K D, Fuchs H E, et al. Cancer statistics, 2022[J]. CA Cancer J Clin, 2022, 72 (1): 7 - 33.

[4] Roth G A, Mensah G A, Johnson C O, et al. Global burden of cardiovascular diseases and risk factors, 1990 - 2019: update from the GBD 2019 study[J]. J Am Coll Cardiol, 2020, 76(25): 2982 - 3021.

[5] GBD 2019 Risk Factors Collaborators. Global burden of 87 risk factors in 204 countries and territories, 1990 - 2019: a systematic analysis for the Global Burden of Disease Study 2019[J].

Lancet，2020，396(10258)：1223-1249.

［6］中国心血管健康与疾病报告编写组. 中国心血管健康与疾病报告 2020 概要［J］. 中国循环杂志，2021,36(6)：521-545.

［7］中华医学会心血管病学分会,中国康复医学会心脏预防与康复专业委员会,中国老年学和老年医学会心脏专业委员会,等. 中国心血管病一级预防指南［J］. 中华心血管病杂志,2020,48(12)：1000-1038.

［8］中华预防医学会,中华预防医学会心脏病预防与控制专业委员会,中华医学会糖尿病学分会,等. 中国健康生活方式预防心血管代谢疾病指南［J］. 中华预防医学杂志,2020,54(3)：256-277.

［9］中国心血管病预防指南(2017)写作组,中华心血管病杂志编辑委员会. 中国心血管病预防指南(2017)［J］. 中华心血管病杂志,2018,46(1)：10-25.

［10］Li Y，Teng D，Shi X，et al. Prevalence of diabetes recorded in mainland using 2018 diagnostic criteria from the American Diabetes Association：national cross sectional study［J］. BMJ 2020 (369)：m997.

［11］中华医学会糖尿病学分会. 中国 2 型糖尿病防治临床指南(2020 年版)［J］. 中华糖尿病杂志,2021，13(4)：315-384.

［12］迟家敏. 实用糖尿病学［M］. 4 版. 北京：人民卫生出版社,2015.

［13］中国心血管健康与疾病报告编写组. 中国心血管健康与疾病报告 2021 概要［J］. 中国循环杂志，2022,37(6)：553-578.

第十一章
社区妇女儿童保健

第一节　社区妇女保健

妇女保健是指以先进的医学科学技术,有效的防治措施及合理的管理方法,对妇女一生的各个时期进行保健。社区妇女保健的主要任务包括妇女常见病防治、计划生育与生育调节、孕产期保健及社区产后家庭访视、更年期保健等。

一、妇女疾病防治与女性健康

妇科常见病是指发生在女性生殖器官或乳腺的常见疾病,主要包括宫颈疾病、乳腺疾病、生殖道感染及其他生殖系统疾病。定期进行普查普治,能够及早发现和及时治疗,减少妇科疾病的发病率,降低死亡率,保障女性健康,提高广大妇女的健康水平。

(一) 妇科常见病筛查和管理

1. 乳腺癌

乳腺癌已经成为全球女性患病率最高的恶性肿瘤之一。我国乳腺癌的患病率和死亡率都呈迅速上升的态势。早期发现可以降低死亡率。

(1)乳腺癌的一级预防。① 保持良好的生活方式:不吸烟,少喝酒,不吃烟熏、油炸食品,不偏食,少进食热量高的食物,降低脂肪摄入,特别是动物脂肪、黄油、甜食等,避免肥胖和超重,多吃新鲜蔬菜、豆奶制品、坚果,注意补充胡萝卜素、维生素、微量元素。另外,保持良好的心态,避免长期压抑或忧郁情绪,乐观向上,心胸宽广,对降低乳腺癌发病率有一定好处。② 自我预防:避免不必要的胸部 X 线照射,掌握合理的生育计划,避免高龄生育,提倡母乳喂养,更年期妇女避免或少用雌激素。

(2)乳腺癌的筛检对象:乳腺癌的筛检对象为 35～64 岁妇女,高危人群可作为重点检查对象。① 30 岁以上女性,特别是月经初潮在 12 岁以前,绝经期晚于 55 岁,月经不规则者;② 婚后未生育,或 30 岁以后生育,或生育后不哺乳以及很少哺乳者;③ 乳房发生异常变化,摸到肿块或皮肤增厚与月经无关者;④ 反复乳头排液或乳头糜烂有压痛者;⑤ 不明原因的一侧腋下淋巴结肿大者;⑥ 进食过量动物脂肪,绝经后体重超重者。

(3)乳腺癌的筛查方法:目前在全球范围内普遍采用的乳腺癌早期诊断方法主要有四种。① 乳腺 X 线筛查:乳腺 X 线片检查比较适合大规模的人群筛查,定期的乳腺 X 线片检查可以降低 40 岁以上妇女乳腺癌的死亡率。在乳腺癌的早期发现中具有较高的应用价值,但可能存在漏诊,在判断异常病灶的良恶性方面的应用价值也相对有限,必须联合其他一种或几种筛检措施,进一步提高早期筛查的敏感性和特异性。② 乳腺 B 超筛查:因其快捷、安全、灵便等特点成为最易为患者接受的检查方法,在鉴别囊性和实性肿块方面有优势。但 B 超筛查存在对乳腺微小钙化灶的灵敏度不高;对直径<1 cm 的肿块诊断特异性差;准确性受操作者主观因素影响较大;无法获得全乳腺显像等缺点。③ 临床体检:早期的乳腺癌不一定具有典型的临床表现,容易造成漏诊。在临床体检时要重视局部腺体增厚、乳头糜烂、乳头溢液、乳头轻度回缩、乳房皮肤轻度凹陷和乳晕轻度水肿等表现,发现这些问题建议做乳腺 X 线和 B 超筛查,发现早期的乳腺癌。④ 自我检查:优点是经济、便捷、很少受时间限制以及对人体无损伤等,但效果存在争议,不能取代筛查。

(4)乳腺癌的筛检频度:① 适龄妇女每月自我检查 1 次,绝经前者每次月经过后 7~10 天自查 1 次;② 高危人群除自查外,建议每 6 个月至 1 年接受 1 次专科医师筛查;③ 较大人群集中系统的筛查,因耗费人力、物力较多,可每 2 年筛查 1 次。

社区医师的任务主要是教会女性如何进行乳房的自我检查及临床检查,同时熟悉乳腺癌的筛检对象,将筛检阳性的患者转到专科医院做进一步诊断。

2. 宫颈癌

宫颈癌(cervical cancer)是最常见的妇科恶性肿瘤之一。高发年龄为 50~55 岁,我国属于世界宫颈癌高发区,但随着近 40 年来我国宫颈癌筛查的普及,其发病率和死亡率呈明显下降趋势。

(1)宫颈癌的一级预防:目前研究已经发现,99.7%的宫颈癌与 HPV 有密切关系。宫颈癌的病因虽然还不完全清楚,但如果针对这些因素加以控制,比如禁止早婚和性生活紊乱、加强性道德及性卫生教育等可以降低宫颈癌的发生。目前已经上市的 HPV 疫苗,针对 9~45 岁女性都有预防效果,可以降低 90%的宫颈癌及癌前病变的发生。如果女性能在首次性行为之前注射 HPV 疫苗,则预防效果更佳。

(2)宫颈癌的筛检对象:对 35 岁以上有性生活的女性或者开始性生活超过 3 年的女性,也可以推荐进行宫颈癌筛查。

(3)宫颈癌的筛检方法:常用的筛查方法包括子宫颈细胞学检查和高危型 HPV(HR-HPV)检测。细胞学筛查结果的准确率受取样和判读等多因素的制约,其检测子宫颈上皮内瘤变(cervical intraepithelial neoplasia,CIN)Ⅱ级及以上(CINⅡ⁺)的敏感度为53%~81%,特异度>90%。该方法便宜、易做,较容易推广,可达到普遍筛检的目的。

HR-HPV 检测已成为子宫颈癌筛查中的重要手段,其检测 CIN II$^+$的敏感度为 90%~97%,特异度为 85%,阴性预测值可达 99%,同时有更好的可重复性。对于经济相对比较落后的地区,可以通过裸眼醋酸染色检查及裸眼复方碘染色检查进行筛查。

(4) 宫颈癌的筛检频度:35 岁以上并且有性生活的妇女建议 2~3 年做一次宫颈癌筛查。在医疗资源较紧张的地方,如一生只能普查 1 次,普查年龄应选 35~40 岁;高危人群每年普查 1 次。

(二) 妇女常见疾病的防治

1. 外阴阴道感染

(1) 非特异性外阴炎:是由物理、化学等非病原体因素所致的外阴皮肤或炎症。由于外阴易受经血、阴道分泌物刺激,若患者不注意清洁,或粪瘘患者受粪便污染刺激、尿瘘患者受尿液长期浸渍等,均可引起非特异性炎症反应。长期紧身化纤内裤或经期长时间使用卫生用品所导致的物理化学刺激,如皮肤摩擦、局部潮湿、透气性差等,亦可引起非特异性外阴炎。

主要临床表现为外阴皮肤有瘙痒、疼痛、烧灼感,于活动、性交、排尿及排便时加重。急性炎症期检查外阴充血、肿胀、糜烂,常有抓痕,严重者形成溃疡或湿疹;慢性炎症时检查可见外阴皮肤增厚、粗糙、皲裂,甚至苔藓样变。

治疗原则为消除病因,保持外阴局部清洁、干燥,对症治疗。局部治疗以保持外阴清洁、干燥,大小便后及时清洁外阴。可用 0.1% 聚维酮碘液或 1:5 000 高锰酸钾坐浴,每日 2 次,每次 15~30 分钟。坐浴后涂抗生素软膏或中成药药膏。

(2) 前庭大腺炎症:前庭大腺炎症由病原体侵入前庭大腺所致,生育期妇女多见,多为混合性细菌感染。主要病原体为葡萄球菌、大肠埃希菌、链球菌、肠球菌、淋病奈瑟菌及沙眼衣原体等。

临床表现:患侧外阴局部红、肿、热、痛,腺管开口处充血,脓肿形成时局部有波动感,并可见脓液自腺管口流出。脓液流出不畅、炎症持续不退时可反复急性发作。可伴有发热。

处理原则:以局部治疗为主,可局部 1:5 000 高锰酸钾坐浴、有脓肿时切开引流,同时作前庭大腺造口术,应用针对性抗生素。

(3) 滴虫性阴道炎:是由阴道毛滴虫引起的阴道炎症。滴虫不仅寄生于阴道,还常侵入尿道或膀胱以及男性的包皮褶皱、尿道或前列腺中。主要有两种传播方式,一是通过性行为传播;二是间接传播,如通过公共浴池、浴盆、浴巾、游泳池、厕所、衣物和医疗器械等。

临床表现:白带增多呈泡沫状、外阴瘙痒、灼热、疼痛和性交痛,在混合其他细菌感染时,分泌物呈脓性,可有臭味。如合并有尿道感染,可有尿频、尿痛等症状。其体征包括阴道或宫颈散在的出血点、后穹隆有多量的稀薄或脓性泡沫状分泌物。

诊断要点:根据病史、症状和体征,即可临床诊断,显微镜下分泌物检查,见到滴虫即可确诊。

处理原则：① 口服药物，可选用甲硝唑泡腾片 2 g，单次顿服或甲硝唑 400 mg 口服，每天 2 次，共 7 天；② 局部用药，甲硝唑 200 mg 阴道放置，每晚 1 次，共 7 天；③ 性伴侣应同时治疗，治疗期间禁止性交或性交时使用安全套。④ 治疗后需随访至症状消失，对症状持续存在者治疗 7 天后复诊，增加药物剂量和疗程。

（4）外阴阴道假丝酵母菌病：曾称念珠菌性阴道炎。80%～90%的病原体是有白假丝酵母菌。白假丝酵母菌是一种条件致病菌，10%～20%的非孕妇女和 30%的孕妇阴道内存在此菌，但因菌量较少大多数人无任何不适症状，只有在全身或阴道局部抵抗力降低或长期应用抗生素或应用免疫抑制剂时，白假丝酵母菌大量繁殖可引起阴道感染症状。外阴阴道假丝酵母菌病的传播途径主要为内源性感染，白假丝酵母菌主要存在于口腔、肠道和阴道，这 3 个部位的白假丝酵母菌可相互传染。少数患者可通过性交直接传播和接触感染的物品间接传播。

临床表现：外阴及阴道瘙痒、灼痛、阴道分泌物增多呈白色稠厚，凝乳状或者豆渣样，可伴有尿频、尿痛及性交痛。妇科检查时外阴红斑、水肿，可伴有抓痕，严重者可见皮肤皲裂、表皮脱落。阴道覆盖白色膜状物，用棉球擦除后可见红肿面或糜烂面及表浅溃疡。

诊断要点：根据症状、体征和在阴道分泌物中找到芽孢和假菌丝，即可确诊。

处理原则：首先要消除诱因。无症状者一般不需治疗，也无须夫妻或性伴同时治疗。局部用药可选用硝酸咪康唑、克霉唑和制霉菌素泡腾片等。口服用药首选氟康唑或伊曲康唑。

（5）细菌性阴道病：是阴道内正常菌群失调所致的以带有鱼腥臭味的稀薄阴道分泌物增多为主要表现的混合感染。它是以阴道加德纳菌、厌氧革兰阴性菌增多和乳酸杆菌明显减少、阴道酸碱度改变为主要变化特点的疾病。常在体内性激素水平发生改变者，如月经期前后、妊娠期、服用避孕药、广谱抗生素及免疫抑制剂应用者。10%～50%的患者没有症状，而有症状者多主诉为白带增多，呈灰白色，有腥臭味，可有外阴瘙痒或烧灼感。阴道外观正常，无红肿和充血。

诊断标准：以下 4 项中有 3 项阳性即可诊断。即① 阴道分泌物增多或有腥臭味；② 阴道分泌物的 pH 值＞4.5；③ 氨试验呈阳性；④ 线索细胞阳性（为必备条件）。

处理原则：口服甲硝唑 400 mg，每天 2 次，共 7 天或甲硝唑 2 g，单次口服；局部可用甲硝唑泡腾片 200 mg，每晚 1 次，连用 7～14 天。无须常规对患者的性伴进行治疗，无须常规对无症状的细菌性阴道病患者进行治疗。

2. 盆腔炎

盆腔炎指女性上生殖道的一组感染性疾病，主要包括子宫内膜炎、输卵管炎、输卵管卵巢脓肿、盆腔腹膜炎。炎症可局限于 1 个部位，也可同时累及几个部位，以输卵管炎、输卵管卵巢炎最常见。几乎所有的盆腔炎都由上行感染所致，病原体从阴道经宫颈上行到子宫及附件引起炎症。最重要的病原体为沙眼衣原体和（或）淋病奈瑟菌。

（1）临床表现：可因炎症轻重及范围大小而有不同的临床表现。轻者无症状或症状轻微。常见症状为下腹痛、阴道分泌物增多。腹痛为持续性，活动或性交后加重。若病情严重可出现发热甚至高热、寒战、头痛、食欲减退。患者呈急病面容、体温高、脉搏快、下腹压痛明显，有腹膜炎时下腹有压痛和反跳痛。查体子宫压痛或复旧不良，双侧附件可有增厚或形成包块，有脓肿时可触及波动感。患者白细胞总数升高，特别是中性粒细胞。

（2）诊断标准：参考美国疾病与预防控制中心 2015 年方案。① 最低诊断标准：子宫颈举痛或子宫压痛或附件区压痛。② 附加标准：体温>38.3 ℃（口表）；子宫颈异常黏液脓性分泌物或脆性增加；阴道分泌物湿片出现大量白细胞；红细胞沉降率升高；血 C 反应蛋白升高；实验室证实的子宫颈淋病奈瑟菌或衣原体阳性。③ 特异标准：子宫内膜活检组织学证实子宫内膜炎；阴道超声或磁共振检查显示输卵管增粗、输卵管积液，伴或不伴有盆腔积液、输卵管卵巢肿块，腹腔镜检查发现盆腔炎性疾病征象。

（3）处理原则。① 支持疗法：卧床休息，取半卧位。注意营养及液体摄入，提高机体免疫力。纠正水电解质及酸碱平衡。② 抗生素治疗：最好根据病原及药敏试验选用抗生素。然而治疗往往需在得到细菌培养结果出来之前开始，因此多采用抗生素联合用药，较常用的如青霉素或红霉素与氨基糖苷类药物及甲硝唑联合。③ 转诊：如病情较复杂，发热不退，疑有脓肿形成；或经药物治疗 72 小时，不但无效且加重；或病情反复多次发作者，建议转诊去上级医疗机构，可能需要手术干预。④ 随诊：在治疗开始 24～48 小时对患者进行疗效评价。

（4）预防与保健：① 做好月经期、孕期和产褥期的卫生保健的健康教育；② 建立安全性行为，减少性传播感染疾病的发生；③ 严格掌握妇产科手术适应证，按照手术常规操作并做好术后护理，预防感染的发生；④ 积极彻底治疗急性宫颈炎、急性盆腔炎，防止反复发作，如性伴侣也有感染症状应同时治疗。

3. 功能失调性子宫出血

功能失调性子宫出血简称功血，指育龄妇女不是因为器质性疾病而发生月经规律性的改变。因月经规律的改变不是一个特异性表现，首先要排除妇女内外生殖器官和全身性的器质性疾病，如肿瘤、血液系统疾病等。功血按发病机制不同分无排卵性和排卵性功血。绝大多数的功血为无排卵性功血，多见于青春期和更年期。但无论是有排卵或无排卵性功血，其主要临床表现都相似，表现为月经频发、月经稀发、月经过多、月经过少和不规则性子宫出血。

（1）病因与危险因素：无排卵性月经的主要原因是维持妇女月经周期的控制系统下丘脑-垂体-卵巢轴的功能失调。妇女的卵巢不能定期产生成熟卵泡，排卵发生障碍，体内雌激素水平下降。雌激素对脑垂体分泌的促卵泡素（follicle stimulating hormone，FSH）、黄体生成素（luteinizing hormone，LH）负反馈的作用减弱，使血液中的 FSH 和 LH 反馈性增高，孕酮缺乏，子宫内膜增生不均或增生期内膜不能转化成分泌期，造成子宫内膜不规则脱落。

（2）诊断：根据月经变化的病史，结合妇科检查结果和辅助检查，一般可以确定诊断。但功血的诊断往往是一个排除性诊断。首先要排除可能会引起异常子宫出血的其他疾病：宫腔息肉、子宫腺肌症、子宫肌瘤、子宫内膜癌或增生过长、凝血功能障碍、药物使用后引起的子宫出血进行逐一排除。

临床表现：主要表现为月经规律、量、持续时间发生变化。按国际妇产科联盟分类，功血主要表现如下。① 月经频发：月经周期缩短，少于 21 天，一般为排卵型功血。② 月经稀发：指月经周期延长超过 35 天。③ 月经过多：在连续数个月经周期中月经量多，一次月经周期总出血量多于 80 ml。④ 月经过少：指每次月经天数少于 3 天，总出血量少于 20 ml。⑤ 不规则性子宫出血：月经没有周期、持续时间、出血量的规律性。

妇科检查：子宫可以正常大小，但如果合并其他妇科疾病如子宫肌瘤，子宫可以增大。

辅助检查：根据病史及临床表现常可做出功血的初步诊断。辅助检查的目的是鉴别诊断和确定病情严重程度及是否有合并症。① 如果出血多可以进行血常规检查。② 凝血功能检查：以排除凝血和出血功能障碍性疾病。③ 妊娠试验或血人绒毛膜促性腺素（human chorionic gonadotropin，HCG）检查：有性生活史者应排除妊娠及妊娠相关疾病。④ 盆腔超声检查：用于排除宫腔息肉、子宫肌瘤等病变，另外可以观察内膜厚度及是否有宫腔积液等情况。⑤ 基础体温测定：不仅有助于判断有无排卵，还可提示黄体功能不足、子宫内膜不规则脱落等。⑥ 血清性激素测定：适时测定孕酮水平可确定有无排卵及黄体功能，测定睾酮、催乳素水平及甲状腺功能以排除其他内分泌疾病。⑦ 子宫内膜取样：可采取诊断性刮宫、子宫内膜活组织检查、宫腔镜检查等方法获取子宫内膜并做病理检查明确诊断，排除子宫内膜癌。

（3）处理原则。① 主要采取药物治疗的方法，青春期及育龄期无排卵性功血以止血、调整周期、促排卵为主；绝经过渡期功血以止血、调整周期、减少经量，防止子宫内膜病变为治疗原则。常采用性激素止血和调整月经周期等方法。② 对于药物治疗效果不佳或者不宜用药、无生育要求者，尤其是不易随访的年龄较大患者，建议转诊去上一级医疗机构。③ 辅助治疗配合前两种方法使用：一般止血药物、丙酸睾酮、纠正凝血功能、纠正贫血、抗感染治疗等。

（4）预防与保健：① 合理锻炼和饮食，增强体质，保持情绪稳定，减少出血诱因；② 出现月经异常应及早就诊，及时干预，减少严重并发症的发生。

4. 妇科肿瘤防治

妇科肿瘤是妇科常见的疾病，按照其生长部位可以分为外阴肿瘤、阴道肿瘤、宫颈肿瘤、子宫肿瘤及卵巢肿瘤等。各个部位肿瘤根据其生物学特性，又可分为良性肿瘤和恶性肿瘤。

1）子宫肌瘤

子宫肌瘤是女性生殖器最常见的良性肿瘤，由平滑肌及结缔组织组成。常见于 30～

50 岁妇女,20 岁以下少见。

(1) 诊断:根据病史、体征、辅助检查可以诊断。① 症状:多无明显症状,仅在体检或超声检查时偶然发现。常见症状有经量增多及经期延长、下腹包块、白带增多、腹痛、尿频、尿急、下腹坠胀不适及便秘等。长期月经过多可致继发性贫血。② 体征:妇科检查扪及子宫增大,表面不规则,单个或多个结节状凸起。浆膜下肌瘤可扪及单个实质性球状肿块与子宫有蒂相连。肌瘤位于宫腔内者子宫均匀增大,有时可脱出于宫颈外口,表面暗红色,有时溃疡坏死。③ 辅助检查:B 超是子宫肌瘤的主要辅助诊断方法。MRI 可以准确判断肌瘤大小、数目和位置。如有需要,宫腔镜、腹腔镜及子宫输卵管造影等也可协助诊断。

(2) 处理原则:应该根据患者的症状、年龄和生育要求,以及肌瘤的类型、大小、数目等全面考虑治疗方案。① 随访观察:适用于子宫小于 10 周妊娠大小、无症状的患者,尤其是近绝经年龄妇女(绝经后肌瘤多可萎缩)。随访间隔为 3~6 个月,期间应注意有无症状出现,必要时 B 超检查。② 药物治疗:适用于症状轻、近绝经年龄或全身情况不宜手术者,如促性腺激素释放激素类似物(GnRH-a)、米非司酮、雄激素、丹那唑、孕三烯酮胶囊及他莫昔芬等。③ 手术治疗:对于月经过多致继发贫血且药物治疗无效者,严重腹痛、性交痛或慢性腹痛、蒂扭转引起的急性腹痛,体积大引起膀胱、直肠等压迫症状,肌瘤造成不孕和反复流产,怀疑肉瘤变等,建议手术。

(3) 预防与保健:子宫肌瘤病因尚不清楚,可能与遗传、激素水平特别是雌激素有关,目前尚无明确的预防措施。子宫肌瘤治疗后仍有复发可能,应定期做妇科检查和 B 超,早期发现和治疗。

2) 子宫内膜癌

子宫内膜癌(endometrial carcinoma)可发生于生育年龄到绝经后,高峰发病年龄为 50~69 岁。与其他妇科肿瘤相比,子宫内膜癌的病程发展相对比较缓慢,临床症状出现早,多数病症发现时较早,手术效果较好,预后相对较好。

(1) 诊断:异常阴道流血妇女如果有以下症状需要警惕子宫内膜癌,有长期使用雌激素、他莫昔芬药物史;有乳腺癌、子宫内膜癌家族史者;有子宫内膜癌发病高危因素者,如肥胖、不育、绝经延迟。根据临床表现、辅助检查等结果可诊断。① 症状:约 90% 的患者出现阴道流血或阴道排液症状。阴道流血主要表现为绝经后阴道流血,一般量不多。尚未绝经者可表现为月经增多、经期延长或月经紊乱。阴道排液:多为血性液体或浆液性分泌物,如果合并感染则出现脓血性排液、恶臭。下腹疼痛及其他:如果癌肿累及宫颈内口,可造成宫腔积脓,进而出现下腹胀痛及痉挛性疼痛。如果癌症晚期浸润周围组织或压迫组织可引起下腹及腰骶部疼痛,也可出现贫血、消瘦及恶病质等相应症状。② 体征:早期可无明显异常体征;晚期可出现子宫明显增大,如果有宫腔积脓可出现明显压痛。如癌灶浸润周围组织时,子宫固定或在宫旁可扪及不规则结节状物。③ 影像学检查:超声可见宫腔内有实质不均回声区,或者宫腔镜消失、肌层内有不均匀回声区。彩色多普勒可显示丰富的血流信号。④ 诊断性刮宫:取子宫内膜组织做病理检查是确诊依据。⑤ 宫腔镜检查：可以直接观察宫腔及宫颈管内有无癌灶，及其大小和部位，可以取组织进行活检。⑥ 其他：子宫内膜抽吸活检、血清 CA125 测定也可作为辅助检查的方法。

（2）处理原则：主要治疗方法为手术、放疗及药物（化学药物及激素）治疗。早期患者以手术为主，术后根据高危因素选择辅助治疗。

（3）预防与保健：① 对有肥胖、不育、绝经延迟、长期应用雌激素及他莫昔芬等高危因素的人群，应加强随访和监测。② 对绝经后妇女阴道流血和绝经过渡期妇女月经紊乱在诊治时要警惕子宫内膜癌的存在。

3）宫颈癌

宫颈癌是最常见的妇科肿瘤，患者年龄呈双峰状，分别在 35～39 岁和 60～64 岁为高发阶段。浸润性宫颈癌通常有一段较长时期的浸润前病变，即从细胞异型至不同级别宫颈上皮内瘤变（cervical intraepithelial neoplasia，CIN）。一种或多种致癌类型的 HPV 持续性感染是导致 CIN 的必要条件。大多数低级别的宫颈病变会在较短时间内消退。高级别的宫颈病变进展为浸润癌的可能性大。

（1）诊断：宫颈癌诊断主要依靠"三阶梯"程序，即采取子宫颈细胞学检查和（或）高危型 HPV DNA 检测、阴道镜检查、子宫颈活组织检查方法，确诊依靠组织病理学。早期宫颈癌常无明显症状和体征，随着病变发展可出现以下表现。① 症状：阴道流血，可有接触性出血，即性生活或妇科检查后阴道流血；阴道排液，多数患者有白色或血性、稀薄如水样或米泔状、有腥臭味的阴道排液；晚期症状，可根据癌灶累及范围出现不同的继发性症状，如尿急、尿频、便秘等，输尿管梗阻、肾盂积水、尿毒症的相应症状，甚至还会出现贫血、恶病质等全身衰竭症状。② 体征：早期的微小浸润癌可以没有明显病灶，子宫颈光滑或糜烂样改变。晚期可以出现较为明显的体征，外生型宫颈癌可出现菜花状赘生物，可质脆、出血等；内生型表现为子宫颈肥大、质硬。如阴道壁、宫旁组织受累时，可出现阴道壁变硬，宫颈旁组织增厚、结节状、质硬，形成冰冻骨盆体征。③ 病理结果：宫颈癌由 CIN 发展而来，分为鳞状细胞浸润癌、腺癌、腺鳞癌等。

（2）处理原则：应综合考虑，制订适当的个体化治疗方案。根据临床分期、患者年龄、生育要求、全身情况、医疗条件等，可采用手术和放疗为主、化疗为辅的综合治疗。

（3）预防与保健：宫颈癌的防治可采取三级预防措施。① 一级预防：HPV 疫苗，2006 年疫苗开始上市，开启了人类主动预防宫颈癌的时代。但是应该指出的是，由于疫苗免疫的 HPV 型别有限等因素，疫苗免疫策略无法替代宫颈癌的早期筛查措施，因此接种了 HPV 疫苗的女性，也应定期进行宫颈癌筛查。② 二级预防：宫颈癌筛查，可以早期发现 CIN，早期治疗可有效减少宫颈浸润癌的发生。③ 三级预防：即临床治疗宫颈浸润癌，改善预后。

4）卵巢癌

卵巢肿瘤是常见的妇科肿瘤，可发生于任何年龄，其致死率居妇科恶性肿瘤首位。由于卵巢位于盆腔深部，不易扪及，待患者有自觉症状就诊时，70% 以上的患者已属晚期，因此病死率居妇科恶性肿瘤的首位。对卵巢癌至今缺乏有效的早期诊断方法,患者的 5 年生存率较低。

（1）诊断：根据病史和临床表现、妇科检查及全身检查的特点进行诊断,同时进行必要的辅助检查,均有助于诊断。① 症状与体征：卵巢良性肿瘤,早期可无明显症状。如肿瘤增大时,可感腹胀或腹部可扪及肿块,甚至出现尿频、便秘、气急、心悸等压迫症状;妇科检查可发现子宫一侧或双侧触及圆形或类圆形肿块,多为囊性,表面光滑,活动,与子宫无粘连。卵巢恶性肿瘤,早期可无症状。晚期可出现腹部不适感、腹胀、腰围增粗、腹部肿块、腹腔积液,甚至消瘦、贫血等恶病质表现;妇科检查可触及质硬结节或肿块,肿块多为双侧,实性或囊实性,表面凹凸不平,不规则,活动度差,与子宫界限不清。② 辅助检查：包括超声检查、血清学肿瘤标志物检测、CT 及 MRI、腹水细胞学检查、腹腔镜检查等。

（2）处理原则：对于卵巢肿瘤,治疗原则为手术、化疗、放疗的综合治疗。一经确诊,建议尽早转诊上一级医疗机构诊治。

（3）预防和保健：卵巢肿瘤病因尚不太清楚,目前没有明确的预防措施,但是积极参加妇女常见病筛查,妇科检查及 B 超可以较早发现增大的卵巢及卵巢肿瘤,及早进行诊断和处理。

二、社区计划生育与生育调节

计划生育（family planning）与生育调节是妇女生殖健康的重要内容,指在实行计划生育过程中保护妇女的身心健康而提供安全、有效的生育调节服务,并提供节育方法的咨询服务。人口问题始终是影响社会经济发展的关键因素,人口的增长必须与国民经济的增长相适应。最大限度地发挥人口对经济社会发展的能动作用,是我国实行计划生育国策的根本。

（一）生育调节与保健的意义

节育期是生育年龄妇女无生育要求的时期,是妇女一生最重要的时期,做好这一时期的保健工作具有重要意义。① 节育期保健是妇女生殖健康的重要内容;② 节育期保健有利于计划生育政策的贯彻执行;③ 节育期保健使妇女免遭身心痛苦;④ 节育期保健促进社会稳定。

（二）节育技术

1. 工具避孕

宫内节育器是一种安全、有效、简便、经济、可逆的避孕工具,为我国生育期妇女的主要避孕措施。宫内节育器的避孕机制复杂,可能是局部组织对异物的组织反应而影响受精卵着床;活性宫内节育器的避孕机制还与活性物质有关。

1）宫内节育器放置术

（1）适应证：凡生育期妇女无禁忌证、要求放置宫内节育器者。

（2）禁忌证：妊娠或妊娠可疑;生殖道急性炎症;人工流产出血多,怀疑有妊娠组织物残留或感染可能;中期妊娠引产、分娩或剖宫产胎盘娩出后,子宫收缩不良有出血或潜在感染可能;生殖器肿瘤;生殖器畸形,如纵隔子宫、双子宫等;宫颈内口过松、重度陈旧性宫颈裂伤或子宫脱垂;严重的全身性疾病。宫腔直径 5.5～9.0 cm(除外足月分娩后、大月份引产后或放置含铜无支架宫内节育器);近 3 个月内有月经失调、阴道不规则流血;有铜过敏史。

(3) 放置时间:月经干净 3～7 天无性交;人工流产后立即放置;产后 42 天恶露已净,会阴伤口愈合,子宫恢复正常;含孕激素宫内节育器在月经干净后第 4～7 天放置;自然流产于转经后放置,药物流产 2 次正常月经后放置;哺乳期放置应先排除早孕;性交后 5 天内放置为紧急避孕方法之一。

(4) 术后注意事项及随访:术后休息 3 天,1 周内忌重体力劳动,2 周内忌性交及盆浴,保持外阴清洁;术后第一年 1、3、6、12 个月进行随访,以后每年随访 1 次直至停用,特殊情况随时就诊;随访宫内节育器在宫腔内的情况,发现问题及时处理,以保证宫内节育器避孕的有效性。

2) 宫内节育器取出术

(1) 适应证。① 生理情况:计划再生育或已无性生活不再需避孕者,放置期限已满需更换者,绝经过渡期停经 1 年内拟改用其他避孕措施或绝育者。② 病理情况:有并发症及不良反应,经治疗无效;带器妊娠(包括宫内和宫外妊娠)。

(2) 禁忌证:并发生殖道炎症时,先给予抗感染治疗,炎症控制后再取出宫内节育器;全身情况不良或在疾病的急性期,应待病情好转后再取出。

(3) 取器时间:月经干净后 3～7 天为宜;带器早期妊娠行人工流产同时取器;带器异位妊娠术前行诊断性刮宫时,或在术后出院前取出;子宫不规则出血者随时可取出,取器同时需行诊断性刮宫,刮出组织送病理检查,排除子宫内膜病变。

(4) 注意事项:取器前应做超声检查或 X 线片检查,确定节育器是否在宫腔内,同时了解节育器的类型;使用取环钩取节育器时应十分小心,不能盲目钩取,更应避免向宫壁钩取,以免损伤子宫壁;取出节育器后核对节育器是否完整,必要时行超声或 X 线片检查,同时应落实其他避孕措施。

3) 放置宫内节育器的不良反应和并发症

不规则阴道流血是放置宫内节育器常见的不良反应,主要表现为经量增多、经期延长或少量点滴出血,一般不需处理,3～6 个月后逐渐恢复。少数妇女放置节育器后可出现白带增多或伴有下腹胀痛,应根据具体情况明确诊断后对症处理。放置宫内节育器的并发症:节育器异位、节育期嵌顿或断裂、节育器下移或脱落、带器妊娠。

2. **激素避孕**

激素避孕指女性使用甾体激素达到避孕目的,是一种高效的避孕方法。甾体激素避孕药的激素成分是雌激素和孕激素。甾体激素避孕药的作用机制是抑制排卵,改变宫颈黏液性状,改变子宫内膜形态与功能以及改变输卵管的功能。

1）药物种类

甾体激素避孕药的种类如下。① 复方短效口服避孕药：是雌、孕激素组成的复合制剂。② 缓释避孕药：又称缓释避孕系统。缓释避孕药是以具备缓慢释放性能的高分子化合物为载体，一次给药在体内通过持续、恒定、微量释放甾体激素，主要是孕激素，达到长效避孕目的。目前常用的有皮下埋植剂、阴道药环、避孕贴片及含药的宫内节育器。

2）禁忌证

甾体激素避孕药的禁忌证和慎用情况：① 严重心血管病、血栓性疾病不宜应用，如高血压病、冠心病、静脉栓塞等；② 急、慢性肝炎或肾炎；③ 部分恶性肿瘤、癌前病变；④ 内分泌疾病：如糖尿病、甲状腺功能亢进症；⑤ 哺乳期不宜使用复方口服避孕药；⑥ 年龄＞35 岁的吸烟妇女服用避孕药，增加心血管疾病发病率，不宜长期服用；⑦ 精神病患者；⑧ 严重偏头痛反复发作者。

3）不良反应及处理

（1）类早孕反应：服药初期约少数的妇女出现食欲减退、恶心、呕吐、乏力、头晕等类似妊娠早期的反应，一般不需特殊处理，坚持服药数日后不良反应自然消失。如果症状严重需考虑更换制剂或停药改用其他措施。

（2）不规则阴道流血：服药期间阴道流血又称突破性出血。多数发生在漏服或误服避孕药后，少数未漏服避孕药也会发生。轻者点滴出血，不用处理，随着服药时间延长而逐渐减少直至停止。流血偏多者，每晚在服用避孕药的同时加服雌激素直至停药。流血似月经量或流血时间已近月经期，则停止服药，作为一次月经来潮；于下一周期再开始重新服用下一个周期药物，或更换避孕药。

（3）闭经：极少数妇女可发生闭经，常发生于月经不规则妇女。对原有月经不规则的妇女，使用避孕药应谨慎。停药后如果月经不来潮，需排除怀孕可能，停药 7 天后可继续服药；若连续停经 3 个月，需停药观察。

（4）体重及皮肤变化：这些情况多出现在早期研制的避孕药中，甚至极少数妇女面部出现淡褐色的色素沉着。近年来，随着口服避孕药的不断发展，雄激素活性降低，孕激素活性增强，用药量小，不良反应也明显减少，而且能改善皮肤痤疮等症状。新一代口服避孕药屈螺酮炔雌醇片有抗盐皮质激素的作用，可减少雌激素引起的水钠潴留。

（5）其他：个别妇女服药后出现严重头痛、复视等情况，建议停药做进一步检查。

3．其他避孕

（1）紧急避孕：无保护性生活后或避孕失败几小时或几日内，妇女为防止非意愿性妊娠的发生而采用的补救避孕法，称为紧急避孕。其包括放置含铜宫内节育器和口服紧急避孕药。① 宫内节育器：带铜宫内节育器可用于紧急避孕，特别适合希望长期避孕而且符合放置节育器者及对激素应用有禁忌证者。② 紧急避孕药：单孕激素制剂，现有左炔诺孕酮片；抗孕激素为米非司酮。紧急避孕仅对一次无保护性生活有效，避孕有效率明显低于常规避孕方法，且紧急避孕药激素剂量大，不良反应亦大，不能替代常规避孕。

（2）外用避孕。① 阴茎套（condom）：也称避孕套，为男性避孕工具。作为屏障阻止精子进入阴道而达到避孕目的，正确使用避孕率高达93%～95%。阴茎套还具有防止性传播性疾病的作用，近年来受到全球重视。② 阴道套：也称女用避孕套，既能避孕，又能防止性传播疾病。

（3）外用杀精剂：在性交前置入阴道，具有灭活精子作用的一类化学避孕制剂。目前临床常用有避孕栓剂、片剂、胶冻剂、凝胶剂及避孕薄膜等，由活性成分壬苯醇醚与基质制成。壬苯醇醚有强烈杀精作用，能破坏精子细胞膜，使精子失去活性。正确使用外用杀精剂的有效率可达95%以上，如使用失误，失败率高达20%以上，不作为避孕首选药。

（4）安全期避孕：又称自然避孕，是根据女性生殖生理的规律推测排卵日期，在判断周期中的易受孕期禁止性生活而达到避孕目的。包括日历表法、基础体温法、宫颈黏液观察法。日历表法适用于月经周期规则的妇女。一般女性月经周期是28天左右，排卵通常发生在下次月经前14天左右，据此推算出排卵前后4～5天为易受孕期，其余时间视为安全期。但是如果月经周期不规则，安全期不一定安全。基础体温法和宫颈黏液观察法是根据基础体温和宫颈黏液判断排卵日期。基础体温的曲线变化与排卵时间的关系并不恒定，宫颈黏液观察需要经过培训才能掌握。因此，安全期避孕并不十分可靠，不宜推广。

（三）避孕失败的补救措施

人工流产指因意外妊娠、疾病等原因而采用人工方法终止妊娠，是避孕失败的补救方法。人工流产对妇女的生殖健康有一定的影响，做好避孕工作，避免或减少意外妊娠是计划生育工作的真正目的。终止早期妊娠的人工流产方法包括手术流产和药物流产。

1. 手术流产

手术流产是采用手术方法终止妊娠，包括负压吸引术（利用负压吸引原理，将妊娠物从宫腔内吸出）和钳刮术。

（1）适应证：妊娠10周内要求终止妊娠而无禁忌证，患有某种严重疾病不宜继续妊娠。

（2）禁忌证：生殖道炎症；各种疾病的急性期；全身情况不良，不能耐受手术；术前两次体温在37.5℃以上。

2. 药物流产

药物流产是用药物终止妊娠的一种避孕失败的补救措施。目前临床应用的药物为米非司酮和米索前列醇。米非司酮是一种类固醇类的抗孕激素制剂，具有抗孕激素及抗糖皮质激素作用。米索前列醇是前列腺素类似物，具有促进子宫兴奋和宫颈软化的作用。两者配伍应用终止早孕，完全流产率达90%以上。

（1）适应证：① 早期妊娠≤49天可门诊行药物流产；>49天应酌情考虑，必要时住院流产；② 本人自愿，血或尿HCG阳性，超声确诊为宫内妊娠；③ 有人工流产术高危因素者，如瘢痕子宫、哺乳期、宫颈发育不良或严重骨盆畸形；④ 多次人工流产术史，对手术流产有恐惧和顾虑心理者。

（2）禁忌证：① 有使用米非司酮禁忌证，如肾上腺及其他内分泌疾病、妊娠期皮肤瘙痒史、血液病、血管栓塞等病史;② 有使用前列腺素药物禁忌证,如心血管疾病、青光眼、哮喘、癫痫、结肠炎等;③ 带器妊娠、异位妊娠;④ 其他:过敏体质、妊娠剧吐、长期服用抗结核、抗癫痫、抗抑郁、抗前列腺素药等。

(四) 避孕节育措施的选择

避孕方法知情选择是计划生育优质服务的重要内容,指通过广泛深入宣传、教育、培训和咨询,生育期妇女根据自身特点(包括家庭、身体、婚姻状况等),选择适宜的安全有效的避孕方法。

1. 新婚期

(1) 原则:新婚夫妇年轻,尚未生育,应选择使用方便、不影响生育的避孕方法。

(2) 选用方法:复方短效口服避孕药使用方便,避孕效果好,不影响性生活,列为首选。男用阴茎套是较理想的避孕方法,性生活适应后可选用阴茎套。还可选用外用避孕栓、薄膜等。尚未生育或未曾有人工流产手术者,宫内节育器不作为首选。不建议用安全期、体外排精及长效避孕药。

2. 哺乳期

(1) 原则:不影响乳汁质量及婴儿健康。

(2) 选用方法:阴茎套是哺乳期选用的最佳避孕方式;也可选用皮下埋植剂,使用方便,不影响乳汁质量。哺乳期放置宫内节育器,操作要轻柔,防止子宫损伤。由于哺乳期阴道较干燥,不适用避孕药膜。哺乳期不建议使用雌、孕激素复合避孕药或避孕针以及安全期避孕。

3. 生育后期

(1) 原则:选择长效、可逆、安全、可靠的避孕方法,减少意外妊娠手术带来的痛苦及并发症。

(2) 选用方法:各种避孕方法(宫内节育器、皮下埋植剂、复方口服避孕药、避孕针、阴茎套等)均适用,根据个人身体状况进行选择。对某种避孕方法有禁忌证者,则不宜使用此种方法。

4. 绝经过渡期

(1) 原则:此期仍有排卵可能,应坚持避孕,选择以外用避孕为主的避孕方法。

(2) 选用方法:可采用阴茎套。原来使用的宫内节育器无不良反应可继续使用,至绝经后半年内取出。绝经过渡期阴道分泌物较少,不宜选择避孕药膜避孕,可选用避孕栓、凝胶剂。不建议选用复方避孕药及安全期避孕。

三、孕产期保健及社区产后家庭访视

(一) 孕产期保健概述

1. 孕产期保健的定义

孕产期保健是从生命的准备阶段(即受孕前的准备阶段)开始到新生儿的早期阶段,

包括孕前、妊娠期、分娩期和产褥期的全程保健。包括对孕妇进行规范的产前检查、健康教育与指导、胎儿健康的监护与评估、孕期营养及体重管理和用药指导等,是降低孕产妇和围产儿并发症的发生率及死亡率、减少出生缺陷的重要措施。

2. 孕产期保健的内容

（1）服务对象：直接对象是孕产妇及其胎儿或婴儿,间接对象包括孕产妇家属（特别是配偶）。

（2）分期：分为孕前期、妊娠期和产褥期。

（二）孕前保健

1. 孕前卫生指导

（1）身体生理条件的准备计划：受孕应该在夫妇双方都处于精力旺盛、体格强壮、身心放松的条件下进行。在疾病活动期应该避免受孕,如患有活动性肝炎、活动性肺结核、急性肾炎、甲状腺功能亢进、心肌炎等疾病,应暂时避孕,待疾病治愈恢复健康后,在专科医生指导下怀孕。心功能二级以上、慢性肾功能不全等患者不宜妊娠。对于患有性病未经过诊治或尚未治愈者,应该等待疾病痊愈再受孕。

（2）健康生活方式的培养：① 重视合理营养,维持膳食平衡,注意蛋白质、维生素和微量元素的摄入,孕前补充叶酸对预防神经管畸形有重要意义。② 戒烟戒酒：主动吸烟和被动吸烟都会影响胎儿的生长发育。③ 远离宠物：猫狗可能传染弓形虫病,孕妇感染弓形虫病会增加流产或胎儿畸形和发育迟缓发生的风险。④ 避免环境污染暴露：对胎儿有害的污染物质,包括有机汞、铅、砷、镉等重金属,多环芳香烃、亚硝基、烷烃、苯类、酚类、四氯乙烯等化合物,黄曲霉毒素,一氧化碳、高浓度二氧化碳等有害气体;有机磷等农药;高温作业环境及接触放射性核素环境亦可能对胎儿产生有害影响;计划怀孕的妇女应安排脱离有害的职业环境;计划做父亲的男子也应该避免接触环境致畸物质。⑤ 养成合理的作息制度,健康自然的生活规律,辅以适宜的体育锻炼,可以促进女性内分泌激素合理调配,增加受孕概率。

（3）预防感染：孕前检查 TORCH[弓形虫（toxoplasma）、风疹病毒（rubella virus）、巨细胞病毒（cytomegalo virus）、单纯疱疹病毒（herpes simplex virus）]。

（4）调整避孕方法：计划怀孕后建议调整避孕方法。如果用口服避孕药者应停药,如用宫内节育器避孕的应取出节育器。建议在停药和取器后半年再受孕,以彻底消除药物的影响和调整子宫内环境。在这半年内需采用其他避孕方法,如屏障避孕法（男用或女用避孕套）,不建议使用紧急避孕药。

（5）选择受孕年龄：建议选择在 18～35 岁之间。过早生育,妊娠并发症的发病率增加;35 岁以后生育的子女中唐氏综合征发生率明显增高。

2. 孕前咨询

在孕前卫生保健的基础上,孕前咨询主要是针对曾经生育过出生缺陷儿或是有过异常妊娠史的家庭,评估本次妊娠发生出生缺陷的风险。经评估有发生出生缺陷的风险,可以转诊到上一级医疗机构进行咨询。

（三）妊娠期保健

1. 妊娠早期保健

妊娠早期是指从妊娠开始到妊娠 12^{+6} 周前，这是胎儿各器官发育形成的重要时期。

（1）及早确定妊娠，对妊娠呕吐的孕妇进行饮食指导，少量多餐，尝试淀粉类食品。若出现酸碱和电解质紊乱情况则需及时就诊。

（2）摒弃不健康的生活方式，如吸烟饮酒等，避免高温环境，避免病毒感染。

（3）进行第一次产前检查，及时发现高危妊娠，进行专案管理。

（4）保健内容：分为怀孕 12 周内和怀孕 12 周以后两个阶段。

怀孕 12 周内：确定孕妇是否需要进行进一步的保健；提供孕妇膳食生活方式的健康咨询服务；禁烟戒酒，远离违禁药品；告知补充叶酸的益处（400 μg/d，至孕 12 周）；告知孕期保健服务的信息。

怀孕 12 周以后：建立围产期保健卡，提供筛查实验，在实验前告知所有实验的目的及意义。了解病史、月经婚育史、过敏史、家族基因病、遗传病史、生活工作环境、家庭暴力、营养、孕期服用药物史等。体格检查：① 一般情况，包括体重、身高、血压、心率、甲状腺、心、肺、乳房、腹部、脊柱、四肢；② 妇科检查：如阴道、宫颈，同时进行骨盆径线测量；③ 产科检查，如胎心听诊等；④ 血液筛查试验，检查项目包括血常规、血型凝血功能、肝功能、肾功能、血糖；⑤ 病毒学检查，包括乙型肝炎病毒、丙型肝炎病毒、人类免疫缺陷病毒（HIV）；⑥ 尿液筛查试验，如尿常规检查，筛查无症状性菌尿（最好是尿培养）；⑦ 超声扫描筛查，核实孕周。

2. 高危妊娠及高危妊娠筛查

妊娠期因某种病理或致病因素可能危害孕妇、胎儿、新生儿或导致难产，称为高危妊娠。社区高危妊娠包括：① 孕妇年龄＜16 岁或＞35 岁；② 有异常妊娠病史，如自然流产、异位妊娠、早产、死胎死产、难产（包括剖宫产）、新生儿死亡、新生儿溶血性黄疸、先天出生缺陷或遗传性疾病等；③ 各种妊娠合并症，如心脏病、糖尿病、高血压、肾脏病、甲状腺功能亢进、肝炎、血液系统疾病（包括贫血）等；④ 盆腔肿瘤或有手术史等。

社区高危妊娠筛查项目如下：① BMI＜18 kg/m² 或＞25 kg/m² 者，危险性增加；② 血压测定、尿蛋白检查，必要时做眼底及肝功能检查；③ 心脏各瓣膜区有无杂音及其性质；④ 心脏有无扩大及其他异常；⑤ 有无宫颈内口松弛；⑥ 外阴有无静脉曲张。

（四）社区产后家庭访视

社区产后家庭访视是访视护理的一种形式，是孕产期保健的重要内容之一，属于整体护理的一部分。访视的内容及质量直接影响产妇和新生儿的健康。

1. 产后访视主要内容

社区产后家庭访视的对象是辖区内居住的产妇和新生儿。因此，社区产后家庭访视的内容包括产妇访视和新生儿访视两个方面。

1) 针对产妇的访视内容

(1) 产妇一般情况评估：① 分娩和手术中是否有特殊情况；② 休息和睡眠；③ 饮食情况，如营养物质是否充足，能否满足哺乳需要，有无偏食等；④ 大小便情况，如有无尿潴留、尿失禁、尿瘘，大便是否通畅、粪瘘等；⑤ 全身感觉及精神心理状态，如情绪是否稳定，有无敏感、忧郁、多疑、多虑、多思等神经精神表现。

(2) 体格检查：① 测定生命体征，有助于及时发现产褥感染、产后出血、心力衰竭等产褥期并发症。② 重点检查产妇乳房情况，乳房有无红肿、硬结，乳头有无皲裂，乳房是否充盈，泌乳是否通畅以及乳汁分泌量；检查子宫，包括宫底高度、子宫硬度及有无压痛，评估子宫缩复情况；观察恶露的情况，包括恶露的性状、分泌量及有无恶臭，排出有无异常；检查伤口情况：会阴或腹部伤口愈合情况，有无红肿、渗血、渗液、化脓，有无压痛。

(3) 指导产褥期卫生，防止产后并发症。① 产妇产褥期卫生和生活指导：产褥期应禁止性生活，指导产妇进行产后康复训练等。② 计划生育指导：指导产妇避孕方法，进行健康教育。③ 宣传母乳喂养的好处，指导科学喂养。④ 提醒产妇于产后 42 天进行复查。⑤ 原有妊娠并发症者，需对有关疾病进行复查指导和处理。

2) 针对新生儿的访视内容

(1) 新生儿一般情况评估。① 新生儿分娩史：分娩时有无胎儿窘迫、产程异常、难产、产伤及窒息，出生时体重，疫苗接种情况，新生儿疾病筛查情况等。② 精神有无烦躁、嗜睡、易激惹。③ 喂养后能否安睡 2～3 小时。④ 哭声是否响亮，有无沙哑。⑤ 喂养情况：新生儿吸吮能力，是否母乳喂养，每日喂乳量及喂乳次数，喂乳后有无呕吐。⑥ 大小便颜色、性状、量以及次数。⑦ 听力筛查情况：询问有无进行听力筛查，若无则督促父母带新生儿到医院进行听力筛查；若第一次未通过，则要指导其父母带其于产后 42 天到医院复查。

(2) 体格检查。① 测体温、称体重，了解其生长情况。② 全身检查：头颅、前囟、皮肤、五官、心肺、腹部、脐部、臀部、四肢、外生殖器。③ 重点检查：呼吸是否平顺，有无呼吸急促或暂停；面色是否红润、青紫或苍白，口周有无发绀；皮肤色泽、弹性及厚度，有无黄疸，如有则了解其出现的时间及消退情况；前囟大小，是否平软，是否饱满或凹陷；脐带是否脱落，脐部有无红肿、渗血、渗液、流脓；臀部有无红肿、破皮、皮疹。

(3) 指导新生儿护理及计划免疫程序。① 询问母乳喂养情况，宣传母乳喂养的好处，指导正确的哺乳姿势及哺乳过程中存在的问题。② 指导产妇及其家人给新生儿沐浴及抚触的方法。③ 指导家长学习新生儿家庭护理方法，并提醒家长关于新生儿体检及预防接种程序。

(4) 社区产后家庭访视人员及其用品准备：社区产后家庭访视人员必须为培训合格的专业医护人员，访视时需携带《孕产妇保健册》、体温计、血压计、听诊器、一次性消毒手套、一次性中单、婴儿秤、布兜、电筒、75％乙醇、消毒棉签等。

2. 新生儿母乳喂养指导

（1）母乳喂养的方法：每次喂奶前洗净双手，最好用温水擦洗乳房、乳头，清除乳房与衣物接触时可能沾染的细菌和病毒，以保证新生儿健康。

（2）正确的喂奶姿势：产妇的体位保持舒适及放松；新生儿的头及身体呈一直线，面向母亲乳房，鼻子对着乳头，身体紧贴母亲身体。

（3）新生儿含接姿势：下颌接触乳房，嘴巴张得足够大，下唇外翻，嘴下方露的乳晕比上方少。

（4）哺乳期间的乳房护理：保持乳头清洁干燥，文胸要宽松，最好不要带钢圈。两侧乳头轮流哺乳，防止造成双侧乳房不对称，每次哺乳时间为 10～15 分钟，未吸完的乳汁要挤出，以防乳汁潴留引起结块，预防乳腺炎的发生，乳房排空有利于乳汁分泌。

（5）用手挤奶的方法：将拇指及示指放在距乳头根部 2 cm 处两指相对，其他手指托住乳房，向胸壁方向轻轻下压，反复一压一放。

（6）新生儿溢乳的健康教育与指导：新生儿溢乳以喂乳后体位不当引起居多，应从以下几个方面进行预防和指导。溢乳是正常生理现象，这是因为新生儿的胃呈水平位，胃容量最小，幽门括约肌的收缩力弱，肌肉和神经发育不完善等。随着新生儿逐渐长大，溢乳情况会自然消失，不必治疗。哺乳量过多会导致溢乳，所以每次不要喂得过饱。在哺乳过程中尽量少变动新生儿体位，哺乳后将新生儿抱起，轻拍背部，待新生儿打嗝后轻轻放下，以右侧卧位放置新生儿。新生儿若出现频繁呕吐，并且呕吐量大，有绿色胆汁夹在其中，或呕吐呈喷射状，体重持续下降等，常为病理性新生儿呕吐，应及时就医。

（7）哺乳注意事项：每次哺乳后应将新生儿抱起轻拍背部 1～2 分钟，排空胃内空气，以防呕吐。哺乳的产妇如服用药物，必须事先咨询医护人员，以确定是否会给婴儿造成不良影响。WHO 指出，4～6 个月内的婴儿只需母乳，不必加喂水或其他饮料。哺乳母亲上班期间注意摄入足够的水分和营养，可于上班前挤出乳汁存于冰箱内，婴儿需要时由他人哺喂，下班后自己喂养。

母乳含有 0～6 个月婴儿生长发育所需的全部营养物质（蛋白质、脂肪、碳水化合物、矿物质、维生素和水等），且各种营养成分含量适中、比例搭配适宜，易于新生儿消化吸收，可显著减少消化不良和腹泻的发生，是新生儿营养物质的最佳来源。母乳的成分还能随着新生儿生长发育的需要而发生相应变化，为生命提供最完美的开端，任何代乳品都无法代替母乳。

母乳喂养的过程是一种母子心灵沟通的过程，哺乳时新生儿与母亲的皮肤频繁接触，母亲的爱护与照顾及母婴间的交流互动使婴儿获得最大的安全感，迅速建立亲密的母子感情。产后立即母乳喂养，伴着吸吮而产生的催产素可促进母亲子宫收缩，减少产后出血及其体内蛋白质、铁和其他所需营养物质的流失，有利于子宫复旧；产后母乳喂养还可避免或减轻乳房肿胀、乳头皲裂、乳腺导管阻塞、乳腺炎等乳房疾病的发生；伴随哺乳带来的愉悦心境，母乳喂养还可以给乳母一种母亲的敏感性，令其始终保持良好的心理状态。

产后哺乳能抑制排卵，延迟月经复潮，且与哺乳时间的长短和吸吮次数有关。有文献报道，昼夜哺乳，每天吸吮 10～15 次，每次哺乳 15 分钟以上，6 个月内的避孕有效率可达 98%。因此，在产后 6 个月内，纯母乳喂养是最有效的天然避孕方法，1988 年 WHO 把哺乳闭经避孕作为计划生育的方法之一。

3. 产后访视常见问题

1）新生儿常见问题

（1）新生儿黄疸：产后访视人员应教会产妇及家属鉴别病理性黄疸和生理性黄疸，判断黄疸程度。在产后访视中，对患轻度黄疸和中度黄疸、身体状况良好的新生儿，主要是指导其家属正确地观察黄疸情况，保持室内空气流通，每日开窗并做好室内清洁，适宜温度为 24 ℃，相对湿度以 60% 为宜。观察黄疸变化时室内要光线充足、明亮，同时要预防呼吸道感染，加强皮肤及脐部护理，严防皮肤及脐部感染影响黄疸消退。指导产妇不宜食含酒精过多、刺激性大和腌制的食物，尽量要母乳喂养，混合和人工喂养时要注意调理和保持新生儿大便正常，预防消化不良而影响黄疸消退。指导家属每日喂适量的葡萄糖水，以帮助胆红素排出。当婴儿无任何临床症状，血清胆红素小于 1.5 mg/L 时，母乳性黄疸的婴儿，可鼓励父母继续母乳喂养；如血清胆红素持续上升超过 1.5 mg/L，有建议认为暂停母乳喂养 3 天，但需要慎重权衡。有条件的新生儿每天早晨在阳光下照射 5～10 分钟，但要避免阳光直射婴儿的眼睛，并当心受凉。

新生儿黄疸的主要危害在于其神经毒性，可致胆红素脑病，导致后遗症甚至危及生命。因此，对黄疸出现过早、进展快，在 15 天时仍有黄疸或黄疸逐渐加深，且表现出频繁呕吐、精神状态不佳、嗜睡等症状的新生儿，应及时指导家属尽早带其到医院检查治疗，以免延误病情。

（2）新生儿脐炎：因断脐时或出生后脐部护理不当，细菌侵入脐部残端繁殖引起的急性炎症。轻度新生儿脐炎是新生儿出现脐轮与皮肤轻度红肿、少量浆液脓性分泌物的轻度炎症。重症新生儿脐炎表现为脐部与脐周明显红肿、发硬，脓性分泌物较多，常有臭味，有时伴有发热。新生儿脐炎是新生儿常见的感染性疾病之一。

新生儿从医院回家后，多数脐带尚未脱落。家长不正确的脐带护理方法会增加脐带感染机会，严重者会引起败血症，危及生命。因此，访视医生或护士对新生儿家长进行规范的脐带护理指导具有重要意义。新生儿出院时，脐带已干，正确的消毒方法是用棉签蘸 75% 乙醇或 2% 碘伏，由脐根部向外环形擦拭，每日 1～2 次。指导家长保持新生儿脐部清洁，避免污染脐部。洗澡后用无菌棉签擦干脐部后再用 2% 碘伏消毒脐部及脐周。勤换尿布，勿使尿布遮盖脐部以免脐部受尿液污染。指导家长不要给新生儿穿过多衣物，新生儿出汗过多也易滋生细菌感染脐部。新生儿脐部有轻度炎症的，先用 3% 过氧化氢溶液彻底清洗脐部分泌物，再用 2% 碘伏消毒，每天 2 次，一般 2～3 天后脐部炎症消退。

（3）新生儿红臀：也称新生儿尿布皮炎，是指尿布区域发生的局限性皮炎，是新生儿期的一种常见和多发皮肤病。其主要表现为尿布接触部位发生边缘清楚的鲜红色斑，严重时可发生丘疹、水疱、糜烂,如有细菌感染可发生脓疱,损害面积往往与覆盖部位一致。新生儿红臀主要是新生儿皮肤长期受到湿尿布和粪便的刺激,再加上尿布更换不及时或使用透气性差的尿布所致。新生儿臀部皮肤薄、娇嫩,皮肤角化层及真皮层薄弱,易受机械及物理性刺激损伤。

婴儿尿布最好选用质地柔软、吸水性好的棉布,或选用符合卫生标准的一次性尿布,使用尿布时不要兜得过紧,松紧适宜,以减少局部的摩擦和刺激。应勤换尿布,及时发现和处理红臀先兆。臀部皮肤要保持清洁干燥,可采用5%鞣酸软膏预防新生儿红臀。

(4)预防新生儿窒息:新生儿每天的睡眠时间平均在20小时以上,有的产妇及家属怕新生儿着凉,在新生儿睡觉时将其放在身边,并将新生儿包裹严实;另外,由于产妇产后体力大幅度下降,晚上睡着后可能不小心用被褥将孩子头部蒙上或者无意识地用手臂将新生儿口鼻压住,或者侧身喂奶时不小心把新生儿的口鼻捂住,这些均会导致新生儿呼吸不畅而窒息。新生儿消化系统的解剖生理特点是胃呈水平位,幽门括约肌发育较好,而食管下端贲门括约肌发育不成熟,控制能力差,容易导致胃—食管食物反流。新生儿每次喂乳量过多和吸入空气更易发生溢乳,导致窒息。

产妇在给新生儿喂乳时,把孩子抱起来,不要躺着喂,尤其是在夜间,产妇睡得熟,不自觉翻身可能会压迫新生儿,建议让新生儿单独睡在一个有护栏的小床上,并将其放置在父母的大床旁边,这样既能防止意外事件的发生,又能方便照料新生儿。在喂乳后,把新生儿竖着抱起,轻轻拍后背,待新生儿打嗝后再轻轻放下,以减少溢乳的发生。哺乳后将床头抬高,让新生儿取上体抬高右侧卧位,可有效防止溢乳后窒息的发生。为了避免婴儿着凉,家长会将其包得严实,但千万注意给婴儿口鼻留出空间。

2)产妇常见健康问题

(1)发生涨乳时的正确处理方法:哺乳前先用毛巾湿热敷3~5分钟,然后轻柔按摩乳房,挤出部分乳汁使乳晕软化,这样便于新生儿含住乳头和大部分乳晕,充分有效吸吮。每次哺乳时让新生儿交替吸吮两侧乳房,新生儿饥饿时吸吮力强,因此先喂明显涨的一侧,这有利于吸通乳腺管。产妇一定要做到按需哺乳,增加哺乳次数,及时排空乳房。如果喂哺后两侧乳房有剩余乳汁,应挤出。在每次哺乳结束后应该佩戴合适的胸罩,这样能够起到改善乳房血液循环的作用。

(2)乳头凹陷及乳头扁平:① 指导产妇做乳头伸展和牵拉练习,具体操作方法如下。用双手拇指在乳头根部上下左右对称牵拉,或用拇指和示指捏住乳头向外牵拉,每天2次,每次5分钟,这样牵拉乳晕下组织,可使乳头伸展性增强;也可用吸奶器橡皮头,排除空气后吸引乳晕下组织,利用负压的作用使乳头向外牵拉。② 哺乳前先对乳房湿热敷5分钟,然后按摩,可刺激排乳反射,挤出一些乳汁使乳头变软,然后捻转乳头,使其产生立乳反射。③ 注意喂哺时的正确姿势,新生儿饥饿时吸吮力强,应先吸扁平或凹陷明显的一侧乳头,乳头及大部分乳晕易吸出。

(3)乳头皲裂:① 对产妇进行卫生宣教,指导正确的喂养姿势和喂养方法,重点是对含接姿势的纠正。哺乳时新生儿充分含吮整个乳头及大部分乳晕;哺乳结束后,用示指轻压新生儿下颌,待新生儿自动放下乳头,一定不要将乳头从婴儿口中强行拉出,否则会因为新生儿的强力吸吮而导致乳头皲裂。② 先喂给乳头正常的一侧,然后喂患侧。每次喂奶的时间缩短,次数增加。③ 每次哺乳后挤少许乳汁涂在乳头上,有利于乳头创口修复(因乳汁有滋润和抗菌作用,能修复表皮)。④ 对于严重的乳头皲裂或者是乳头疼痛剧烈的孕妇,应该停止母乳喂养,可以通过挤出乳汁的方式,用小匙或小杯喂养新生儿。

（4）乳腺炎处理方法:① 指导正确的挤奶方式,对乳胀者及时热敷按摩乳房,增加喂哺次数,及时排空乳房。② 当乳腺局部发生化脓性炎症时,应停止患侧乳房的哺乳,排尽乳汁,使乳汁能够排出通畅。用健康的一侧乳房对婴儿进行母乳喂养。当乳房发生严重感染或需要对脓肿进行切开引流肘,应停止两侧乳房的哺乳。

（5）产后心理健康指导:产褥期妇女的心理保健非常重要。据有关报道,产后抑郁发病率高达 30%,产妇表现为情绪低落、易哭、失眠,抑郁的内容往往以孩子或丈夫的事为主。产褥期妇女的心理调适过程一般需要经历三个时期。① 依赖期:为产后第 1～3 天。产妇表现为很多需求要通过别人来满足,如对孩子的关心、喂奶、淋浴等,在此期间丈夫及家人的关心、帮助以及医务人员的关心、指导极为重要。② 依赖—独立期:为产后第 3～14 天。产妇表现为容易产生压抑,可有哭泣、对周围漠不关心、停止应该进行的活动等,及时的护理指导和帮助有利于纠正这种压抑心理。③ 独立期:为产后 2 周～1 个月。在此期,新的家庭形成并运作,产妇及丈夫往往会承受许多压力,如兴趣与需要的背离、哺育孩子、承担家务及维持夫妻关系中各自角色扮演的矛盾等。

4. 产后运动

产妇在产褥期适当运动可促进腹壁、生殖器官以及会阴、盆底肌肉张力恢复;促进子宫复旧、盆底肌收缩和复旧;促进血液循环,预防血栓性静脉炎的发生;促进肠蠕动,增加食欲及预防便秘。运动量应遵循由小到大、由弱到强的循序渐进原则。一般产后第二天开始,每 1～2 天增加 1 节,每节做 8～16 次。

第一节:腹式运动。平躺,闭口,用鼻深吸气使腹部凸起,然后再慢慢呼气。

第二节:臂运动。仰卧,两手臂向左右两侧伸直,接着向上举起,直到双掌碰触后,再恢复至原来的左右两侧平放。

第三节:抬腿运动。平卧,双手放平,将一只脚举高,脚尖伸直,膝部保持平直,然后将腿慢慢放下,再换另一只脚。

第四节:挺腹运动。髋与腿放松,分开稍屈,脚底放在床上,尽力抬高臀部与背部。

第五节:仰卧起坐。平躺,二手掌交叉托住脑后,用腰及腹部力量坐起,再慢慢躺下。

指导产妇在进行产后运动时应注意:① 由简单的项目开始,依各人的耐受程度逐渐增加活动量,避免过于劳累;② 持之以恒,肌张力的恢复需 2～3 个月;③ 在运动时若有出血或不适感,应立即停止;④ 剖宫产术后可先执行促进血液循环的项目,如腹式运动,其他项目待伤口愈合后再逐渐进行。

四、女性更年期保健

(一) 定义和内容

1. 定义

更年期是妇女从有生殖能力到无生殖能力的发展阶段,也是生命的重大转折阶段。随着卵巢功能的逐渐衰退及受一些社会、环境因素的影响,更年期妇女将面临一系列与生殖有关的健康问题,包括躯体、生理及社会等方面的健康问题。大多数妇女通过适宜的保健服务及自身的神经内分泌系统的调节能保持良好的健康状态。因此,重视并做好更年期保健不仅是更年期妇女的特殊需要,亦是预防老年性疾病和提高生命质量的关键和基础。

2. 目标

(1) 躯体方面:① 血压<140/90 mmHg,腰围(肋骨下缘至髂前上棘之间的中点的径线)与臀围(股骨粗隆水平的径线)的比值<0.85,BMI 保持在 18.5~24.9 kg/m²,血脂正常。② 将更年期综合征、绝经后骨质疏松症、生殖系统及乳腺肿瘤、泌尿生殖道萎缩性疾病、心血管系统疾病、退行性骨关节炎等健康问题的发生率降到最低,最大限度地保持相应器官系统的解剖结构的完整性,最大限度地延长相应器官系统的生理功能。

(2) 心理和社会方面:能做到具有同情心、爱心,情绪稳定、积极向上,有责任心、自信心,热爱生活、和睦共处、善于交往,有较强的社会适应能力,知足常乐,有健康的性心理及和谐的性生活。

3. 内容

更年期保健的内容应针对更年期妇女的心理、生理及社会特点,采取有效预防措施以达到促进其心理健康的保健目标,可以通过开设各种讲座,定期妇女病普查,指导进行自我健康监测等来实现。

(二) 更年期综合征

更年期综合征是指妇女绝经前后出现性激素波动或减少所致的一系列躯体及精神心理症状。

1. 临床表现

更年期综合征的临床表现:① 血管舒缩症状,表现为潮热,是雌激素降低的特征性症状;② 神经精神症状,表现为注意力不易集中,并且情绪波动大,如激动易怒、焦虑不安或情绪低落、抑郁、不能自我控制等情绪症状,记忆力减退也较常见;③ 一般症状,如肌肉、关节疼痛,以及泌尿生殖系统症状(尿频、尿急、尿痛、张力性尿失禁,阴道干涩及烧灼感,性交疼痛等)。

2. 治疗

更年期综合征的主要治疗方法如下。① 一般治疗:对患者进行安抚、解释,使她们懂得这是妇女必经的自然过程;可以适当进行镇静、抗焦虑治疗,调节自主神经系统,比如服用谷维素、维生素 B_6 等。② 性激素治疗。③ 严重神经精神症状的建议请精神科医生会诊。④ 中医中药治疗,如六味地黄丸等。

3. 预防

更年期综合征的预防措施:① 广泛开展更年期妇女健康教育;② 提供优质咨询服务,解除其心理障碍;③ 绝经前因病而双侧卵巢切除者,应适时根据患者意愿给予补充雌激素。

(三) 更年期妇女的性问题

妇女绝经标志着生育能力的终止,但并不意味着性能力和性功能的丧失。如绝经后长期停止性生活,生殖器官会发生失用性萎缩。因此,应科学认识绝经后的性行为。

1. 临床表现

更年期妇女性功能障碍的主要临床表现有性欲减退、无性抚爱要求、性冷漠、无性兴奋反应及性生活时阴道痉挛等。

2. 预防和治疗

① 加强性保健教育:对更年期妇女进行有关性知识的教育是预防性功能衰退的一项有意义和重要的工作。更年期妇女过性生活、有性要求是一种正常的生理现象。绝经后妇女继续保持性要求,维持适当的性生活,可以延缓生殖器官萎缩、有助于防止机体的老化。② 对夫妻双方共同进行咨询指导和有关性知识的教育,能取得更好的效果。③ 预防泌尿生殖道感染,更年期夫妇性生活前后一定要清洗外阴,保持外阴清洁,防止泌尿生殖道感染。④ 锻炼耻骨尾骨肌可增强女性的性反应能力。⑤ 性激素治疗是改善更年期妇女性功能的有效办法。⑥ 润滑剂的应用可有效缓解阴道干涩、性交疼痛的症状,提高夫妇双方对性生活的满意度。

(四) 更年期泌尿生殖系统常见疾病

更年期妇女由于卵巢功能衰退,雌激素水平下降,泌尿生殖系统发生一系列退化性变化,引起萎缩性膀胱炎、尿道炎及老年性阴道炎等常见病。

1. 临床表现

更年期泌尿生殖系统疾病的临床表现:① 萎缩性膀胱炎、尿道炎、尿频、尿急、夜尿增加、排尿困难、尿时有灼热感、尿失禁。② 尿路感染,如尿频、尿急、排尿时有灼热感,尿常规检查有红细胞和白细胞,尿培养有时无致病菌,且反复发作。③ 老年性阴道炎:表现为自觉外阴、阴道瘙痒,阴道内有烧灼感,性交困难、疼痛。轻者白带不多,重者白带增多呈黄水状脓性,有时略带血性,伴有异味。阴道检查发现黏膜干燥、萎缩、充血,可发生点状出血。白带检查提示有较多的脓细胞或红细胞等。

2. 治疗和预防

更年期泌尿生殖系统疾病的治疗和预防措施:① 性激素治疗能有效预防泌尿生殖系统常见病,全身或局部应用均可;② 注意个人卫生;③ 坚持适当运动,增强体质,延缓衰老;④ 提肛运动有利于减轻盆底肌肉的松弛,改善泌尿系统症状。

（五）更年期妇女性激素治疗

激素替代治疗（hormone replacement therapy，HRT）是针对绝经相关健康问题而采取的一种医疗措施，可有效缓解绝经相关症状，从而改善生活质量。

1. 性激素治疗的益处和不良反应

1）性激素治疗的益处

可缓解绝经症状，改善泌尿生殖器官萎缩，预防和治疗骨质疏松症及改善血脂代谢和动脉硬化。

2）性激素治疗的不良反应

（1）短期不良反应：短期应用HRT通常无明显的不良反应。有5%～10%的妇女用药后出现阴道出血、乳房胀痛、腹胀、浮肿、下腹抽痛、偏头痛、头晕、体重增加等。这些不良反应通常不严重，可自行消失或通过解释减轻心理负担、控制饮食或酌情减少药量亦可减轻。

（2）长期不良反应：长期应用HRT的不良反应与所用性激素的种类、剂量及其比例、使用时间等有关。HRT与相关疾病的关系如下。① 与性激素有关的肿瘤：主要是子宫内膜癌和乳腺癌。前者由于雌、孕激素的联合使用，风险已明显降低；后者在长期应用HRT的妇女中，风险有轻度上升。② 凝血情况：采用HRT使凝血因子和抗凝血物质均可能有变化，对凝血功能的作用尚存在争议。对于年龄较长的绝经后妇女，要仔细询问其心血管病和血栓形成相关病史，权衡利弊，选用恰当的性激素制剂。③ 胆囊疾病：雌激素可使胆汁中胆固醇饱和度增高，黏多糖蛋白浓度升高，对胆囊结石的形成有促进作用，提高了胆囊结石症发生的风险。要注意饮食结构，调整雌激素制剂和用量可降低胆囊结石的发生风险。

2. HRT的使用原则

（1）病因性治疗：只有在因卵巢功能衰退而发生相关的健康问题时应用HRT，而非对症性处理。滥用HRT作为简单的保健品是不合适的。

（2）生理性补充：采用HRT的目的是使绝经前后妇女器官功能可以生理性地正常运行，以维持机体健康，并非使其再恢复到生育期的激素水平，故应进行低剂量生理性补充。

（3）绝经过渡期HRT以应用孕激素为主：早期可模仿正常卵巢周期的激素图像，针对以孕激素不足为主的内分泌改变，HRT应以周期性地补充孕激素为主来调整月经周期，并预防子宫内膜增生性病变。随着雌激素缺乏，可同时给予雌激素。

（4）绝经后期HRT以应用雌激素为中心：预防绝经后退化性疾病（如骨质疏松症等）需及时并长期地应用雌激素。为适应长期应用雌激素，对抗雌激素对子宫内膜促生长的不良反应，有子宫的妇女需要补充孕激素。

（5）个体化治疗：根据个体在不同时间点上内分泌失调及身体情况，权衡利弊地应用雌、孕激素。对每位妇女进行个体化治疗才能使其获得HRT的最高效益。

3. 适应证和禁忌证

（1）HRT 适应证：① 绝经症状严重影响生活质量；② 需要防治绝经后骨质疏松症；③ 骨质疏松高危人群，如消瘦、摄钙不足、嗜烟酗酒、绝经早、缺少运动、有骨质疏松症家族史等；④ 萎缩性泌尿生殖道问题。

（2）HRT 的禁忌证：① 雌激素依赖性肿瘤，如乳腺癌、子宫内膜癌、黑色素瘤；② 原因不明的阴道出血；③ 严重肝、肾疾病；④ 近 6 个月内发生血栓栓塞性疾病；⑤ 红斑狼疮、耳硬化等；⑥ 血卟啉症；⑦ 孕激素禁忌证，如脑膜瘤。

（3）慎用情况：① 子宫肌瘤、子宫内膜异位症；② 严重高血压、糖尿病及高甘油三酯血症等；③ 血栓栓塞史、血栓形成倾向者及严重的下肢静脉曲张等；④ 胆囊疾病、偏头痛、癫痫、哮喘、垂体泌乳素瘤等；⑤ 严重的乳腺增生性疾患；⑥ 乳癌家族史。

4. 注意事项

（1）低剂量：原则上选最小的有效剂量。

（2）个体化：标准化的基本方案与个体化相结合，制订最优化的高效价比治疗方案。

（3）启用时机：绝经前后妇女同时受雌激素低落及年龄增大两个因素的影响，应尽可能将两者的影响区分开。对于绝经问题应及早使用 HRT；若属老龄问题则要考虑其他针对性措施。

（4）使用期限：HRT 的使用期限应适应个体的愿望和需要，并每年评估剂量和方案。

（5）坚持规范化并进行严格的定期监测：在使用过程中建立随诊安全性及有效指标。安全性主要是指对雌激素不良反应发生部位的监测，主要包括：① 常规妇科检查；② 子宫内膜的厚度及子宫内膜病理学检查；③ 乳腺监测，包括自检、超声检查、乳腺 X 钼靶检查；④ 其他，包括身高、体重、血压、血脂、肝功能、肾功能、胆囊、凝血指标等。有效指标主要包括症状、血脂、骨密度、体内雌激素活性。随诊频度：一般初剂后 4～8 周了解症状变化及不良反应，以后若无特殊情况可每半年 1 次至 1 年 1 次。慎用病例酌情增加随诊次数。

第二节　案例实践——社区宫颈癌防治和筛查参与情况及其影响因素

一、实践背景

宫颈癌是危害女性健康的主要恶性肿瘤之一，全球每年有近 50 万宫颈癌新发病例，其中约 80％发生在发展中国家，我国年新发病例约 15 万，高居世界第二，防治形势严峻。宫颈癌筛查对早期发现宫颈癌、防止癌症进入更高阶段有重要贡献，可降低宫颈癌的发病率和患者的病死率。提高宫颈癌的筛查率是降低我国女性宫颈癌发病和死亡的有效途径。宫颈癌防治认知水平影响宫颈癌筛查行为，女性防治知识了解途径会影响其认知水平。

二、实践目的

对符合纳入标准的某市部分社区妇女进行宫颈癌防治知识认知问卷和宫颈癌筛查参与情况调查,了解这些人群对于宫颈癌防治知识和筛查现状,分析宫颈癌防治知识认知的影响因素、知识来源途径对于认知水平的影响,以及宫颈癌防治知识认知对筛查行为的影响。

三、实践对象

根据《中国癌症筛查及早诊早治指南》,研究对象包括有 3 年以上性行为或 21 岁以上有性行为的妇女。某市部分社区自愿前来参与社区免费宫颈癌筛查服务的社区适龄女性。

四、宫颈癌筛查影响因素问卷调查

在广泛检索相关文献的基础上,制订宫颈癌防治知识及筛查参与情况调查问卷。从宫颈癌危险因素、宫颈癌筛查项目、宫颈癌知识误区和一般知识四个方面调查宫颈癌防治知识的认知状况;从是否参加过社区宫颈癌筛查、是否参加过医院宫颈癌筛查,了解宫颈癌筛查参与情况。

五、实践实施前后的其他准备工作

1. 宫颈癌防治知识及筛查参与情况调查前

包括对相关实践活动目的、意义和内容的群众宣传,告知筛查前的注意事项,包括避开月经期,筛查前三天避免性生活;组织社区干部、志愿者、医护人员、调查员等的选拔和培训;协助实践对象签署知情同意书;准备好宫颈癌筛查需要的试剂盒,筛查时需要的用具和器械,比如一次性会阴垫、窥阴器等;设计好整个筛查流程,考虑筛查当天调查对象比较多,需要安排好先后顺序,还包括具体妇科检查的地点,筛查后标本的收集和汇总。

2. 宫颈癌防治知识及筛查参与情况调查后

对于筛查后可能出现的情况,比如有少量出血,需要事先告知可能是检查时的出血,属于正常现象,消除患者的疑惑。筛查后的结果需要告知患者本人,注意患者的隐私。对于筛查的结果需要用患者能够看懂的文字进行描述,或者当面告知。如果筛查结果有异常,需要告知患者后续需要哪些进一步的诊治,最好能够为研究对象对接好相关的专业医生,还需告知研究对象,如果延误诊治可能的风险。对于筛查异常的对象,要纳入以后随访的队列,定期随访。所有随访的结果应该录入数据库,标记好下次筛查的时间。

六、统计分析软件和方法

采用 SPSS 22.0 进行分析处理。定性资料用频数、率或百分比描述;定量资料用均数、标准差描述,采用 t 检验与 χ^2 检验比较不同特征人群的宫颈癌防治知识认知情况;采用二元 logistic 回归分析宫颈癌认知及筛查行为的影响因素,检验水准 $\alpha=0.05$。

七、主要实践结果

1. 宫颈癌防治知识认知和筛查现状

调查对象宫颈癌防治知识平均得分为 (9.64 ± 5.08) 分,其中认知程度低 273 人 (56.1%),认知程度高 214 人 (43.9%)。防治知识不同维度认知情况存在差异,危险因素维度 HPV 感染知晓率最高 (50.5%);曾患有生殖器尖锐湿疣、多次妊娠、吸烟、吸毒、过早生育者的认知较差,知晓率均低于 20%;另有 185 人 (38.0%) 不了解宫颈癌筛查危险因素。筛查项目维度认知状况同样不佳,176 人 (36.1%) 完全不了解宫颈癌筛查方式,常用初筛方式中宫颈液基细胞学检查的知晓率最低 (35.9%),宫颈刮片、HPV 检查的知晓率相对较高,但了解人数均不超过半数。知识误区、一般知识维度认知相对较好,知识误区各题知晓率均在 50% 以上,一般知识总体知晓率最高(知晓率为 $76.4\%\sim89.3\%$)。在筛查参与情况方面,被调查者中 203 人 (41.7%) 从未参加过宫颈癌筛查,284 人 (58.3%) 参加过一次及以上宫颈癌筛查。

2. 宫颈癌防治知识认知影响因素

(1) 人口学特征:不同年龄、户籍、月收入、职业、居住情况、文化程度、伴侣文化程度,在宫颈癌防治知识认知程度上的差异有统计学意义 $(P<0.05)$,其中年龄较大、城镇户籍、与家人同住、公职人员、文化程度高、曾患过妇科疾病者的认知程度较高。

(2) 防治知识来源途径对认知水平影响:宫颈癌防治知识来源途径数量不同者认知水平的差异有统计学意义 $(P<0.05)$,其中知识来源渠道越多者认知程度越高。不同认知来源途径对防治知识的不同维度影响不同,从医疗相关途径获得宫颈癌防治知识者认知各维度平均得分均高于未接触过该途径者 $(P<0.05)$,从传统媒体相关途径获得知识者危险因素维度得分较高 $(P=0.001)$,通过社区或医院组织健康讲座获得知识者与较高的危险因素及筛查方式得分相关 $(P\leq0.001)$,而网络来源途径对各维度知识得分的影响均不显著 $(P>0.05)$。

(3) 宫颈癌防治知识认知对筛查行为影响:调查对象宫颈癌防治知识认知程度不同者筛查参与率不同,认知程度高者筛查参与率更高,且差异有统计学意义。其中,曾参与筛查者的危险因素维度得分为 (2.95 ± 2.85) 分、筛查方式维度得分为 (1.72 ± 1.14) 分、知识误区维度得分为 (2.12 ± 1.10) 分,均高于从未筛查者,且差异均有统计学意义 $(t=6.285,P<0.001;t=9.309,P<0.001;t=6.394,P<0.001)$。

(杨永彬)

第三节 社区儿童保健

一、社区儿童保健概论

(一) 社区儿童保健相关定义

1. 儿童保健学

儿童保健学是研究从胎儿到青少年期的生长发育、营养保障、疾病防治、健康管理和生命统计等多方面内容的综合性学科,兼具临床和预防医学特色。目的是为了减少小儿发病率、降低小儿死亡率和促进小儿身心健康成长。

2. 社区儿童保健

社区卫生服务工作人员根据儿童不同时期的生长发育特点,满足其健康需求,解决社区内儿童健康问题,为他们提供系统的保健与护理服务。在我国主要针对 0～6 岁儿童的生存、保健和发展的需要而开展。

(二) 社区儿童保健组织管理

我国妇幼保健机构按照区域卫生规划分为省、市(地)、县三级设置。在城市,儿童保健以市、区儿童保健机构为中心,联合所辖范围内的医疗机构,采取以街道为单位,实行地段保健负责制,由街道社区卫生服务中心(站)承担辖区内儿童保健服务工作;农村家庭居住更为分散,采取县、乡、村分级管理,多以乡和行政村为单位划分责任地段,由乡卫生院和村医务室的医师相互配合,共同承担儿童保健工作。社区卫生服务中心设有儿童保健专职人员开展儿童保健工作,开设儿童保健和计划免疫专科门诊。

(三) 社区儿童保健的工作内容

社区儿童保健服务的核心内容是解决儿童的健康问题,工作内容不仅包含了对个体的健康咨询、指导、体检和预防接种等常规活动,还要在了解儿童生长发育和心理发育的规律基础上,通过儿童各项疾病筛查项目的检查,及时识别危及生长发育与健康的危险因素,指导家长提高儿童营养水平和发育水平,促进儿童早期发展(early childhood development, ECD),促进儿童身心健康。

(四) 社区儿童保健服务内容

1. 基本项目

(1) 建立健康档案:填写儿童迁入、迁出、转诊记录,掌握辖区儿童变动情况,明确社区儿童的主要健康问题。

(2) 儿童保健系统管理工作:负责儿童保健系统管理首诊建卡与结案,定期分析辖区儿童保健系统管理率。

(3) 实施新生儿家庭访视:新生儿出院后一周内,医务人员到其家中进行访视,高危新生儿可酌情增加访视次数。

（4）实施儿童健康检查和发育评价：发现儿童的健康问题，重点关注包括早产、低出生体重、生长迟缓、肥胖、发育迟缓、中重度贫血、活动期佝偻病等健康问题，及时矫治或转诊。

（5）保健指导：鼓励母乳喂养、告知及时合理地添加辅食；指导小儿体格锻炼；指导培养良好的睡眠、饮食及户外活动等生活习惯；指导意外伤害问题的预防。

（6）双向转诊：开展儿童常见病和多发病的诊断，对于疑难病症应及时转诊到上级医院；将上级医院转回的儿童重新纳入管理，做好转入、转出的记录。

（7）预防接种：按照国家免疫规划疫苗的免疫程序实施儿童预防接种工作。

2. 扩展项目

根据居民的需求和政府购买公共卫生的财政投入情况，可开展儿童保健公共卫生服务的项目。

（1）负责新生儿疾病筛查及听力筛查的跟踪管理；登记检查情况、筛查结果、追踪治疗情况及转归。

（2）负责体弱儿及高危儿跟踪管理：建立管理专案，掌握跟踪管理例数，登记患儿一般情况、是否到上一级医院建档、治疗及治愈情况或定期复诊。

（3）开展早期儿童心理行为发育的教育咨询工作。

（4）协助妇幼保健机构开展托幼机构儿童保健：对辖区内托幼（育）机构卫生保健工作提供技术培训支持和指导。

（五）社区儿童保健门诊的设置

1. 儿童保健门诊专业人员的职责

各级儿童保健门诊专业人员，应具有丰富的儿科临床知识，熟练掌握儿童生长发育、小儿营养、常见病防治、小儿神经心理等知识。儿童保健门诊专业人员要通过儿童保健专业技术培训和考核，并定期接受相关继续医学教育培训，同时具备指导家长科学育儿的技能。

2. 社区儿童保健门诊的设置

门诊应相对独立分区，保健门诊与疾病门诊必须分隔，预防交叉感染。室内空气要流通，光线充足，测量室和诊室有取暖设备。有条件的地区应按不同种类门诊设置专门房间，如儿童生长发育门诊、营养门诊、心理卫生门诊、健康教育室等。

3. 儿童保健门诊的设施

国家卫生部门制定了全国儿童保健工作规范，规范要求根据开展儿童保健服务的内容，儿童保健门诊要配备必需的基本设备和设施。如儿童生长发育门诊需配备体重计、卧式量床、儿童诊查床、标准对数视力表、耳声发射仪、儿童血压计、软尺等；儿童心理卫生门诊需配备心理行为测查量表和工具等。

二、各年龄期儿童保健要点

服务对象是从胎儿至 18 周岁的儿童,重点是 7 岁以下儿童。本章节重点描述 7 岁以下阶段。

(一) 儿童各个分期的定义

根据儿童各个时期不同的特点,可以分为以下 7 个阶段。① 胎儿期:从生殖细胞结合(受孕)开始至胎儿娩出前;② 新生儿期:自胎儿娩出后、从脐带结扎开始至满 28 天前,是婴儿期的一个重要阶段;③ 婴儿期:自出生后至满 1 周岁之前,此期是生长发育最快的时期;④ 幼儿期:从 1 周岁以后至不满 3 周岁;⑤ 学龄前期:3 周岁后至 6~7 周岁入小学之前,这一时期体格生长较以前缓慢;⑥ 学龄期:从小学开始(6~7 周岁)至青春期前;⑦ 青春期:女孩较男孩早 2 年,一般女孩从 9~12 岁开始至 17~18 岁,男孩从 11~13 岁开始至 18~21 岁,因存在个体差异,故女孩和男孩的起始年龄与学龄期有交叉。

(二) 各年龄期小儿的保健要点

1. 胎儿期的保健要点

胎儿生长发育过程与孕母密切相关。胎儿早期(16 周以前)是器官形成的阶段,其中 3~8 周是胚胎细胞高度分化的时期,这一时期易受环境干扰如滥用药物或接受放射线导致缺陷与畸形。中晚期是器官迅速生长发育的时期,此阶段易受孕母身体疾病、长期营养素和热量摄入不足等因素影响,发生宫内发育迟缓,损害重要组织器官导致功能障碍。因此,应做好孕期保健,必要时做产前诊断,并采取相应的干预措施。儿童保健工作人员必须了解胎儿各周龄的生长发育状况,与妇女保健工作人员密切配合,以保障胎儿的正常生长发育。

2. 新生儿期的保健要点

新生儿各系统器官发育未完善,身体要尽快适应宫外的新环境,是生命最脆弱的时期,此期的发病率和死亡率均高于其他年龄阶段。所以新生儿出院后,社区保健人员要及时进行家庭访视。

(1) 喂养及营养补充:所有新生儿应鼓励纯母乳喂养到生后 6 个月以上。指导母亲昼夜按需哺乳(>8 次/24 h)。如发生母乳喂养困难、疼痛等情况,应观察后了解原因,如帮助乳房含接、增加哺乳次数促进泌乳及乳腺管通畅,如患有乳腺炎建议治疗。纯母乳喂养的新生儿生后数天应补充维生素 D 400 IU/L。

(2) 保暖和护理:新生儿居室温度应随气候温度变化调节。冬季室内温度保持在 22 ℃~24 ℃度,湿度以 55%~60% 为宜;夏季应避免室内温度过高。鼓励采用袋鼠式护理,尤其是早产儿和低出生体重儿。新生儿如有不明原因的哭闹不安,应除外温度过高、衣服过多或空气不流通带来的不适。脐带注意保持残端清洁和干燥,干净衣服松松地覆盖在脐部,尿布折叠于脐部下方,如发现脐轮红、脓性分泌物或硬结,应建议及时就诊。

(3) 疾病和伤害预防:居室保持清洁,严禁吸烟,减少探视,家人患呼吸道感染接触新生儿需提前佩戴口罩,避免交叉感染。注意喂哺姿势和体位,预防乳汁吸入和窒息。保暖时注意避免烫伤,预防意外伤害。

（4）促进感知觉发育：母亲及家人应多与新生儿说话、微笑和皮肤接触,吸引婴儿目光追随。

3. 婴儿期的保健特点

该阶段是体重、身长增长最快的时期,系第一个生长高峰,神经心理发育快速,促进儿童体格、运动、认知和社会情绪全面发展是该阶段保健的重点。通过检查了解婴儿生长发育与健康状况,早期发现发育偏离或疾病,从而早期诊断、干预和治疗。

（1）合理喂养：提倡母乳喂养和合理添加辅食。① 提倡母乳喂养：提前识别乳量不足的表现,如体重增长不足、生长曲线下降、新生儿期体重增长低于 600 g、每天排尿次数<6 次或吸吮时不能闻及吞咽声等。婴儿出现湿疹时应尽可能坚持母乳喂养,哺乳期母亲少食易致敏食物,避免日光直射、搔抓、食物过热及环境温度过高等情况。② 合理添加辅食：辅助食品的添加形式应由泥糊状食物到固体食物。给满 6 个月的婴儿添加第一种泥糊状食物,一般是能满足其生长需要、易于吸收、不易产生过敏的谷类食物,如婴儿米粉,其次是根茎类蔬菜与水果。食物的硬度或大小应适度增加,适应婴儿咀嚼吞咽功能的发育,如末状、丁块状或指状等软食。因特殊情况需要在满 6 个月前添加辅食的,应咨询专业人员后做出决定。

（2）疾病和伤害预防：营养性缺乏性疾病和感染性疾病是婴儿期的常见疾病,影响其生长发育,指导家长合理喂养及营养剂的补充,保持居室通风,不去人多嘈杂的环境。提醒父母注意避免给婴儿进食坚果类食物,以免发生误吸入气道,小物件要放在婴儿够不到的地方。

（3）早期发展促进：按月龄结合实际年龄指导父母与婴儿玩耍交流,促进运动、感知觉、语言和社会交往能力发展。给婴儿提供安全、可以自由探索和尝试的环境和机会,对婴儿进行鼓励和支持,并保持一致性的指导原则。儿童保健工作者可利用多种方式和渠道向父母宣传有循证依据的育儿知识。

4. 幼儿期的保健特点

此期生长速度较婴儿期缓慢,不合理安排膳食仍然容易发生体重增长缓慢,甚至营养不良。语言、情绪行为发育迅速,培养良好的行为习惯非常重要。

（1）培养良好的膳食行为：养成儿童定时、定点、定量、安静、专注的进食习惯,尽可能给儿童提供固定的就餐座位,定时定量进餐;避免追和劝喂、边吃边玩、边吃边看电子产品等行为;吃饭细嚼慢咽,每次进餐时间在 20～30 分钟;让孩子逐渐学会自己使用筷、匙进食,养成自主进餐的习惯。对于儿童不喜欢吃的食物,可通过变换烹调方法、重复小分量供应、鼓励尝试并及时给予表扬,决不可强迫喂食。家长应与儿童在一起进食,起到榜样作用。家长还应避免以食物作为奖励或惩罚的方式。

（2）疾病和伤害预防：幼儿活动范围扩大,而免疫功能未发育完善,所以急性传染病在幼儿期疾病中占重要位置,若发现幼儿患病要早期报告,防止传染病蔓延。幼儿缺乏对危险事物的识别能力,建议家长不要让幼儿脱离成人视线单独行动,危险品应该放在幼儿不能拿到的安全地方。在农村,指导父母加强农药保管,加强防范意外中毒,夏季要注意预防溺水。

(3) 早期发展促进:为发展幼儿跑、跳、攀登等动作协调性,建议养育人在保证安全的前提下,经常带幼儿到户外自主活动,积极鼓励幼儿尝试各种动作,掌握各种运动技能。生后第二年是口语快速进展期,指导养育人多结合日常生活中接触的事物,以正确的语法、缓慢的语速和清晰的发音与幼儿说话,以鼓励的态度耐心等待、倾听幼儿说话。早期电子屏幕暴露时间过长与语言发育迟缓呈现相关性,因此建议 2 岁内儿童避免电子屏幕暴露。如怀疑有语言发育迟缓,应接受发育筛查和听力测试,早期发现和早期干预。

5. 学龄前期的保健特点

此期体格仍持续生长,速度稳定,平均每年体重增加 2 kg,身高增长 6～7 cm,眼发育过程基本完成,眼保健是此期保健重点。神经精神发育迅速,是性格形成的关键时期,培养学龄前儿童良好的兴趣和习惯,为日后学习打下良好基础。

(1) 合理膳食:此期儿童的饮食接近成人,指导清淡少盐,选择健康的零食,少喝含糖量高的饮料,避免大量进食水果或果汁,影响食欲。膳食每日 4～5 餐(3 餐主食、1～2 餐点心),每日摄入的优质蛋白质占总蛋白一半以上。

(2) 疾病和伤害预防:建立合理的生活制度,培养良好的卫生习惯,结合日常生活对学龄前儿童进行安全教育,如遵守交通规则,不要在马路上玩耍,不玩弄电器和开关,避免到河边玩耍等。

(3) 合理安排活动:鼓励儿童经常参加户外游戏与活动,通过增加身体活动量,使其肌肉得到充分锻炼,增加能量消耗,增进食欲。每天至少进行 60 分钟的体育活动,增加户外活动的时间,可有效减少儿童近视的发生;除睡觉外尽量避免让儿童有连续超过 1 小时的静止状态,减少静态活动(看电视,玩手机、电脑或电子游戏),2～6 岁儿童每天电子屏幕暴露时间不超过 1 小时。眼睛离桌面上的纸保持 30～35 cm,坐姿端正。

三、社区儿童保健的基本内容与技术

(一) 0～6 岁儿童健康管理服务规范

根据《国家基本公共卫生服务规范(第三版)》的要求,0～6 岁儿童健康管理包括新生儿家庭访视、新生儿满月健康管理、婴幼儿健康管理以及学龄前儿童健康管理等阶段内容。

1. 新生儿家庭访视

访视内容包含了全面健康检查、母乳喂养和育儿指导,如发现以下异常情况,建议及时处理或转诊。转诊指征:① 呕吐频繁或腹泻;② 呼吸频率<20 次/min 或>30 次/min;③ 呼吸困难;④ 呼吸暂停伴发绀;⑤ 累及四肢的黄疸,或黄疸退而复现;⑥ 皮肤苍白、发绀和厥冷,出现出血点和瘀斑;⑦ 皮肤硬肿等;⑧ 角膜浑浊、瞳孔发白。对未接种卡介苗和第一剂乙型肝炎疫苗的新生儿,提醒其家长及时补种;并填写《新生儿家访记录表》。

2. 新生儿满月健康管理

新生儿满 28 天后,结合接种乙型肝炎疫苗第二针,在社区卫生服务中心进行随访。重点询问喂养、睡眠、大小便、黄疸等情况。进行体检,并按照生长发育监测图进行生长发育评估。建议家长将婴儿竖抱或俯卧位进行抬头练习,锻炼其头颈部的运动和控制能力。提供喂养、护理和疾病防治等健康指导。

3. 婴幼儿健康管理

婴儿至少进行 4 次体检,建议分别在 3、6、8 和 12 月龄。3 岁及以下儿童每年至少 2 次,每次间隔 6 个月,时间分别在 1.5、2、2.5 和 3 岁;3 岁以上儿童每年至少进行 1 次体检。可结合预防接种时间或实际情况适当调整检查时间和频次。应先体检、后预防接种,每次体检时间至少 5～10 分钟。询问上次随访时间到本次随访期间的喂养和患病等情况。若发现发育落后者分析原因,进行指导,适时转诊。在婴幼儿 6～8、18、30 月龄时,分别进行 1 次血常规检测。在 6、12、24、36 月龄时,使用听觉行为观察法分别进行 1 次听力筛查。进行母乳喂养、辅食添加、心理行为发育、常见疾病防治等健康指导。

4. 学龄前儿童健康管理

每年提供 1 次体检。散居儿童的体检应在乡镇卫生院、社区卫生服务中心进行,集体儿童可在托幼机构进行。询问上次随访时间到本次随访期间的饮食和患病等情况。进行体格检查、生长发育和心理行为发育评估、血常规检测和视力筛查。建议家长建立均衡饮食的概念,防止孩子发生营养不良;指导体格锻炼方法;注意用眼、口腔卫生,预防意外伤害。

(二) 健康检查内容和方法

1. 问诊

(1) 喂养史:喂养方式,食物转换(辅食添加)情况,食物品种、餐次和量,饮食行为及环境,营养素补充剂的添加等情况。

(2) 生长发育史:既往体格生长、心理行为发育情况。

(3) 生活习惯:睡眠、排泄、卫生习惯等情况。

(4) 过敏史:药物、食物等过敏情况。

(5) 患病情况:两次健康检查之间患病情况。

2. 体格检查

(1) 一般情况:儿童精神状态、面部表情和步态。

(2) 皮肤:有无黄染、苍白、发绀、皮疹、出血点、瘀斑、血管瘤,皮肤皱褶处有无潮红或糜烂。

(3) 淋巴结:浅表淋巴结有无异常增大。

（4）头颈部：有无方颅、颅骨软化、前囟大小及张力，有无特殊面容、颈部活动受限或包块。

（5）眼：眼睑有无水肿、缺损，两眼大小是否对称；结膜有无充血，有无分泌物；眼球有无震颤。

（6）耳：有无外耳畸形、外耳道异常分泌物等。

（7）鼻：外观有无异常，有无异常分泌物。

（8）口腔：有无唇腭裂，有无异常；扁桃体是否肿大，乳牙数、有无龋齿及龋齿数。

（9）胸部：胸廓外形是否对称，有无漏斗胸、鸡胸等，心脏听诊有无心律不齐及心脏杂音，肺部呼吸音有无异常。

（10）腹部：有无腹胀、异常包块、肝脾有无增大。

（11）外生殖器：有无畸形，男婴有无包茎、隐睾或鞘膜积液，女婴有无外阴粘连等。

（12）脊柱四肢：背部体表有无畸形、内翻足或肢体残缺，以及发育性髋关节脱位的常见体征如大腿皮纹不对称等；脊柱有无侧弯或后突，四肢是否对称、有无畸形。

（13）神经系统：四肢活动对称性、活动度和肌张力。

3. 常用体格测量指标

常用的指标有体重、身长（身高）、头围和胸围等。体格生长的常用指标为连续变量，通常呈正态或偏正态分布。

（1）体重：是身体各组织、器官系统、体液的综合重量。正常情况下，婴儿期前3个月体重增长速度最快，与后9个月的增加值几乎相等，1岁末已增至出生时的3倍（10 kg）。婴儿期为生后第一个高峰；生后第二年体重增加2.5～3.5 kg；2岁至青春前期体重增长比较稳定，年增长值为2 kg；进入青春期后，体重的增长又呈现第二个高峰。近年来电子秤得到普通应用，尤其是对于新生儿及婴儿早期的测量较准确。体重测量应在儿童排空大小便、裸体或仅穿内衣的情况下进行，或设法减去衣服重量。婴儿称体重时可取卧位；婴幼儿坐位测量；年长儿童立位测量时两手自然下垂，避免摇动或接触其他物体，以免影响准确性。体重记录以千克（kg）为单位，一般有效数字取至小数点后2位。

（2）身长（身高）：为头、脊柱、下肢的总长度。生后第一年内增长最快，约增加25 cm，前3个月增长11～12 cm，大约等于后9个月的总增长值；以后逐渐减慢，第二年约增长10 cm，2岁末身长约为85 cm；2岁后身长（身高）的增长较稳定，平均每年增长5～7 cm。仰卧位测量为身长，≤3岁的儿童测身长；立位测量为身高，＞3岁儿童测身高。同一儿童身长测量值＞身高测量值，相差0.7～1 cm。身长测量时用标准的量床，需两位测量者。婴幼儿脱鞋、袜、帽仰卧于量床底板中线，助手将儿童头扶正，使目光向上，头顶接触头板；主测量者位于儿童右侧，左手用固定婴儿双膝使下肢伸直，右手移动头板足板使其贴紧两足跟部；量床两侧刻度的读数一致时读刻度，精确到0.1 cm。身高测量时采用身高计或固定于墙壁上的立尺或软尺。宜在清晨进行测量。被测儿童仅穿背心和短裤，取立正姿势站于平台，头部保持正中位置，平视前方，挺胸收腹，两臂自然下垂，足跟靠拢，

脚尖分开约 $60°$;头、足跟、臀部和两肩胛间同时接触立柱后,测量者手扶测量板向下滑动,使测量板与头部顶点接触,读测量板与立柱刻度交叉数值,精确到 0.1 cm。

（3）头围：头的最大围径为头围,反映 2 岁内儿童脑发育和颅骨生长的程度。头围是筛查婴幼儿潜在脑发育或神经系统功能异常的常用指标,2 岁以内测量最有价值。新生儿的头围平均为 34 cm;1 岁时平均为 46 cm;2 岁时平均为 48 cm;5 岁时平均为 50 cm。采用无伸缩性的软尺测量。被测儿童取坐位,测量者位于儿童右侧或前方,左手拇指固定软尺零点于儿童头部右侧眉弓上缘处,软尺紧贴头部皮肤(头发),经右侧耳上、枕骨粗隆及左侧眉弓上缘回至零点,读与零点交叉的刻度,获得最大头周径,精确到 0.1 cm。

（4）胸围：为平乳头下缘经肩胛骨下角绕胸一周的长度,反映胸廓、胸背部肌肉、皮下脂肪和肺的生长。胸廓在婴儿期呈圆筒形,前后径与左右径相等;2 岁以后其左右径逐渐增大。在婴儿期增长最快,1 岁末胸围与头围相等,大约为 46 cm;第二年约增加 3 cm。卧位或立位测量。被测儿童两手宜自然下垂,目光平视前方。测量者位于儿童前方或右侧,左手拇指固定软尺零点于儿童右侧乳头下缘,右手持软尺贴儿童胸壁,经右侧腋下、肩胛下角下缘、左侧腋下、左侧乳头回至零点,观察与零点交叉的刻度,取平静呼、吸气的中间读数,精确至 0.1 cm。

4. 体格生长评价

临床上常用反映体格生长的指标,主要包括体重、身长(身高)和头围;特殊情况下可测量皮褶厚度、上臂围。5 岁以下儿童体格生长参照值建议采用 2006 年 WHO 公布的《国际儿童生长发育指标标准》,5 岁以上儿童可根据情况选择 2005 年调查的中国 9 市儿童的体格发育数据或 2006 年 WHO 公布的《国际儿童生长发育指标标准》。以年龄别体重、年龄别身高、身高别体重来衡量儿童的生长发育状况和营养水平。

生长曲线是将不同年龄的体格生长参照值按百分位数法或 Z 值绘成曲线图,能通过连续追踪获得儿童的生长"轨道",及时发现生长偏离现象,分析原因并采取措施。当儿童稳定地沿着自己的"轨道"生长,即使是低于参照人群的生长水平,亦无须太过担心。

5. 心理行为发育筛查

在健康检查时,根据社区卫生服务中心和乡镇卫生院的条件,结合家长需要,至少选择以下方法之一进行心理行为发育监测。

（1）儿童生长发育监测图：监测 8 项儿童行为发育指标,包括抬头、翻身、独坐、爬行、独站、独走、扶栏上楼梯、双脚跳。了解儿童在监测图中相应月龄的运动发育情况(某项指标至箭头右侧月龄仍未通过,提示发育偏移的可能)。

（2）预警征象：由国家卫生部门于 2013 年组织国内儿童心理资深专家制定,包括 0~6 岁 12 个时间点,每个时间点具有 4 个条目,代表儿童心理行为发育问题关键异常信号,任何一个时点出现任何一条预警征象,均提示有发育偏异的可能,应及时登记并转诊。

（3）标准化量表：使用全国标准化的儿童发育筛查量表,如小儿智能发育筛查(丹佛)量表（Denver developmental screening test，DDST）、0～6 岁 儿 童 发 育 筛 查 量 表

(developmental screening test,DST)等,进行儿童心理行为发育问题的筛查评估。DDST帮助保健工作者早期发现小儿发育方面潜在的问题。一般可在儿童1~3周岁时开展,筛查分为4个能区:个人—社会、细动作—适应性、言语和粗动作;测试结果分为三种:正常、可疑和异常。如结果为异常,建议转诊做诊断性评价。

6. 听力筛查

开展小儿听力筛查工作,早期发现听力障碍儿童,早期诊断、早期治疗、对有言语障碍的儿童早期进行听觉言语训练。新生儿听力筛查在出生或满月访视时进行。主要采取耳声发射筛查,生后3天左右初筛,未通过者在生后42天内复筛,仍未通过者生后3个月到听力诊断中心就诊以明确诊断。但是耳声发射测试主要是针对耳蜗功能的客观检查法,不能用来诊断因为听神经或中枢听觉通路原因导致的听力缺陷。在6、12、24、36月龄时,建议在社区卫生服务中心使用行为测听法分别进行1次听力筛查。行为测听筛查仪(PA2/PA5)是对学龄前期儿童进行行为测听的一种工具。

7. 新生儿先天性心脏病筛查

采用心脏杂音听诊结合经皮血氧饱和度测定的方法,在新生儿出生后6~72小时内于安静的环境中进行筛查,筛查阳性新生儿在生后1周内建议转诊至市级心脏诊治中心完成心超检查。未接受筛查或初筛阴性者若在访视或常规体检时发现异常,应由发现异常的医疗机构(包括社区卫生服务中心等)补充报送数据至信息系统或所在区妇幼保健机构。

8. 视力筛查和其他眼部检查

视觉发育关键期在3岁之前,敏感期在3~10岁。在儿童健康检查时应当对0~6岁儿童进行眼外观检查,对4岁及以上儿童增加视力检查。出现以下情况之一者,应当予以及时转诊至上级医疗机构的相关专科门诊进一步诊治:① 具有眼病高危因素的新生儿和出生体重<2 kg的早产儿和低出生体重儿;② 眼睑、结膜、角膜和瞳孔等检查发现可疑结构异常;③ 检查配合的婴儿经反复检测均不能引出光照反应及瞬目反射;④ 注视和跟随试验检查异常;⑤ 具有任何一种视物行为异常的表现;⑥ 眼位检查和眼球运动检查发现眼位偏斜或运动不协调;⑦ 复查后视力,4岁儿童视力≤0.6;5岁及以上儿童视力≤0.8,或两眼视力相差两行及以上。

9. 血红蛋白或血常规检查

6~9月龄儿童检查1次,1~6岁儿童每年检查1次。评估指标:① 血红蛋白(hemoglobin,Hb)降低:6月龄~6岁 Hb<110 g/L。由于海拔高度对Hb值的影响,海拔每升高1 000米,Hb上升约4%。② 外周血红细胞呈小细胞低色素性改变:平均红细胞体积(mean corpuscular volume,MCV)<80 fl,平均红细胞血红蛋白含量(mean corpuscular hemoglobin,MCH)<27 pg,平均红细胞血红蛋白浓度(mean corpuscular hemoglobin concentration,MCHC)<310 g/L。Hb 90~109 g/L为轻度贫血,60~89 g/L为中度贫血,<60 g/L为重度贫血。

10. 髋关节发育不良脱位筛查

髋关节发育不良(developmental dysplasia of the hip，DDH)脱位筛查在新生儿初访及1月龄~3岁儿童的定期体格检查中进行。首先了解患儿有无患病的高危因素，如有家族史、臀位产、羊水过少、女婴或产后采用襁褓包等。其次需观察大腿、腹股沟和臀部的皮纹是否有不对称现象；臀部是否一侧增宽；双下肢是否等长等情况。检查手法可采取：婴儿取仰卧，检查者扶持婴儿两侧膝部，将双侧髋、膝关节均屈曲90°，再作双髋外展外旋动作，呈蛙式位，如一侧或双侧大腿不能平落于床面即为阳性，说明髋关节外展受限，建议转诊。对于学步期的儿童，若发现步态、站姿异常，建议转诊。

(三) 儿童预防接种

1. 社区卫生服务中心职责

国家对儿童实行预防接种证制度，基层医疗卫生机构要及时收集适龄儿童信息，负责辖区预防接种证、卡(薄或电子档案)管理，承担疑似预防接种异常反应的报告，协助上级疾控机构开展疑似预防接种异常反应病例的调查和处理。

2. 计划免疫实施程序表

我国计划免疫实施程序如表11-3-1所示。

3. 预防接种的注意事项

预防接种的一般反应是指在预防接种后发生的，由疫苗本身的固有特性引起的，一般情况下只造成一过性机体生理功能障碍的反应。

(1) 局部反应：大部分是注射部位的红肿、疼痛、硬结等。皮下接种的疫苗如麻腮风疫苗、流行性脑脊髓膜炎疫苗、甲型肝炎疫苗等在注射后数小时至24小时或稍后，少数受种者会出现局部红肿、伴疼痛，红肿范围一般不大，在24~48小时逐步消退。接种含吸附剂的疫苗如无细胞百白破疫苗，部分受种者会出现因注射部位吸附剂不易吸收，刺激结缔组织增生形成硬结。红肿直径和硬结<15 mm的局部反应一般不需要任何处理；15~30 mm的可指导家长用干净的毛巾局部热敷，每日数次，每次15分钟左右；>30 mm的应及时就诊，局部用药消肿。接种卡介苗出现的局部红肿不能热敷，一般在8~12周后结痂形成瘢痕。

(2) 全身反应：主要有发热、头痛、头晕、乏力、全身不适等。接种灭活疫苗如流行性乙型脑炎疫苗、甲型肝炎疫苗等，少数受种者24小时内可能出现发热，一般持续1~2天；接种减毒活疫苗后，出现发热的时间比接种灭活疫苗稍晚，如注射麻疹疫苗后6~10天内可能会出现发热。发热按腋窝温度分为轻度(37.1~37.5 ℃)、中度(37.6~38.5 ℃)和重度(>38.5 ℃)。轻度者应注意观察，适当休息，多饮水；如中度以上，或伴有其他全身症状、异常哭闹等情况，应及时就医进一步诊治，防止继发其他疾病。

(四) 高危儿和体弱儿管理

1. 高危儿管理

高危儿广义上指在出生前、产时及出生后存在影响儿童生长发育的各种危险因素(生

表11-3-1 国家免疫规划疫苗儿童免疫程序表(2021年版)

可预防疾病	疫苗种类	接种途径	剂量	英文缩写	出生时	1月	2月	3月	4月	5月	6月	8月	9月	18月	2岁	3岁	4岁	5岁	6岁
乙型病毒性肝炎	乙肝疫苗	肌内注射	10或20μg	HepB	1	2					3								
结核病[1]	卡介苗	皮内注射	0.1ml	BCG	1														
脊髓灰质炎	脊灰灭活疫苗	肌内注射	0.5ml	IPV			1	2											
	脊灰减毒活疫苗	口服	1粒或2滴	bOPV					3								4		
百日咳、白喉、破伤风	百白破疫苗	肌内注射	0.5ml	DTaP				1	2	3				4					
	白破疫苗	肌内注射	0.5ml	DT															5
麻疹、风疹、流行性腮腺炎	麻腮风疫苗	皮下注射	0.5ml	MMR								1		2					
流行性乙型脑炎[2]	乙脑减毒活疫苗	皮下注射	0.5ml	JE-L								1			2				
	乙脑灭活疫苗	肌内注射	0.5ml	JE-I								1,2			3		4		
流行性脑脊髓膜炎	A群流脑多糖疫苗	皮下注射	0.5ml	MPSV-A							1		2						
	A群C群流脑多糖疫苗	皮下注射	0.5ml	MPSV-AC												3	4		
甲型病毒性肝炎[3]	甲肝减毒活疫苗	皮下注射	0.5或1.0ml	HepA-L										1					
	甲肝灭活疫苗	肌内注射	0.5ml	HepA-I										1	2				

注:1. 主要指结核性脑膜炎、粟粒性肺结核等
2. 选择乙脑减毒活疫苗接种时,采用两剂次接种程序。选择乙脑灭活疫苗接种时,采用四剂次接种程序;乙脑灭活疫苗第1,2剂间隔7~10天
3. 选择甲肝减毒活疫苗接种时,采用一剂次接种程序。选择甲肝灭活疫苗接种时,采用两剂次接种程序

物、社会及环境危险因素），或在儿童保健检查时发现存在体格发育或心理行为发育偏离正常轨迹的儿童。对高危儿进行筛查和分类，建立高危儿随访记录和专案登记，并进行体格生长评估，与疾病相关的健康问题如神经系统、呼吸系统、视觉和听力的评估，运动、语言、心理行为发育的评估。对于社区门诊不能治疗或治疗效果不佳的高危儿，应及时转诊至上级医疗机构进行干预与治疗，并做好随访工作。

2. 体弱儿管理

包括以下情况，如发育迟缓、低体重、消瘦，满月体重增长不足600 g，或生长监测中连续两次体重不增或下降；患维生素 D 缺乏性佝偻病活动期、营养性缺铁性贫血、单纯性肥胖、反复上呼吸道感染、先天畸形等。纳入管理的儿童，由保健人员为其建立特殊儿童管理卡，归类登记，进行专案管理、定期追踪观察，每月随访 1 次，待病情稳定后 2～3 个月随访 1 次，病情特殊或严重者转到上级医疗机构诊治。

四、常见儿童营养性疾病指导

（一）蛋白质—能量营养不良

能量和（或）蛋白质缺乏所致的一种营养缺乏症，多见于 3 岁以下的婴幼儿。

1. 筛查指标和结果评价

儿童营养性疾病的筛查指标有年龄别体重、年龄别身长（身高）、身长（身高）别体重。5 岁以下儿童应用 WHO 公布《国际儿童生长发育指标标准》（见表 11-3-2）。

2. 查找病因

（1）早产、低出生体重儿或小于胎龄儿。

（2）喂养不当，如乳类摄入量不足、未适时或适当地进行食物转换、偏食和挑食等。

（3）反复呼吸道感染和腹泻，影响生长发育的其他慢性病等。

表 11-3-2　蛋白质-能量营养不良评估及分类（WHO）

指　标	中位数法	评　价
年龄别体重	M－3SD～M-2SD	中度低体重
	＜M－3SD	重度低体重
年龄别身长（身高）	M－3SD～M－2SD	中度生长迟缓
	＜M－3SD	重度生长迟缓
身长（身高）别体重	M－3SD～M－2SD	中度消瘦
	＜M－3SD	重度消瘦

3. 干预原则

（1）祛除病因，积极治疗原发病。

（2）调整饮食：① 中、重度营养不良者，首先以补充热量为主，保证主食，在食欲调整不理想情况下，可适当增加一定植物油或能量密度高的食物，1 岁以上儿童脂肪供能占总热能 30%；热能的提供由少到多，可参考原来饮食情况，逐渐少量增加，在体重正常后可达到占推荐摄入量的 90%～100%。同时注意补充优质蛋白质，由少到多，体重正常后蛋白质仍应达到推荐摄入量的 90% 以上。② 选择高蛋白、高热量的食物，以营养丰富且容易消化的牛奶、蛋类、瘦肉、鱼、豆制品、植物油及碳水化合物等为主，以及新鲜水果和蔬菜。为保证进食量，注意食品搭配多样化，烹调符合儿童年龄，色、香、味、形俱佳。

（3）中西医治疗：① 西药，如补充消化酶，促进消化；补充锌、钙、铁及多种维生素，促进康复。② 中医，如健脾益气、消食化积；给予针灸、推拿、抚触及捏脊，调整机体肠胃功能，促进消化，改善食欲。

（4）适当户外活动，保证充足睡眠，注意日常生活中的护理。

（5）饮食行为指导：进食环境安静，儿童情绪愉快，带养人态度温和，循循善诱，家人或同伴有良好饮食行为等，都对儿童起到正面的影响，促进食欲。

4. 随访和转诊要求

每月随访 1 次，每次随访必须测量体重、身长（身高），采用生长曲线图进行监测，建议进行膳食调查和营养分析、血常规检查和发育评估等。注意食欲的改善，良好饮食行为的培养，保证主食的基础上适当添加含蛋白质丰富的食物，如牛奶、鱼和瘦肉等。营养不良儿童连续 2 次治疗体重增长不良，或营养改善 3～6 个月后身长或身高仍增长不良者，需及时转上级妇幼保健机构或专科门诊进行会诊或治疗。

5. 预防指导

（1）重点对象：≤18 个月龄的低出生体重婴幼儿；生长速度不正常的婴儿，主要为 0～3 月龄婴儿每月体重增长≤50 g，或 3～6 月龄婴儿每月体重增长≤250 g，或 7 月龄以上婴幼儿体重增长停滞者。

（2）指导方式：在儿童保健门诊中由儿童保健医生对家长进行健康宣教，必要时加以辅助性用药；在托幼机构中由儿童保健医生指导保健老师进行合理的膳食安排及儿童良好饮食行为的培养。

（二）儿童超重和肥胖

1. 筛查指标和结果评价

儿童超重和肥胖的筛查指标是身长（身高）别体重（5 岁以下）或年龄别 BMI（5 岁及以上）。

（1）超重：M+1SD≤身长（身高）别体重＜M+2SD，或 M+1SD≤年龄别 BMI＜M+2SD。

（2）肥胖：① 轻度肥胖，M+2SD≤身长（身高）别体重＜M+3SD，或 M+2SD≤年龄别 BMI＜M+3SD；② 中重度肥胖，身长（身高）别体重≥M+3SD，或年龄别 BMI≥M+3SD。

2. 查找原因

（1）过度喂养和进食,膳食结构不合理。

（2）运动量不足及行为偏差。

（3）遗传因素。

3. 干预原则

（1）体重和身高管理：在精神状态良好、活动正常情况下,保证身高增长,控制体重增加,不主张负增加。≥2 岁儿童,身高每增加 5 cm,在原有体重基础上体重增长要小于 2 kg。

（2）饮食管理：控制高热量食物摄入,0～2 岁儿童生长速度快,提倡适量脂肪,适量糖类,尽量避免饮用含糖饮料,同时保证摄入优质蛋白质。鼓励肥胖儿童多吃体积大而热能低的蔬菜类食品,通过增加膳食纤维等,以产生饱腹感,也可减少糖类的吸收。婴儿期肥胖按照膳食推荐摄入谷类,不过度喂养。根据各年龄食物摄入种类和要求选择健康食品,使肥胖儿童及其家长了解信号灯食品的概念,科学选择食物。

（3）行为指导：首先,推荐咀嚼疗法使儿童放慢进食速度,选择高纤维蔬菜及带骨、带壳的食物,也有助于咀嚼及减慢进食速度。其次,指导家长准备健康秤一台,每月监测 1 次体重,记录在体重日记表中,使儿童了解体重的变化,有助于自我监督。培养良好的饮食习惯,如避免晚餐过饱,不吃夜宵,少吃零食,减少外出就餐次数及外买食物次数、养成每天按时完成早餐等。

（4）运动指导：推荐快走、慢跑、骑脚踏车、跳绳、游泳等能坚持、有趣味性的项目。运动要循序渐进,不要操之过急,活动量以运动后轻松愉快、不感到疲劳为原则,心率<160 次/min。如果运动后疲惫不堪、心慌气促及食欲增大均提示活动过度。在日常运动的基础上,每天至少增加 30 分钟运动时间。

（5）药物治疗：不主张使用。

（6）心理指导：不可以过分严格地限制某些食物,如小儿特别喜爱的糖果、冰淇淋等,可在控制总热量的基础上,如减少其他食物摄入后适当给予一些。全家共同改变饮食、生活方式和运动习惯,而不仅仅针对肥胖儿童一个人。要切合实际,持之以恒,培养良好的行为习惯才是最终目的。

4. 随访要求

每 3 个月随访 1 次,每次随访必须测量体重、身高、画好生长曲线图。建议进行膳食调查、定期检查血压。重点指导饮食、运动与生活行为的改善。控制体重增长不能急于求成。减少因肥胖引起心血管等疾病的发生,养成良好的饮食、运动等行为习惯是最终目标。中重度肥胖儿童,如连续两次复诊结果无好转,在第二次复诊时（与初诊间隔约 6 个月）开出转诊单转诊。

5. 预防指导

（1）重点对象：出生体重≥4 kg 的婴儿,足月小样儿或 3 月龄前每月体重增重>1 kg

的婴儿；食欲旺盛，有过食、快食或夜食等不良饮食习惯，而运动较少的学龄前期儿童；按年龄测体重增长过速，BMI 快速增加（BMI 在过去 1 年中增加≥1.0 kg/m²）；父母肥胖或者患有高血压、糖尿病。

（2）指导方式：在儿童保健门诊由儿童保健医生进行系统监测和健康宣教；在托幼机构，由儿童保健医生指导保健老师进行饮食、运动和行为管理。

第四节　案例实践——社区儿童保健 门诊健康管理实践

一、案例一

患儿，男，3 月龄。由家长带其到社区儿保门诊进行健康体检和咨询。

1. 问诊

（1）喂养史：生后一直母乳喂养，现每天 6～8 次亲喂，每次 15～20 分钟。出生 1 月龄已添加维生素 D₃。

（2）生长发育史：孕周 38 周，出生体重 3.20 kg，身长 50.0 cm，因臀位剖宫产，无先天缺陷病史。

（3）生活习惯：每天睡眠 15 小时；每天大便 2 次，呈黄糊状。

（4）过敏史：未发现药物、食物等过敏。

（5）患病情况：两次体检之间无发热、咳嗽等患病情况。询问出生时听力筛查，双耳未通过；出生后 42 天助产医疗机构复查仍然双耳未通过，目前尚未行进一步检查。

2. 体格检查

体重 7.10 kg，身长 63.2 cm，头围 41.2 cm，胸围 40.3 cm。呼吸平稳。前囟 2.0 cm×2.0 cm、平软，后囟闭合。浅表淋巴结未扪及，咽无充血，双侧扁桃体无肿大。心肺听诊未及异常情况。腹平软，无明显压痛，脐部干洁。外生殖器触诊发现双侧睾丸已下降至阴囊；全身骨骼无畸形；双侧分髋试验提示，两髋和两膝各屈至 90°后不能外展达到 70°，臀纹皮肤褶皱不对称。

3. 初步诊断

（1）该小儿实足年龄为 3 月龄，属于 3 月龄体检阶段，较出生时平均每个月体重增长 1.3 kg，身长增长 4.4 cm。一般说来，在生后 1～3 个月婴儿继续保持新生儿期的快速生长速度，平均每个月体重增长可以达到 1.0～1.2 kg，身长增长约 4 cm。该婴儿生长速度可，应用百分位法评价其年龄别体重、年龄别身长，身长别体重均正常，综合评价体格生长良好。

（2）心理行为发育筛查：根据儿童心理行为发育问题预警征象发现其两眼能随物转

动,头能转向有声音的方向,逗引时会发笑;动作发育,能俯卧抬头。

（3）总结:该小儿体格生长及神经精神发育均良好,但仍需医生对其下一阶段生长发育中需注意的情况进行预见性指导。

4. 保健指导

（1）营养与喂养:坚持母乳喂养,为婴儿生长提供充足的营养。

（2）生活习惯培养:关心婴儿的表现和气质,理解婴儿的表达,在其需要时及时作出反应,形成关爱和依恋的关系。

（3）早期发展促进:多拥抱婴儿、皮肤和皮肤直接接触(抚触、被动操),与婴儿玩耍交流。俯趴抬头训练和翻身训练。促进运动、感知觉、语言和社会交往能力发展。

（4）避免意外伤害:避免被动吸烟环境,避免过度保暖,预防窒息。

5. 转诊建议

如婴幼儿神经精神发育出现异常信号或者门诊检查发现异常症状、体征,不能处理者,均需及时转诊。该患儿存在以下情况需转诊。

（1）听力筛查:出生后3天和42天在接产医院耳声发射筛查双耳均没有通过,可初步诊断听力可疑儿童。辖区妇幼保健机构通过产院将该儿童信息已转到社区卫生服务中心预防保健科,要求社区儿保医生督促随访,并落实听力筛查后期到专科医院检查随访情况。在询问家长听力筛查相关信息后,社区儿保医生叮嘱家长及时到医院复查并签字确认,建议家长于三级专科医院进行诊断性检查。

（2）髋关节检查:该小儿体检中发现臀纹皮肤皱褶不对称,分髋实验阳性。初步考虑其存在发育性髋关节发育不良的可能。因此,建议其转市级医院骨科行B超检查进一步诊治。该疾病经研究显示与环境因素、臀位分娩、家族史等相关。

6. 追访结果

1个月后医生致电追访家长,询问其疾病筛查情况,家长表示已去专科医院进行髋关节检查和听力检查,结果均为正常。社区医生需要将听力检查复诊信息反馈给妇幼保健机构。

二、案例二

患儿,男,10月龄。近2个月因体重增长缓慢,由其母亲带其到社区卫生服务中心进行定期体检。

1. 问诊

（1）喂养史:该儿童生后即开始母乳喂养,奶量可,6月龄断母乳后添加配方奶粉和辅食,孩子不配合;7月龄勉强喂食米粉等辅食;8月龄时腹泻1次,治疗1周。后食欲较差,以配方奶、米粉为主,维生素D补充。

（2）生长发育史:孕周39周,剖宫产,出生体重3.3 kg,无先天性缺陷病史,6月龄以前体检无异常。

（3）生活习惯：每天睡眠 11 小时；每天大便 3 次，呈墨绿色，含奶瓣。

（4）过敏史：未发现药物、食物等过敏。

（5）患病情况：两次体检之间腹泻 1 次，无发热、咳嗽等情况。

2. 体格检查

体重 7.35 kg，身长 71.0 cm，头围 44.5 cm，胸围 43.2 cm，皮脂 0.6 cm。面色略苍，毛发稀少，皮肤松弛，浅表淋巴结未及，前囟 1 cm×1 cm，眼、耳、鼻、口腔未见异常，牙齿未萌出，心肺听诊无异常，腹部平软，肝脾肋下未及，骨骼无畸形，分髋试验正常，臀纹齐。

3. 初步诊断

（1）体格生长评价：该案例按照 2006 年版 WHO 公布的《国际儿童生长发育指标标准》评价，年龄别体重＜M−2SD，身长别体重＜M−2SD，结合临床体征、喂养情况、精神发育和动作发育情况，初步诊断为蛋白质−能量营养不良（低体重、消瘦）。经详细询问生长发育和喂养情况，该儿童存在辅食添加不当，社区儿保医师应指导家长正确母乳喂养和辅食添加原则；也可补充 B 族维生素和胃蛋白酶或锌制剂，提高儿童的味觉，改善食欲。

（2）心理行为发育筛查：进行 DDST（Ⅱ）量表测定时，粗动作仅能完成独坐，不能扶站；细动作、言语能、个人—社会能在该月龄应达到的水平测试都不能完成。医生询问其养育环境，母亲告知家中有特殊情况。父母因工作太忙，孩子 6 月龄后交由祖辈照顾，老年人沉默寡言，只负责喂养，与孩子缺乏交流互动。同时经常抱着或者放在婴儿推车里，缺乏腿部训练，导致扶站相关能力不够。根据该情况，儿保医师提议孩子父母回家后加强对孩子的营养支持和动作训练后再复查。

4. 保健指导

（1）营养与喂养：合理添加辅食，根据营养不良的程度、肠道吸收功能和对食物耐受情况，逐渐增加能量摄入。

（2）养育指导：在孩子学会说话之前，建议家长能做到密切观察孩子的动作、声音等线索，通过肌肤接触、眼神、微笑、语言等形式对孩子的需求做出及时且恰当的回应。这些都是目前国内外所倡导的"回应性照护（responsive caregiving）"的原则，该原则不仅能促进儿童健康的体格生长，还在认知和语言的发展等方面也发挥着重要的作用。

（3）避免意外伤害：给婴儿提供安全、可以自由探索和尝试的环境和机会。

5. 复诊结果

3 个月后，孩子经过饮食调整和动作训练后，胃口较前好转，体重增至 8.20 kg，身长 73.0 cm，评价年龄别体重＞M−2SD，身长别体重＞M−2SD，原诊断低体重和消瘦较前好转。医生再次进行发育筛查测试时发现，孩子能将把方木放入杯中，能有意识叫妈妈，能扶走。本次复查通过 DDST（Ⅱ）量表测试。

因此，儿保医师需要区分儿童的表现是"发育异常"还是"因教养方式导致的发育落后"，针对孩子的干预可以根据孩子的具体困难来选择，例如动作训练、社交训练、语言训练等，针对家长的干预可以从教养方式、情绪表达、沟通技巧等来关注。如干预治疗 3 个月左右,儿童的体格生长或神经精神发育状况没有改善,建议转诊上级医院。

（孙 洁）

参考文献

［1］韩历丽,赵同香,邓小虹.宫颈癌筛查工作评价指标的比较研究［J］.中华妇幼临床医学杂志(电子版),2014,10(6):757－761.

［2］何丹,梁英,李莲,等.女性宫颈癌认知情况、健康行为调查及知晓率的影响因素分析［J］.现代生物医学进展,2021,21(12):2303－2308.

［3］郑子培,贾钰琳,欧阳国莲.天津市社区18～65周岁女性对宫颈癌筛查和HPV疫苗认知调查［J］.中国卫生产业,2019,16(30):180－182＋5.

［4］孟超,赵温,周钰.北京市海淀区1078名户籍妇女未参与宫颈癌免费筛查的原因调查分析［J］.中国全科医学,2014,17(5):536－538.

［5］杜雪平,席彪.全科医生基层实践［M］.北京:人民卫生出版社,2017:345－364.

［6］毛萌.儿科专科医师规范化培训教材(儿童保健学分册)［M］.北京:人民卫生出版社,2017:410－485.

［7］赵正言,陈荣华,刘湘云.儿童保健学［M］.5版.南京:江苏凤凰科学技术出版社,2017:92－152.

［8］戴玉英,王静.社区重点人群卫生保健［M］.杭州:浙江大学出版社,2017:7－48.

［9］上海市卫生健康委员会.上海市0～6岁儿童营养指导技术规范［S］.2019.

［10］龙翔.社区儿童保健常见案例解析［M］.上海:上海科学技术出版社,2017:18－20.

［11］国家卫生健康委.国家卫生健康委关于印发国家免疫规划疫苗儿童免疫程序及说明(2021年版)的通知［M］.上海:上海科学技术出版社,2021:1－2.

第十二章
伤害的社区预防

第一节 伤 害 概 述

伴随着不断加快的城镇化、工业化及人口老龄化,伤害已成为威胁发达国家和发展中国家人民健康的重大公共卫生问题,并已与传染性疾病、慢性非传染性疾病一起构成危害人类健康的三大疾病负担。我国伤害死亡人数约占总死亡人数的 7%,每年由伤害导致的经济负担逾 3 000 亿元。许多研究显示,社区和家庭是许多常见伤害,特别是非致命性伤害发生的主要场所之一。因此,伤害的预防和控制也必须依靠社会各方面的力量,特别是社区的积极参与和科学应对。

一、伤害的概念和类型

(一) 伤害的概念

根据美国疾病预防控制中心给伤害下的定义:伤害(injury)是指由于运动、热量、化学、电或放射线的能量交换,在机体组织无法耐受的水平上所造成的组织损伤或由于窒息而引起的缺氧。该定义体现了绝大部分伤害具有的能量异常转移或正常的能量转移被干扰的特征,为各国开展伤害领域的研究提供了一个得到广泛应用的标准定义。不过,随着相关研究的深入,发现该定义尚未涵盖精神创伤和心理障碍,因此在此基础上对伤害的定义进行了必要的补充和完善。伤害是指由于运动、热量、化学、电或放射线的能量交换超过机体组织的耐受水平,而造成的组织损伤和由于窒息而引起的缺氧,以及由此引起的心理损伤。

为便于开展伤害的监测,各国还通常还会结合实际情况,赋予伤害一个具有较高可操作性的定义。在我国,中华预防医学会伤害预防与控制分会第一届第五次常委会于 2010 年通过决议,将其定义为"经医疗单位诊断为某一类损伤或因损伤请假(休工、休学、休息)一日以上"。

（二）伤害的类型

根据意图、发生场所，以及按国际疾病分类（international classification of diseases，ICD）等方式，伤害有多种分类方法。其中最常用的分类方式是按意图分类，包括非故意伤害（unintentional injury）和故意伤害（intentional injury）；根据伤害的发生场所，可将其分为道路交通伤害、劳动场所伤害、家庭伤害和公共场所伤害；按照《国际疾病分类》的第十一次修订本（International Classification of Diseases for Mortality and Morbidity Statistics，ICD-11-MMS）的疾病或死亡的外因分类方式，又可分为意外原因、故意自害、加害、意图不确定的、暴露于极端的自然力量、虐待、依法处置、武装冲突、与医疗相关的伤害或损伤的原因等各类伤害。

二、伤害的流行特征

伤害不仅常见、多发，而且死亡率和致残率均较高，全球每年约有十亿多人次发生伤害，400 多万人因伤害死亡，已成为大多数国家居民的前 5 位死亡原因之一，它导致的伤残调整寿命年（disability adjusted life year，DALY）损失占各类疾病总损失的 12.4%。我国每年约有 2 亿人次发生伤害，其中 6 000 多万人次需急诊就医治疗，1 400 万人次需住院治疗。2018 年，我国因伤害导致的死亡人数约 64.26 万，占全部人群死亡总数的 6.88%，伤害总死亡率为 46.07/10 万，高于传染病、母婴疾病和营养缺乏性疾病所造成的死亡总和，其中 1～4 岁和 5～14 岁儿童人群的伤害导致死亡人数分别占 46.52% 和 46.36%，居各类死因之首（见图 12-1-1）。

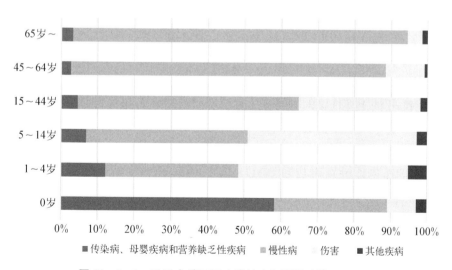

图 12-1-1　2018 年我国三大类健康问题导致的死亡构成

来源：《中国死因监测数据集 2018》

（一）人群分布

在全球范围内，绝大部分国家的伤害发生率和死亡率，均表现为男性高于女性，尤其在人际暴力伤害、道路交通伤害、机械伤害等方面,男性伤害的死亡率达到女性的 2.7 倍以上。道路交通伤害为男性和女性共同的首位伤害死因,分列第二至第四位的,男性为自杀、其他非故意伤害、人际暴力和跌倒,女性为跌倒、其他非故意伤害、自杀和人际暴力。2019 年,我国男性和女性的伤害年龄标化死亡率分别达 58.04/10 万和 25.09/10 万,男性约为女性的 2.3 倍。

伤害的死亡率在总体上呈现随年龄增长而增加的趋势,但是其中 5～14 岁的死亡率相对较低,此后缓慢上升,在 70 岁之后快速上升。70 岁之前和 70 岁之后的首位伤害死因分别是道路交通伤害和跌倒;位列第二位的伤害死因,在 14 岁之前是溺水,在 15～29 岁是人际暴力,在 30～59 岁为自杀,在 60～69 岁是跌倒,在 70 岁以上的老年人中是其他非故意伤害。

(二) 地区分布

不同国家和地区的伤害发生率和死亡率存在着很大差别。2019 年伤害年龄标化死亡率最高的莱索托达到 242.66/10 万,而最低的新加坡仅为 16.51/10 万,两者相差近 15 倍。发展中国家的伤害死亡率总体上高于发达国家,伤害死亡率较高的国家多集中于非洲、中亚和南亚地区,非洲的道路交通伤害死亡率接近于欧洲的 3 倍。非洲、欧洲和东南亚的自杀率高于全球平均水平,而东地中海地区的自杀率相对最低。

我国居民的伤害总死亡率低于世界平均水平,但是高于大部分发达国家。相对于大部分发展中国家,我国人际暴力和自然灾害的死亡率较低,而溺水和跌倒的死亡率较高。在我国,农村地区的伤害年龄标化死亡率高于城镇地区。

(三) 时间分布

近年来,全球每年因伤害致死的人数及死亡所占比例呈略微下降的趋势,全球因伤害导致的死亡人数从 2016 年的 490 万下降至 2019 年的 441 万,同期的死亡所占比例也从 8.61% 降低至 7.96%。

不同区域、不同类型伤害的时间变化趋势有很大差别。随着交通车辆和道路安全性能的提高,发达国家的道路交通伤害发生率和死亡率均呈逐步下降的趋势。而在非洲,自 2000 年以来,道路交通伤害的死亡人数和健康寿命损失均增加了约 50%。1990—2017 年,全球因跌倒而死亡的总人数和 DALY 稳步上升,死亡人数增长了近 1 倍。2000—2019 年,全球自杀率下降了 36%,不过美洲的自杀率却上升了 17%。

自 20 世纪 50 年代以来,我国居民伤害死亡率在死因构成中的位次不断提升,已从第九位上升至第五位。自 2004 年以来,我国居民伤害的年龄标化死亡率保持了稳中有降的态势,已从 58.88/10 万下降至 2017 年的 36.47/10 万。

除长期趋势外,伤害的发生在一年中和一天中的分布也有一定的规律,以我国为例,每年 1—2 月的伤害发生数最少,而每年的 7—8 月的发生数达到高峰;每日伤害发生的时间高峰在上午 10:00—11:00,而在凌晨 3:00—5:00 进入低谷。

三、伤害的监测

伤害监测(injury surveillance)是指长期通过持续、系统地收集、分析、解释和发布伤害相关的信息,从而对伤害的特征和规模、高危因素、趋势变化、疾病负担等进行全面描述,为制订干预措施、评价干预效果、制订防制策略、合理配置卫生资源提供科学可靠的依据。

伤害监测的内容涵盖了其发生、死亡、预后、危险因素、危险环境和高危人群等诸多方面。伤害监测的资料来源于包括全国死亡登记系统、医院等医疗机构的诊疗记录、公安部门的交通事故和刑事犯罪记录、保险公司理赔资料、法院工作记录、消防和工伤事故记录等。伤害监测资料对公共卫生的重要性、资料提供者的接受程度、成本和有效性的对比、报告系统的延续性、样本代表性、监测资料真实性、资料收集和管理的便捷可行性等是重要的评价标准。

（一）伤害的监测系统

伤害监测系统可分为地区、国家以及国际等不同层面。根据监测内容,伤害监测可分为一般监测、特殊监测、以医院为基础的监测、以预防为导向的监测等类型。

我国首个以医院为基础的全国伤害监测系统(National Injury Surveillance System, NISS)于 2006 年起收集全国各监测点监测医院门/急诊伤害首诊患者的伤害相关信息,目的是掌握伤害在全国的发生分布特征及变化趋势,为制定相关政策、评价干预效果提供科学依据,其工作的基本流程是由接诊伤害的医护人员填报《全国伤害监测报告卡》,医院负责收集和审核相关资料,所属区县的疾病预防控制中心审核和录入系统,再上报至省级疾病预防控制中心审核,最后汇总至中国疾病预防控制中心慢性非传染性疾病中心审核并发布监测结果。

2019 年,全国伤害监测工作被正式纳入了国家卫生健康委员会基本公共卫生服务的重大疾病与健康危险因素监测项目,监测点增加至 100 个,涉及各省、直辖市、自治区及新疆生产建设兵团的 300 家医疗机构,我国伤害监测工作的质量不断提高,影响日益增加。

据 2017 年 NISS 数据统计显示,在我国 252 家伤害监测医疗卫生机构的门诊和急诊就诊的伤害类型前 3 位由高至低分别是跌倒、道路交通伤害和钝器伤(见图 12 - 1 - 2)。

（二）伤害的测量指标

根据伤害的监测结果,可以计算得到伤害发生率、伤害死亡率等反映伤害发生频率的测量指

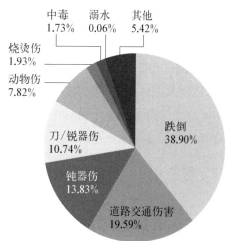

图 12 - 1 - 2　2017 年全国伤害监测系统 (NISS)病例的伤害类型构成

来源:《全国伤害医院监测数据集 2017》

标，以及潜在减寿年数、伤残调整寿命年等反映伤害造成损失程度的测量指标。

伤害发生率是单位时间（通常为 1 年）内某特定人群的伤害发生人数与同期该人群平均人口数的比值，反映伤害的发生频率和发生强度。伤害死亡率是单位时间（通常为 1 年）内，某特定人群中因伤害而死亡的人数占同期该人群平均人口数的比例，反映伤害的死亡频率和发生强度。上述两个指标，既可直接计算总的发生率和死亡率，也可按伤害的类型、年龄、性别等分别计算发生专率和死亡专率，按标准人口构成进行标准化后，还可以计算年龄、性别等标准化率。

伤害的潜在减寿年数（potential years of life lost，PYLL）是某年龄组人口因伤害而死亡者的预期寿命与实际死亡年龄之差的总和，反映由于伤害所导致的过早死亡所造成的实际寿命损失。对不同地区的 PYLL 进行比较时，一般应先计算每千人口中的 PYLL，即 PYLL 率，再根据一定的标准人口构成，计算经年龄、性别标准化处理后的标化 PYLL 率，以消除不同地区人口年龄和性别差异的影响。

DALY 是从伤害的发生到其导致的死亡所损失的全部健康寿命年，包括因早死所致的寿命损失年（years of life lost，YLL）和残疾所致的健康寿命损失年（years lost due to disability，YLD）两部分，是评价由于伤害而引起的早死与残疾所导致的健康和寿命损失的综合指标。

第二节　影响伤害发生的因素

从流行病学三角模型的角度，可将影响伤害发生的因素可分为致病因子、宿主和环境三大类。

一、致病因子

动能、热能、电能、辐射能、化学能等能量的异常交换或在短时间内暴露于大剂量的能量，以及因窒息引起的缺氧等均可以被理解为引起伤害发生的致病因子。例如：烧伤是由于过度的热能传递达到损害组织的程度而导致的；触电或电烧伤是由于超过机体承受程度的电能暴露所导致的。

二、宿主

宿主即受伤害的个体，是伤害流行病学的主要研究对象。宿主的人口学特征、心理行为特征，以及个体耐受性等均会影响到伤害发生的机会及损害程度。

（一）人口学特征

1. 年龄

不同年龄段人群在伤害的发生率、死亡率，以及死因构成等方面差异明显，主要是由生理、心理，以及暴露于危险因素的机会等方面的差异而导致的。例如：溺水的死亡率在儿童中相对较高，人际暴力的死亡率在青少年人群中相对较高；而在老年人群体中，跌倒则牢牢占据的伤害的首位死因。因此，在对伤害监测资料进行分析，以及伤害危险因素研究或干预效果评价时，常需按年龄别计算伤害发生率和死亡率。

2. 性别

伤害在性别间存在的差异，也同样与生理、心理，以及暴露机会等因素息息相关。例如：男性司机相对较多，且男性的饮酒率高于女性，在一定程度上解释了男性的道路交通伤害死亡率高于女性。

3. 职业

作为影响伤害发生的重要因素，从事矿山开采、高空作业、机械锻造、载重运输、货物装卸、化学加工等工作的劳动者较易发生劳动场所伤害。

4. 种族

遗传、宗教、文化、风俗、居住环境以及社会经济状况等因素导致伤害的种族差异客观存在。例如在美国，非裔的自杀死亡率远低于白人，而暴力死亡率则远高于白人。

（二）心理行为特征

1. 饮酒

饮酒对司机的判断力会产生明显影响，还会破坏肌肉的协调性，导致注意力不集中、神经反应迟缓。因此，酒后驾车会极大增加发生道路交通伤害的风险，过量饮酒还能诱发暴力伤害和工伤。

2. 安全意识

缺乏足够的安全意识可能诱发易致多种伤害的高危行为。例如：司机和乘客为图方便和舒适而不正确使用安全带，摩托车或电动车驾乘者为图省事而不佩戴安全头盔，行人和骑自行车者为省时间而闯红灯，这些都是缺乏安全意识的表现，也是导致各类交通事故发生的主要原因。

3. 精神心理因素

精神心理因素是导致多种伤害的重要原因之一。例如：争强好胜、暴躁偏执的心理特征易诱发车祸、溺水和坠落等伤害，焦虑、抑郁等不良情绪易诱发自杀和自伤。

4. 其他因素

睡眠不足、疲劳、疾病等因素也在一定程度上增加了诸如工伤、道路交通伤害、跌倒等伤害的发生风险。

三、环境

影响伤害发生的环境因素较为复杂，与社会环境、自然环境、生产环境和生活环境等因素关系密切。社会环境主要是一个国家或地区是否制定了预防和控制伤害的相关法律、法规及其执行程度；自然环境主要是与伤害发生有关的各种气象、地理和地质条件；生产环境主要涉及劳动生产过程中的安全防护设施、生产管理水平、劳动强度、劳动时间及操作规范;生活环境主要体现在家庭内部与伤害相关的装修材料、生活用具、电器设备等方面。

第三节　伤害的社区预防与干预

预防和控制伤害是复杂的社会系统工程,其目的是为了有效减少各类伤害的发生风险,科学预测伤害的发生,切实提高应对伤害的能力,明显改善伤害所导致的后果。在《"健康中国 2030"规划纲要》中,强调要通过"强化安全生产和职业健康,促进道路交通安全,提高突发事件应急能力"等措施预防和减少伤害。2018 年 11 月,在泰国曼谷举行的第十三届世界伤害预防和安全促进会议倡导"推进伤害和暴力预防,以实现可持续发展目标",同时强调备灾、心理健康促进、安全政策、安全文化、安全教育、安全管理、安全社区、安全技术等策略和措施的必要性。

社区是许多类型伤害的多发地,也是各类伤害高危人群居住的场所。通过组织和协调社区各部分和各方面的力量,实施科学、有效、可行的社区伤害预防策略和措施具有重大的社会意义。

一、伤害的社区预防策略与措施

（一）伤害的社区预防策略

从公共卫生的角度出发,可将伤害的社区预防策略分为三级预防。

1. 一级预防策略

一级预防策略强调在伤害发生之前,通过减少能量发生、传递或增强个体耐受能力等机制,以预防各类伤害的发生,包括全人群策略、高危人群策略和健康促进策略。全人群策略通常以针对全体社区居民、企业员工或学校师生等规模较大的人群开展预防伤害的健康教育为主要形式,可较广泛地提升整个人群预防伤害的知识和意识。例如对全体社区居民开展预防家庭火灾伤害的健康教育。高危人群策略一般仅面向某类伤害的高危人群,实施有针对性的健康教育与健康咨询。例如:为预防老年人跌倒,对老年人及其照料者开展健康教育或相关主题的咨询,提升其预防和应对跌倒的知识、意识和技能。健康促进策略是 20 世纪 80 年代由澳大利亚学者提出的环境与健康整合策略,侧重于通过相关政策、环境的改善,以及社会与个人、企业与员工等的共同参与,以减少乃至消除各类伤害的发生风险。

2. 二级预防策略

二级预防策略侧重在伤害刚发生时,通过及早改变能量分布或减少作用于人体的能量暴露等机制,以降低伤害的严重程度。例如:穿戴安全带、安全帽、救生衣等可极大降低道路交通伤害、建筑工地伤害，以及沉船事故所导致伤害的死亡率。但二级预防措施无法对所有伤害产生足够的保护效应，例如安全头盔对减少头部伤害有效，但对身体其他部位的伤害并无保护作用。

3. 三级预防策略

三级预防策略聚焦于伤害发生后，有针对性地采取各种防止病残和促进功能恢复，提高生存质量，延长寿命等措施，以减轻伤害导致的严重后果，并促进康复，防止伤残。例如：在车祸发生后，迅速实施紧急救助、心肺脑复苏，开展手术治疗以及术后康复等措施。

（二）主动干预和被动干预

伤害的预防策略还可依据宿主的行为分为主动干预策略和被动干预策略。主动干预策略是通过要求宿主主动改变不安全行为，或采取积极主动的预防行为以减少伤害的发生。例如：老年人在淋浴前总是提前在地板上铺上防滑垫，青少年在轮滑前提前穿戴好护膝和护腕等。由此可见，该策略需要宿主采取行动且花费时间学习，并要求个体必须记住在每次暴露于危险时重复新的安全行为。被动干预策略则并不依赖于宿主的行动，是通过减少伤害危险因素、改善媒介或环境来实现的。例如使用新材料以提高家用地板的防滑能力。与主动干预相比，被动干预的效果更好。但在预防和控制伤害的实践过程中，应将这两种策略有机结合起来，才能达到最佳的干预效果。

（三）Haddon 伤害预防十大策略

美国原国家公路交通安全局负责人 William Haddon 提出的伤害预防十大策略，对于制订具体的伤害干预策略具有较强的指导意义。① 预防危险因素形成：如禁止销售具有潜在导致伤害风险的商品。② 减少危险因素的数量：如将有毒有害物质分装至安全剂量。③ 预防已有危险因素的释放和降低危险物释放的可能性：如应用儿童安全药物容器盛放药物。④ 改变危险的释放率和空间分布：如在生产或生活环境中穿戴非易燃材料缝制的衣物。⑤ 在时间、空间上将受保护者与危险因素隔开：如在建筑工地和行人通道之间建立必要的防护围栏。⑥ 用屏障将危险与受保护者隔开：如在具有辐射风险的区域穿戴辐射防护服。⑦ 改变危险因素的基本性质：如将儿童桌椅的棱角设计钝角或圆形，使用不易碎的材料制作儿童餐具。⑧ 加强机体对危险因素的抵抗力：如通过科学的运动指导、积极治疗心血管疾病和骨质疏松症等措施，帮助易发生跌倒的老年人增强体质，提高肌体的柔韧性和灵活性。⑨ 对已造成的伤害提出有针对性的救治措施：如通过保障通信设施和急救系统的高效运转，及时采取心肺复苏、包扎伤口等抢救措施，以减少致残率和死亡率。⑩ 使受伤者保持稳定，采取有效治疗及康复措施：如在实施救援的同时开展必要的心理干预，鼓励受伤者积极配合救治。

（四）伤害的四"E"干预措施

伤害的四"E"干预措施包括经济干预（economic intervention）、工程干预（engineering intervention）、教育干预（educational intervention）和强制干预（enforcement intervention）。

经济干预是运用经济奖励或惩罚手段影响人们的行为。例如：商业保险公司以低廉价格鼓励投保者为住宅安装自动烟雾报警器或喷淋系统,以降低火灾伤害及其引起的损失。

工程干预是应用科学的工程设计影响媒介及物理环境在伤害发生时的作用。例如:在车辆中配置儿童专用座椅,防止儿童在紧急刹车时发生撞伤。

教育干预是通过健康教育普及伤害预防知识和技能,鼓励人们采纳积极主动的预防行为,是具有良好社会经济效益的干预策略。

强制干预是运用法律及法规措施来影响人们的行为,该措施只有在法律及法规真正得到有效实施后才能发挥作用。

二、社区中常见伤害的预防与干预

(一) 道路交通伤害

近年来,全球道路交通伤害死亡人数持续上升,每年造成约 135 万人死亡,其中约 75% 的死者为男性,约 90% 的死亡发生在中低收入国家。低收入国家居民因道路交通伤害而死亡的风险远高于高收入国家。

近年来,我国的道路交通伤害死亡率从 2006 年的 12.6/10 万上升至 2019 年的 17.36/10 万,高居各类伤害死因之首,其中男性的道路交通伤害死亡率约为女性的 3 倍。2019 年,我国交通事故发生数达 24.76 万次,交通事故死亡人数 62 763 人次,受伤人数 25.61 万人次。

随着 2004 年起正式实施《中华人民共和国道路交通安全法》,2011 年在《中华人民共和国刑法修正案(八)》中增设危险驾驶罪,以及 2021 年新修订的《未成年人保护法》首次将使用儿童安全座椅纳入全国性立法。我国预防和控制道路交通伤害的法规政策体系日臻完善。在《“健康中国 2030”规划纲要》中,提出了到 2030 年,力争实现道路交通万车死亡率下降 30%,将道路交通事故死伤比基本降低到中等发达国家水平的切实目标。

在社区中可考虑采取以下措施预防和控制道路交通伤害。① 开展面向驾驶者、乘客、骑非机动车者和行人的道路交通安全健康教育;② 加强社区周边道路的安全性整治,限制途径车辆的车速,加强交通管理和执法;③ 向社区居民推广电动车安全头盔、儿童安全座椅的使用;④ 建立健全社区急救组织,招募和培训道路交通伤害急救志愿者。

(二) 跌倒

跌倒是 65 岁以上人群因伤害致死的首位原因。据《中国伤害预防报告》显示,我国老年人跌倒发生率为 20.7%。虽然在 2004—2011 年,我国 65 岁以上老年人的跌倒死亡率呈缓慢下降的趋势,但自 2012 年开始出现了掉头向上的趋势,这一现象应引起足够重视(见图 12-3-1)。

跌倒对老年人群的健康、生活质量乃至生命的威胁甚大,有 5%～15% 的跌倒会导致脑损伤、软组织损伤及骨折、脱臼,以及创伤后心理和行为障碍等。影响跌倒的因素包括年龄、性别、疾病和营养等自身因素,以及路面状况、障碍物、辅助设施、照明状况等环境因素,特别是经常头晕或头痛,有视力或听觉障碍,罹患骨质疏松症、肌少症、阿尔兹海默症、脑

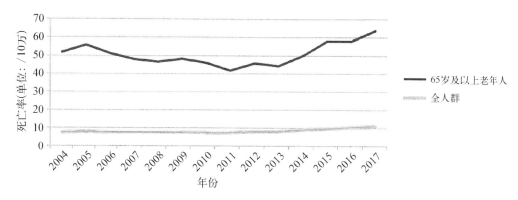

图 12 - 3 - 1　2004 至 2017 年我国 65 岁及以上老年人及全人群跌倒死亡率变化趋势

来源：《中国死因监测数据集》，2004—2017 年数据

卒中、骨关节炎等疾病的患者，以及独居老年人、高龄老年人等群体，相对更容易发生跌倒。

除老年人之外，儿童青少年也是易发生跌倒的高危人群，跌倒发生率约为 6.5％。据 2018 年 NISS 统计，我国 6～17 岁学生跌倒/坠落病例数占伤害总病例数的 54.03％，男女性别比为 2.34：1，上午 10:00—11:00 是一天中跌倒/坠落发生的高峰时间段，学校与公共场所、家中和公共居住场所是最常见的发生地点，休闲活动、体育活动和步行分列发生时活动的前三位，引起的损伤性质以挫伤、擦伤、扭伤、拉伤和骨折为主，易受伤部位主要是下肢、头部和上肢。

在社区中可考虑采取以下措施预防和控制跌倒伤害。① 开展面向各类跌倒高危人群及其照料者的相关健康教育，提升其预防和应对跌倒的知识水平和意识技能；② 努力消除或减少在社会和家庭环境中易诱发跌倒的因素，如推广安装防滑地板和地垫，配备必要的助视助听器材等；③ 加强对慢性病患者在服用降血压药、抗抑郁症药、镇静安眠药、骨骼肌松弛剂等药物方面的指导和干预；④ 积极筛查和及早治疗可能损害视觉、听觉，以及平衡功能的各类疾病；⑤ 加强对老年人的照顾和护理，如在易致跌倒的场合穿戴护膝、有护垫的内衣等；⑥ 在确保安全性的前提下，鼓励老年人适时、适度地参加体育锻炼，以使神经和运动功能得到一定程度的改善。

（三）自杀

根据 WHO 在《2019 年全球自杀状况》中的估计，自杀仍是全球主要死因之一。仅 2019 年，就有 70 多万人死于自杀，也就是每 100 个死亡者中就有超过 1 人死于自杀。在 15～29 岁的年轻人中，自杀是继道路交通伤害、结核病和人际暴力后的第四大死因。相对于女性，男性的自杀死亡率（12.6/10 万）更高，约为女性的 2 倍多（5.4/10 万），高收入国家的男性自杀率明显高于中等和低收入国家。

为了让公众对自杀引起关注，提高公众对自杀问题重要性以及降低自杀率的意识。自 2003 年开始，WHO 和国际自杀预防协会将每年的 9 月 10 日定为"世界预防自杀日"。

2006—2016 年，虽然我国自杀标化死亡率呈逐年下降趋势。2016 年标化自杀死亡率为 5.33/10 万,较 2006 年的 9.23/10 万下降了 42.25%;但是自杀死亡率,以及自残或自杀所致伤害的严重程度,随年龄增加而升高的特征仍值得关注,特别是≥85 岁老年人自杀死亡率高达 49.49/10 万。我国农村人群的首位自杀方式为中毒,城市人群为锐器伤,10~17 岁人群为坠落。

新型冠状病毒肺炎疫情以来,包括失业、经济压力和社会孤立等在内的诸多自杀的风险因素,仍然普遍存在,为自杀的预防和控制带来了新挑战。2021 年,WHO 发布了《"爱惜生命"预防自杀综合指南》,以帮助执行其旨在预防自杀的"爱惜生命"方法,并实现到 2030 年将全球自杀率降低 1/3 的目标,其中共包括四项策略,分别是限制获取自杀手段,如高度危险的杀虫剂和枪支;教导媒体负责任地报道自杀事件;培养青少年的社会情感生活技能;及早识别、评估、管理和跟踪受自杀想法和行为影响的任何人。

在社区中可考虑采取以下措施预防和控制自杀。① 倡导多部门合作,建立社区自杀预防工作网络;② 开展社区健康教育和精神心理咨询服务,特别是加强对各类自杀高危人群的心理问题识别和疏导干预;③ 减少社区和家庭环境中自杀工具的可及性;④ 鉴于青春期是获得社会情感技能的关键时期,应鼓励采取包括促进心理健康、实施反欺凌计划、为师生提供危机心理干预等措施,以在发现自杀风险时及时处理;⑤ 在自杀高发地区或人群中开展自杀预防专项研究等。

(四) 火灾

火灾导致的死亡人数占全球伤害总死亡人数的 2.59%,据各类伤害的第 8 位。2019 年,全世界范围内火灾的死亡率为 1.49/10 万,其中男性和女性的火灾死亡率分别为 1.51/10 万和 1.47/10 万。全世界每天发生火灾 1 万多起,造成数百人死亡。我国每年因火灾导致的直接财产损失达 10 多亿元。

在社区中可考虑采取以下措施预防和控制火灾。① 加强消防安全相关的普法宣传,以及居民生活防火知识和能力的宣传培训,定期开展火灾逃生演练,提高公众的消防意识和火灾处置能力;② 加强居民用电、用气安全的日常检查,注意易燃易爆品的安全管理和储存,消除环境中的火灾隐患,保障消防和逃生通道的畅通;③ 在建筑物的内外装修中尽量使用安全防火材料,在公共场所安装烟雾警报器,配备消防栓;④ 学校和父母应加强对儿童预防火灾和逃生知识的教育和安全监护。

第四节　案例实践——社区 60 岁以上老年人的跌倒风险评估和干预

一、实践背景

2019 年,我国居民跌倒的死亡率为 9.63/10 万,仅次于道路交通伤害,特别是在≥70

岁老年人群中,死亡率更是高居首位,达 84.91/10 万。在老龄化不断加剧的时代,我国每年有近 1 亿的老年人发生跌倒,且已成为导致老年人伤残、失能和死亡的主要原因之一。因此,在老年人口居住相对集中的社区环境下,开展对老年人的跌倒风险评估和干预活动非常必要。

二、实践目的

（1）对符合纳入标准的某市部分社区老年人进行跌倒及影响因素的问卷调查和跌倒风险等级评估,了解社区老年人跌倒的状况和可能的影响因素,探索跌倒风险等级评估对老年人远期跌倒事件的预测效能。

（2）对社区老年人跌倒危险因素进行为期 6 个月的基于风险评估等级的综合性预防跌倒干预,并评价其对社区老年人跌倒发生率的干预效果。

三、实践对象

（一）分组

采取多阶段整群随机抽样方法抽取某市两个区较有代表性的 8 个社区作为实践现场,按年龄段（60～69 岁,70～79 岁,80～90 岁）和性别（男性和女性）分层,在各层内按居委会为单位进行整群随机抽样,共抽取 2 076 名符合纳入排除标准的老年人进行跌倒及影响因素的问卷调查和跌倒风险等级评估。

同样按年龄段分三层,按性别分两层,在各层内使用以居委会为单位的整群随机化分组方法,将完成问卷调查和跌倒风险等级评估,并自愿参加预防跌倒干预计划的 1 452 名老年人分至干预组和对照组中,每组 726 人。

（二）标准

纳入标准：年龄 60～90 岁,居住在本社区时间已满 6 个月,且仍将连续居住 6 个月以上;沟通和理解能力正常;本人及至少一名直系亲属知情后自愿参加。

排除标准：长期卧床或已有中重度以上残疾失能;有轻度及以上认知功能障碍或被诊断患有老年痴呆;视力或听力有严重障碍;经诊断患有严重器质性疾病。

退出标准：发生跌伤且无法继续干预或随访;因各种原因自愿退出;因其他客观原因无法继续干预或随访。

四、跌倒及影响因素的问卷调查

在广泛检索相关文献的基础上,自行设计一套《某地社区老年人跌倒状况及其影响因素》的调查问卷。并在预调查的基础上,根据问卷可接受程度和信效度分析的结果进行了修改完善,用于正式调查的问卷涵盖了基本人口学特征、近 6 个月内的跌倒发生和损伤状况、常见慢性病罹患状况、精神状况、身体状态、视力和听力状况、饮食和运动状况、家庭环境和照护情况、用药情况等,在问卷调查的同时,同步测量身高、体重、腰围、臀围、小腿围等指标。

五、跌倒风险等级评估工具的选择和评估流程的制订

通过对全球应用较广泛、研究相对成熟的结构化跌倒评估量表及相关文献的学习,在排除使用仅适用于特定人群和机构的莫尔斯(Morse)跌倒评估表、亨德里希(Hendrich)Ⅱ跌倒评估量表、托马斯跌倒风险评估量表以及约翰霍普金斯跌倒风险评估量表后,研究者选择了能广泛涵盖经循证研究证实的跌倒风险因子,且有利于社区医护人员全面评估老年人跌倒风险的 STEADI 工具包,该工具包是由美国疾病预防控制中心于 2015 年研发的预防老年人意外、死亡、伤害的工具包(Stopping Elderly Accidents,Deaths & Injuries Tool Kit),简称 STEADI 工具包,可在其官网免费下载使用。该工具包条理清晰,主要采用清单记录,适用于各类社区老年人群。

STEADI 工具包分为跌倒相关资源和评估工具两大部分,前者主要是与跌倒相关的知识、沟通技巧指导、案例学习以及跌倒相关的健康教育资料,后者包括跌倒风险自我评估表、跌倒风险清单、计时起立—步行试验、30 秒椅子起立测试、4 步平衡测试、体位性低血压的评估六方面的评估工具。

老年人跌倒风险评估流程见图 12 - 4 - 1。

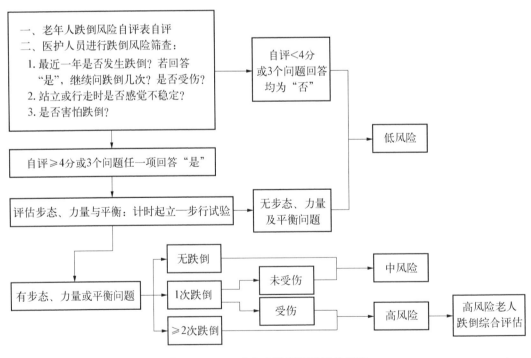

图 12 - 4 - 1 老年人跌倒风险评估流程

六、基于风险评估等级的综合性预防跌倒干预方案的制订和实施

（一）根据对象特征制订干预方案

1. 跌倒低风险老年人

（1）由社区卫生服务工作者每月开展一次集中的健康教育活动，内容包括指导老年人提高平衡力和肌肉力量的运动方式，有助于预防骨质疏松和骨骼钙质流失的膳食指导，有助于改善居家防滑、照明、安全等防跌倒环境的生活方式指导，对无法参加集中干预活动的老年人，开展入户的健康教育活动。

（2）由社区全科医师每月进行一次评估和指导老年人合理用药。

2. 跌倒中风险老年人

在低风险老年人干预的基础上，增加以下干预活动。

（1）每月由二级以上医院骨科、老年科等相关专科医师和社区全科医师一起联合评估老年人的用药情况和指导老年人合理用药。

（2）由社区卫生服务工作者指导老年人锻炼下肢力量，每天分 3 次完成 10～15 组椅子上升运动。对无法完成该运动的老年人，结合对老年人体能情况的评估制订个体化运动方案并指导其完成，同时要求老年人自己每日记录运动情况。若老年人无法按要求完成记录，则由其家属完成。

3. 跌倒高风险老年人

在中风险老年人干预的基础上，增加以下干预活动。

（1）指导老年人学会监测和管理体位性低血压的方法。

（2）由社区全科医师和二级以上医院骨科、老年科等相关专科医师通过观察和询问，识别易引起跌倒的症状，为老年人或其家属实施个体化行为指导，并要求家属或照顾者全程陪同老年人运动。

（二）干预计划实施

通过对科学性、安全性和可行性等方面的权衡考虑，干预期设置为 6 个月，在此期间，每月由老年专科护士通过电话调查干预组老年人各项预防跌倒干预措施的执行情况，以及是否跌倒、跌倒次数、跌伤情况等情况，对执行不合格的老年人由社区医护人员进行必要的家访和督促，对发生跌伤的老年人进行及时的治疗，对由于跌伤而无法继续干预的老年人做退出处理。

干预期结束后，通过电话调查老年人在近 6 个月内的跌倒情况；对照组老年人进行同步为期 6 个月的随访。

七、基线和干预评价指标的确定

基线评价指标为干预前 6 个月内跌倒发生率、跌伤率、平均跌倒次数等；主要干预评价指标为干预开始后 6 个月内跌倒发生率，次要干预评价指标为干预开始后 6 个月内跌

伤率、平均跌倒次数等；实践过程管理指标为干预组跌倒干预措施的执行率。

八、实践实施前的其他准备工作

（一）社区老年人跌倒及其影响因素的问卷调查和跌倒风险等级评估前

包括对相关实践活动目的、意义和内容的群众宣传；组织社区干部、志愿者、医护人员、调查员等的选拔和培训；协助实践对象签署知情同意书；与入选对象及其家庭约定风险等级评估的时间、地点，并告知注意事项；设计和印制与实践目的相关的调查问卷或记录单等。

（二）跌倒防范干预前

为完成风险等级评估并愿意参与干预计划的老年人建立健康随访档案；对参与干预和随访的各类工作人员进行标准化的培训；设计和印制与实践目的相关的随访记录表等。

九、统计分析软件和方法

可考虑使用 SPSS、SAS、R 等统计分析软件，结合分析目的和资料性质选择正确的方法进行统计分析，例如 t 检验、χ^2 检验、秩和检验等。

十、主要实践结果

（一）社区老年人跌倒及其影响因素的问卷调查和跌倒风险等级评估

在接受问卷调查和评估的 2 076 名老年人中，在近 6 个月内共有 409 位老年人发生过498 次跌倒，平均跌倒次数为（0.24±0.37）次，跌倒发生率为 23.99％（498 次），跌伤率为33.53％（167 次），高、中、低风险组老年人跌倒发生率分别为 126.53％（124 次）、28.50％（177 次）和 14.52％（197 次），跌伤率分别为 73.39％（91 次）、28.81％（51 次）和 12.69％（25 次）。在被调查的因素中，可能与老年人跌倒发生相关的因素包括年龄、婚姻、健康、精神状况、身体状态、感觉障碍、体育锻炼情况、是否使用辅助行走设备、屋内是否存在漏雨漏水情况等。

被评估为跌倒低、中、高风险的老年人分别占 65.37％（1 357 人）、29.91％（621 人）和4.72％（98 人）。

（二）预防跌倒干预效果评价

被分配至干预组和对照组的各 726 名老年人中，分别有 571 人和 625 人完成了所有随访，有效随访率分别为 78.65％和 86.09％。干预组 6 个月跌倒发生率、跌伤率和平均跌倒次数执行率分别为 13.86％、21.15％和（0.15±0.36）次，均低于对照组的 22.69％、34.29％和（0.23±0.39）次（$P < 0.05$）。干预组预防跌倒干预措施执行率达 94.83％。

（徐　刚）

参考文献

［1］陆治名,叶鹏鹏,汪媛,等.中国2018年中小学生跌倒/坠落病例特征分析[J].中国学校卫生,2021, 42(6)：917－921.

［2］高欣,金叶,汪媛,等.2006—2016年中国自杀死亡及自残/自杀病例流行特征分析[J].中华预防医 学杂志,2019(9)：885－890.

［3］詹思延.流行病学[M].8版.北京：人民卫生出版社,2017.

［4］李亚玲.STEADI工具包预防社区老年人跌倒的应用研究[D].重庆：重庆医科大学,2020.

［5］丁贤彬,杨弦弦,高旸,等.重庆市老年人多次跌倒发生率及相关因素分析[J].实用预防医学,2022, 29(2)：149－152.

［6］郱婧莹,李熹,李桐瑶,等.居家养老老年人跌倒现状及影响因素研究[J].现代预防医学,2022,49 (1)：110－114＋151.

［7］李佳琏,祝贵明,颜豪森,等.老年人跌倒状况及影响因素的调查分析[J].中国老年保健医学,2021, 19(6)：78－83.

［8］国家卫生健康委员会疾病预防控制局,教育部教育指督导局,公安部交通管理局,等.中国伤害状况 报告(2019)[M].北京：人民卫生出版社,2019.

第四篇

社区卫生常用研究方法

第十三章
社区科研选题和立题

第一节 社区科研的基本方法

随着社区不断的发展和功能的不断完善,作为城市的"细胞",这个社会共同体中出现了各种各样值得研究的问题,尤其是涉及人群健康的问题,需要通过各种科学的方法进行研究、分析和得出结论,目的是进一步提高人群的健康水平,促进社区健康发展。

一、社区科研概述

(一) 科研的定义

科研是科学研究(scientific research)的简称,一般是在发现问题之后,通过分析确定可能的解决方案,并利用各种调查研究、实验分析等手段,探讨该问题的内在本质和规律,为获得新发明、新产品和新技术等创新活动奠定基础,同时为解决问题提供路径。

(二) 社区科研的范畴

社区科研可以理解为以社区为中心、围绕社区存在的问题进行科学方案制订、执行和分析得到结论的过程。本章节中的社区科研,特指以社区卫生服务中心的医务人员为主导,聚焦社区卫生服务的人群中存在的各种疾病和健康问题,开展科学研究并提出解决问题方法的过程。

(三) 社区科研的意义

社区卫生服务中心是以人为本,融预防、医疗保健、康复及健康促进等为一体的重要基层单位,也是开展人群健康相关科学研究的重要场所之一。社区医务人员是社区人群家门口的健康守护者,面对的是人群中丰富的疾病和健康数据,有着先天的开展科学研究的资源优势。开展社区科研工作,有利于提高社区医务人员在实践中发现问题的能力,促进预防保健和诊疗服务水平,推动人才队伍素质建设,优化社区健康管理模式。

二、社区科研的内容及设计类型

(一) 社区科研的内容

社区科研既涵盖了基础医学、临床医学和预防医学相关研究领域的交叉融合,又侧重于解决人群中的疾病和健康问题,因此往往需要从基础医学的研究成果中吸取精华,应用于临床和预防工作的实际情境。社区科研的内容涵盖面较广,大致可以从以下几个方面开展。

1. 社区常见病的临床相关问题

社区人群常见疾病的病因、诊断、治疗及预后是最受关注的临床问题,是社区开展科研的主要方向之一,也可以对社区卫生服务的临床适宜技术开展应用评估。社区常见慢性病患者的临床诊疗实践中,研究人员可以凝练科学研究问题,进行多学科交叉研究,如利用社区糖尿病患者的大样本临床资料,通过社区糖尿病健康管理体系定期随访和收集患者的临床资料,对糖尿病足、视网膜病变、周围神经病的并发情况开展预测模型研究,判定风险因素并尝试开展干预研究的效果评估等。

2. 社区常见的健康相关问题

随着以疾病为中心向以健康为中心理念的转变,社区健康问题也成了科学研究的重要内容。可以开展社区常见健康问题的流行病学调查及健康风险因素评估,有利于开展亚健康或者疾病的早期发现和早期诊断,也可以开展健康管理对慢性病预防的效果评价。例如:在社区开展的健康老年人的营养和膳食调查,评估不同膳食模式及营养素的摄入与代谢异常或骨质疏松风险的关联。另外,社区健康管理也是社区科学研究的重点,如脑卒中患者临床治疗后的居家康复,如何用人工智能的虚拟现实技术,推动更合理的健康管理模式和肢体功能训练等。

3. 心理、行为学及健康教育

健康不仅是没有疾病,而是身心适应的综合良好状态的理念越发深入人心。在社区科研中,围绕心理行为与健康及其影响因素的研究,并通过健康教育和健康促进改善不良生活方式、减少高危行为、提升心理适应能力等,都具有现实意义。如在社区职业人群中,可以开展工作压力测量、人际关系调查、社会支持现状评估等,研究不良心理健康状态的暴露因素,提出可干预的路径。另外,在社区开展社区干预,评估健康教育等措施的效果也是社区科研常见的内容。如在社区流动人口中开展生殖健康促进,通过社区健康教育降低性传播疾病的传播风险等。

4. 社区卫生服务模式和策略

社区科研不仅面对具体的疾病和健康问题,也可以从卫生管理和政策角度开展研究。在医疗体制改革中,社区卫生服务的体制、机制也在不断变化,社区卫生服务的成本效果、患者满意度测评、家庭医生团队制度、社区首诊因素等都可以作为社区科研的重要内容。如社区卫生服务中心与辖区内或周边的三级医院共同设立骨质疏松症规范诊疗模式,开辟双向转诊绿色通道,社区卫生服务可负责骨质疏松症高风险人群的早期筛查,对接的三级医院可以作为规范诊疗的技术支持,患者病情稳定后转入社区健康管理的模式如何更有效地进行运行等。另外,随着健康大数据的不断积累,社区以数据为核心转化为相关卫生策略的研究也是值得期待的。

（二）社区科研设计类型

与常见的其他科学研究设计类似,社区科研的类型也可以分为观察性研究（observational study）和实验性研究（experimental study）两大常见类别。开展社区科研设计,需要掌握较好的流行病学和卫生统计学的知识,提高熟练阅读文献的能力,熟悉问卷设计和评估方法等。

1. 观察性研究

观察性研究又称非实验性研究或对比研究,通常是指在自然状态下对研究对象的特征进行观察、记录,并对结果进行描述和对比分析。该类研究的处理因素（暴露因素）不由人为设置,同时受试对象接受何种处理因素（暴露因素）或同一处理因素（暴露因素）的不同水平也不是由随机化操作决定的。社区科研的观察性研究分为描述性研究和分析性研究,前者主要目的是了解疾病或者健康状况在人群中的分布状况,常常用现况调查的方法实施研究。例如:对某社区中老年人开展骨质疏松症的研究,通过抽样调查和体格检测,能初步掌握该人群中骨质疏松症的患病率以及可疑的相关因素。后者的目的主要是分析暴露因素与疾病或健康状况之间的联系强度,可以采用病例对照研究或者队列研究方法来实现。

2. 实验性研究

实验性研究就是研究者按照研究目的和要求,对研究对象（通常分为实验组和对照组）施加一定的影响（刺激变量）,引起实验对象产生某些反应（反应变量）,从而分析和探索刺激变量与反应变量之间关系（相关关系或因果关系）的一整套程序和方法。常见的实验性研究有随机对照临床试验（临床患者为主要研究对象）、现场试验（高危人群）或社区干预试验（社区人群）,社区科研中以高危人群或社区人群为对象的干预更常见。例如:在某市开展的含铁酱油的社区营养干预项目,在2个干预试点社区给居民提供含铁的酱油,另外2个社区居民为对照组,不进行干预,实施2年后进行干预效果评估,评价干预社区和对照社区缺铁性贫血发病率的差异,确定含铁酱油干预降低社区人群缺铁性贫血的效果。

三、社区科研的基本流程

科学研究的一般程序大致包括实践活动、发现问题、分析可行的解决办法、选择研究内容、研究设计、实验验证、整理分析、结果报告并得出结论。社区科研以社区人群疾病和健康问题为切入点,在预防、诊断、治疗、预后、病因探索等为目标的实践活动中发现待解决的实际问题,提出解决问题的可行方案并确定研究内容。通过科学可行的研究设计收集相关数据,进行统计分析后得到相关结论,为进一步解决实际问题提供可靠依据。

第二节 社区科研的选题

选题是科学研究的基础和起点,是所有研究的首要环节,提出一个好的研究问题,往往比解决问题更重要,因为好的研究选题可以是新的思维、新的角度、新的可能性的集合,且标志着创造性的科学进步。

社区科研的选题应该贴近社区人群的需求,一般以社区常见的疾病和健康问题为切入点,充分利用文献支持和已有的研究基础,明确研究领域中已知和未知的界限,从研究对象、研究方法、研究指标等角度进行选题。

一、选题中的常见的问题

(一) 选题太大,内容过于宽泛

社区科研面对的是社区庞大的人群中常见的疾病和健康问题。因此,在选题过程中容易出现研究题目过于宽泛,缺乏聚焦,导致研究设计混乱,难以开展更深入的研究。

1. 研究对象过于宽泛

例如:社区卫生服务中心实践中发现人群中全生命周期健康管理的概念是一个热点,包括从孕产妇、婴幼儿、学龄前儿童、青少年、青壮年、老年人等各个生命阶段的健康管理。但如果选择全生命周期的健康管理作为研究的选题,需要考虑选题是否过于宽泛,每个生命阶段的人群及健康问题是有很大的差异性,开展一些宏观角度的研究或是政策性研究有一定的可能性,但是聚焦某个具体健康问题的管理和实践,限于研究周期和研究水平以及研究对象的复杂性,开展深入性研究可能是不够充分的。

2. 研究角度过于宽泛

在面对解决具体的疾病或者健康问题时,往往可以从病因探索、早期诊断识别、治疗干预效果、预后模型分析以及防控策略开展不同的研究,如果选题没有具体落实到某个角度,极有可能出现切口过大难以实施的问题。如研究题目为"社区骨质疏松症的防治研究",则会出现研究问题无法具体化的问题,因为社区骨质疏松症是一个常见的中老年疾病,在防治的领域中既可以开展病因和风险因素评估、预防干预策略分析研究,也可以开展筛查和诊断的技术评价、药物治疗效果分析以及预后的影响因素预测等,选题角度过于宽泛会导致后续的研究设计混乱无章,且无法面面俱到,容易带来研究重点不突出、挖掘深度不够的常见问题。

(二) 选题缺乏创新性

1. 缺乏创新的原因

社区科研虽然是面对常见疾病和健康问题,但也不能忽视研究选题的创新性,因为没有任何创新性的研究是没有实际意义的。缺乏创新性的原因主要是在实践中发现问题以后，缺乏细致的文献或者指南等方面的查阅，对问题的国内外研究进展缺乏前沿性的考虑。选题之前，建议研究者可以事先做好系统综述，针对研究问题梳理目前文献中存在的空白点或者缺陷。

2. 创新的思考角度

完全的创新性研究在社区科研中是难度较高的，建议可以在前人研究的基础上，在某一个细微的环节或者角度上面进行创新或改进。针对疾病或者健康问题，选题的创新可以从多个角度思考，如从研究对象方面找到新的优势人群（患者），在疾病的诊断技术上新的突破，从治疗的措施或者暴露因素选择方面进行优化，从对照组的设置方面进行改进，从研究结局指标评价方法的更新等。另外，随着人工智能、机器学习、学科交叉的不断进展，也可以把其他学科的新技术、新方法或者新模型运用于健康和疾病的研究中，努力寻求创新点。

(三) 选题缺乏可行性

社区科研以人群主要疾病和健康问题为核心，选题往往会围绕疾病或健康问题在人群的分布、诊疗、预后以及风险因素评估等，需要考虑开展研究的可行性，包括研究经费、人力物力投入的可行性、研究对象获取的可行性、伦理的可行性、研究设计的可行性、研究技术的可行性、研究执行的可行性等。

1. 研究设计的可行性

常见的社区研究可以选择的设计方法包括横断面研究、诊断或筛查试验、病例对照研究、队列研究、随机对照研究等。不同研究设计的难度有差异，执行的难度有差异，选择何种设计方案主要取决于解决不同的实践问题的适宜性和可行性，如在社区开展某种罕见肿瘤与某种环境暴露因素关联的验证研究，研究设计采用前瞻性队列研究，观察暴露于该环境因素与未暴露于该环境因素的居民进行长期随访，才能观察到该肿瘤发病在两类居民中的差异性，但是这类研究在社区人群开展的难度很高，因为是罕见的肿瘤，只有追踪大量社区居民，才能观察到足够的结局事件（该肿瘤发病）开展研究，完成设计的可行性较低。

2. 研究对象获取的可行性

假设某社区研究人员希望开展某市居民慢性肾病的流行现状和风险评估，采用横断面调查的方式对社区居民进行问卷调查和体格检查，按照流行病学调查方法需要用随机抽样的方法获取有代表性的样本开展研究，但是由于身体健康或者年轻的居民很难配合疾病的流行病学调查，导致最终无法严格执行随机抽样的研究设计，导致样本中 60 岁以上的老年人比例较高，可能夸大了患病率，导致结果的偏倚。

3. 研究执行的可行性

社区干预或者高危人群干预的实验性研究中，最佳的设计方案是随机对照设计，而随机分组的难度较大导致真正实施的时候随机化很容易遭到破坏，导致最终研究实施质量控制的可行性以及研究结果的可信性受到很大影响。

二、选题的角度和要素

考虑社区研究的选题时,应该在实践的基础上选择社区重要的疾病或者健康问题,抓住某些关键的还有待解决的角度为切入点,在文献评价的基础上,创造性地开展一些创新的思考,找到已知和未知的界限,明确研究什么,为什么要开展这项研究。

(一) 选题的角度

社区科研选题的角度一般可以来源于疾病或者健康问题产生的原因、诊断或者筛查的方法、治疗或者干预的手段、预后及影响因素分析、预防措施和防控策略等方面,应该严谨地采取循序渐进的筛选办法,寻找自己能开展的研究课题。

例如,艾滋病的病原体是 HIV,选择这个疾病开展社区研究的时候,从生物学的病因学角度很难找到创新点,可以高风险人群为研究对象更多从社会文化、心理学等交叉学科角度创新感染风险研究,提出证据更佳的一级预防的策略。如果选择诊断方法的研究,以 HIV 感染为例,当前的抗体初筛及蛋白质印迹法或核酸检测确诊手段已经非常成熟,如果能开发出灵敏度、特异度和准确率更高的诊断方法,是值得去研究的;否则就要考虑是否从增加社区高风险人群检测意愿和依从性等角度来创新诊断或筛查方面研究的可能性。如果从治疗或干预效果评估方面,以艾滋病抗病毒治疗为例,在社区开展新的治疗方法的开发难度极高,更多可以从治疗依从性和耐药以及卫生经济学等角度创新干预模式。此外,如果从疾病或健康状况的预后及生活质量的角度,艾滋病患者的病毒载量控制和免疫功能维持是良好预后的重要保证,相关因素包括疾病的个体差异、病程、疾病严重程度、心理状态、用药依从性、护理手段等,需要从预后因素选择及预后模型的创新方面进行思考选题。最后,社区科研的选题也可以从预防措施和防制策略的角度开展规划,如艾滋病社区防控的重要措施是高危人群的行为干预策略,可以从组织行为学和心理学方面创新干预的角度和模式,并进行效果评估。社区科研选题的筛选步骤可以参考图 13-2-1。

(二) 选题的要素

社区科研的选题过程中的要素一般可以从 PICOST 的原则出发,即包括研究对象(P)、干预或暴露(I)、对照或对比(C)、结果或终点指标(O)、研究设计类型(S)和研究的时限(T),需要在选题中根据实际情况厘清以上的要素。

1. 研究对象

研究对象是科学研究选题的首要要素,无论是观察性研究还是实验性研究,对研究对象都需要进行明确界定。社区科研是以常见疾病和健康为出发点,研究对象既可是社区健康(亚健康)人群(population),也可以是社区某疾病的患者(patient)。理想的研究对象是全人群或者患某病的所有患者,可以避免因为抽样误差带来的不确定性,但是在实施中难度极大并更容易出系统误差,因此大多数选题的研究对象需要从实际出发,选择有代表性的样本来源并满足研究的最低样本量需求。

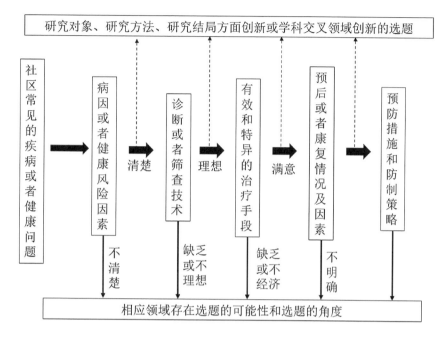

图 13-2-1 社区科研选题的筛选步骤

2. 干预或暴露

社区科研选题要素中需要明确是进行人为干预(intervention)的实验性研究,还是测量特定暴露(exposure)因素效应的观察性研究。暴露的概念往往更为宽泛,既可以是机体具有的生物学、社会学或心理学特征,如年龄、家族史、经济、职业、工作压力、孤独水平等,也可以是外部环境中接触化学、物理或者生物因素,如一氧化碳、苯并芘、高温作业、病毒感染等。干预从根本意义上说也可以是一种特定的暴露,只不过该暴露是人为可控的措施作用于疾病或者健康状况。社区研究中常见的有临床干预,如药物、手术方式、康复手段等;行为干预,如控烟、健康饮食、戒酒、安全性行为等;心理干预,如正念治疗、精神分析治疗、认知行为治疗等;综合干预,如综合健康管理、团体干预等。社区科研中暴露因素或干预措施的明确界定是选题中的要素之一。

3. 对照或对比

科学研究中,设立合理的对照(control),开展分析比较(comparison)是一个得出结论的重要手段。社区科研针对疾病或者健康问题的危险因素研究、预后研究、干预效果研究等,如果缺乏设立合理的对照组开展比较研究的思维,往往得不到有说服力的证据,研究的水平和质量也会较低。因此,在选题过程中,应该明确需要开展比较研究的角度,如何设置合理的对照组显得尤为重要。例如:在社区开展中老年人骨质疏松症的筛查,目的是探讨骨质疏松症的相关风险因素,可以按照病例对照的设计方案,选择明确诊断为骨质疏松症的社区居民为病例组,选择年龄性别相近的社区居民为对照组,开展问卷调查和体格检查,比较分析饮食、运动、药物使用等暴露因素与骨质疏松症的关联。

4. 结果或终点指标

科学研究中的最终结果(outcome)或终点(endpoint)指标,取决于课题的需要解决问题的目的和目标,需要在选题时有明确的界定。通常在社区科研中,以疾病或健康为目标,在结果指标的选择方面一般需要根据研究目的,明确界定主要结局指标和次要结局指标。如开展社区流动人口育龄女性的生殖健康研究项目,主要目的是评价基于信息—动机—行为技能的健康促进对提升育龄女性宫颈癌早期筛查行为的效应。如果按照社区干预试验的设计,在试验社区的流动人口育龄女性中开展宫颈癌相关认知的宣传教育来提升知识水平、通过同伴互助的模式加入早期筛查的动机意愿、通过有效沟通提升参与早筛的技能,对照社区只进行常规科普教育,那么该研究的主要结果指标应该是社区流动人口育龄女性的宫颈癌筛查参与率,直接与研究的主要目的相对应。次要结果指标可以是宫颈癌疫苗的认知水平、早筛意愿和沟通技能水平等评价指标。合理的结局指标选择主要取决于研究的目的,如在肿瘤患者的临床预后研究中,对于某种恶性肿瘤的晚期患者,想通过综合干预措施提升患者终末期的生活质量,那选择主要结局指标的时候应该选择生活质量评分,而不应该选择肿瘤研究中最常见的总生存时长指标,但后者可以作为研究的次要结局指标。

5. 研究设计类型

不同的研究设计(study design)所能解决的研究问题是有差异的。在社区科研中,可以开展的研究设计类型包括横断面研究、病例对照研究、队列研究、随机对照研究、诊断筛查研究等。社区研究选题中,需要根据解决的实际问题类型明确所选择的研究设计方案,如想要评估干预措施或者康复治疗手段在患者或社区人群中的效果,最佳的设计方案是选择随机对照试验,其次是疗效(效果)的观察性队列研究;如果想要评价诊断或筛查试验在患者或高危人群中的应用效果,一般可以用横断面研究(或队列研究)设计进行诊断或者筛检试验的评价;如果是对某疾病或健康状况在社群人群中的流行情况及可疑相关因素探索,可以使用横断面研究设计;如果想要对疾病或者健康状况的暴露风险因素进行检验,可根据实际情况,在伦理可行的情况下使用病例对照研究、队列研究或者随机对照试验开展研究设计。

6. 研究的时限

科学研究需要在选题过程中,事先确定完成研究所需要的时间期限(timeframe)。决定研究时限的主要因素包括研究设计的类型、样本量的大小、完成研究的难度以及重要时间节点(如临床指南发布或更改的时间点)。

第三节　社区科研的立题

一个好的社区科学研究选题,需要有良好的疾病或健康领域实践经验的第一线研究人员、流行病学专家、统计学专家、管理专家甚至心理学专家等的共同参与,多学科合作,明确研究所需要的要素,才能保证选题的科学性和可行性,从而能够达到立题的标准。

立题是指在选题的基础上确定课题研究的理由,选择这项研究的理论或实践依据。在选题的过程中,立题是一个必不可少的思考和实践过程。立题可以看作是对选题进行全面评审,明确选择这项研究的理论或实践依据,使选题更有价值和意义,且具备创新性、合理性、可行性及伦理性。立题需要建立在文献综述的基础上,准确把握目前研究现状,遵循科学地改变选题要素的原则和 FINER 原则:F—可行的(feasibl),I—有趣的(interesting),N—创新的(novel),E—符合伦理的(ethical),R—有意义的(rerevant)。

一、科学地改变选题要素

(一) 改变研究对象

在社区研究中,目标对象往往为某病患者或者健康(亚健康)人群,在研究问题初步确定的前提条件下,在研究对象选择方面具有创新性或者特殊性,也能体现出选题的价值。如开展消化道溃疡患者的抑制胃酸的研究中,如果在药物使用、对照组及干预效果方面缺乏足够的创新可能,可以考虑是否在患者选择方面,考虑特殊的研究较少的患者,如选择老年性萎缩性胃炎伴溃疡患者、携带某种特殊家族史的十二指肠溃疡患者开展研究,或者是重症监护室的特殊的脑外伤患者开展预防应激性溃疡研究等。当然,立题过程研究对象也不能随意变化,应该充分考虑改变研究对象需要注意科学依据以及改变研究对象是否伦理可行。

(二) 改变干预措施(暴露因素)

在科学研究中,尤其是聚焦干预措施或者暴露因素对结局效应的作用效果时,突破常规使用创新性的方法是立题的重要手段。在社区科研中,针对患者或者亚健康人群,可以使用有创新性的技术或方法开展干预研究。例如:预防骨质疏松症的社区干预中,使用中医"八段锦"的功法,创新运动干预模式,对骨质流失的社区居民开展研究,评价运动疗法的效果。也可以在暴露因素选择方面开展选题的创新。例如:通过社区人群队列的建立,研究社区老年人失眠轨迹的变化,创新睡眠相关暴露因素对心血管疾病或者代谢性疾病的风险效应评估等。需要注意的是,在干预措施或治疗方式的创新方面,需要注意前期研究基础的积累,认真考虑其对人群或患者获益等的伦理要求,为提升社区健康服务。

(三) 改变对照或对比设置

对照的选择在科学研究中有着重要的意义。在社区研究中,选择合理的对照基本准则,而在研究立题方面,也可以适当考虑对照设置的创新,尤其是在社区随机对照研究中,也能在创新的同时考虑对照组的获益问题,降低伦理风险。例如:针对冠心病手术治疗后开展社区心脏康复的患者,干预组采用医护远程指导的虚拟现实技术的居家运动—心理—饮食综合干预模式,对照组通常是不采用该技术模式干预的患者,但是考虑到伦理问题,对照组也应该考虑患者的获益问题,可以创新一种社区医生定期上门康复服务的模式为对照,分析虚拟现实技术在心脏康复中的应用效果及依从性、经济性、安全性等问题。

(四) 改变结果或终点指标

在科学研究的终点设置方面,最好是选择可测量、客观的指标来评价干预或者暴露的效应。社区研究在结果指标的创新方面,也可以利用技术进步的手段,选择新的指标,提升研究的效率或者评价的准确性及安全性等。如社区开展老年人群心理健康服务,分析不同居家照护模式对降低抑郁风险的作用,往往在终点指标的测量方面需要用抑郁的专用心理学量表来评定,如果能在量表方面有更好的评定方式或者开发出通过皮肤生物电、脉搏、眼动综合考核心理状态的方法作为结局指标,也可以增加研究选题的创新性。

(五) 改变研究设计方法

科学研究设计的方法在验证因果关联方面存在比较大的差异性,如果人力、物力和财力允许,改变文献中原有研究设计方面的缺陷开展社区疾病或者健康问题的研究,也能在立题方面取得一定的突破。如开展社区人群尿酸水平与心血管疾病的关联研究,较多的是通过老年人群体检的数据,用横断面的数据解释尿酸水平与高血压等心血管疾病的关系,但是横断面研究存在先天缺陷,就是暴露因素与结局同时测量,因果关系的探讨极为困难。如果社区研究中,恰好社区卫生服务中心或者医院的门诊有老年人群定期体检的数据,且能够在多年的体检中找到相当一部分经历了长期随访的研究对象,有完整的数据积累,则可以采用回顾性队列研究设计的方法,将过去几年该人群中未患心血管疾病的为研究对象,调整了混杂因素后,用其基线水平的尿酸与后续体检中发展出心血管疾病的结局进行关联分析,能更好地说明尿酸升高对心血管疾病发病风险增高的效应强度。

(六) 改变时间跨度

科学研究中因为种种原因,需要根据研究目的设定研究的时间长度,分析暴露带来的结局效应。在社区研究中,尤其是针对疾病或健康状况的研究,短期内的干预或者暴露较难看到结局指标的变化,通常可以考虑通过延长时间跨度,增加结局指标或未知结局发生的可能性来创新研究的立题。例如:社区对糖尿病患者开展胰岛素注射针头安全处理的健康促进项目,降低自身或他人发生针刺伤的风险。短期评估干预效果发现,患者干预后针头安全处理相关信息和知识的变化较为明显,但如果能够加长随访时间,有可能发现干预组针刺伤事件的发生率有显著降低的现象,从而得到更有价值的预期结果。

二、遵循 FINER 原则的指导

(一) 可行的

科学研究的立题要充分考虑可行性原则,包括研究设计和实施的可行性,需要在研究对象选择、干预或暴露的设置、对照组的确立、结局指标的可测量及可及性、随访时间长度以及设计方法的可操作性等方面进行全面的考虑,同时在经济支持、技术方法、样本量、制度和政策方面进行认真评估。

（二）有趣的

选择的研究问题是不是一个有吸引力的问题，在周围同事或者相关领域同行中能否引起大家的关注，激起研究者的兴趣，也是一个问题是否值得研究的原则。如社区开展艾滋病抗病毒治疗的依从性研究，如何找到一个引起大家兴趣的假设？可能研究者广泛关注和研究的是患者认知、医护的推动，但是否在社会心理学层面上，患者害怕被揭露身份带来的心理压力，可能会对认知与用药依从性的关联起到中介作用，可能这种交叉学科的思维问题更能吸引同行的关注。

（三）创新的

创新是研究问题立题的基本原则，没有任何创新的研究是不值得花费研究者时间的。创新可以是理论框架的突破或者应用的创新，也可以是技术或设计层面的创新。比如最早在青年人群开展艾滋病预防行为干预的信息—动机—技能模型框架，也可以在社区研究中进行应用创新，如糖尿病健康管理行为方面，是否也能从信息获取、内在动机、外在动机、医患沟通、食物标签阅读技能等方面进行模型拟合，从而推动糖尿病社区健康管理的效果进行创新的研究。

（四）符合伦理的

任何涉及人的研究，不管是否存在生物标本采集的问题，都需要通过伦理审查才能立题。遵循的伦理原则一般包括知情同意的原则、保护隐私的原则、免费和补偿的原则、依法赔偿的原则、控制风险的原则等。例如：社区通过外来务工人员体检项目，进行焦虑风险因素评估和干预，研究者需要告知所有参加者研究目的、可能存在的风险等，并获得每一位参加者签字的知情同意书。

（五）有意义的

科学研究的目的是推动实践领域的进步，社区科研通常以疾病和健康为中心，聚焦于风险因素评估、诊断筛查技术开发、治疗康复效果分析、预后结局预测及防控策略制订，需要全面衡量研究的价值和意义。有意义的社区研究，应该可以推动相关领域的科学知识的进步或者对未来该领域的研究有借鉴的价值。

（蔡　泳）

参考文献

［1］施榕，郭爱民. 全科医生科研方法［M］. 2版. 北京：人民卫生出版社，2017：1-15.

［2］王家良. 临床流行病学——临床科研设计、测量与评价［M］. 4版. 上海：上海科技出版社，2014：40-46.

［3］Tsamlag L，Wang H，Shen Q，et al. Applying the information-motivation-behavioral model to explore the influencing factors of self-management behavior among osteoporosis patients［J］. BMC Public Health，2020，20(1)：198.

［4］Chen Q，Wang H，Wang Y，et al. Exploring effects of self-management on glycemic control using a modified information-motivation-behavioral skills model in type 2 diabetes mellitus patients in Shanghai，China：A cross-sectional study［J］. J Diabetes，2018，10(9)，750－759.

［5］Peng Z，Yu Y，Wei W，et al. Reliability and validity of the life windows information-motivation-behavioral skills antiretroviral therapy adherence questionnaire among HIV+ patients in Shanghai ［J］. Patient Prefer Adherence，2020(14)：507－515.

第十四章
横断面研究的设计与实践

第一节　横断面研究的概念

一、横断面研究的定义

横断面研究(cross-sectional study)又称患病率调查或现况调查(prevalence survey)，是在一个相对固定的人群中，在某一时点或短时期内，同时评价暴露与疾病的状况，或在某特定时点(如参加工作前、入学或退休时)所做的体检等调查。横断面调查通过对特定时点和特定范围内人群疾病、健康状态，以及影响疾病或健康状况的相关因素分布状况进行信息收集，从而客观反映这一时点该人群的疾病或健康状态，并分析某些因素与疾病或健康状况之间的关联。

二、横断面调查目的和用途

(一) 疾病分布研究

横断面研究可以查明当前某地区某种疾病的流行强度和该病在该地区的分布特点，以便分析患病率与哪些环境因素、人群特征以及防病措施的质量等有关，有何关系。这些资料对公共卫生管理人员评估某人群健康状况和卫生保健的需求有很大价值。

(二) 病因假设研究

横断面调查的结果可以提供某病的病因线索，供分析流行病学研究作参考；还可用于提供某些职业中疾病的患病或其他健康结局的信息。横断面调查适宜于对不会发生改变的暴露因素如血型、肤色、种族、性别等的研究；也适宜于对能发挥长期、慢性累积影响的暴露因素的研究，如高血压与冠心病的关系，糖尿病与动脉粥样硬化的关系等。对于这样一些因素，横断面调查可以提供真实的暴露与疾病联系的证据。

（三）早发现、早诊断和早治疗

横断面研究可用于早期发现患者，利用普查、筛检等手段，可以早期发现患者，利于早期治疗。例如高血压普查。

（四）评价疾病的防治效果

如果定期地在某一人群中进行横断面研究，收集有关暴露与疾病的资料，该研究结果类似于前瞻性研究结果。将现况研究的结果与同一地区几年以前或几年以后的同类调查结果进行比较，则可评价某些疾病的防治效果。

三、横断面研究局限性及应对方法

（一）局限性

横断面研究无法明确病因，是一个主要弱点。研究的患者是"现存"患者，而不是新发病例，如果病程短或很快致死的病例与病程长的病例特征有所不同，则横断面调查中观察到的联系不能代表实际的联系。另外，许多慢性病都有相对恶化和缓解期，现况研究可能把缓解期的病例错划为无病。总之，横断面调查对于病程短的病不能充分发现，对于急性非致死性或迅速致死的疾病都难以提供正确的分布情况，所以横断面调查主要用于慢性病的研究。在评价那些不会发生改变的暴露因素与疾病的联系时，横断面研究并不亚于分析性研究。有时也可利用血清学检验、生化实验等进行感染率、带菌状况或免疫水平等的调查，以及生理、解剖、生化等指标的调查。

由于横断面研究的资料是某特定时点同时得到的，因果并存，因此在病因分析时，只能提示暴露因素与疾病之间是否存在关系，不能得出因果关系的结论。但在资料收集完成之后，可根据样本特征状态或是否患病的状态进行比较，即来自同一群体的自然形成的同期对照，使结果具有可比性。同时，横断面研究提供的是患病率信息及某一时点某疾病或健康状态的比例，有助于临床医师估计患者患某种特定疾病的可能性，从而方便为其制订诊断策略，并合理分配医疗资源。

横断面研究中，所有资料的收集大致是在同一时间完成的，没有随访时间，具有快速、经济，避免产生失访等特点。一个设计良好的横断面研究可以准确描述疾病或健康状况在某一人群中的分布，并可探索多个因素与疾病或健康状态的关联性，是疾病病因探索过程中不可或缺的基础工作之一。

（二）应对方法

1. 明确研究目的

要明确调查目的是考核预防、治疗措施的效果，还是探索病因或危险因素；描述疾病的分布为社区诊断提供基线资料，为卫生保健工作决策提供参考，还是确定高危人群，等等。

2. 明确有关的背景资料

对研究的问题应该详细了解其现有的知识水平、国内外进展情况，才能阐明该研究的科学性、创新性和可行性，才能评估其社会效益和经济效益。可以通过自己经验的总结，向有关专家请教和查阅文献资料来掌握背景资料。

3. 确定研究人群和暴露测量的方法

一般可以通过抽样研究来获得研究的对象,以能将结果推及的目标人群为原则,采用最有效的研究设计。暴露必须有明确的定义和测量尺度,且应尽量采用定量或半定量尺度和客观的指标,可以用调查表、记录、实验室检查、体检和其他手段来测量暴露。

4. 合理应用调查表

调查表又称问卷,是流行病学调查的主要工具。调查表设计的好坏,对调查结果有着举足轻重的影响。调查表没有固定的格式,内容的繁简、提问和回答的方式应服从于调查的目的,并适应整理和分析资料的要求。现在普遍采用的格式是把拟收集的数据项目用恰当的措辞构成一系列的问题。调查表的主要内容分为两类。一类是一般性项目或叫识别项目,包括姓名、性别、年龄、出生年月、出生地、文化程度、民族、职业、工作单位、现住址等。另一部分即调查研究项目或称研究变量,这是调查研究的实质部分。调查表中的措辞要准确、简练、通俗易懂、易于回答,尽可能不用专业术语,避免引起被调查者的误解或不同理解。与本次调查有关的项目一项也不能缺,而与本次调查无关的项目一项也不应有。问题按逻辑顺序和心理反应排列,先易后难,先一般后隐私。不能遗漏可能的答案。尽量获取客观和定量的指标。调查表中提问的方式主要分“封闭式”和“开放式”两种。“封闭式”即在问题后列出若干互斥的备选答案,供被调查者选定其中的一个。答案的范围相当于测量的尺度。“开放式”指年龄、出生日期、吸烟支数等一些不能明确限定答案尺度的问题。有时也可将两种方式结合起来提问。一般说,一个完善的调查表并不是一次就可以拟就的。如有可能,最好做几次包括设计人员参加的预调查,须几经试用和修改方可完善。

5. 要严格对调查员的要求

调查员必须有一定的文化水平和实事求是的科学工作态度和高度的责任心。调查员的培训工作必须统一、准确,在调查实施以前做好准备工作。

6. 要确定合适的抽样方案

要研究某个地区某病现患率,该目标地区的总体人群即目标人群或叫抽样框架,按统计学原则从其中抽取部分人作为调查对象,即样本人群或研究人群,然后,可根据样本人群的结果推断目标人群的现患率。一般来说,抽样必须随机化,样本必须足够大,这两点是抽样调查的基本原则。目前在流行病学调查中使用的抽样方法有单纯随机抽样、系统抽样、分层抽样、整群抽样和多级抽样。在横断面调查中,后三种方法较常用。

第二节 横断面研究设计

横断面研究一般规模较大,调查对象较多,因此良好的研究设计是保证研究成功实施,得到预期结论的前提。横断面研究设计主要包括下列内容。

一、研究目的

横断面研究一般用于了解某疾病的患病率及其分布,并分析影响疾病或健康状态的因素,探索病因;或者通过系列横断面研究来评价疾病监测、预防接种等措施的效果。前者应用更为广泛,如 2019 年发表于《柳叶刀》(*The Lancet*)杂志上的一项关于中国哮喘患病率、危险因素和管理研究,主要目的是通过横断面调查了解中国哮喘发病率及其影响因素,后者主要是通过多次系列的横断面研究来达到调查目的。

二、研究类型

一般分为普查或抽样调查。由于抽样调查具有节省时间、人力和物力资源的优点,所以与普查相比,抽样调查更为常用,但抽样调查对研究设计和数据分析的要求更高。具体选择哪种研究类型应根据研究目的来确定。

三、研究对象

确定研究对象应根据研究目的对调查对象的人群分布特征、地域范围以及时间点等有一个明确的规定。例如:研究某一区域的儿童哮喘患病率及相关影响因素,研究对象可限定为该区域范围内年龄 14 岁以下的人群。

四、样本量计算和抽样方法

(一) 样本量

横断面研究中的普查方法不需要估算样本量(sample size),而抽样调查样本量的计算至关重要。样本量的大小决定了抽样调查研究结果推断总体的精准性。横断面研究常用的样本量估算方法有两种:估计总体率时的样本量估算和估计总体均数时的样本量估算。

1. 以率作为主要指标的样本量计算

横断面研究中估计总体率时的样本量估算需要考虑的参数包括预期现患率(p);预期未患病的比例 $q=(1-p)$;对调查结果精准度的要求,即容许误差(d);设定的显著性水平(α)。样本估算公式:

$$n=\frac{Z_\alpha^2 \times pq}{d^2} \qquad\qquad (公式 14-2-1)$$

我们可以以先前文献报道的患病率或预调研的患病率为依据,来计算本次横断面调查所需要的样本量。以 PASS 软件为例,我们具体讲解该如何计算横断面样本量。

例:既往文献显示上海 60 岁老年人高血压患病率为 51%,现上海某居委会想摸清本居委会老年人高血压流行状况,该居委会需要调查多少老年居民?

我们可以通过 PASS 软件进行如下样本量的估算:在 PASS 软件的主界面,在左侧项目栏依次选择"Proportions"-"One Proportion"，然后在右侧的栏目中选择"Confidence Intervals for One Proportion"的图标点击进入样本量计算界面开展指标设置。因为既往研究显示上海 60 岁以上社区老年人高血压症患病率 p（proportion）＝0.51，双侧的 α＝0.05，则 Confidence Level（$1-\alpha$）＝0.95，Confidence Interval Width（two-sided）＝0.05，按下图输入数值后，得出需要调查 60 岁以上老年居民 1574 人。详见图 14-2-1 和图 14-2-2。

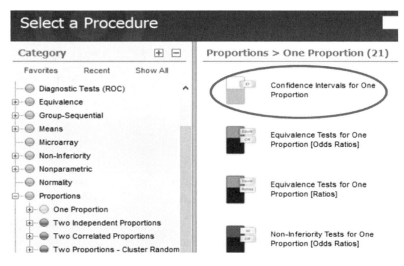

图 14-2-1　PASS 11 样本量估计页面

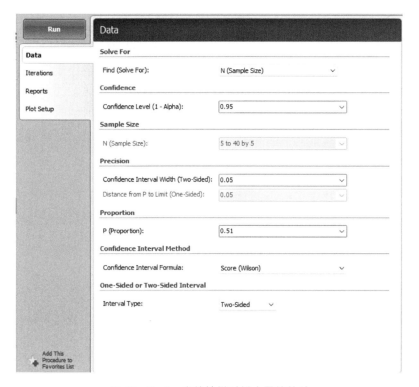

图 14-2-2　率的抽样时样本量的估计

2. 以均数作为主要指标的样本量计算

在估计整体均数时样本估算需要考虑的参数包括样本标准差(S);对调查结果精准度的要求,即容许误差(δ);要求显著性水平(α)。样本估算公式:

$$n = \left(\frac{t_a s}{\delta}\right)^2 \qquad\qquad (公式\ 14-2-2)$$

例:已知上海某区学生的身高的标准差为5.09 cm,现想进一步了解该地区中学生身高的均值,若容许误差≤0.5 cm,$\alpha=0.05$,试估计需要调查多少中学生呢?

在PASS软件的主界面,在左侧项目栏依次选择"Means"-"One Mean",然后在右侧的栏目中选择"Confidence Intervals for One Mean"的图标点击进入样本量计算界面开展指标设置。研究人群的容许误差0.5,标准差为5.09,Confidence Interval=$1-\alpha=0.95$。设置完成后,计算结果显示初始样本量至少为401人。详见图14-2-3和图14-2-4。

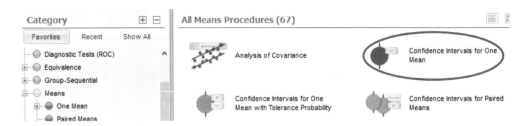

图 14-2-3 PASS 11 样本量估计页面

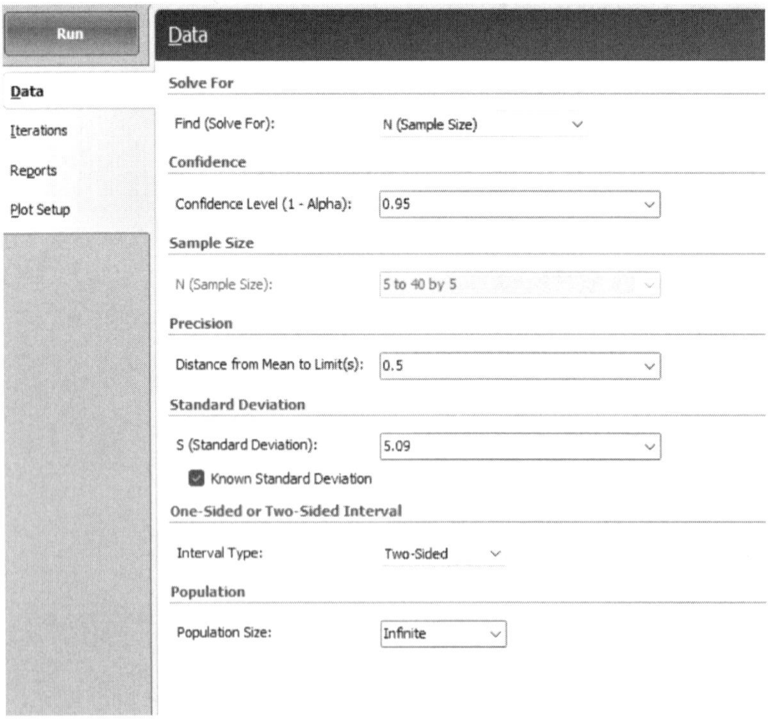

图 14-2-4 基于总体均数的样本量估计

（二）抽样方法

抽样可分为非随机抽样和随机抽样，一般临床研究使用的是随机抽样。临床研究中常见的随机抽样方法包括简单随机抽样、系统抽样、分层抽样、整群抽样、多阶段抽样、非概率抽样等方法。

1. 简单随机抽样

简单随机抽样（simple random sampling）又称单纯随机抽样或完全随机抽样，是最简单、最基本的抽样方法。从总体对象中利用抽签或其他随机方法（如随机数字）抽取 n 个对象，构成一个样本。它的重要原则是总体中每个对象被抽到的概率相等。如某一调查采用简单随机抽样的方法对某市应届毕业生收入状况进行研究，从该市共 10 000 名应届毕业生中随机抽取 1 000 人进行调查。在实际应用中，简单随机抽样由于总体数量大，编号、抽样麻烦以及抽到个体分散而导致数据收集困难等原因而较少应用。

2. 系统抽样

系统抽样（systematic sampling）又称机械抽样（mechanical sampling），是按照一定顺序，机械地每间隔若干单位抽取一个单位的抽样方法。如在一项基于社区的横断面调查中，为从 2 000 个家庭中抽取 500 户纳入研究，采用系统抽样的方法每间隔 4 户抽取 1 个家庭进行调查。系统抽样具有较好的代表性。但要注意，如果总体的各单位分布有周期性趋势，而抽取的间隔与周期一致或与其倍数一致，会使样本产生偏性。例如：某疾病的发病分布与季节相关，如果没有注意季节性，就会使结果产生偏倚。

3. 分层抽样

分层抽样（stratified sampling）是指先将总体按某种特征分为若干次级总体（层），然后再从每一层内进行单纯随机抽样，组成一个样本。例如：某一研究在符合纳入标准的 5 000 名患者中，根据城市经济水平分层，按比例抽取来自一线城市、二线城市和其他城市的患者共 1 000 名。由于分层抽样比单纯随机抽样所得到的结果精确度更高，组织管理更方便，而且它能保证总体中每一层都有个体被抽到。这样除了能估计总体的参数，还可以分别估计各个层内的情况，因此分层抽样技术常被采用。

4. 整群抽样

整群抽样（cluster sampling）是将总体分成若干群组，抽取其中部分群组作为观察单位组成样本。例如：某一调查为研究中学生肥胖的患病情况，在某一中学抽取多个班级作为研究对象。整群抽样分为单纯整群抽样（抽到的群组中的全部个体均作为调查对象）和二阶段抽样（抽到的群组中再次抽样，调查部分个体）。整群抽样由于抽样误差较大，通常在单纯随机抽样样本量的基础上再增加 1/2。

5. 多阶段抽样

多阶段抽样（multistage sampling）是指将抽样过程分阶段进行，每个阶段使用的抽样方法往往不同，即将上述抽样方法结合使用，其在大型流行病学调查中较为常用。实施过程通常为：先从总体中抽取范围较大的单元，称为一级抽样单位（如省、自治区、直辖市),再从每个抽得的一级单元中抽取范围较小的二级单元(县、乡、镇、街道)……以此类推,最后抽取其中范围更小的单元(如村、居委会)作为调查单位。多阶段抽样可以充分发挥各种抽样的优势,但需要在抽样前把握各级调查单位的人口资料及特点。

6. 非概率抽样方法

非概率抽样(non-probability sampling)通常用在罕见病患者、高危人群等(如艾滋病感染者)人群中。该抽样方法包括便利抽样、配额抽样、滚雪球抽样等方式。

五、资料收集和质量控制

横断面研究中,在确定样本量和抽样方法后,需要确定资料收集内容、收集方法及质控路径等。横断面研究收集内容一般包括个人基本情况、人际层面相关因素、社会环境相关因素等。临床资料收集一般通过常规资料(如常规登记和报告、病例记录等)、实验室测定数据(如血糖、血脂的测定),以及调查问卷获得的疾病及相关因素的资料。其中调查问卷是最常用的流行病学调查工具,在使用问卷调查时需要注意区分自制问卷和标准问卷。如果是自制问卷,需要先保证问卷的信度和效度良好;如果是标准问卷需注意是否汉化评估过,即中文版问卷的信效度是否被证明过。

六、伦理审查、知情同意及隐私保护

由于横断面研究的研究对象往往是社区居民、临床患者等人群,在研究开展之前还应充分考虑研究过程是否符合医学伦理原则,研究方案需要通过研究者所在机构伦理委员会的审核。

在开展调查之前,需要在充分告知的前提下得到研究对象自愿的知情同意。鉴于横断面研究仅仅是观察性的研究不牵涉干预,其治疗性收益比较有限,研究对象需要承担的风险也相应较低。当进行大规模的横断面调查时,若要逐一征求每一个调查对象的知情同意需要耗费大量的人力和时间,又往往是很难实现的。所以一般情况下,如果研究使用的是不涉及个人可识别的信息,在事先获得伦理委员会批准的前提下,可以酌情免除个人的知情同意。

横断面研究过程中难免会涉及研究对象的隐私信息,包括性别、既往病史、行为习惯等个人可识别的一般信息,更可能有药物成瘾、性行为、心理量表等更为私密的个人信息。因此,对研究对象个人隐私的保护是横断面研究中非常重要的伦理要求。实际工作中,首先应尽量避免收集非研究必需的隐私信息,若为了保证研究结果的科学性与可靠性,必须收集涉及隐私的个人信息,则必须在研究实施过程中做好这些信息的保密,同时在研究结果的报告与发表过程中做好隐私信息的脱敏,以此来保护被调查者的权益不受侵犯。

七、横断面研究的常见偏倚及其控制

横断面研究中,对各种偏倚可能的来源,做好预防与控制,是研究成功与否的重要环节。因此需要做到：① 制订合理的抽样方法，并严格遵照抽样方法的要求，确保抽样过程中随机化原则的切实实施，避免抽样带来的偏倚。② 研究设计阶段应考虑研究对象的依从性、健康状况、受检率等，避免无应答偏倚、回忆偏倚、幸存者偏倚等。③ 选择合适的测量工具和检测方法，包括调查表的编制、检测方法的规范等，避免测量偏倚。④ 组织调查员培训，标准化调查流程，避免调查偏倚；选择正确的统计分析方法，注意辨析混杂因素及其影响等。

第三节　案例实践——上海社区成人哮喘横断面研究

哮喘是世界范围内常见的慢性呼吸道疾病，影响着 $1\%\sim18\%$ 的世界人口。在过去 30 年里，快速的工业化以及环境和生活方式等变化可能导致了中国哮喘患者的增加。有研究表明，与高收入国家相比，中低收入国家已知风险因素的流行率较高，且哮喘管理较差。因此，气流受限的哮喘更为常见，会导致患者生活质量下降、未来病情加重风险增加，同时其对卫生保健资源的需求也会增加。本节将以在上海社区成人人群中开展的哮喘横断面研究的设计过程为例，供大家学习参考。

一、明确研究目的

本研究的目的是调查 2018 年哮喘在上海社区成人人群中的流行强度，即哮喘的患病情况及其相关因素。

二、确定研究对象、样本量及抽样方法

（一）研究对象

根据上述研究目的，可以知道本案例的研究对象来自上海社区中年龄≥18 岁的成年人。为了保证代表性，使得调查对象能代表上海整体的情况，需要对样本量进行计算并进行科学抽样。

（二）样本含量计算

根据患病率为主要指标的样本量计算方法，根据既往研究文献估计哮喘的总体预期患病率(p)假定为 2.8%，对调查结果精准度的要求，即容许误差，为 $0.1p$，设定的显著性水平(α)为 0.05，使用 PASS 软件计算可得本研究的最低样本量为 13 699 人。因为抽样方案较为复杂，需要增加样本含量，乘以研究的设计效应假设为 2，且考虑拒访率为 20%，则需要的样本量为 13 699×2/(1−0.2)＝34 248 人。详见图 14-3-1 所示。

（三）抽样方案

考虑到上海各区域的地理位置、经济水平以及来自 2010 年中国人口普查数据的性别和年龄分布，本案例进行多阶段分层随机抽样。如图 14-3-2 所示。

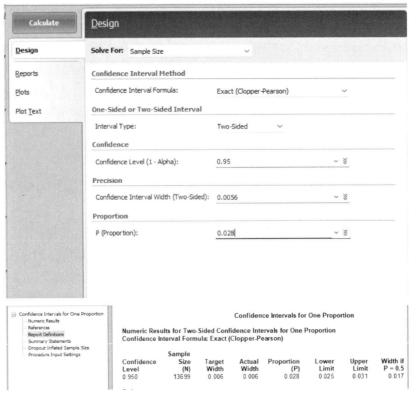

图 14-3-1 使用 PASS 软件计算样本量

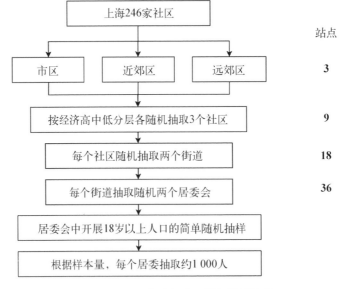

图 14-3-2 多阶段分层随机抽样流程

三、资料收集和质量控制

本研究使用问卷调查开展相关研究。调查表设计的好坏，对调查结果起着举足轻重的作用。根据本研究的调查目的，调查表的主要内容分为两部分。一部分是哮喘相关的评估，例如本案例中使用信效度被证明过的标准化的哮喘评估问卷（European Community Respiratory Health Survey，ECRHS），并明确规定了气流受限的哮喘定义，即支气管扩张剂使用第一秒用力呼气量（forced expiratory volume in first second，FEV_1）与用力肺活量（forced vital capacity，FVC）比值小于0.7的状态。另一部分主要包括哮喘可能的影响因素，如性别、年龄、居住地、学历、职业暴露史、吸烟史、家族呼吸道疾病史等。

为确保收集的数据准确，本案例的调查员需选拔具有一定的文化水平、高度责任心的人员。同时，调查员在调查前需接受统一培训，确保数据收集过程统一、准确。

四、数据的录入与分析

问卷收集之后，在对收集到的资料进行分析前，应对有关变量或信息进行细致的整理和设置，包括数据录入、数据转换、清理核查等工作。在实际工作中，为防止数据处理出现错误，可以借助专门的数据录入软件将问卷信息先录入电脑，然后再导入统计软件进行统计分析。

下面介绍一款非常实用的数据录入和数据管理软件——EpiData。

（一）EpiData 软件安装及使用简介

EpiData 是一个免费的数据录入和数据管理软件，是流行病学建立数据库非常实用的方法，应用于大样本复杂问卷资料的计算机数据的录入，简单易学，录入数据快捷方便，并可以通过控制字段来减少录入数据时的误差。开发者是丹麦欧登塞的一个非营利组织。EpiData 的工作原理源自 DOS 版本的 Epi Info 6，但是工作界面为 Windows 版。EpiData 的安装、运行不会依赖系统文件夹中的任何文件，也不会在你的系统文件夹中安装或替代任何 DLL 文件。程序设置等参数被保存在 EpiData. ini 的文件中，可以通过 setup. exe 在计算机中安装这个程序；也可以直接拷贝 EpiData. exe 文件到计算机中，同样可以运行。

现在的 EpiData 有中文版本的支持，学习更为容易。安装好后，点击桌面快捷，就会出现以下操作界面（见图 14-3-3 和图 14-3-4）。该操作界面非常友好，采用对话式窗口，流程式操作。

（二）数据库的建立

1. 建立调查表文件

首先，建立调查表文件，这是建立数据库、实现数据录入和管理的第一步。你可以点击菜单中的打开文件，

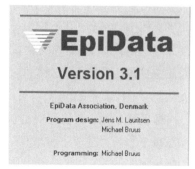

图 14-3-3　EpiData 3.1 版本

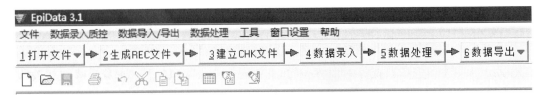

图 14-3-4 EpiData 3.1 版本操作界面

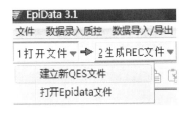

图 14-3-5 EpiData 3.1 建立
新 QES 文件

建立新 QES 文件,这时窗口中会自动显示一个空白的文档,你可以在这里键入你的调查表,实际上也就是数据录入表格的框架。编辑完成后,将此调查表文件保存,文件的扩展名统一为.QES(见图 14-3-5)。

下面,以案例中的部分问卷内容为例,整理编码并建立 EpiData 数据库。该案例部分问卷内容如图 14-3-6所示。

(1) 编号:
(2) 年龄(周岁):
(3) 性别:① 男　② 女
(4) 文化程度是:① 小学及以下　② 初中和高中　③ 大专及以上学历
(5) 居住地:① 城市　② 农村
(6) 吸烟史:① 从不吸烟　② 吸烟或曾经吸烟　③ 在家被动吸烟
(7) 职业接触烟雾暴露:① 很少　② 有时　③ 经常
(8) 家族呼吸道疾病史:① 有　② 无

图 14-3-6 部分问卷内容

2. 变量名的定义

变量名需要重新定义:用简明扼要的词赋予变量名,同一数据库不可出现相同的变量名,变量名最好不要超过 4 个中文字,不得以数字或符号开头。

3. 数据库的建立与保存

点击菜单中的打开文件,建立新 QES 文件,这时窗口中会自动显示一个空白的文档。在该文档中,可以先用文本输入调查问卷的名称(也可以不输入,直接键入变量名),然后按照问卷格式,依次键入变量名称,一般变量多是封闭式的选择题或者开放式的填空题,因此变量多为数值型和字符型,在此,仅简单介绍数值型变量和字符型变量建立数据库的方法。

数值型变量:数值型变量在建立数据库时,常用的符号是"＃＃＃"或"＃＃＃.＃＃＃",每个"＃"号代表一位数值,数值型变量允许录入数字、减号和小数点。在 QES 文件中和数据录入过程中,你可以用圆点(.)或逗号(,)来表示小数点。一个变量中只允许输入一个小数点,这意味着,你不能用逗号作为千位的分隔符(例如:1 000 000)。字符"＃"

的数目表示变量的长度,小数点占一位字符。一般变量最长允许 14 个字符。

字符型变量:常用的符号是"_____",下划线字符的数目表示变量的长度。字符型变量允许输入所有字符。变量最长允许 80 个字符。如果输入中文,一个中文字需占用两个字符。一般情况下,建议大家尽量减少数据库中的字符型变量,因为会增加数据录入的难度,影响录入速度。可以将字符型变量在问卷设计中或者变量重新赋值中改为数值型变量。当然,字符型变量还是有一定的用途的,比如研究中需要研究对象地址信息时,就可以将地址作为字符型变量,方便我们录入中文地址,以利于研究中对地址的记录和随访。但是,一般如果研究中类似于地址这样的信息无须刻意记录和分析,则建议大家建立数据库时不要将该变量纳入,避免将来数据录入的不方便。

具体操作方法:在打开的新 QES 文件下,在窗口空白的文档中输入变量名,根据每个变量的长度,来设置"♯"号的数目。

本例中,第一个变量为调查对象的编号,表示该数据的记录号,设置记录号的好处在于当数据录入后发现异常值时便于核对原始数据,建议大家在问卷中设置记录号,即给予每个数据一个独一无二的编码,和原始问卷中的编码一一对应。本研究中研究对象的编号为 5 位数,因此该变量的"♯"设置为 5 位数,即可以录入从 0~99 999 中的任意数值。第二个变量为年龄,由于调查对象年龄限制在 20 岁及以上,因此一般情况下,"♯"号设置为两位数就足够了,除非研究涉及特别长寿的老年人,当其年龄≥100 岁时需要将年龄字段设置为三位数。第三个变量是性别,性别变量是单项选择,只有男女两个选项,因此设置一个"♯"就足够了(因为男性赋值为 1,女性赋值为 2)。以此类推,其他变量都可以按照选项来设置,原则上如果是单项选择题,选项≤10 个,一个"♯"号设置就足够了。如果是数值型变量按照数值位次多少来定义"♯"号的多少。遇到多选题时可按照选项的多少将一个多选题拆分为多个单选题,用"1♯,2♯,3♯,……"分别来表示,将来数据录入时,可以用 1 或 0 代表选择或不选择此项。例如有一多选题共 5 个选项,有一张问卷该题选了第一和第二个选项,那么数据录入时,5 个变量依次录入为:1,1,0,0,0。另外,如果研究中的变量需要保留小数点,如体重需要保留一位小数,就可以设置为"♯♯♯.♯"。

数据库建立完成以后,建议大家保存。文件的扩展名统一为.QES,本例可保存文件名为"高血压知晓度",保存在电脑任意位置即可。详见图 14 - 3 - 7 所示。

4. 数据录入方法

保存好数据库文件以后,点击"生成 REC 文件"—"确定",此时电脑会指导大家在 QES 文件保存的同一路径下,生成一个文件名相同但后缀名为".REC"的新文件(图 14 - 3 - 8)。

一般情况下,点击数据录入,打开相应的 REC 文件,即可进入数据录入窗口。每录完一个数据保存一个,不会出现数据意外丢失的现象。EpiData 最简单的使用流程是:① 创建调查表文件(＊.qes);② 在调查表文件的基础上建立数据库(＊.rec);③ 在数据库(＊.rec)中录入数据。

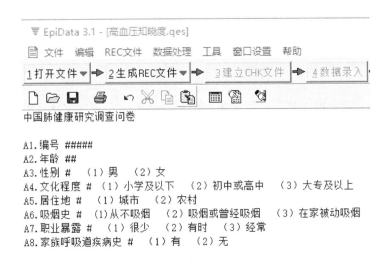

图 14 - 3 - 7　EpiData 问卷变量名输入

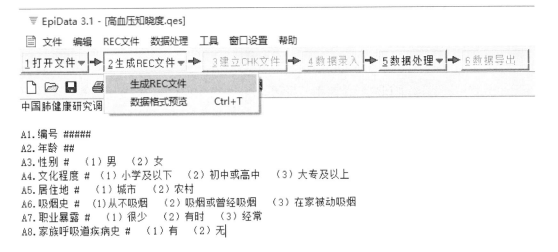

图 14 - 3 - 8　EpiData 问卷 REC 文件的生成与保存

　　通过上述简单的工作流程，可以将问卷录入数据库。但是，所有数据录入完毕后，可能需要花费一定的功夫去检查数据录入得是否合理、正确。下面介绍一下 EpiData 数据录入过程中一个很有用的功能，就是通过建立 CHK 文件对字段进行控制。如果在录入数据前设置了 CHK 文件，在数据的录入过程中，程序会自动根据你设置的条件，实时检查录入数据的合理性、正确性，这是保障数据录入质量的一个重要的措施。同时，通过 CHK 文件，还可以控制数据录入的逻辑跳转流程（例如，根据录入的数值，自动从一个变量跳转到另一个变量）。CHK 的文件名必须与数据库的文件名相同，唯一不同的就是扩展名，前者为 *.chk，后者为 *.rec。通常，在创建完数据库（*.rec）后再创建 CHK 文件。如上例中，可以在建立好 REC 文件以后，录入数据之前建立 CHK 文件，具体操作方法是，点击菜单中"建立 CHK 文件"，选择高血压知晓度.rec 文件，打开，进入 CHK 设置界面。对于该界面而言，类似于数据录入界面，唯一的不同是多了一个 CHK 的小对话框，在这个对话框中可以设置录入数据字段的范围，也可以控制数据录入的流程。

检查录入数据：如性别变量，在数据录入中希望只能录入男或者女，对应的赋值就是 1 或者 2，所以可以先将光标点中变量性别，然后在 CHK 对话框中的 Range、Legal 对应的小方框内进行设置。Range 是键入允许录入的最小值和最大值，并用连字符"-"连接。例如，键入"1—2"，表示当前性别变量只允许录入介于 1—2 之间的连续性数值。Legal 表示允许值，对于性别变量而言，也可以用 1,2 表示数据录入的允许值，如果数据录入超越了设置的范围，系统会提示错误而暂停录入直到改正为止，避免错误录入。这里要注意的是以上两种方法前一种适用于连续性变量允许录入范围的设置，后一种可用于不连续变量允许录入值的设置。当既有范围又有允许值存在的时候，请大家注意应该将范围放在前面，允许值放在后面，中间用逗号分隔。例如，键入"1—4,8"表示允许录入的数值包括介于 1—4 之间的连续性数值和 8。如果改为键入"8,1—4"，程序会提示错误而无法实现。详见图 14-3-9 所示。

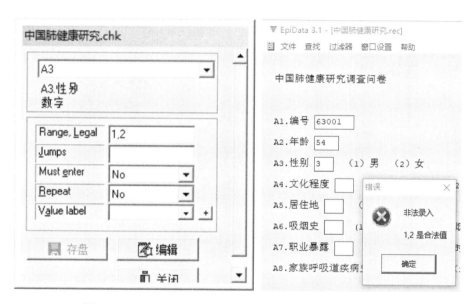

图 14-3-9　CHK 文件变量允许值的设置及检查功能的实现

控制数据录入的逻辑跳转流程：CHK 对话框中的跳转（Jumps）功能可以帮助我们控制数据录入的流程。如果当前变量设置了跳转功能，则表示在输入某个指定的数值后，程序会自动跳到某个对应的变量上。设置跳转功能时，请依次键入跳转值、大于号">"、跳转的目标变量名。跳转语句间用逗号分隔。例如"2>A9"，设置完成后，数据录入时在该字段若输入 2，就会直接跳转到变量 A9；输入 1 或其他数值时则不跳转。

所有字段设置完毕后存盘退出，就可以进入数据录入流程了。

5. 数据库导出

横断面研究获得数据并录入数据库后，可通过 EpiData 软件的数据导出功能将数据

库导出为需要的数据库格式。此处以 SPS（SPSS 文件）作为目标格式为例，点击导出为
SPS 文件（SPSS 文件）按钮后，选择已经录入完成的 REC 文件并打开，然后选择数据库导
出的目标路径，以及需要导出的记录和字段，然后点击确定。EpiData 会跳出信息告知有
多少条记录被导出至哪个文件，点击确定后，在目标文件夹可以找到刚才导出的 SPS 数
据库文件以及以 TXT 格式存档的问卷数据库（见图 14-3-10）。

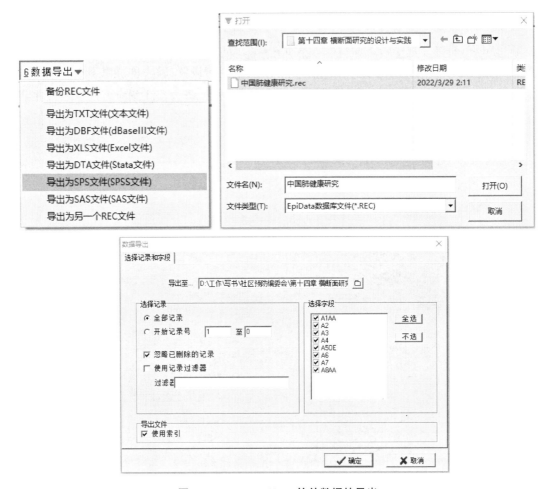

图 14-3-10　EpiData 软件数据的导出

(三) 数据处理与分析

处理数据时应先仔细检查这些原始数据的完整性和准确性，将其与原始资料进行检
查核对；然后根据研究计划或研究需要对原始数据进行分组、制订整理表和统计表。对于
连续性数据，先了解数据的分布类型。对于非正态分布数据，将数据转换成正态或近似正
态分布；如果数据仍然呈非正态分布，可以考虑将数据转化为分类变量或使用非参数统计
分析方法。通过合适的卫生统计学方法，研究分析疾病或健康状况的分布和规律。

横断面研究中常见的分析内容包括描述性分析、方差分析、卡方检验及回归分析等。

本案例中首先对计数和计量资料进行了描述性分析,并通过方差分析对计量资料进行了对比,通过卡方检验对计数资料进行了组间对比,最后通过回归分析探索了中国成人哮喘相关危险因素。具体过程此处不再一一列出。总而言之,所有研究的统计分析方法需与研究目的相符。

(四) 偏倚及其控制

本案例中,研究者对各种可能的偏倚做了尽可能充分的预估与控制。例如:为减小抽样带来的偏倚,本案例采用了多阶段分层抽样,并且在抽样过程中始终遵循随机化原则。同时,为减小测量偏倚,本案例中采用了经过充分验证的标准化量表及国际认可的疾病定义规范。此外,本案例的调查员经过标准统一的培训,从一定程度上减小了观察者偏倚。最后在统计分析阶段,也充分考虑了各种混杂因素的影响,在分析过程中进行了分层分析或通过多因素分析对混杂因素进行控制等。

(沈 恬 项 密)

参考文献

[1] Bateman E D, Hurd S S, Barnes P J, et al. Global strategy for asthma management and prevention: GINA executive summary[J]. Eur Respir J, 2008, 31(1): 143 - 78.

[2] Huang K, Yang T, Xu J, et al. Prevalence, risk factors, and management of asthma in China: a national cross-sectional study[J]. Lancet, 2019, 394(10196): 407 - 418.

[3] 施榕. 预防医学[M]. 3 版. 北京: 高等教育出版社, 2016: 429 - 438.

[4] 詹思延. 流行病学[M]. 8 版. 北京: 人民卫生出版社, 2017: 40 - 51.

[5] Tsamlag L, Wang H, Shen Q, et al. Applying the information-motivation-behavioral model to explore the influencing factors of self-management behavior among osteoporosis patients[J]. BMC Public Health, 2020, 20(1): 198.

[6] 王丽, 张新庆, 邱仁宗. 我国流行病学研究中若干伦理问题探讨[J]. 中国医学伦理学, 2011, 24(3): 344 - 346.

第十五章
诊断试验设计与实践

第一节　诊断试验相关概念

　　疾病筛查属于一级预防和二级预防,要求检测方法快速、经济、便捷、安全。在疾病自然发展的过程中,通常会经历四个时期,分别为易感期、临床前期、临床期以及康复期。一般在临床前期,可通过快速的试验和其他检测措施在健康的人群中去主动发现那些未被识别的患者或者有缺陷的人,该方法通常被称为筛检试验。筛检只是一个初步检查,该方法并不是对疾病的诊断,因此对筛检试验阳性者必须进行进一步的临床检查,对于确诊患者将采取必要的治疗措施,该方法通常被称为诊断试验。医学科学的发展日新月异,临床上出现了多种新型诊断试验方法。为不断提高诊断水平,对于新的诊断试验应当进行科学的评价,以确定其是否能够替代现行的诊断方法,以便其在临床上应用推广。

一、诊断试验的定义与特征

　　诊断试验(diagnostic test)是基于物理、生物化学、血清免疫学等方法,应用各种实验、医疗仪器等手段对患者进行检查,对疾病作出诊断的试验,即应用一定的诊断方法把前来就诊的人区分为患某病的患者和非患者。诊断试验不仅用于疾病诊断,也可用于疾病的筛检以及治疗和随访的检测等方面。一种好的诊断方法要求真实、可靠、快速、安全、无损伤、费用低。疾病诊断是临床研究工作中的重要内容,掌握科学的、有效的诊断试验方法才能真正地服务于临床实践工作。诊断试验的评价也是临床流行病学中的重要组成部分。

　　诊断试验通常在临床上用于区分患者和非患者,具体特征如表 15 - 1 - 1 所示。

表 15-1-1 诊断试验的特征

项 目	诊 断 试 验
目的	区分患者和非患者
研究对象	就诊患者或筛检阳性者
原则要求	真实可靠、准确权威
费用	较高
后续处理	阳性者需要严密观察和治疗

二、诊断试验的原则

一种新的诊断试验方法在广泛应用于临床之前,一定需要经过科学严谨的评价,需要根据一定的标准和原则进行客观分析,以衡量其结果是否真实可靠。高质量的诊断性试验评价应包含以下内容:是否与金标准进行同步盲法比较;研究对象的来源以及代表性如何;是否有足够样本量;诊断试验的重复性情况如何;诊断试验评价指标是否合理;诊断性临界值是否科学可靠;对联合试验评价是否合理。综上所述,遵循以上评价原则,能够对诊断试验进行科学、客观、有效的评价,从而帮助临床医师在临床工作中正确合理地选用各种诊断方法,科学地解释诊断结果,提高其诊断水平。

第二节 诊断试验的设计

开展诊断试验的研究,需要遵循科研设计的一般原则,明确诊断的金标准、研究对象选择、样本含量计算、盲法比较等。

一、金标准

金标准(gold standard)是指当前国内外医学界公认最好的、准确性相对好的、可靠的诊断方法,是能够肯定或排除某种疾病最可靠的诊断方法。临床常用的金标准有病理学诊断(肺癌、腺癌等)、通过外科手术发现(胆石症)、特殊的影像学诊断(骨折、主动脉夹层等),对于部分诊断困难的疾病可以采取综合诊断方法或长期随访观察。金标准的作用在于准确区分患者与非患者。需要注意的是,金标准的选取要结合临床实际,并具有可行性和时效性,且能正确地区分病例组和试验组。因此,要正确地评价一个诊断试验方法,金标准的选取十分重要。

二、研究对象

诊断试验的研究对象通常来自临床,所有纳入研究的对象需要具有代表性。研究对象一般分为两组,即病例组与对照组,病例组是用金标准确诊"有病"的病例,应包含典型和不典型病例,早、中、晚期病例,轻、中、重病例、有和无并发症的病例;对照组是用金标准证实的没有目标疾病的其他病例,特别是容易与该病混淆的病例。

三、样本量计算

诊断试验要求有一定数量的观察对象,即样本量。其估算完全可以参照统计学要求计算或按照相应公式计算。

诊断试验样本量大小与研究目的及相关指标的确定有关,包括灵敏度估计值、特异度估计值、检验水平 α、待诊断疾病的预期患病率、检验效能 $1-\alpha$、受试者工作特征(receiver operator characteristic,ROC)曲线下面积等,样本量计算可使用专用的软件,如 PASS 等(见图 15-2-1)。

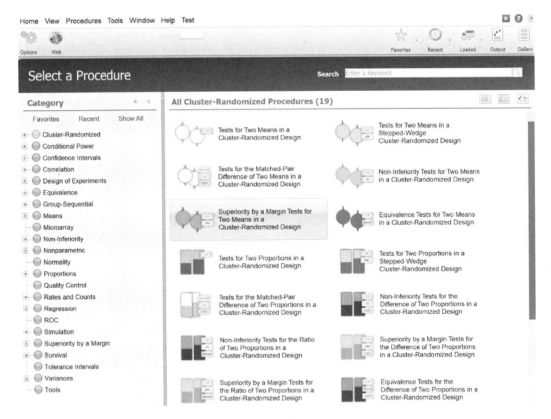

图 15-2-1　PASS15 软件计算样本量界面

(一) 基于灵敏度和特异度的诊断试验样本量估计

例如:糖尿病患者并发糖尿病肾病的患病率约为 50%,某医学院研究者根据 2 型糖尿病患者群体的临床特征和检验指标开发了一个糖尿病肾病的诊断模型,预期的灵敏度约为 0.85,特异度约为 0.8,现要开展一项针对该诊断试验的诊断真实性评估,设定 $\alpha=$

$0.05, \beta = 0.1$,需要多少样本量来开展研究?

　　解析：研究目的是评价一个诊断模型在临床上应用的真实性,糖尿病并发肾脏疾病的金标准通常为 24 小时尿微量白蛋白检查,但其对检测时间、地点要求较高。该研究设计是单个样本的设计,即用一个临床诊断模型与金标准比较,评估其真实性。可以用 PASS15 软件进行样本量的估算。

　　在 PASS15 软件的主界面,在左侧项目栏依次选择"Proportions"-"Sensitivity and Specificity",然后在右侧的栏目中点击选择"Test for One-Sample Sensitivity and Specificity"的图标,进入样本量计算界面进行指标设置,如图 15-2-2。

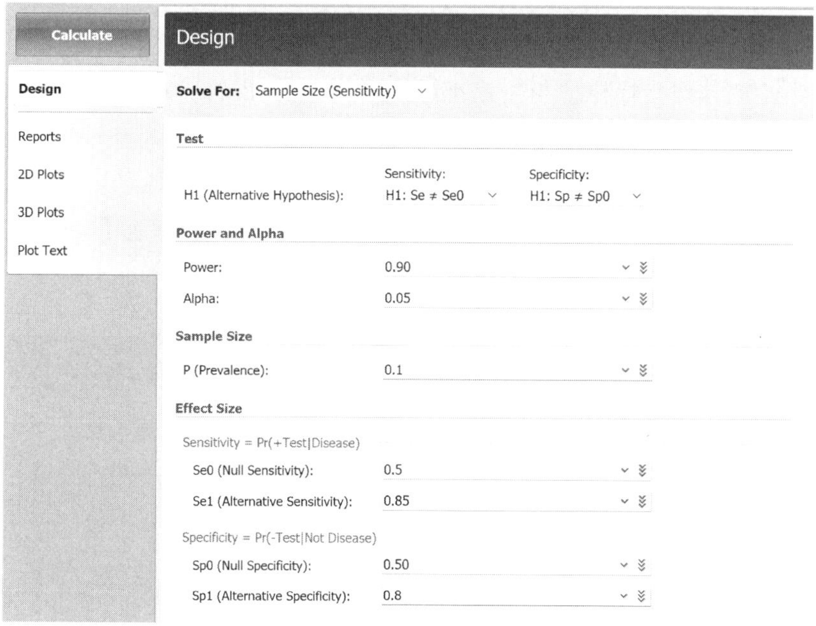

图 15-2-2　基于单个样本灵敏度和特异度的诊断试验样本量估计

　　研究的"Power"为 $1 - \beta = 1 - 0.1 = 0.9$,$\alpha = 0.05$,$p$(患病率,prevalence)为 0.5;Se0 为灵敏度的无效假设界值,一般可定在 0.5,也可以根据临床诊断中目前的诊断方法进展情况进行调整,设定在 0.5 以上;Se1 是接受评价的诊断方法的预期灵敏度,在本例中为 0.85。Sp0 和 Sp1 分别为特异度的无效假设界值及被评价的诊断方法的预期特异度,设置方法可参见本例的灵敏度,设定为 0.5 和 0.8。设置完成后,点击左上角"Calculate",结果显示初始样本量至少为 34 人,包括 17 名患者和 17 名非患者开展诊断试验研究,若考虑 20% 的脱落率,计算样本量为 $34/(1-20\%) = 42$ 人,建议本次研究至少纳入 42 名研究对象,按照 50% 的患病率,包括患者 21 人,对照 21 人。

　　(二) 基于 ROC 曲线下面积的诊断试验样本量估计

　　过往的文献研究结果显示,2 型糖尿病患者并发非酒精性脂肪肝的风险较高,需要在该人群中积极开展早期诊断以利于疾病治疗和预后。某研究团队将 2 型糖尿病合并非酒精性脂肪肝患者的临床资料及生化检验指标进行组合,开发了 2 个不同的诊断模型。第一个诊断模型主要基于体格指标,包括 BMI 和腰围,其预期诊断非酒精性脂肪肝的 ROC 曲线下面积为 85%;第二个诊断模型主要基于血脂生化指标,包括总胆固醇(TC)、三酰甘油(TG)、低密度脂蛋白胆固醇(LDL-C)、高密度脂蛋白胆固醇(HDL-C),其预期诊断非酒精性脂肪的 ROC 曲线下面积为 90%,设定 $\alpha=0.05,\beta=0.1$,在病例组和对照组人数相同的情况下,需要多少样本量开展研究以区分两者 ROC 曲线下面积的统计学差异?

解析:在 2 型糖尿病患者中诊断非酒精性脂肪的金标准通常为肝脏 B 超,但较多患者随访肝脏 B 超的次数并不多,为了诊断 2 型糖尿病患者早期并发非酒精性脂肪肝,开发了 2 个诊断模型(体格指标模型与生化指标模型)和金标准进行比较,并评估其真实性。研究目的是比较 2 个不同的诊断模型在临床上应用的差异比较,属于 2 个独立样本的研究设计,可以用 PASS 15 软件进行样本量的估算。

在 PASS 15 软件的主界面,在左侧项目栏中选择"ROC"后,在右侧选择"Test for Two ROC Curves",然后进入样本量计算界面设置指标,如图 15-2-3 所示。

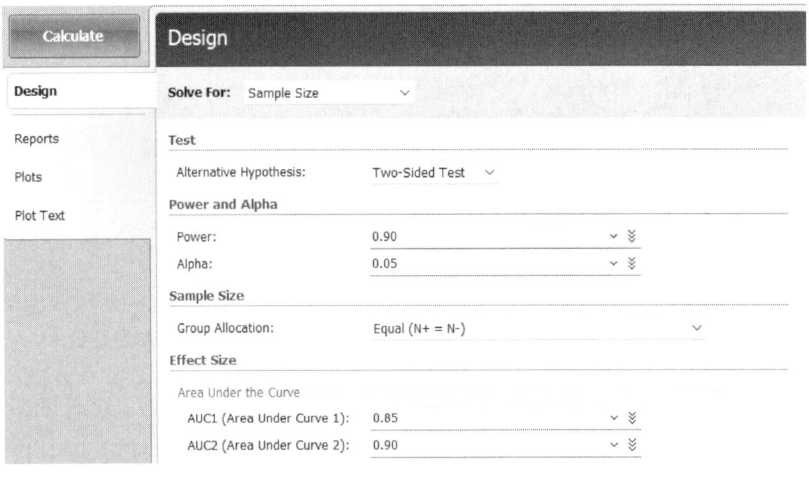

图 15-2-3 基于两独立样本 ROC 曲线下面积的诊断试验样本量估计

研究的"Power"为 $1-\beta=1-0.1=0.9,\alpha=0.05$,"Group Allocation"为病例组和对照组的样本配额,本例中设定两组样本量相同 Equal(N+=N−)。"ACU1"是第一个诊断模型的预期 ROC 曲线下面积,为 0.85,"AUC2"是第一个诊断模型的预期的 ROC 曲线下面积,为 0.9。设置完成后,点击左上角"Calculate",将显示结果为初始样本量至少需 972 人,包括 486 名患者和 486 名非患者开展诊断试验研究,若考虑 20% 的脱落率,计算样本量为 972/(1−20%)≈1 214 人,建议本次研究至少纳入 1 214 名研究对象,包括患者 607 人,对照 607 人。

四、盲法评定与比较

诊断试验通常需在盲法条件下收集和分析资料,即研究者在未知患者和非患者分组的情况下,使用待测诊断方法进行诊断,并比较待测诊断方法所得结果和金标准诊断结果的检测差异,避免因事先得知患者和非患者的分组,由于主观因素对诊断试验判定结果的真实性造成影响,防止出现夸大的诊断试验效果。

第三节 案例实践——糖尿病患者脑卒中 诊断试验的评价

诊断试验的评价方法包括真实性、可靠性及预测值等。相较于金标准,诊断试验结果可分为真阳性(true positive,TP;"金标准"和诊断试验同时判断为患者)、真阴性(true negative,TN;"金标准"和诊断试验同时判定为非患者)、假阴性(false negative,FN;"金标准"判定为患者,诊断试验误判为非患者)以及假阳性(false positive,FP;"金标准"判定为非患者,诊断试验误判为患者)。具体如表 15-3-1 所示。

表 15-3-1 诊断试验评价的资料整理表

诊断试验	金 标 准		合 计
	病例组	对照组	
阳性(T+)	TP	FP	TP+FP
阴性(T-)	FN	TN	FN+TN
合计	TP+FN	FP+TN	TP+FP+FN+TN

TP: 真阳性;FP: 假阳性;TN: 真阴性;FN: 假阴性

一、诊断试验案例介绍

《中国 2 型糖尿病防治指南(2020 年版)》数据显示,我国成人糖尿病患病率上升至 11.2%。在我国 40 岁以上人群中,脑卒中患者约为 1 780 万,脑卒中新发患者约为 340 万,脑卒中相关的死亡患者达 230 万。2020 年 8 月,《内分泌学前沿》(*Frontiers in Endocrinology*)杂志上发表了一篇题名为《基于 2 型糖尿病脑卒中危险因素研究的临床预测模型的建立》(*Establishment of clinical prediction model based on the study of risk factors ofstroke in patients with type 2 diabetes mellitus*)的研究论文。该项研究通过体格及血液生化指标为 2 型糖尿病患者并发脑卒中开发了一套诊断预测模型。中国 2 型糖尿病患者数众多,且大血管病变是其致死率较高的并发症。传统的脑卒中借助动态 CT/

MRI 影像学的方式进行诊断,虽然准确率较高,但患者需要前往专业医疗机构进行检测。该研究借助机器学习方法,以 2 型糖尿病患者的体格指标与血液检查指标等作为预测因素,设计了一种动态列线图(nomogram)的评分方法,用于诊断其脑卒中发病的概率,评价该试验的真实性,结果显示,该方法的灵敏度为 93.95%,特异度为 75.59%。

二、基于案例的评价方法

某研究团队对 LDL/HDL 比值在 2 型糖尿病患者中诊断合并脑卒中的价值进行了评价,经过对 CT/MRI 确诊的 382 例 2 型糖尿病合并脑卒中患者和 48 例非脑卒中的 2 型糖尿病患者(对照)进行 LDL/HDL 比值检测分析。在 430 例脑卒中患者中,LDL/HDL 比值阳性 314 人,阴性 68 人;48 例非脑卒中患者中,阳性 15 例,阴性 33 例。具体数据如表 15 - 3 - 2 所示。

表 15 - 3 - 2　　LDL/HDL 比值诊断 2 型糖尿病合并脑卒中评价

诊断试验 (LDL/HDL)	金 标 准		合 计
	脑卒中	非脑卒中	
阳性	314(TP)	15(FP)	329(TP+FP)R_1
阴性	68(FN)	33(TN)	101(FN+TN)R_2
合计	382(TP+FN)C_1	48(FP+TN)C_2	430(TP+FP+FN+TN)N

(一) 真实性评价

真实性(validity)是指诊断试验与金标准比较,诊断结果的符合程度,又称效度(validity)或准确性(accuracy)。真实性评价的主要指标包括灵敏度、特异度、假阴性率、假阳性率、约登指数和似然比。

1. 灵敏度

灵敏度(sensitivity)是指在被金标准识别的患者中,诊断试验能识别患者的能力,也叫作真阳性率。以表 15 - 3 - 2 为例,灵敏度计算公式和结果为:

$$灵敏度 = \frac{TP}{TP + FN} \times 100\% = \frac{314}{314 + 68} \times 100\% = 82.2\%$$

2. 特异度

特异度(specificity)是指在金标准确定的非患者中,诊断试验能正确识别非患者的能力,也叫作真阴性率。以表 15 - 3 - 2 为例,特异度计算公式和结果为:

$$特异度 = \frac{TN}{FP + TN} \times 100\% = \frac{33}{15 + 33} \times 100\% = 68.75\%$$

3. 假阴性率

假阴性率(false negative rate)即漏诊率,是指金标准确定的患者中被诊断试验判断为阴性的百分比。以表 15 - 3 - 2 为例,假阴性率计算公式和结果为:

$$假阴性率 = \frac{FN}{TP + FN} \times 100\% = \frac{68}{314 + 68} \times 100\% = 17.8\%$$

4. 假阳性率

假阳性率(false positive rate)即误诊率,是指金标准确定的非患者中被诊断试验判断为阳性的百分比。以表 15 - 3 - 2 为例,假阳性率计算公式和结果为:

$$假阳性率 = \frac{FP}{FP + TN} \times 100\% = \frac{15}{15 + 33} \times 100\% = 31.25\%$$

5. 约登指数

约登指数(Youden's index)反映诊断试验识别患者和非患者的综合能力,可以将灵敏度和特异度之和再减去 1,又叫正确指数。约登指数越高,试验真实性也越高。以表 15 - 3 - 2 为例,约登指数计算公式和结果为:

$$Youden's\ index = 灵敏度 + 特异度 - 1 = 1 - (假阴性率 + 假阳性率) = 50.95\%$$

6. 似然比

似然比(likelihood ratio, LR)用于综合反映灵敏度和特异度的高低,包括阳性似然比和阴性似然比。

(1) 阳性似然比($+LR$):为真阳性率(灵敏度)与假阳性率(1-特异度)之比,反映诊断试验是阳性结果时,受试者中患者与非患者的比值。如果 $+LR$ 为 1,阳性结果中患者和非患者各占一半,意味该诊断试验用以区分患者毫无意义;只有当 $+LR$ 大于 1,诊断试验为阳性结果的受试者中是患者的概率越高,其诊断价值也越高。以表 15 - 3 - 2 为例,$+LR$ 计算公式和结果为:

$$+LR = \frac{TP}{TP + FN} \div \frac{FP}{FP + TN} = \frac{灵敏度}{1 - 特异度} = \frac{0.82}{1 - 0.69} = 2.65$$

(2) 阴性似然比($-LR$):是诊断试验的假阴性率(1-灵敏度)与真阴性率(特异度)之比,反映诊断试验是阴性结果时,受试者中患者与非患者的比值。如果 $-LR$ 为 1,阴性结果中患者和非患者各占一半,意味该诊断试验用以区分非患者毫无意义;只有当 $-LR$ 小于 1,诊断试验为阴性结果的受试者中是非患者的概率越高,其诊断价值也越高。以表 15 - 3 - 2 为例,$-LR$ 计算公式和结果为:

$$-LR = \frac{FN}{TP + FN} \div \frac{TN}{FP + TN} = \frac{1 - 灵敏度}{特异度} = \frac{1 - 0.82}{0.69} = 0.26$$

7. 诊断比值比

诊断比值比(diagnostic odds ratio,DOR)是评价诊断试验效能的综合指标,是病例组阳性比值与对照组阴性比值的比。

$$DOR = \frac{+LR}{-LR} = \frac{阳性似然比}{阴性似然比} = \frac{2.65}{0.26} = 10.2$$

(二) 可靠性评价

可靠性(reliability)也称信度、精确度(precision)或可重复性(repeatability),指在相同条件下用某测量工具,重复测量同一受试者时,所获得结果的稳定程度。可靠性评价指标包括标准差(standard deviation)和变异系数(coefficient variance,CV)、符合率(agreement/consistency rate)与 Kappa 值。

1. 标准差或变异系数

标准差或变异系数越大,可靠性越差,精密度越差;标准差或变异系数越小,则可靠性越好,精密度越好。变异系数为标准差与算术均数之比,其公式为:变异系数=(标准差/算术均数)×100%。

2. 符合率或 Kappa 值

该评价指标适用于诊断试验的观察变量为分类变量时(二分类或多分类)。

(1) 符合率:是诊断(筛检)试验判定的结果与标准诊断的结果相同的数占总受检人数的比例,表示诊断试验与金标准的一致性,又叫作一致率。以表 15-3-2 为例,符合率(一致率)计算公式和结果为:

$$符合率 = \frac{TP+TN}{TP+FP+TN+FN} \times 100\%$$
$$= \frac{314+33}{314+15+68+33} \times 100\%$$
$$= 80.70\%$$

(2) Kappa 值:简称为 κ 值,用于一致性检验,也可以用于衡量分类精度。通常用于两种诊断方法或同一种诊断方法两次诊断结果的一致性比较。计算公式为:Kappa 值=实际一致性/非机遇一致性。以表 15-3-2 为例,Kappa 值的计算公式和结果为:

$$Kappa = \frac{N(TP+TN)-(R_1C_1+R_2C_2)}{N^2-(R_1C_1+R_2C_2)} \times 100\%$$
$$= \frac{430(314+33)-(329\times382+101\times48)}{430^2-(329\times382+101\times48)} \times 100$$
$$= 34.36\%$$

Kappa 值范围应介于 $-1\sim1$,Kappa 值越大,符合率越高,结果可靠性越好。一般认为 Kappa 值处在 0.4~0.74 为中、高度一致,>0.75 为一致性极好,本例 Kappa 值为

34.36%,可认为一致性一般。

（三）预测值评价

预测值（predictive value）是反映应用诊断（筛检）结果来估计受检者患病和不患病可能性的大小的指标。诊断试验结果分为阳性和阴性,相对应就有阳性预测值和阴性预测值。

1. 阳性预测值

阳性预测值（positive predictive value）指诊断（筛检）试验阳性结果中真正患病（真阳性）的比例,以表 15-3-2 为例,阳性预测值计算公式和结果为:

$$阳性预测值 = \frac{TP}{TP + FP} \times 100\% = \frac{314}{314 + 15} \times 100\% = 95.44\%$$

2. 阴性预测值

阴性预测值（negative predictive value）是指诊断（筛检）试验阴性者不患目标疾病的可能性,属于真正是非患者的概率,以表 15-3-2 为例,阴性预测值计算公式和结果为:

$$阴性预测值 = \frac{TN}{FN + TN} \times 100\% = \frac{33}{68 + 33} \times 100\% = 32.67\%$$

当灵敏度和特异度不发生变化时,那么患病率越高时阳性预测值就越大,患病率越低时则阴性预测值越大。预测值与灵敏度、特异度相关,灵敏度高,漏诊少,被诊断为阴性的研究对象是非患者的可能性较大,阴性预测值会较高。当特异度高时,误诊少,被诊断为阳性的研究对象是患者的可能性较大,阳性预测值就会较高。

综合预测值与受检人群目标疾病患病率的关系,根据 Bayes 定理,可用于以下公式计算。以表 15-3-2 为例,按照 430 名检测 LDL/HDL 比值的人群,金标准诊断中有 382 名为患者,计算患病率约为 88.84%。根据灵敏度为 82.2%,特异度为 68.75%,也可以用以下公式分别计算阳性预测值和阴性预测值,其结果与上述计算的阳性预测值、阴性预测值一致,具体计算方法如下所示:

$$
\begin{aligned}
阳性预测值 &= \frac{患病率 \times 灵敏度}{患病率 \times 灵敏度 + (1 - 患病率) \times (1 - 特异度)} \times 100\% \\
&= \frac{88.84\% \times 0.822}{88.84\% \times 0.822 + (1 - 88.84\%) \times (1 - 0.6875)} \times 100\% \\
&= 95.44\%
\end{aligned}
$$

$$
\begin{aligned}
阴性预测值 &= \frac{(1 - 患病率) \times 特异度}{(1 - 患病率) \times 特异度 + 患病率 \times (1 - 灵敏度)} \times 100\% \\
&= \frac{(1 - 88.84\%) \times 0.6875}{(1 - 88.84\%) \times 0.6875 + 88.84\% \times (1 - 0.822)} \times 100\% \\
&= 32.67\%
\end{aligned}
$$

三、诊断试验的阳性截断值与 ROC 曲线

(一) 阳性截断值

多数诊断试验是通过诊断指标的大小区分患者和非患者,理想的诊断试验是灵敏度、特异度均应接近 100%。但在实际工作中很难达到,往往表现为灵敏度越高,特异度越低;反之亦然。而两者高低的转换与确定诊断(筛检)试验阳性结果的截断值(cut off value)或临界点的选择密切相关。

在临床实践中,患者和非患者的诊断指标分布大多出现部分重叠,如在肥胖高危人群中用 HbA1c 诊断 2 型糖尿病,极有可能出现部分肥胖患者 HbA1c 水平并不一定很高,而非患者也有可能出现 HbA1c 增高的现象。选择不同的 HbA1c 阳性截断值,诊断试验的灵敏度和特异度也会随之不同。如果将 HbA1c 阳性截断值定在较低水平,则能尽可能在肥胖患者中发现更多的 2 型糖尿病患者,那么该试验的灵敏度会较高,同时也会使很多非患者被误诊,特异度就会较低。若将 HbA1c 的阳性截断值定在较高水平,则能将非 2 型糖尿病患者排除掉,那么试验的特异度会较高,同时也会出现较高的漏诊患者,其灵敏度就会较低。因此,如何确定较为合理的阳性截断值,需要从多方面进行考虑:① 若被诊断的疾病预后很差,但治疗方法可靠且漏诊会带来严重后果,可考虑降低阳性截断值,提高灵敏度来尽可能发现更多的患者。② 若被诊断的疾病预后不太严重,但是治疗方法并不理想且误诊会带来严重的心理、生理压力,可考虑提高阳性截断值,提高特异度来尽可能排除更多的非患者。③ 若灵敏度和特异度同等重要,尽可能将漏诊和误诊的总数控制在最小,此时应该将阳性分界点定在患者和非患者诊断指标连续分布的重合点为佳。

(二) ROC 曲线

ROC 曲线是用真阳性率和假阳性率作图得出的曲线,可反映灵敏度和特异度的关系。

1. ROC 曲线的制作方法

以假阳性率(1－特异度)为横坐标,灵敏度为纵坐标作图。对于同一个诊断方法,选择不同的阳性截断值,就能得到不同的灵敏度和特异度,然后按照灵敏度和对应的假阳性率(1－特异度),在对应坐标上标记这些点,并将之连接起来就成为 ROC 曲线。

2. ROC 曲线的最佳临界点

ROC 曲线从左下方走向右上方,随着灵敏度上升,特异度下降,假阳性率上升。通常把 ROC 曲线坐标图左上角最近的那一点确定为最佳临界点。

例 1:在超重肥胖患者人群中不同血糖水平临界值诊断 2 型糖尿病得到一系列灵敏度和特异度指标,以获取诊断的最佳阳性截断值,具体数据见表 15 - 3 - 3。

表 15-3-3　血糖水平诊断 2 型糖尿病的灵敏度和特异度

血糖水平(mg/100 ml)	灵敏度(%)	特异度(%)	1-特异度(%)
70	98.6	8.8	91.2
80	97.1	25.5	74.5
90	94.3	47.6	52.4
100	88.6	69.8	30.2
110	85.7	84.1	15.9
130	64.3	96.9	3.1
140	57.1	99.4	0.6
150	50.0	99.6	0.4
160	47.1	99.8	0.2
170	42.9	100.0	0
180	38.6	100.0	0
190	34.3	100.0	0

根据以上资料作图可得 ROC 曲线(见图 15-3-1),在距离坐标图左上角最近的一点(即灵敏度和特异度之和最大者),可以作为最佳阳性截断值。

例 2:尿微量白蛋白(microalbumin,mALB)是反映糖尿病早期肾损伤的重要指标,24 小时尿 mALB 排泄率(24h urinary albumin excretion rate,24h-UAER)是诊断糖尿病肾病的金标准,该研究将晨尿与随机尿微量白蛋白分别作为糖尿病肾病的诊断试验的结果进行对比评价,同时对晨尿与随机尿的尿肌酐分别进行了矫正,具体数据如表 15-3-4 所示。

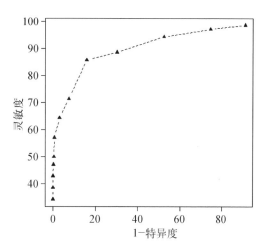

图 15-3-1　超重肥胖患者人群中用血糖水平诊断 2 型糖尿病的 ROC 曲线

3. ROC 曲线下面积

ROC 曲线下面积(area under the cure,AUC)越接近 1,诊断价值越高;面积越接近 0.5,则诊断价值较低。如图 15-3-2,使用了四种方法分别制作 ROC 曲线,并进行诊断价值之间的比较,在随机尿与晨尿直接法比较中,两者的 ROC—AUC 分别为(0.943 0 和 0.914 7),校正法的随机尿与晨尿的 ROC-AUC 分别为(0.952 1 和 0.978 7)。综合四种方法来看,晨尿校正法的 ROC-AUC 最大,诊断价值较高。

根据以上资料作图可得 ROC 曲线(见图 15-3-2),在距离坐标图左上角最近的一点

（即灵敏度和特异度之和最大者），四种方法诊断的特异度、敏感度均较高，综合来看晨尿矫正法更优一些。

表 15 - 3 - 4　四种方法诊断糖尿病肾病的评价指标分析

方　法	TP	FP	FN	TN	敏感度	特异度	LR+	LR-	DOR
随机尿直接法	23	7	9	41	0.72	0.85	4.93	0.33	14.97
	86	11	10	91	0.90	0.89	8.31	0.12	71.15
	39	6	5	48	0.89	0.89	7.98	0.13	62.40
	24	5	3	31	0.89	0.86	6.40	0.13	49.60
	100	30	20	350	0.83	0.92	10.56	0.18	58.33
随机尿矫正法	23	7	4	46	0.851 8	0.867 9	6.44	0.17	37.70
	39	6	5	48	0.886 3	0.888 8	7.97	0.12	62.40
晨尿直接法	9	2	5	49	0.642 8	0.960 7	16.39	0.37	44.10
	690	168	81	1 455	0.894 9	0.896 4	8.64	0.12	73.70
	19	3	8	33	0.703 7	0.916 6	8.44	0.32	26.10
	64	26	17	173	0.790 1	0.869 3	6.04	0.24	25.00
	8	39	1	108	0.888 8	0.734 6	3.35	0.15	22.10
	45	24	20	228	0.692 3	0.904 7	7.26	0.34	21.3
晨尿矫正法	10	1	4	50	0.714 2	0.980 3	36.40	0.29	125.0
	71	3	17	82	0.806 8	0.964 7	22.80	0.20	114.0
	42	3	19	77	0.688 5	0.962 5	18.30	0.32	56.7
	405	42		700	0.944 0	0.943 3	16.60	0.06	281.0
	321	68	21	813	0.938 5	0.922 8	12.10	0.07	182.0

四、联合试验

指用两种及以上的诊断试验检查同一个研究对象，可提高灵敏度或者特异度，可分为并联试验和串联试验。

（一）并联试验

并联试验（parallel test）又称平行试验，是指同时应用多个目的相同的诊断试验，其中一个诊断试验结果为阳性即定义为患者。该方法能够提高灵敏度，但会降低特异度。

（二）串联试验

串联试验（serial test）也称系列实验，即应用多个目的相同的诊断试验时，只有当全部诊断试验结果都为阳性时才能定义为患者。该方法能提高特异度，但会降低灵敏度。

例 3：在 280 名患有脑卒中和 280 名未患有脑卒中的 2 型糖尿病患者中分别使用 LDL/HDL 比值和 TC/HDL 比值进行脑卒中的诊断，结果如表 15 - 3 - 5 所示。

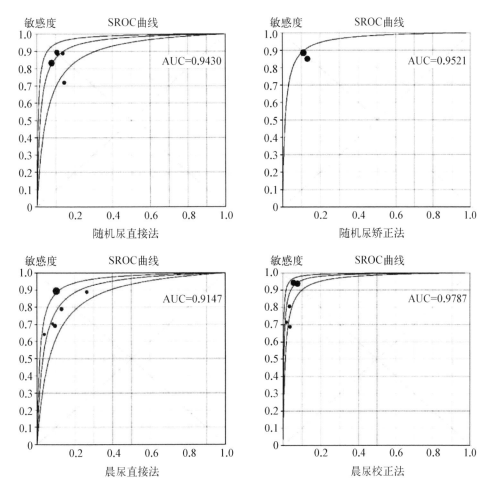

图 15-3-2　4 种方法诊断糖尿病肾病的 ROC 曲线比较

表 15-3-5　LDL/HDL 和 TC/HDL 诊断脑卒中的结果

诊断试验	金标准（动态 CT/MRI）		合 计
	脑卒中	非脑卒中	
(LDL/HDL) 阳性	168	112	280
阴性	104	176	280
(TC/HDL) 阳性	200	80	280
阴性	65	215	280

1. 单独试验结果分析

LDL/HDL 比值：

$$灵敏度 = \frac{TP}{TP+FN} \times 100\% = \frac{168}{272} \times 100\% = 61.76\%$$

$$特异度 = \frac{TN}{FP+TN} \times 100\% = \frac{176}{288} \times 100\% = 61.11\%$$

TC/HDL 比值：

$$灵敏度 = \frac{TP}{TP+FN} \times 100\% = \frac{200}{265} \times 100\% = 75.47\%$$

$$特异度 = \frac{TN}{FP+TN} \times 100\% = \frac{215}{295} \times 100\% = 72.88\%$$

对两种方法分别对同一个研究对象开展联合诊断的结果如表 15-3-6 所示。

表 15-3-6　LDL/HDL 比值和 TC/HDL 比值联合诊断脑卒中结果

诊 断 试 验		联 合 试 验		脑卒中	非脑卒中
LDL/HDL	TC/HDL	并 联	串 联		
阳性	阴性	阳性	阴性	56	28
阴性	阴性	阴性	阴性	14	172
阴性	阳性	阳性	阴性	42	10
阳性	阳性	阳性	阳性	168	70
合计				280	280

2. 联合试验分析结果

并联试验：只要 1 个试验阳性即为阳性,灵敏度增加到 95%,特异度下降为 61.43%。

$$灵敏度 = \frac{TP}{TP+FN} \times 100\% = \frac{56+42+168}{280} \times 100\% = 95.0\%$$

$$特异度 = \frac{TN}{FP+TN} \times 100\% = \frac{172}{280} \times 100\% = 61.43\%$$

串联试验：2 个试验同时阳性才为阳性,特异度增加为 75%,但灵敏度下降为 60.0%。

$$灵敏度 = \frac{TP}{TP+FN} \times 100\% = \frac{168}{280} \times 100\% = 60.0\%$$

$$特异度 = \frac{TN}{FP+TN} \times 100\% = \frac{172+28+10}{280} \times 100\% = 75\%$$

（胡　凡）

参考文献

［1］Obuchowski N A, Zhou X H. Prospective studies of diagnostic test accuracy when disease prevalence is low[J]. Biostatistics，2002，3(4)：477－492.

[2] Li J，Fine J. On sample size for sensitivity and specificity in prospective diagnostic accuracy studies [J]. Stat Med，2004，23(16)：2537－2550.

[3] Shi R，Zhang T，Sun H，Hu F. Establishment of clinical prediction model based on the study of risk factors of stroke in patients with type 2 diabetes mellitus[J]. Front Endocrinol (Lausanne)，2020(11)：559.

[4] Wong M C S，Huang J L W，George J. The changing epidemiology of liver diseases in the Asia-Pacific region[J]. Nat Rev Gastroenterol Hepatol，2019，16(1)：57－73.

[5] Qu C，Wang Y，Wang P，et al. Detection of early-stage hepatocellular carcinoma in asymptomatic HBsAg-seropositive individuals by liquid biopsy[J]. Proc Natl Acad Sci U S A，2019，116(13)：6308－6312.

[6] 马清光，张昕明，高梅. 晨尿与随机尿微量白蛋白作为糖尿病肾病诊断试验有效性评价[J]. 循证医学，2009，9(1)：36－40.

第十六章
随机对照试验的设计与实践

第一节　随机对照试验的基本概述及流程

一、随机对照试验的定义及应用

随机对照试验(randomized controlled trial,RCT)是指将按一定纳入和排除标准筛选出的受试者随机分到试验组和对照组,并根据研究目的给予不同的干预措施,然后前瞻性随访观察并比较两组人群的结局,以评价干预措施的作用效果(见图 16-1-1)。

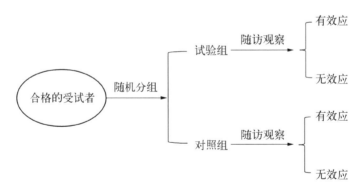

图 16-1-1　RCT 原理示意图

设计良好的 RCT 是评价预防性和治疗性干预效果最稳健、可靠的一种实验方法。在牛津大学循证医学中心制订的证据等级中,RCT 的证据强度位于金字塔顶端。RCT 适用于临床前和临床研究,常用来评价某种药物或治疗方法的潜在疗效。此外,RCT 也适用于研究诊断和筛查试验的有效性和(或)安全性。然而,RCT 并不适用于调查疾病的病因或自然史,也不适用于极其罕见的疾病或需要较长时间才能出现效应的研究。

二、历史上的随机对照试验

现代的 RCT 概念在以前若干研究中就时有出现,研究者通过一些临床试验方法控制了可能影响实验结果的混杂因素(confounder),例如对照(control)设计、安慰剂(placebo)、随机化(randomization)等概念逐渐产生,并且时而被不同的研究者应用到他们的工作中。最早的一项著名的临床对照试验是由皇家海军外科医生 James Lind 在 1747 年设计开展的,证明了食用柑橘类水果能有效改善海上水手的坏血病症状,从而推进了临床试验方法的发展。James Lind 因此也被认为是临床对照试验历史发展的先驱者之一,该成果也被撰写为论文于 1753 年发表。1799 年,Haygarth 用木棒代替原本声称对风湿疼痛有治疗效果的金属棒,结果发现施加木棒组出现了与施加金属棒组类似的治疗效果,从而证实了安慰剂效应的存在。之后,Gull 于 1863 年首次证实安慰剂效应在评估疾病病程自然发展和自发痊愈中的重要性。而随机化的概念是 Fisher 在 1925 年进行农业和生物进化领域的实验研究中引入,到 1931 年 Amberson 首次在硫代硫酸金钠治疗肺结核的研究中采用随机化方法(投硬币法)对研究对象进行治疗措施分组。

首例现代形式的设计规范的 RCT 是由 Geoffrey Marshall 等于 1948 年在《英国医学会会刊》(*British Medical Research Council*,*BMJ*)发表的一项使用链霉素治疗肺结核的多中心、随机、空白对照设计的研究。该试验选取了经细菌学检查确诊的 15～30 岁的双侧急性进展性原发型肺结核患者,试验组接受链霉素治疗并卧床休息,对照组为卧床休息。随访 6 个月后,研究结果显示,试验组的生存率和胸片改善率显著高于对照组,由此证明了链霉素能够用于治疗结核病。此后,临床试验方法学逐渐发展成熟、完善。1962 年,美国食品药品监督管理局要求所有新药在获得批准前必须经过 RCT 的检验,由此极大促进了 RCT 的开展。

近年来,RCT 的应用依然非常广泛,已经被不同的研究者应用到医学、生物学、药学、农学等多个领域。RCT 通常被认为是临床证据(clinical evidence)中的金标准,在医学研究中被广泛应用于各种药物疗效或干预措施的评价和因果关系的确定。由于 RCT 的证据等级高,越来越多试验采用 RCT 设计,并且国际高水平期刊也倾向于刊登 RCT 的试验结果。例如,糖尿病患者健康行动(Action for Health in Diabetes,Look AHEAD)研究是一项由美国国立卫生研究院资助的大型 RCT 研究,旨在评估在超重或肥胖的 2 型糖尿病患者中,采用减轻体重为目标的强化生活方式干预能否减少心血管事件的发生率,该案例将在第三节详细介绍。

三、随机对照试验的三原则

RCT 设计的三原则是随机(randomization)、对照(control)和重复(replication)。随机化是 RCT 研究中一项重要的原则,应贯穿于研究的整个过程。随机化是将研究对象随机分配到试验组或对照组,以平衡试验组和对照组已知和未知的混杂因素,提高两组间的可比性,使结论更加可靠。随机化具体的方法包括简单随机化、分层随机化、区组随机化和整群随机化,具体介绍详见第二节。正确的随机方法包括随机数字表、抽签、掷骰子或掷硬币(如正、反两面分别指定为试验组和对照组)等。在实施过程中要避免使用不正确的随机方法,例如根据患者身份证号、生日或住院号等末尾数字的奇偶数进行分配,这时研究人员可以根据资料规则猜测到分组方式,这种错误的随机方法被称为"伪随机"。

对照是 RCT 的第二大原则,即通过随机化方法产生,为试验组提供比较对象,以排除非处理因素对实验结果的干扰。在评价 RCT 干预效果时,会受到一些不能预知的因素对结局产生影响。例如:由于个体生物学差异的客观存在往往导致疾病的自然史不一致;不同病情的患者对治疗的反应可能也不同;对于一些疾病自然史不清楚的疾病,其"疗效"可能是疾病发展的自然结果,等等。因此,如果不设立可比的对照组,则很难将混杂因素对疗效的影响与治疗措施的真实疗效区分开来。此外,受试者可能会对研究者设置的双盲双模拟安慰剂药物(外观、颜色、味觉与治疗药物相似,但无特定治疗成分)表现出信心增强、病情减轻等正向心理效应,即"安慰剂效应"(placebo effect),从而使研究者得出错误结论。因此,设立对照非常必要,可以避免潜在的未知因素的影响。RCT 中对照有多种类型,常用的对照类型包括安慰剂对照、标准对照(如金标准治疗)、空白对照(如不接受干预)等,具体对照类型参阅第二节。

重复是 RCT 的第三大原则。重复有多层含义,一方面是指各组例数要达到一定的数量,即要有足够的样本量。研究对象之间的变异总是存在的,为避免将个别情况误认为普遍情况,或将偶然事件当成必然规律,临床试验需要有足够的样本量,以增强试验结果的可靠性。样本量越大,由样本统计量推断总体参数的正确概率越大。但是,样本量也不是越大越好,因为例数越多,耗费的人力、物力、财力越多,会造成不必要的浪费。所以估计正式试验所需要的样本量非常重要,具体样本量计算方法详见第二节。另一方面,重复是指对同一受试对象的重复观察:由于客观因素或观察指标易受环境波动的影响,往往需要对同一受试对象进行多次重复测量,以提高测量结果的精确度,例如血压一般需要测量3次,以3次测量值的平均值作为最终结果。

四、随机对照试验的优势和不足

正因为 RCT 在研究对象的筛选上比较严格,使得试验组和对照组之间具有良好的可比性,并且随机化分组能较好地排除潜在的混杂因素的影响,应用盲法则能最大限度地排除主观心理因素的影响,使得试验结果更加可靠,因果关系论证较强。此外,RCT 纳入的研究对象是经过临床标准明确诊断的,并在严格控制的环境中进行随访管理。因此,高质量的 RCT 是衡量特定干预对受试者效应的金标准,并且是系统评价的可靠资源,大多数临床指南依据 RCT 推导出的结论给出临床参考值。

但是，RCT 也有一些不足之处。首先，由于整个 RCT 试验设计和实施条件要求高、控制严、难度较大，因此需要消耗巨大的人力成本、经济成本和时间成本。此外，因为 RCT 有严格的纳入、排除标准，选择的研究对象可能无法代表整个人群，削弱了研究的外部有效性。RCT 往往需要的研究人群数量较大，随访时间长，因此研究对象的依从性较难控制，会影响试验效应的评价。此外，不同于观察性研究，RCT 需要人为给予干预措施，在这个过程中需要考虑可能的伦理学风险。

五、随机对照试验的基本流程

开展临床试验初期，首先要对拟研究的临床问题或科学问题进行方案设计，许多关键的研究要素都需要在设计阶段确定，前期研究方案的质量将直接决定整个研究的成败。设计一个优秀的临床试验方案（protocol）是整个临床研究工作的基础。因此，在研究开始之前规范设计、撰写试验方案，或许可以帮助研究者理清思路，有效避免研究实施过程中容易忽略或遗漏的问题。然而，现有的临床研究方案在内容和质量上参差不齐，建议研究者应该按照 2013 年由多个国家的试验研究者、临床专业人员、方法学家、统计学家等多位专家审议后发布的《2013 临床试验方案规范指南（Standard Protocol Items：Recommendations for Interventional Trials，SPIRIT）》报告的条目来设计临床方案。SPIRIT 2013 声明可应用于所有的临床研究，详细的条目介绍请读者参阅本章第二节内容。优秀的研究方案可以在试验开始前或开展初期进行投稿发表，有利于增加研究的透明度。

临床研究方案设计好了之后就可以将材料送交伦理委员会审查，研究者应递交的伦理审查申请的材料包含伦理审查申请表、研究药物或产品的说明书及安全性检测报告、研究方案、知情同意书、病例报告表、主要研究人员及团队简介、研究机构介绍和资质文件、受试者招募材料等。研究者按伦理委员会的规定和要求提交伦理审查申请后，伦理委员会将从研究的科学性、必要性、相对利益及风险等方面受理与处理这一研究的伦理审查，并将审查决定及时传达给申请人。伦理委员会还会对所有批准的临床试验进行跟踪审查，直至试验结束。

在获得伦理许可后、试验正式开始（招募受试者）前，研究者应在 RCT 注册机构的网站上完成对研究方案的注册，并获得该研究方案的注册号。注册是一项 RCT 开始前必须要进行的工作，不仅能提高临床试验的透明度，降低报告偏倚和发表偏倚，还能提高临床试验结果的真实性，并能为研究者提供参考资料，提高患者参与度，加强国内外科研成果交流共享。2005 年国际医学期刊编辑委员会（International Committee of Medical Journal Editors，ICMJE）在《新英格兰医学杂志》（*The New England Journal of Medicine*）上发表联合声明，要求所有对人体进行干预的临床试验，无论有无对照组，必须在第一例受试者招募前在相关注册机构进行注册，否则不予发表。通过 WHO 国际临床试验注册平台（International Clinical Trials Registry Platform，ICTRP）认证的一级注册机构包括中国临床试验注册中心（Chinese Clinical Trial Registry，ChiCTR）、美国临床试验注册中心(ClinicalTrials. gov)、英国国际标准随机对照试验号注册库(International Standard Randomized Controlled Trial Number Register,ISRCTN)、欧盟临床试验注册中心(EU Clinical Trials Register,EU-CTR)等。

当完成研究方案的伦理审批和在线注册后,研究者就可以根据设计好的研究方案开始启动试验、招募受试者,并对研究产生的数据进行真实、详尽的记录。执行研究方案建议参照执行程序手册(manual of operations and procedures,MOP)。MOP 是一本详细介绍研究行为和操作的手册,其作用是将研究方案转化为指南,让项目实施人员有据可依。根据 MOP,执行方案应包括研究的实施团队、培训计划、患者的招募和筛选标准和流程、随访管理、随机化和分组隐蔽、设盲、数据收集和管理、报告不良事件和质量控制程序等。在执行方案中,最重要的是需要明确每个研究实施者的责任和任务,大型研究通常通过组织结构图来实现。例如:在培训计划中要描述培训的目的、材料、参与人员等;在招募计划中则要详细描述具体的招募方式,如邮件、在大众媒体上投放广告、社区会议宣讲等。此外,还需要记录负责随机分配、设盲和揭盲的研究人员和具体程序。对于研究过程中产生的一切意外、突发事件以及未按照研究方案进行的部分都应被记录并且解释原因。值得注意的是,研究方案可以在研究执行过程中进行修改,但要对修改的原因要给出合理的解释,注明修改日期,并上报伦理委员会和试验注册机构。

最后,方案执行完毕之后,研究者就可以将试验结果撰写论文并发表。为提高 RCT 报告的质量,避免撰写时研究内容的缺失而影响试验报告的出版、引用和重复研究,由临床试验方法学专家、指南制订者、生物医学杂志编辑和研究资助者等组成的国际小组制订了《临床试验报告规范(Consolidated Standards of Reporting Trials,CONSORT)》。该规范首次发表于 1996 年,最近一次修订是 2010 年版,包含 25 项基本项目清单和 1 张受试者流程图,具体的条目和内容参阅第二节。该规范提供了基于证据的,用以提高 RCT 报告完整性、清晰性和透明度的指导意见,还有利于前期试验的设计和实施。

第二节　随机对照试验的设计

一、提出研究问题

在开展随机对照试验之前,首先要明确具体的研究问题,根据研究目的将临床问题转化为科学问题。在构建科学问题之前通常可以根据 PICOS 原则来细化研究设计。那么,什么是 PICOS 原则呢?"P、I、C、O、S"分别代表了研究中的五大重要元素,即研究所涉及的特定患病人群(P,patient)、干预措施或暴露因素(I,intervention)、对照组/比较组(C,control)、结局(O,outcome),即干预措施的诊疗效果,以及研究设计(S,study design),即具体的研究设计方法,例如随机对照试验(RCT)、队列研究(cohort study)、病例对照

（case-control study）、横断面研究（cross-sectional study）等。近年来，很多研究者发现结局指标的观察时间（T，time）选取也非常重要，观察时间可能会直接影响研究结果是否成功，因此笔者愿将其更新为 PICOST 原则。为了获得高质量的临床试验结果，在设计阶段应该针对 PICOST 中的每个要素进行充分、详细的思考、检索、讨论、验证，分别给出明确并详细的定义，将临床或非临床背景下提出的研究假设凝练为准确的"PICOST"格式的研究问题，以获得一个科学严谨、清晰可行并符合伦理的临床研究。PICOST 示意图详见图 16 - 2 - 1。

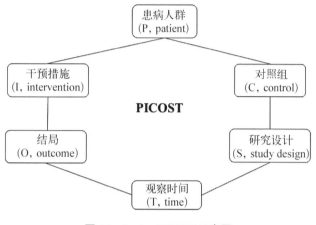

图 16 - 2 - 1　PICOST 示意图

以 2009 年《柳叶刀》杂志发表的一项 RCT 研究为例，其研究背景和研究假设是：在早期类风湿性关节炎患者中，氨甲蝶呤单药治疗仅对部分患者有良好的疗效；而对于氨甲蝶呤反应不完全或无反应的患者中，在氨甲蝶呤的基础上联用肿瘤坏死因子拮抗剂（英夫利昔单抗）的疗效是否优于联用传统的疾病缓解性抗风湿药物（磺胺嘧啶和羟氯喹）的疗效。

基于以上研究假设，我们可以根据 PICOST 原则来细化该研究的几个重要元素，并根据研究元素进行研究设计。首先，要明确研究设计方法（S），即明确采用哪种流行病学研究方法来验证上述临床问题或科学问题，对于临床上不同治疗方式的比较常采用 RCT 研究，同时还应明确该设计方案的类型，包括平行设计、交叉设计、析因设计、成组序贯设计和适应性设计等，其中最常用的是平行设计。在确定研究假设和设计类型后，研究者需要依据疾病的诊断标准选择研究对象（P），即早期类风湿关节炎患者，并且症状持续时间<1年。在该研究中，研究者还将初步筛选的患者在一段较短的时期内仅使用氨甲蝶呤进行治疗，观察其单药治疗的效果，从而排除那些不需要强化治疗（即联合治疗）的患者，最终纳入对于氨甲蝶呤反应不完全或无反应的患者，使得该试验具有实际临床意义和价值。其次，试验组的干预措施（I）是在氨甲蝶呤的基础上联用肿瘤坏死因子拮抗剂（英夫利昔单抗）；相应对照组（C）的干预措施则采用氨甲蝶呤联用传统的抗风湿药物（磺胺嘧啶和羟氯喹）；另需在方案中明确干预（I）和对照（C）使用的每种药物的给药方式（口服或注

射）、频率、剂量、时间等。在试验组和对照组完成干预后，经过一段时间的随访观察，需要观测所有患者的结局。最后，结局（O）的选择与研究目的有关，主要终点一般只有一个，次要终点可以设置多个。值得注意的是，在什么时间去观察结局需要谨慎决定，是观察短期疗效差异还是中长期疗效差异，不恰当的选择会直接导致试验的失败。因此，观察时间（T）需要根据研究目的、干预时间和结局指标出现的周期等来确定试验开始观察、终止观察的时间。例如，在该研究中，明确定义了主要终点是根据欧洲抗风湿病联盟（The European League Against Rheumatism，EULAR）的标准，患者是否在 12 个月时达到良好的反应。综上所述，该研究是一项多中心、随机、平行设计的临床试验。

当所有研究元素解析清楚后，本案例的临床问题也细化落地为一个科学问题，即通过一项平行设计的随机对照试验，旨在比较在氨甲蝶呤治疗失败的早期类风湿性关节炎患者中，在氨甲蝶呤单药治疗的基础上联用肿瘤坏死因子拮抗剂在 1 年达到良好反应上，是否优于联用常规的抗风湿药物。

由此可见，如何把身边的临床问题转化成科学的研究问题，这一步十分关键。需要研究者具有丰富的专业知识储备以及辩证思维，在试验前期做好充分的文献调研和预实验工作，需要知道待研究的问题是否已有人做过、该问题目前的解决方法有哪些、有哪些问题还尚未解决，还需结合既往研究的局限性和不足，以便提出新的方法加以改进，也可以借鉴其他领域的设计思路来提出新的临床研究问题。

二、PICOST 设计要素解析

每个设计良好的 RCT 都应该有一份详细的、科学的试验方案。早期临床试验的方案设计要素主要参考了 1996 年由国际协调会（International Conference on Harmonisation，ICH）编写的良好临床实践指南（Good Clinical Practice，GCP）。尽管该指南包含了知情同意、参与者的安全和数据的完整性等内容，但 GCP 也有一些不足之处，例如制订过程没有学术研究人员参与、修订过程没有基于最佳的证据等问题。以 GCP 为基础，多个国家的试验研究者、临床专业人员、方法学家、统计学家等多位专家制订并修订了 SPIRIT 声明，该声明是目前国际上广泛认可的标准指南。SPIRIT 声明的条目经历了几个版本的修订，最开始从现有方案指南的系统评价中提取了 59 个条目清单作为原始条目。2007 年，来自各个国家的 96 位专家采用反复的德尔斐共识调研方法（Delphi consensus survey）重新审议了这些条目。通过一系列的审阅和修订，最终确定 SPIRIT 2013 声明的条目清单，共 33 个条目，中文版本由 SPIRIT 中文工作组翻译（详见 https：//kns.cnki. net/kcms/detail/detail.aspx？FileName ＝ ZZXZ201312018&DbName ＝ CJFQ2013）。SPIRIT 主要用于 RCT 的内容设计，旨在为 RCT 方案（protocol）提供基本报告内容指导。值得注意的是，临床研究者可根据 SPIRIT 2013 声明来定义临床研究方案的标准条目，但撰写试验方案时不必拘泥于固定的模板或形式。SPIRIT 2013 声明有利于提高 RCT 的透明度和内容的全面性，而不是指导怎样进行研究的设计和实施，不能用于判断试验的质量。

　　具体来说，SPIRIT 条目中 1～5 条是试验的基本管理信息，包含题目、试验注册信息、方案的版本号与时间、资金信息、参与研究者的角色及指南；6～23 条目是设计的主体部分，包括引言、方法、干预措施的分配方法、数据的收集管理和分析方法，24～26 条目是伦理、研究方案的修改和知情同意，27～33 条目包括保密、传播和附录。接下来对设计的 8～26 条目中的若干要点进行一一解析。

　　（一）设计方法和比较类型

　　SPIRIT 2013 声明中第 8 条涉及试验设计(S)，包含 RCT 的设计方法和比较类型，详细内容如下。

　　1. 试验设计方法

　　（1）两组平行随机对照试验(parallel-RCT)：采用随机分配的方法，将符合纳入和排除标准的研究对象分别分配到试验组与对照组，然后接受相应的试验措施；在一致的条件环境中，同步地进行研究和观察试验效应，并用客观的效应指标，对试验结果进行测量和评价的试验设计。这是 RCT 最经典、应用最广泛的设计类型。

　　（2）非等量随机对照试验(unequal-RCT)：为加快试验进度、节约经费，采用试验组和对照组人数不等的方式进行。然而此时，随组间样本量差异扩大，检验的效能会随之降低。因此，应当选择恰当的组间样本量比例来保证较高的统计学检验效能和准确的结论。通常可按照 2∶1 或 3∶2 的样本量比例来随机分配试验组和对照组，以保证预期达到的检验效能。

　　（3）析因设计随机对照试验(factorial-RCT)：同时检测两种或数种干预的作用。与常规的设计方法相比，析因设计是一种更高效且经济的研究方法，最简单常见的析因设计是 2×2 形式，如图 16‑2‑2 所示。即如果该试验有 X 和 Y 两种干预措施，则研究对象分别分配至对照组 a、只有 X 干预措施的试验组 b、只有 Y 干预措施的试验组 c 和 X＋Y 联合干预的试验组 d，这时试验组 b 不仅可以与非 X 干预的组别如对照组 a、试验组 c 和 d 进行比较，同样，试验组 c 也可以与非 Y 干预的组别如对

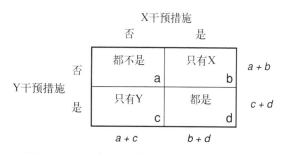

图 16‑2‑2　析因设计随机对照试验的示意图

照组 a、试验组 b 和 d 进行比较。其他更复杂的析因设计还包括 2×3、3×3、2×2×2 等形式，例如剂量等级分为低中高剂量而将干预措施分为三级。值得注意的是，析因设计通常假设各个干预之间不存在相互作用，但是现实试验中，研究者难以判断所有干预之间是否存在相互作用。

　　（4）交叉设计随机对照试验(crossover-RCT)：交叉设计随机对照试验包含两个阶段，第一阶段试验组和对照组的受试者将通过随机化过程按照一定的顺序，分别接受两种

不同的干预措施;在第二阶段两组交换位置,即试验组换成对照组的干预措施,对照组换成试验组的干预措施;并且两个阶段之间需要设计洗脱期用以消除第一阶段中的干预效果的影响,如图 16-2-3 所示。交叉设计应用广泛,适用于病情在短期内变化不大、症状或体征在病程中反复出现且病程较长的慢性病研究,如高血压、冠心病等。由于交叉设计是在同一个体内进行两种干预措施的比较,因此该设计在一定意义上节约了样本量,也可以消除个体差异,具有更好的一致性。但值得注意的是,交叉设计包含了两个阶段的干预并且两个阶段间洗脱期的设计会造成该设计的研究时间一般较长,从而影响研究对象的依从性,增加失访的发生。此外,洗脱期的时间长度也较难确定,需充分查阅相关资料。

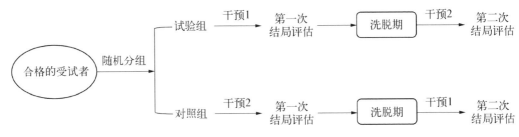

图 16-2-3　交叉设计随机对照试验的示意图

2. 比较类型

对于临床研究而言,在研究之初结合实际选择合适的比较类型从而验证临床科学假说非常重要。RCT 的比较类型大致可分为以下四种。

(1) 差异性检验:指试验组和对照组之间不同的干预方法是否使结局出现差异。

(2) 优效性检验:指试验组的治疗效果是否优于对照治疗。例如:以安慰剂为对照的设计类型中,通过与其对比,验证试验组的疗效是否优于对照组,该设计能充分展示干预措施的优效性。

(3) 非劣效性检验:指试验组的治疗效果是否不劣于对照治疗。很多实际情况下,考虑到伦理学或患者病情严重,不适宜选择安慰剂作为对照时,阳性治疗方法就成为对照的首选方法,这时试验目的不再是干预措施的疗效优于对照,而是需要说明干预措施是否不劣于对照治疗,这种设计方式则为非劣效性检验。

(4) 等效检验:指试验组和对照组之间不同的药物治疗方法是否使结局无统计学意义上的差异。常用于同一活性成分药物之间的疗效比较,证明两种药物疗效相当。

举例来说,假设某研究者要研究 A 药与 B 药的关系,既定的差值是 Δ,这四种比较类型的检验假设如表 16-2-1 所示。值得注意的是,临界值 Δ 的大小应该由临床专家来确定,一般是从专业角度反复论证并结合现实意义,如有研究者提出血压可取 Δ=5 mmHg,即收缩压下降 5 mmHg 才能判断为达到临床意义上的降压。

表 16 - 2 - 1 不同比较类型的检验假设

检 验 假 设	无 效 假 设	备 择 假 设
差异性检验	$H0: A-B=0$	$H1: A-B\neq0$
优效性检验	$H0: A-B\leqslant\Delta$	$H1: A-B>\Delta$
非劣效性检验	$H0: A-B\leqslant-\Delta$	$H1: A-B>-\Delta$
等效检验	$H0: A-B\leqslant-\Delta$ 或 $A-B\geqslant\Delta$	$H1: -\Delta<A-B<\Delta$

（二）受试者、干预措施与结局指标

SPIRIT 2013 声明中第 9～12 条涉及研究设置、受试者的合格标准、干预措施、结局指标，即 PICO 与 T，详细内容如下。

1. 研究设置

需要明确研究预计招募的时间、随访时间等，以及研究具体开展地点的描述（例如门诊、实验室、重症监护室等）。此外，还需要定义研究是在单个试验点进行的单中心研究，还是同一个试验方案在不同试验点和单位同时进行的多中心研究，若是多中心研究则需要对各个参与试验的中心均进行描述。

2. 受试者

需要明确受试者（P，patient）的选择标准，包括诊断标准、入选标准、排除标准和退出标准。值得注意的是，选择合格的受试者才能保证将研究中的发现推广到所关注的目标总体中。定义研究对象的选择标准，是研究开展的第一步，需要保证纳入的受试者具备合格标准、依从好、符合伦理要求的条件。

（1）诊断标准（diagnostic criteria）：疾病的诊断标准一定要在方案中明确描述，量化到具体的指标上，而不是想当然的忽略不写。疾病的诊断一般需要临床诊断的金标准。

（2）入选标准（inclusive criteria）：应包括受试者入选的基本条件，并列出尽可能全面的标准来明确定义研究对象，例如指定人口特征（如年龄限制在 18～65 岁，排除未成年人和老年人）和健康/疾病状况（如疾病状况必须是轻症，并给出轻症的量化定义，排除中重症患者）；能够充分理解并遵守试验程序等。

（3）排除标准（exclusive criteria）：是在入选标准满足的基础上需要排除的特殊情况，并且对数值类型的临床指标要有定量的定义，也需要列出尽可能全面的标准，以明确定义研究人群，例如指定健康或临床状况（如排除严重高血压/糖尿病患者等，并给出具体量化的定义标准）；指定与怀孕，哺乳期或计划怀孕有关的任何排除事项；对药物或其成分的过敏者；癌症；药物或酒精使用或依赖性；个人或法定监护人/代表无能力或不愿意给出书面知情同意等。

（4）退出标准（eliminate criteria）：不同于入选和排除标准是在试验开始之前，即筛选研究对象时应用的标准，退出标准则是在试验进行中，受试者因自身原因或一些客观情况而需退出试验。例如：试验过程中发生严重的不良反应、并发症和特殊生理变化，不适宜继续接受试验者；因其他各种原因在试验未结束之前失访或死亡的病例；在试验过程中因不愿意继续参加而自行退出者；患者撤销知情同意等。退出标准常常被研究者忽略，但是这是设计受试者过程不能遗漏的部分。

在设计研究对象的合格标准过程中，需要全面考虑研究目的和现实条件等多方面因素，标准过于宽松往往会降低研究的说服力；而标准过于严格会导致患者的招募困难，并且削弱研究的外部有效性。因此，受试者的选择还需要考虑到试验结果的可外推性和完成招募的难易程度。

3. 干预措施

临床上常见的干预措施（I，intervention）一般包括药物、手术或综合的治疗管理策略等。在设计阶段对干预措施制订标准操作规程（standard operation procedure，SOP）为佳，越详细越好，尤其是多中心研究。在药物治疗作为干预措施时常用到双盲双模拟的方法，即在临床试验药物准备阶段，针对治疗药物与对照药物各准备一种安慰剂，以达到试验组与对照组在用药外观及给药方法上的一致，常用于试验药与对照药外形不一致时。例如：当试验组药是胶囊状、对照药是片状时，双盲双模拟技术则是采用试验药胶囊＋模拟片状安慰剂，对照药片状＋模拟胶囊状安慰剂的服用方式。当干预措施为术式时，由于混杂因素较多，例如医生的资历和经验、手术流程和操作过程等都会影响试验结果，因此一般要求参与干预的医生水平相当，并规范整个手术的操作流程，即需要提前制订 SOP标准，并对相关研究者和施术者进行培训和统一。而对于综合的治疗管理策略，由于研究者（医生）无法避免会知晓试验组和对照组的干预措施，因此对患者进行简单随机分组可能不具有可行性，此时可考虑整群随机分组，以医生或医院为随机分组单位，即某个医生或医院始终作为试验组或对照组。

对照（C，control）的设立要为说明科学问题服务，不允许所设立的对照干预措施对受试者的健康构成危害或对于需要治疗的受试者给予空白对照，注意可比性的同时不能违背伦理学。根据干预过程研究对象接受单一对照措施或交替接受干预和对照措施，可分为平行对照和交叉对照。根据对照的措施，具体的对照类型主要可分为以下五种。① 安慰剂对照（placebo control）：安慰剂是指一种外观、颜色、味觉、嗅觉、包装与积极的治疗药物相似，但是不含任何活性成分的制剂，常用的安慰剂有甜药丸、注射生理盐水等，安慰剂对照一般与盲法结合使用。② 空白对照（blank control）：即对照组不接受任何处理，如观察某种疫苗预防某种传染病的效果，也可用于那些不予治疗但不影响预后的疾病（多为自限性疾病），该方法较少使用。③ 实验对照（experimental control）：即对照组不接受处理因素，但接受某种与处理因素有关的试验因素，例如试验组给予加碘盐，而对照组给予不含碘的盐。④ 标准对照（standard control）：用现有公认的金标准方法或常规方法作为对照。因为临床试验不给予患者任何治疗措施是不符合伦理要求，这时采用已上市的公认的有效药物作为对照是最好的选择。⑤ 自身对照（self-control）：即对照与试验在同一研究对象身上进行,例如身体不同部位分别接受不同的试验因素或使用减肥药观察用药前后体重的变化等。

RCT 的设计和干预过程比较复杂,应全面详尽描述何时给予何种干预措施。例如药物治疗的剂量、频率和途径等,使其具有良好的可重复性。此外,需要明确试验期间除了干预措施之外,允许的干预措施(例如急救药物等)或禁止使用的其他干预和护理措施(例如排除标准中的药物、设备等),并提供禁用药物清单;还需要明确终止或修改已分配的干预措施的情况和预案。

对干预措施的依从性也需要进行评估。需要对依从性进行定义(例如,至少 80% 的受试者按试验要求完成干预);提供如何评估依从性的详细信息(例如,对干预药物进行计数、电子监控设备、咨询会议的出席情况等)。在临床试验中要尽量避免失访,一般要求失访率≤20%,因此提高干预措施的依从性也很重要。

4. 结局指标和时间

结局(O,outcome)的选择要与研究目的有关,一般包括主要终点、次要终点和安全性指标,可选择合适的生物学标志物、疾病负担评价及健康结局等指标。需要对观察终点有明确的区分和定义。SPIRIT 2013 声明中建议解释所选有效或危害结局指标的临床意义,即需要阐述结局指标与临床的相关性。

(1) 主要终点指标:最能代表临床意义且能说明研究问题的指标。应当选择容易测量、可观性强,并且在临床上已经充分地验证过的指标。主要终点尽量选择硬终点(hard endpoint),即直接来自患者结果的指标,例如肿瘤进展、死亡、住院率等。当不易获得硬终点时,可选择软终点(soft endpoint),例如疼痛、体温等。此外,生物标志物(biomarker)也可作为选择的指标,例如实验室指标血脂、血糖等。值得注意的是,主要终点一般只有 1 个,也可以是同时研究多个终点或多种治疗方法的复合终点,但不能是多个不相关的指标。主要终点的设置非常重要,关系到纳排标准、研究周期、干预方案、研究结果的可推广性等。主要终点的预估值是样本量计算的重要依据。

(2) 次要终点指标:次要终点指标可以有多个,可选择支持主要终点指标的指标,也可选取次要但研究者感兴趣的相关指标。次要终点、探索性终点的设置也可能成为研究设计的亮点。

(3) 安全性指标:干预性研究需要对受试者进行干预,所以可能发生与干预有关的不良事件。凡是被干预过的患者(包括多次干预)都应该分析其安全性指标,如不良事件(adverse events,AEs)和严重不良事件(serious AEs,SAEs)发生情况等,包括报告导致住院治疗、住院时间延长以及需要另外进行手术或内科治疗、伤残或死亡等事件。

(4) 时间:结局指标的定义过程中要注意不能忽略观察终点的时间(T,time)界定。"时间"设置不当,很可能导致研究"失败"。例如,在第一节中提到的《柳叶刀》文献(一项关于"早期类风湿关节炎患者药物疗效比较的 RCT 研究")中,对患者每 3 个月进行 1 次随访,并在 1 年时观察主要终点,成功得到了两组干预的疗效差异($P=0.016$)(见图 16 -

2-4)。但如果作者没有预判好主要终点的观察时间,在研究设计之初选择在6个月(或9个月)观察主要终点的治疗效果,则可能就会出现遗憾的阴性结论(即两组干预效果未发现统计学差异,$P>0.05$)。因此,对于主要终点的时间选取非常重要,可能直接影响试验结果的成败,需要根据临床经验和相关文献谨慎决定。但是对于结局指标的观察时间也不是越长越好,延长观察时间会造成人力物力资源的浪费。

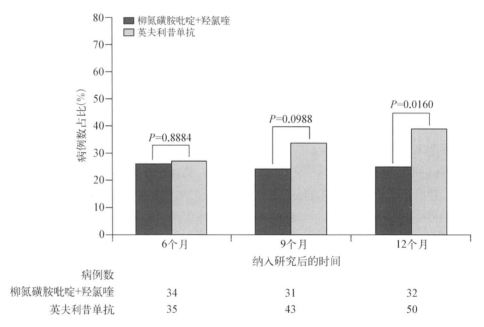

图 16-2-4 在6、9和12个月时患者达到良好治疗效果的比例

三、随机化与盲法

SPIRIT 2013声明中第16~17条涉及随机化和盲法,详细内容如下。

(一)随机化

在随机对照试验中,随机化是一项重要原则,使每个研究对象有同等的概率被分配到试验组或对照组中,从而使潜在的混杂因素也均匀分配到各组中,提高可比性,减少混杂偏倚。接下来,分别介绍常用的随机化方法、随机化方案的遮蔽和实施。

1. 随机化方法

正确使用随机化分组方法是取得较好的组间可比性,避免选择性偏倚的保证。随机化方法有多种,包括简单随机化(simple randomization)、分层随机化(stratified randomization)、区组随机化(block randomization)和整群随机化(cluster randomization)。

(1)简单随机化:通过抛硬币、随机数表、计算机等方法将受试者随机分为两组。适用于研究例数较少,总体差异较小的研究。实施起来较为方便,但其缺点是受试者例数较少时,由于随机误差难以保证组间受试例数的均衡,可能会出现两组样本数不相等的现象。例如,有研究表明,当总例数为 100 时,每组刚好 50 例受试者的概率仅为 8%。

（2）分层随机化：通过对受试者的不同特征（如年龄、性别、病情等）分层,然后在每一层内进行随机分组,最后分别合并为试验组和对照组。该方法对于小样本与大样本同样适用,但是分层随机的因素一般少于 3 个,因为当分层因素较多时,各层所含的例数相对较少,容易出现各组分层因素分布和组间例数不均衡从而影响试验最终结果。

（3）区组随机化：先将受试者按照某些特征（如入组时间等）分配为不同的区组（block）,然后在区组内将受试者随机地分配到试验组和对照组中。该方法适用于于样本量较小但影响因素较多,而简单随机化不易使两组具有较好的可比性的情况。但是该方法分组时具有一定的可预见性,例如第三个受试者知道前两位受试者均被分配到试验组,则可能推断出自己也将被分配到试验组而产生选择偏倚。

（4）整群随机化：以医院、社群、家庭等为最小单位进行随机化。该方法实施起来较为方便,但必须保证两组间的可比性。

此外,以上随机化方法也可以根据研究目的结合使用。例如：多中心临床研究常常采用的方法是以中心分层,然后在各中心进行区组随机化（连续入组的 b 人为一个区组,b 一般为组数的倍数,保证每个中心的两组人数不会相差太多）,即分层区组随机化（stratified block randomization）。该方法通过分层可以保证组内各层之间的均衡性,区组可以保证较好的组间可比性。值得注意的是,该方法适用于影响因素（分层因素＜3 个）比较少时,当影响因素过多时各层包含的例数会变少使得影响因素和例数不均衡而影响试验结果。举例来说,2020 年发表在《BMC 精神病学》（*BMC Psychiatry*）杂志上的一篇关于有氧运动作为抑郁症治疗增强手段的多中心、随机、平行设计的 RCT,采用的随机化方法就是分层区组随机化,该研究先以性别和中心进行分层,然后进行区组随机化,将研究对象随机分配到标准护理组或标准护理联合运动辅助治疗组。

2. 随机化遮蔽

虽然制订了完善的随机化分组方案,如果负责分配受试者入组的研究者预先知道随机化分配计划,研究者可能会根据受试者的特征和自己对治疗方案是否适宜该受试者的判断,主观地纳入或排除受试者;如果受试者预先知道随机化分配计划,即判断出自己将进入某一组别,也会人为地选择是否参加该试验,由此会造成选择性偏倚。因此,为了避免研究者和受试者提前知道随机方案和随后的分配计划,需要进行随机化遮蔽,目的是为了防止选择性分组偏倚的产生。有研究结果显示,未隐藏分配方案或分配方案隐藏不完善的试验倾向于夸大 40% 的治疗效果。

3. 分配方法的实施

随机分配方案具体实施方法包括中心化随机分配（如使用电话、网络和药房控制随机）,使用同一外观、连续编号的容器或密封不透明的信封给药等。例如,试验设计者规定奇数为试验组（记为 A 组）,偶数为对照组（记为 B 组）;随机数序列由统计师用计算机产生,统计人员知道分组数量,但不知道 A 组与 B 组的含义;试验设计者知道代码的含义,但不知道每位被试对应的随机数序列。此外，还需要明确分配方法的实施过程中每个人的职责、知情范围、干预方法，例如由谁来产生随机序列，谁招募受试者，由谁给受试者分配干预措施等。

（二）盲法

盲法（blinding）是指研究对象和（或）研究实施人员、资料收集和整理人员不知道分组情况，以消除研究对象和（或）研究者的主观因素对试验的影响。在随机对照研究的设计阶段、资料收集或分析阶段，均有可能产生选择偏倚和信息偏倚。例如，若患者知道自己在参与某研究，可能会过度地表现出干预措施有效；而试验实施者了解分组情况后，可能会对某一组人群更加关心照顾或主观施加额外的治疗和护理措施，从而使干预组的结果更好，结局测量者知晓分组情况后，也可能会过高估计干预组人群的一些主观性结局指标。为避免这些偏倚，可采用盲法。

1. 盲法的种类和设置

按照盲法的程度通常可分为单盲（single blind）、双盲（double blind）和三盲（triple blind）。单盲：通常指对受试者设盲；双盲：对试验实施者和受试者同时设盲；三盲：不仅对试验实施者和受试者设盲，数据测量人员和统计师也不清楚分配情况。如何在临床试验中确保盲法实施的严格性是非常重要的，应在研究计划中预先规定。

在可行的前提下，设盲能更好地保障试验结论的可靠性。然而，有些试验由于客观观察指标或伦理等原因无法执行双盲，即受试者和研究实施者都知道分组情况，称为开放性试验（open-label trial），一般用于外科手术、生活方式干预类型的研究（教育、饮食、运动干预等）、肿瘤临床试验以及需要采用不同给药方案和给药途径（口服或注射）的药物试验等。2012年发表在《柳叶刀》杂志上的一项食管癌患者的微创与开放式食管切除术的RCT采用的是开放性设计，该研究将年龄在18～75岁的可切除的食管或胃食管交界处癌症患者，通过计算机生成的随机序列分配为接受开放式经胸食管切除术或微创经胸食管切除术，主要结果是手术后2周内和整个住院期间的肺部感染发生率。在该案例中，因为手术治疗方式无法对实施者和受试者设盲而采用了开放性设计，这种设计方式的研究称为开放性试验，并应在方案设计的方法部分明确描述"开放性设计"，而不能直接忽略不写。

2. 揭盲和破盲

揭盲是指在研究期间如果没有发生危急情况或安全需要时，全部试验结束后揭开盲法试验中受试者治疗分配程序方案的过程。揭盲是试验组和对照组的干预效果比较的重要过程。此外，为了在紧急情况下（例如严重不良事件）医生能知道患者的干预措施以便进行抢救，需要进行紧急破盲。破盲后要及时记录提前破盲的时间、原因和执行破盲人员，同时尽快通知研究设计者。一旦提前破盲，该研究对象一般就不应该继续参加研究，且其试验数据通常不能用于干预效果的评价分析。如果实施盲法，应详细说明在何种情况下可以揭盲或破盲，以及试验过程中紧急破盲的程序。

对 RCT 进行质量评价的量表工具常见的有国际 Cochrane 方法学组推出的 Cochrane 偏倚风险评价工具(risk of bias tool，RoB2)、Jadad 量表等，重点围绕随机化方法、随机化遮蔽、盲法等方面是否恰当进行质量评价，也验证了以上几个方面在 RCT 设计中的重要性。

四、统计设计与样本量计算

SPIRIT 2013 声明中第 14 和 20 条涉及样本量计算和统计方法，具体如下。

(一) 统计设计

统计设计包括分析子集(analysis set)、一般统计原则、统计分析计划(statistical analysis plan，SAP)等。

1. 分析子集

分析子集，即用于统计分析的数据的集合。临床试验统计分析除了要证明药物或干预措施的有效性之外，有时还需要评价安全性和依从性等。例如，临床试验开展后，可能会出现受试者临时想要中途退出、受试者服用干预的治疗药物后出现不良反应、在试验期间服用了禁止使用的药物(如抗生素)等情况。面对这些复杂的实际情况，临床研究者需要提前考虑这些受试者是否可以纳入最后的统计分析。因此，为了避免这些情况对最终结果的影响，针对不同的研究目的和分析人群，统计分析时可以采用多种分析子集，但是无论最终采用哪种分析子集进行分析，都需要在临床试验方案中对分析子集有明确的说明和定义，不可事后随意更改。临床试验中常见的分析子集有以下三种。

(1) 全分析集(full analysis set，FAS)：指所有入组的受试者按照随机化分组后，无论是否完成试验或者是否接受相应治疗，都应保留在原组进行统计分析，即意向性治疗(intention-to-treat，ITT)分析。FAS 就是根据 ITT 原则，在所有随机化受试者中以最少的条件和合理的方法剔除不合格的受试者得到的集合，即尽可能完整地纳入所有随机化了的研究对象。但是，在实际临床试验中，有些受试者签署知情同意和随机化分组后、接受干预措施前就退出了试验，甚至尚未收集受试者的基线信息，如果将其纳入最后的统计分析，就会影响最终试验结果的评价，此时就可以根据 ITT 原则对分析子集进行适当的修正，称为调整的 ITT(modified ITT，mITT)。

(2) 符合方案集(per-protocol set，PPS)是对符合试验方案、依从性好、试验期间未服用禁止使用药物等的受试者纳入统计分析。换句话说，与 FAS 相比，PPS 采用了更为复杂的条件来剔除不合格的受试者得到的集合。

(3) 安全集：安全集(safety set，SS)包括所有随机化后至少接受一次干预措施或治疗药物的受试者。一般需要满足以下三点：一是随机化分组；二是至少接受过一次干预措施或治疗药物；三是至少有一次安全性评价。

在实际的临床试验统计分析中，对于次要疗效指标、人口学资料和患者基线资料通常采用 FAS 分析。干预措施或药物治疗的效果评价则一般同时采用 FAS 和 PP 分析,在以安慰剂为对照的优效性试验中,以 FAS 的结论为主;在以阳性治疗方法为对照的非劣效性试验中,FAS 和 PP 的结论同等重要。如果以上两种数据集的分析结论一致,则能够增强试验结果的可信性;如果不一致,应查明原因并进行讨论和解释,同时采用敏感性分析。与这两种分析子集不同,SS 主要用于分析试验安全性。

值得注意的是:研究对象在随机化分组后从试验组或对照组退出的情况,称为退出(withdrawal)。退出的原因可分为不合格(ineligibility)、不依从(noncompliance)、失访(loss to follow-up)。不合格是指研究对象不符合合格标准、一次也没有接受干预措施或缺失基线数据者;在资料整理时,通常需要把这部分不合格者剔除,则采用 PPS 进行分析。不依从是指随机化分组后研究对象不遵守干预或对照的规程,其原因有接受干预或对照措施后出现不良反应、研究对象对试验不感兴趣等;对不依从者不宜剔除,则保留在原组采用 ITT 原则进行分析。失访是指由于研究对象迁移、外出、死于非终点疾病或拒绝继续参加观察而退出试验。

2. 一般统计原则

在统计方案部分,需要撰写一般统计原则,即根据研究目的、试验方案和观察指标的类型选择国内外公认的、适用于总体分析规定的统计描述和统计推断的方法。RCT 研究一般包含一图三表:受试者招募流程图、基线表、主要结果表、不良事件汇报表。因为 RCT 研究设计严谨,纳入和排除标准严格,默认两组样本基线均衡可比,因此 RCT 研究的基线表一般仅需要给出不同类型资料(数值变量或分类变量)的统计描述方法即可,无须进行组间比较。对于数值变量,首先判断该变量是否符合正态分布,对于符合正态分布的数值变量,采用均数和标准差进行统计描述;对于不符合正态分布的数值变量,采用中位数和四分位数间距进行统计描述。对于分类变量,采用频数和百分比进行统计描述。此外,还需要明确采用的单双侧检验及其检验水准 α(一般为 0.05),并说明所采用的统计软件及版本号。

3. 统计分析计划书

详细的统计分析计划书(SAP)有助于保证统计分析结论正确和令人信服。因此,在方案设计时同时还需要对统计学分析制订详细的计划书。SAP 的主要内容应该包括原始数据的录入与数据库的建立、数据清理与核查、统计描述和统计推断的方法等。数据库的建立有利于规范数据管理。数据清理与核查部分需要规范数据核查方式(人工或计算机核查),并明确离群值和缺失值的处理方式。例如:当出现缺失数据时,需要弄清楚数据缺失的原因、记录并在写作时报道;缺失值采用何种方式进行填补等。对于主要结果的统计描述和统计推断,需要根据研究目的和数据类型选择统计分析方法。例如:两独立样本数值变量间的比较常用 t 检验;两独立样本分类变量常用 χ^2 检验;等级变量的比较则常采用秩和检验等。CONSORT 规范指出数据分析阶段要遵循试验方案,方案以外的数据挖掘应标明和完全报道。

（二）样本量计算

理论上来说，样本量越大，试验结果越接近真实值，其结果越可靠。但是样本量过大，不仅会增加研究难度造成人力、物力和财力上的浪费，还会使得一些临床意义不大的细微疗效最终也会出现统计学差异。样本量过小时，可能会由于机遇或偶然性产生 II 类错误（假阴性结果），从而使得结论不可信。因此，需要计算预计达到研究目的的合适的受试者数量，以此获得一定的检验效能（power）来进行统计分析并得出相对可靠的结论。样本量计算取决于主要终点的预估值。只要是抽样研究，无论是何种设计形式（观察性研究或实验性研究），均应该在试验设计阶段就进行样本量计算。CONSORT 规范严格声明需要计算样本量，临床试验报告中有无预先的样本量计算是评价试验质量的重要依据之一。

1. 样本量计算所需要的条件

（1）α 值：显著性水准，也称为一类错误概率，即犯假阳性（类比于临床上的"误诊"）错误的可能，一般取 0.05。

（2）β 值或检验效能（power）：β 值也称为二类错误的概率，即犯假阴性错误（类比于临床上的"漏诊"）的可能；检验效能是指两总体确有差别时，按 α 水准能发现它们有差别的能力，用 $1-\beta$ 表示其概率大小，一般要求检验效能 ≥ 0.80，方能保障数据结果的准确度和可信度。

（3）主要终点：试验组和对照组主要终点指标的预估发生概率或数值。

一般纳入的人群结局发生的风险越高，预期出现临床结局的比率越高，则试验所需要的样本量相对较小。此外，样本量计算有时还需要考虑可能的失访率。

2. 主要终点的来源

（1）查阅与本研究具有相同 PICOS 的文献报道的主要终点预估值，注意尽量选择高质量、大样本的研究作为参照，如若干预措施为药物，尽量选择相近人种作为受试者的文献，其药物剂量会较为相似。

（2）根据自己团队前期的预试验（pilot study）结果。

（3）在既没有相关文献支撑，也没有做预试验情况下，可以咨询同行专家给出专家共识的主要终点预估值。更加建议前两种方法获得主要终点的预估值。

3. 样本量计算的方法

建议用计算机软件计算样本量而非公式。样本量计算的软件有很多，例如 PASS、nQuery、SAS 等。可先用软件算出最小样本量，再按 5%～20% 失访率扩大得到最终样本量。如某研究通过 PASS 软件算出最小样本量为 189 例，考虑 10% 的失访率，则最终样本量为 189/0.9＝210 例。应用 PASS 软件计算 RCT 样本量的具体操作步骤详见第三节案例部分内容。

值得注意的是，RCT 研究的样本量计算需要非常严格和精确。从设计阶段，到文章发表都是公开透明的，每个人都通过这些内容获得样本量计算的依据并复核试验结果，所以该部分绝对不能出错，并且一旦确定下来，就不可以在试验进行中随意修改。

五、管理相关

SPIRIT 2013 声明中第 18～19 条涉及数据收集和管理,详细内容如下。

(一)管理

如果说 RCT 研究成功的前提在于科学规范的试验设计,那么后端保证就是各种"管理"严格到位,包括高效的招募策略(为达到足够目标样本量而采取的招募受试者策略)、统一的研究团队培训(对实施干预措施的医生进行统一的培训使实施者掌握并严格遵循相关规范)、规范的标准操作规程(SOP)、严格的随访管理、数据管理(专业 EDC 系统和规范命名标准)、试验监察(由监察员在试验前中后期对试验进行访视来督促试验的进行,以保证试验按临床试验方案执行)、数据质控(如质控频率、样本选取方式及样本量等),以及 AEs、SAEs 的及时上报等。管理是临床试验关键性工作之一,规范的管理有助于获得真实、准确、完整、可靠的高质量数据,是保证后续研究质量与水平的关键条件。

1. 随访管理

(1)受试者的随访管理可以遵循以下三个原则。① 520 准则:指的是一般临床研究的失访率应该控制在 5%～20%,如果能控制在 5% 以内更好,但往往比较难达到;但失访率＞20% 可能会严重影响试验的内部真实性,很多期刊拒绝发表失访率＞20% 的研究。因此,在试验设计初期以及招募阶段就要重视受试者依从性的问题。② 失访率要小于结局事件的发生率:当结局事件发生率较小,而失访率较高,甚至超过结局事件发生率,会严重降低结果的可信度。③ 两组的差值比单组绝对值更重要。例如:某 RCT 研究的对照组失访率为 5%,而试验组失访率为 15%,虽然两组的失访率均在 20% 以内,但两组间失访率相差较大,可能是因为试验组受试者发生不良反应、并发症或个人原因等造成失访率偏高,进而导致两组变得不再均衡可比,直接影响试验结果的准确性。

(2)增加随访率的方法:雇佣人员管理受试者并跟进随访;如果受试者没有回来随访,雇佣一组人员打电话或上门拜访受试者;获得受试者的联系方式(如受试者、不与受试者住在一起的受试者亲朋好友、受试者家庭医生的信箱、电话、电子邮箱等)或身份编号,如国家医保号码;为受试者而不是为研究者和试验执行者挑选便利的地点(除了中心诊所、医院外挑选更多的地点,如邻近受试者的居住地、易到达,关注受试者在随访时等待的时间);使随访的试验流程流水线化,快速完成每一次随访;让数据收集的过程尽量简短到不增加受试者额外的负担;提供优质免费的医疗服务;提供资金资助,特别是受试者用于交通的时间和花费。

2. 数据管理

数据管理的目的是通过及时、有效的方式支持临床研究,完成与预期结果一致、准确、真实的临床研究数据,为后续统计分析打好基础。早期采用 Excel 软件来收集和录入、核查、编辑和更正数据,但是其无法核查数据的逻辑关系,也无法保留数据修改的痕迹和原因。因此,为提高数据管理质量和效率,建议使用专业的临床试验电子数据采集系统

(electronic data capture system，EDC 系统)。该系统不仅拥有多种形式的数据采集功能，还具有很强的数据质疑功能，即可以通过建立数据库时设定的规则对录入的数据进行系统检查(system check)和逻辑核查(edit check)；还能够保留所有数据操作痕迹，保障数据的可追踪性和溯源性，使数据更容易定义、转换、不易出差错；同时还拥有精准的用户权限控制功能等。要想做好临床试验电子化数据管理工作，选择一个适宜的数据库是数据管理和统计分析工作一个重要的前提条件。

目前应用于临床研究数据管理的软件包括 Excel、EpiData、Access、Oracle 等。EpiData 是一款免费的数据库数据管理软件，不仅简单易懂、操作方便，还可以设置数据质疑(如年龄预先设置填写范围为"0～100"，如果不小心填了"200"，系统会弹出提醒，让填写人确认数值)和逻辑核查(如当性别填写"男"以后，妊娠问题将变成灰色，无须填写)等功能。Excel、EpiData 等软件适用于单个临床项目的数据管理，但是这些数据库功能比较单一，无法同时兼顾多个项目，并且容量有限，难以支撑数据量较大的 RCT 试验。因此，当收集的数据信息量较大时，可选择 Oracle 数据库，其效率高、使用方便、功能强大，可支持、存储更多的记录。

在数据库建设中需要根据试验方案规定的调查内容将调查指标设置为变量(即数据库中的字段)，并对变量值(调查指标)进行编码，变量的设置需要符合统一的标准。临床研究中的标准化包括数据名称、代码、结构和格式的标准化，以达到数据在不同地点、不同研究之间以及不同研究机构之间的交换，有助于促进数据交流和共享。目前国际上较成熟的标准为临床数据交换标准协会(Clinical Data Interchange Standard Consortium，CDISC)建立的一套完整临床研究数据标准，包括临床数据获取协调标准(Clinical Data Acquisition Standards Harmonization，CDASH)、研究数据制表模型(Study Data Tabulation Model，SDTM)、分析数据模型(Analysis Dataset Model，ADaM)等多个部分。美国食品药品监督管理局已经强烈建议使用 CDISC 的 SDTM 进行数据递交，以避免管理部门在审查数据时花费较多的时间。例如：按照 CDASH 标准，域数据集名称为两位大写字母组成(见表 16－2－2)，包括干预的数据域、结局的数据域、实验室检查数据域等。若所采集的数据不属于现有的 16 个域，则可根据 SDTM 或实际情况自定义数据集名称，但格式应为两位大写字母组成，例如量表 QF 等，并在后期都沿用该缩写。

表 16－2－2　CDASH 域数据集名称

标准域名	中文全称	英文全称
AE	不良事件	Adverse events
CO	评注	Comments
CM	过去和同期服用药物	Prior and concomitant medications
DM	人口学统计资料	Demographics

标准域名	中文全称	英文全称
DS	处理	Disposition
DA	药物清点	Drug accountability
EG	心电图测试结果	ECG test results
EX	接触	Exposure
IE	入组和排除标准	Inclusion and exclusion criteria
LB	化验检测结果	Laboratory test results
MH	病史	Medical history
PE	体检	Physical examination
DV	方案偏离	Protocol deviation
SC	受试者属性	Subject characteristics
SU	药物滥用	Substance use
VS	生命体征检查	Vital signs

3. 数据与安全监察委员会

为了保证临床试验的完整性和保护受试者的权利和健康,对于设计复杂、研究时间较长的 RCT 通常需要设立数据与安全监察委员会(Data and Safety Monitoring Board, DSMB)。DSMB 由相关专业的临床专家、生物统计学家、临床试验专家、医学伦理学专家、毒理学专家、流行病学专家等组成,其主要目的是监察治疗干预的数据,保证临床试验的安全性、有效性和完整性。此外,DSMB 将评估受试者招募的进度,并向申办方提出建议,是按原计划继续、修改方案后继续或是终止或暂停某一或全部组别的试验。DSMB 也将在某个试验阶段对研究内容提供建议,如治疗的剂量、疗程或合并治疗的建议。为确保试验的科学性和数据的可靠性,避免利益冲突,独立的 DSMB 至关重要。

(二) 病例报告表

病例报告表(case report form,CRF)旨在收集临床试验中每位受试者的相关数据,它是高质量试验必不可少的关键因素。CRF 是按临床试验方案所规定设计的一种文件,但与日常收集数据不同,CRF 是有目标、有计划地收集记录每一例受试者在试验过程中的数据,并由独立的监察员负责 CRF 的检查,遇到可疑数据应向研究者核查,并记录质疑。

1. 原则要求

(1) 关于内容:CRF 设计不严谨可能影响数据的完整性及可靠性,主要数据点的遗漏将造成难以弥补的损失。因此,设计 CRF 应该基于科学实践,严格遵循临床试验方案。CRF 设计可以和方案设计同时进行,有利于发现方案存在的问题。同时,CRF 应当采集所有试验方案规定的必要数据。例如:采集患者吸烟史对泌尿系统感染的临床试验意义不大,但是对慢性阻塞性肺疾病却有重要意义。简而言之,CRF 应该足够详细地收集完整的数据,同时应该避免冗余且与试验无关的细节。临床试验期间,如果试验方案发生修订且此修订影响到数据采集时,必须对 CRF 进行相应的修订,以确保 CRF 严格遵循试验方案的要求。

(2) 关于数据:数据采集时尽可能收集原始数据,而不是计算后的衍生数据。例如:需要 BMI 数据,可统一收集体重及身高,在后期分析时统一计算。指标设计上尽可能客观、量化,避免意义不明确或容易引起歧义的问题。CRF 的具体内容一般包括知情同意、纳排标准、人口学数据、基线数据、疗效评价数据、试验药物使用情况及剂量调整、实验室检查、AEs 及 SAEs、合并用药、医疗措施、受试者提前中止页、方案要求的其他数据、用药结束及试验结束页等。

(3) 关于格式:CRF 拟采集的数据格式、页面布局以及采集顺序要符合临床实践与试验方案要求,便于研究者填写。使用简明扼要的问题、有充分的提示和说明,尽可能采用封闭式问卷,减少主观答案的问题以及文字书写和复杂性填写,降低出错率,增加数据一致性,提高工作效率。通常,页眉包括临床试验方案的 ID 号、中心编码(如果临床试验为多中心研究)、受试者 ID 号和受试者姓名首字母缩写。页脚则包括调查员的签名和日期、CRF 版本号和页码。CRF 每一页的方案 ID 号、受试者姓名缩写应该一致,因为这是 CRF 与数据库之间的连接信息。

2. 病例报告表形式

CRF 包括传统纸质 CRF、电子版病例报告表(electronic case record form,eCRF)等形式。纸质 CRF 一般用于研究规模小,即样本量小的研究。纸质 CRF 用起来直观方便,但对于后期分析,应注意原始纸质版资料不得丢弃。eCRF 则省时省力,常用于多中心研究进行数据管理,输入数据错误较少。监管部门更容易接受有可靠临床试验 EDC 系统提交的研究,有利于实时逻辑质疑,避免页面、页脚等重复信息和重复记录,但是初期研发过程复杂,之后还需要定期进行软件维护和长期技术投资。

病例报告表注释(case record form annotation,aCRF)是在空白的 CRF 中,在记录数据的位置上对递交的数据集以及数据集中变量相应的名字进行标注的过程。换句话说,aCRF 是对纸质 CRF 的注释,并要与 eCRF 系统中一一对应。

(三) 伦理要求与知情同意

SPIRIT 2013 声明中第 24～26 条涉及伦理要求与知情同意。医学伦理的四大基本原则是不伤害、有利、尊重及公正原则。试验方案是伦理申请的核心,因此试验方案设计是否有科学上的合理性和必要性是伦理审查的重点之一。此外,一般不对弱势群体(如儿童、老年人等)进行临床试验,如果必须针对这类群体进行研究时,涉及伦理审查时需要考虑得更为详细、周全,严格评估试验方法和过程本身以及日后可能产生的受益和风险,权衡两方面的利弊。例如:一项研究比较两种方式(B 超和 CT)诊断儿童某种疾病,若该疾病在诊断过程中没有必要进行 CT 检查,伦理委员考虑为了避免非必需的多次 CT 照射检查对儿童的潜在不良影响而要求研究者修改研究方案,否则不予通过。对于弱势群体,必要时需取得其监护人的知情同意。知情同意书既是研究者对受试者关于研究详细内容的告知,也是受试者自愿参加研究的书面证明。因此,知情同意书在临床试验研究中非常重要。知情同意书需要采用受试者能够理解的通俗的文字和语言来阐述试验相关事项,由研究者通过恰当和规范的手段获得受试者的知情同意,并保障受试者的知情权、安全和隐私。注意研究者应在研究正式开始前,向伦理委员会提出申请,并且研究开始后,签署的知情同意书应与伦理审查批准的知情同意书一致。

六、撰写论文

《CONSORT(2010 版)》是常用的报告规范,侧重于最常见的设计类型——两组平行随机对照试验,其主要内容包括 25 项条目和流程图(见图 16-2-5),前者侧重于报告试验是如何设计、分析和解释的,流程图常用于呈现所有受试者参与试验的过程,例如入组、干预和评估的流程图等。其他试验设计类型(例如整群随机试验和非劣效性试验等)可以通过 CONSORT 网站(http://www.consort-statement.org)找到这些研究设计的扩展条目。

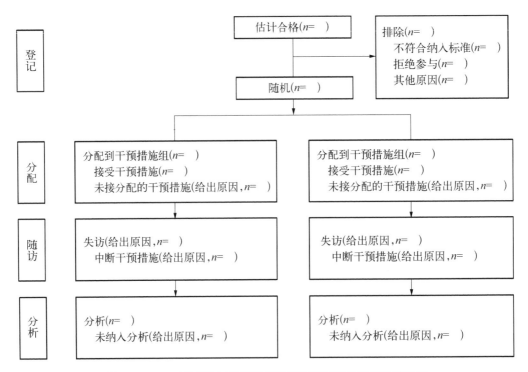

图 16-2-5 CONSORT 两组平行随机对照试验各阶段的流程图

此外,CONSORT 规范对前期试验的设计和实施也有重要参考价值。例如,CONSORT 规范第 11 条关于盲法的建议,研究者不能仅仅报道他们应用了什么盲法,而是应该尽可能说明他们使用什么方式,对谁采用盲法(如受试者、试验实施者、数据统计师等),以及如何实施盲法。

第三节　案例实践——糖尿病健康行动研究

　　随着人口老龄化的发展和生活方式的改变,中国居民的健康状况也迎来了各种挑战,糖尿病等慢性病的患病率和其并发症的死亡率进一步上升,给医疗保健系统带来巨大负担。社区全科医生被称为居民健康的"守门人",特别是在慢性病管理中具有难以替代的基础性作用,对提升慢性病患者群的生活质量、减轻社会医疗及经济负担有重要的意义。

　　糖尿病是一种常见的慢性病,具有病程长、病情反复、长期用药、并发症多等特点,是遗传和环境因素综合作用的结果。除了药物干预,生活方式如饮食习惯、运动情况、睡眠时间、吸烟等因素均对糖尿病的进程产生影响。因此,生活方式的干预在糖尿病患者管理的作用值得全科医师关注。本节将介绍一项著名的糖尿病健康行动(Look AHEAD)研究,特别是该项 RCT 的研究设计过程,以供学习参考。

一、研究背景

　　肥胖是 2 型糖尿病流行的主要原因之一。2 型糖尿病与心血管疾病的风险增加 2~4 倍有关,并且超重或肥胖的 2 型糖尿病患者心血管疾病的发病和死亡风险更大。有研究提示通过改变生活方式如饮食习惯、运动情况等来减轻体重可以降低患 2 型糖尿病或高血压的风险,但当时没有一项研究表明这种干预措施会降低心血管疾病的发病率或死亡率。

　　糖尿病健康行动(Look AHEAD)研究是一项多中心的 RCT,用来检验以达到并维持目标体重为目的的生活方式干预的长期效果。这项研究将调查生活方式干预对超重或肥胖的 2 型糖尿病患者的心脏病、脑卒中和心血管相关死亡的影响。

二、研究目的

　　拟开展随机对照研究,评估在 4 年内对超重和肥胖的 2 型糖尿病患者实施强化减肥计划是否能降低其长期的心血管事件风险。

三、注册

　　该项目在 ClinicalTrials. gov 注册,注册号为 NCT00017953。首次发布时间为 2001 年 6 月 21 日。

四、招募

　　预期在 2.5 年内招募 5 000 名受试者,在 16 个临床中心的每个中心招募大约 313 人。大约招募同等数量的男性和女性,并招募至少 33% 的少数种族和民族群体,包括非裔美国人、西班牙裔美国人、美国印第安人和亚裔美国人。

五、研究对象

选取 18 个临床研究地点的超重或肥胖的 2 型糖尿病患者作为研究对象。

(1) 纳入标准：① 年龄 45~74 岁；② 通过自我报告并核实的 2 型糖尿病患者；③ BMI≥25 kg/m²；④ 若使用胰岛素，则 BMI≥27 kg/m²；⑤ 自愿参加。

(2) 排除标准：① HbA1c＞11％；② 三酰甘油（TG）≥600 mg/dl；③ 血压≥160/100 mmHg；④ 可能限制对干预措施的依从或影响试验进行的因素（如无法或不愿签署知情同意或与当地研究人员沟通，诊断为精神分裂症、其他精神病或双相情感障碍）；⑤ 过去 6 个月因抑郁而住院；⑥ 自我报告过去 12 个月内饮酒或滥用药物等；⑦ 可能限制寿命和（或）影响干预措施安全性的基础疾病（过去 5 年需要治疗的癌症、非黑色素瘤皮肤癌或已明确治愈的癌症除外）；⑧ 自我报告活动性结核病、心血管疾病等。

(3) 退出标准：① 发生严重的不良反应、并发症和特殊生理变化，不适宜继续接受试验者；② 因其他各种原因在试验未结束之前失访或死亡的病例；③ 在试验过程中因不愿意参加而自行退出者。

六、干预和对照

所有受试者将继续接受日常的医疗护理，包括糖尿病的医疗管理。所有受试者在筛查过程结束后会参加一个 1 小时的糖尿病教育课程，特别强调与试验相关的糖尿病护理方面，如低血糖的管理、心血管病症状和足部护理。同时鼓励受试者使用血糖自我监测设备，鼓励吸烟者戒烟。

(1) 试验组（生活方式干预）：为试验组的受试者提供相关课程，将饮食调整和增加体育活动结合起来，以达到研究者设立的减重 10％的目标，并维持体重。根据预设算法和受试者进度，采用多种饮食策略（例如，提供固定热量和营养素含量的膳食和饮料配方）、体育运动、行为改变和社会支持等。没有达到既定的减肥目标或出现复发，将考虑使用减肥药物作为强化饮食和锻炼的辅助手段。实施 4 年，第一年的实施最密集，在接下来的 3 年中干预减少。

(2) 对照组（糖尿病支持和教育）：由糖尿病支持和教育部门提供有关糖尿病管理和社会支持的小组会议。在干预的 4 年内，每年提供 3 次小组会议。这些教育课程包括每年 1 次关于饮食与营养的会议和 1 次与运动有关的会议，每年涉及不同的营养和运动主题。每年 1 次的社会支持会议，包括与糖尿病有关心理、生活问题的探讨。鼓励受试者参与这些会议，但不是必须参加。受试者将被安排参加定期的门诊访问，以评估干预结果；并将参加数据收集和安全监测的电话会议。

七、结果

(1) 主要终点指标：心血管事件复合结局，包括心血管死亡（心肌梗死和脑卒中死亡）、非致命性心肌梗死、住院型心绞痛和非致命性脑卒中（时间范围为 11.5 年）。

（2）次要终点指标：各种原因造成的死亡；冠状动脉旁路移植术和（或）经皮冠状动脉成形术；因充血性心力衰竭住院；颈动脉内膜切除术；外周血管手术，如旁路或血管成形术。

（3）其他观察指标：认知、身体功能、代谢生物标志物、用药、医疗保健等。

八、随机化和盲法

所有初步纳入的患者都需要在随机化之前完成一个为期 2 周的磨合期。在此期间，每天记录他们有关饮食和身体活动的信息。

顺利完成自我监测的患者被随机分配到糖尿病支持和教育组或生活方式干预组，并使用一个基于网络的数据管理系统来核实资格。随机化方法采用的是分层随机化分组，分层方式是各自所在的临床中心。

由于干预的方式无法对研究对象和干预实施者设置盲法，所以采用经典的开放性（open-label）平行对照设计。但研究者可对收集和判断结局的个人设盲，比如收集受试者信息与提供生活方式指导任务分配给独立的第三方人员。

九、统计设计

1. 分析子集

（1）全分析集：包括所有随机化了的研究对象，采用 ITT 的方法进行分析，即不管研究对象是否遵从规定的干预措施，都纳入组间结局的比较。

（2）符合方案集：将全分析集中符合试验方案、依从性好的研究对象进行分析。

2. 统计分析方法

（1）主要终点：本研究是按照临床中心进行分层，因此采用 Mantel-Haenszel test 进行分析，考虑到主要终点指标（复合心血管事件）受到首次发生时间的影响，将使用 COX 比例风险模型进行分析。

（2）次要终点：考虑到次要终点指标也受到首次发生时间的影响，将使用 COX 比例风险模型进行分析。

（3）检验水准：$\alpha=0.05$，双侧检验。

十、样本量计算

Look AHEAD 研究计划子在 2.5 年内通过 16 个临床研究中心招募 5 000 名受试者，其样本量计算是基于推测对照组（糖尿病支持和教育组）糖尿病患者以每年 3.125% 的速度出现主要结局（心血管复合事件）以及每年 2% 的失访率。检验水准 $\alpha=0.05$，且检验效能为 92%，试验组和对照组主要结局（心血管复合事件）发生率的差异为 18%。预计最长随访时间规定为 11.5 年。

样本量计算(PASS15 软件)操作如下：从 Category(目录)框依次选择 Proportions (率)→ Two Independent Proportions(两独立样本率)→ Test for Two Independent Proportions(两独立样本率的比较)，弹出对话框(见图 16-3-1)，在 Solve For(解决)框选择 Sample Size(样本量)，在 Alternative Hypothesis(检验假设)选择 Two-Sided(双侧)，在 Power(检验效能)和 Alpha(检验水准)框依次选择 0.92 和 0.05，Group Allocation (分组)选择 Equal(N1 = N2)，Input Type(输入类型)选择 Difference(差值)，D1(两组主要终点发生率差值)填写−0.18，P2(对照组发生率)填写 0.359375(=3.125%×11.5)，最后点击 Calculate(计算)按钮，即可在结果输出窗口中显示分析结果(见图 16-3-2)。

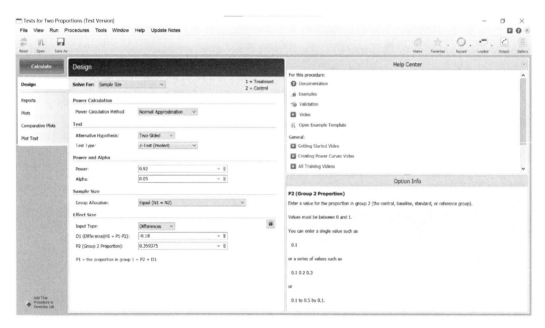

图 16-3-1　Test for Two Independent Proportions 对话框

Dropout-Inflated Sample Size

	Sample Size			Dropout-Inflated Enrollment Sample Size			Expected Number of Dropouts		
Dropout Rate	N1	N2	N	N1'	N2'	N'	D1	D2	D
2%	136	136	272	139	139	278	3	3	6

图 16-3-2　PASS 主要输出结果

根据图 16-3-2 的计算结果可得，需要试验组和对照组的样本量各 136 名，考虑到 2% 的失访率，因此预期需要招募每组各 139(=13 610.98 上取整)名研究对象，从而使总样本量达到 278 名。(注：此处主要展示软件操作过程，相关演示数据和计算结果仅供参考。)

十一、不良事件

医生将记录整个试验期间所有患者的不良事件,包括随访期间患者发生低血糖的次数等。

十二、知情同意

各地临床中心的方案和知情同意书都得到了当地机构审查委员会的批准。在患者参与任何筛选程序之前,必须获得知情同意。

十三、管理相关

包含 16 个临床中心和 1 个协调中心的分工和责任、赞助者和合作者列表、数据与安全监察委员会职责等。

（黄亨烨）

参考文献

［1］Van Vollenhoven R F，Ernestam S，Geborek P，et al. Addition of infliximab compared with addition of sulfasalazine and hydroxychloroquine to methotrexate in patients with early rheumatoid arthritis（Swefot trial）：1-year results of a randomised trial［J］. Lancet，2009，374（9688）：459－466.

［2］Moher D，Hopewell S，Schulz K F，et al. CONSORT 2010 explanation and elaboration：updated guidelines for reporting parallel group randomised trials［J］. Int J Surg，2012，10(1)：28－55.

［3］Chan A W，Tetzlaff J M，Altman D G，et al. SPIRIT 2013 statement：defining standard protocol items for clinical trials［J］. Ann Intern Med，2013，158(3)：200－207.

［4］Ryan D H，Espeland M A，Foster G D，et al. Look AHEAD（Action for Health in Diabetes）：design and methods for a clinical trial of weight loss for the prevention of cardiovascular disease in type 2 diabetes［J］. Control Clin Trials，2003，24(5)：610－628.

第十七章
系统综述及论文撰写流程

第一节 系 统 综 述

一、系统综述概述

（一）系统综述的定义

系统综述（systematic review）是一种综合文献的研究方法，指按照某一具体医学问题，系统、全面地收集相关研究，采用循证医学与临床流行病学的原则和方法严格评价文献，筛选符合标准的研究进行定量或定性合成，得出当前最佳的综合结论。系统综述在医疗卫生领域的实践中将最佳证据与临床实践相结合，指导医学决策、指引未来研究方向，发挥着越来越重要的作用。

（二）系统综述的要素

一个完整的系统综述问题应该详细说明研究对象（participant）、干预（intervention）、对照（comparison）、结局（outcome）和研究类型（study），简称 PICOS 原则。研究对象（P）：符合该病公认确诊标准；干预和对照（I&C）：具体说明干预措施和对照措施，对照措施还应说明是阴性对照还是阳性对照；结局指标（O）：结局指标分为主要结局指标和次要结局指标。主要结局指标是指用来帮助决策的临床终点指标，未被确定为主要结局指标的其他指标为次要结局指标，一般为中间指标；研究类型（S）：随机对照试验是证据等级最高的原始研究类型。

（三）系统综述的分类

系统综述是在复习、整理、分析和综合原始文献的基础上进行的二次研究。一篇系统综述可能只包括一种研究类型，也可以是不同类型研究的综合。

按两次研究是否采用统计方法，系统综述可分为定性系统综述（qualitative systematic review）和定量系统综述（quantitative systematic review）。前者是指用描述的方法,就某一专题在一段时间内的多个原始研究结果进行综合总结的过程;后者是指用定量合成的方法对原始研究进行统计学处理,分析评价其合并效应量的过程,即荟萃分析(meta-analysis)。按所属证据类型不同,系统综述又可以分为:病因学研究的系统综述、诊断性试验的系统综述、治疗性研究的系统综述、预后研究的系统综述、卫生经济学研究的系统综述。

（四）系统综述的特征

一篇完整的系统综述应具有以下特征。① 有明确的研究目的,并在题目中清晰表明;② 明确纳入与排除标准;③ 采用综合的检索策略全面检索文献,将所有合格研究纳入,并阐明不合格研究的排除原因;④ 总结入选研究的特点,并对每一项进行质量评价;⑤ 使用统一的格式报告研究结果。

系统综述可以综合多项研究结果,增大样本含量,并对纳入证据的质量进行了严格的限定和评价,所获结论简单明了,为临床实践提供真实可靠的依据,被称为循证证据金字塔之首。系统综述能解决探寻证据难的问题(收集全世界零散的有关研究),有助于医疗工作人员更快速、更准确、更方便地了解最全面的医疗措施,指导临床实践,提高医疗质量,越来越多的发达国家也已经选择使用系统综述结果作为制订临床工作指南和临床决策的依据。

传统综述与系统综述的特点比较如表 17-1-1 所示。

表 17-1-1 传统综述与系统综述的特征比较

特 征	传 统 综 述	系 统 综 述
资料来源	没有固定的方法,通常只局限于少数数据库	必须预先制订详细周密的研究计划;系统地收集所有可能发表和未发表的研究
对文献检索策略的描述	通常无说明	文献来源广,有详细的检索策略,以保证分析的可重复性
研究设计类型	主观、随意、无质量控制	根据系统综述的目的严格纳入不同设计类型的研究
原始研究的纳入标准	主观、随意、无明确标准	有明晰的标准,严格评价纳入研究质量并根据质量决定结论
分析和整合数据的方法	定性、非统一的分析和归纳方法	定量系统综述包含对多个研究资料重新计算并合并分析的 meta 分析;定性分析不包含 meta 分析

（五）系统综述的主要偏倚及其识别

系统综述同其他研究一样,在研究的各个阶段均可能产生偏倚,致使合并后的结果歪曲真实的情况。由于无法全面地获得相关的临床资料,从而影响系统综述结果的真实性,故文献偏倚是影响系统综述结果的一个重要因素。常见的偏倚包括文献发表偏倚、文献库偏倚、文献纳入偏倚。

1. 偏倚的种类

（1）文献发表偏倚（publication bias）：指有"统计学意义"的研究结果较"无统计学意义"的阴性研究结果被报告和发表的可能性更大。如果系统综述只是基于已经公开发表的研究结果，可能会因为有统计学意义的占多数，而夸大效应量或危险因素的关联强度。

（2）文献库偏倚（database bias）：世界上主要的几个医学文献库如 Medline、Embase、科学引文数据库（Science Citation Index，SCI）虽然收集的杂志种类多，但绝大多数来自发达国家，发展中国家比例很小，仅通过文献库收集研究报告就可能引入偏倚，即文献库偏倚。

（3）文献纳入偏倚（inclusion criteria bias）指在制订文献纳入和排除标准时，未对研究对象、研究类型、暴露或干预措施、研究结局、样本大小及随访时长、语种、纳入年限等做出统一规定，使入选标准不合理导致的偏倚。

2. 控制措施

系统、全面、无偏地检索出所有与课题相关的文献是减少偏倚的最重要方法。尽可能全面收集发表与未发表的研究报告，包括未发表的阴性研究报告、会议论文摘要、研究简报、学位论文等，全面登记即将进行的临床试验并跟踪。

为了避免来自选择文献和评价文献质量者的偏倚，可以考虑一篇文章多人或盲法选择和评价，也可采用专业与非专业人员相结合的共同选择和评价的办法，对选择和评价文献中存在的意见分歧可通过共同讨论或请第三人的方法进行解决。此外，应进行预实验，以摸索经验，标化和统一选择、评价方法。

3. 偏倚识别

（1）敏感性分析：目的是通过比较一定假设条件限定前后结果的差异，发现影响结果的主要因素。如果分析前后的结果不一致，提示可能有潜在的偏倚，应在解释结果和下结论时慎重考虑。

（2）漏斗图（funnel plot）分析是根据图形的不对称程度判断 meta 分析中是否存在发表偏倚的一种方法。该方法以纳入 meta 分析的各个独立研究效应估计值作为横坐标（x轴），每一项研究的效应估计值标准误（standard error，SE）或效应估计值的变异度作为纵坐标（y轴）绘制的散点图。

随着研究样本量增加，干预措施疗效估计值的精确度增加。一般来讲，小样本研究的结果通常由于离散程度较大分散在图形的底部很宽的范围，随着样本量增大，标准误减小，研究结果则集中在图形上部一个较窄的范围内。在没有偏倚的情况下，图像中的点应聚集成一个大致对称的、倒置的漏斗。

（3）失效安全数（fail-safe number，Nfs）：主要用来估计发表偏倚。通过计算假定能使结论逆转而所需的阴性结果的报告数，即失效安全数来估计发表偏倚的大小，其值越大说明发表偏倚的影响越小。P 值为 0.05 和 0.01 时的失效安全数公式为：

$$Nfs_{0.05} = \left(\sum Z/1.64\right)^2 - S$$

$$Nfs_{0.01} = \left(\sum Z/2.33\right)^2 - S$$

其中，Z 为各独立研究得到的 Z 值，S 为研究的个数。

（六）系统评价的质量评估

为评价系统综述及 meta 分析的内在真实性、外在真实性和影响结果解释的因素。系统评价方法学质量评价工具（a measurement tool to assess systematic reviews，AMSTAR）于 2007 年首次于《BMC 医学研究方法学》（*BMC Medical Research Methodology*）杂志上发布。从是否事先制订了研究方案、文献检索是否系统全面、文献筛选和数据提取是否可重复等 11 个方面对系统综述的实施过程和所采取的偏倚控制措施进行评价。清单的每项条款评语项分为"是""否""不清楚"，以及"未采用"。选择"是"得 1 分，并计算总分用以评价系统评价及 meta 分析的质量；得分越高则认为系统评价及 meta 分析的质量越好。0～4 分认为是低质量，5～8 分认为是中等质量，9～11 分认为是高质量。

随着 AMSTAR 评价工具的广泛应用，其存在的不足之处也逐渐凸显，表现在评价内容及应用范围上有局限性，评价方法不够科学；严重依赖报告质量和偏倚风险而不是方法学质量；评价范围局限于随机对照试验的系统综述与 meta 分析；由于各要素的重要程度不同，计算总分的评价方式可能会掩盖重要的优势或劣势等。AMSTAR 2 评价工具于 2017 年 9 月正式发布，将原来的 11 条改为了 16 条，保留原始版本中的十个方面，增加了 4 个方面的内容。AMSTAR 2 评价工具不再计算总体分数，而是以基于关键条目（条目 2、4、7、9、11、13 和 15 或根据情况适当调整）来划分的"信心"分级的形式做出总体质量评价。新的评价方式避免了可能由高分掩盖的关键弱点，如文献检索不充分，或者纳入未能评估偏倚风险的个体研究。

二、系统综述的步骤与实践案例

本节以《活血消癥中药治疗糖尿病肾病的随机对照临床试验系统综述及 meta 分析》一文为例解析系统综述撰写步骤。

（一）确立题目、制订研究方案

正确的选题是系统综述最基本和最重要的第一步，选题的基本原则可被归纳为 FINER：F—可行的（feasible）：考虑选题的可行性（是否掌握相关方法、了解疾病等）；I—有趣的（interesting）：特别适用于靠单个临床试验无法明确判断干预措施优劣的治疗方案，或是临床应用中存在较大差异的治疗方案；N—创新的（novel）：不重复他人的选题；E—符合伦理的（ethical）：选题是否具有伦理和科学依据，能否解决临床难题；R—有意义的（relevant）：选择疾病负担重、患病人数较多的疾病进行研究。

确立题目时，应明确四个要素：研究对象、研究的干预措施或比较措施、研究的结局、研究的类型。选题明确后，根据主题制订研究方案，应包括背景资料、检索文献的方法和策略、选择合适文献的标准、评价文献质量的方法、收集和分析数据的方法以及结果的分析和报告。研究背景需要关注临床问题的重要性、意义，需要解决的问题以及以往的系统综述是否存在争议。目的在于解决有矛盾的证据，回答一些尚无确切答案或有多种不同解释的问题，最终目的是概括为帮助人们正确理解的证据。研究方案制订后不应随意改动，避免结论的偏倚；如确需改动，必须明确回答原因和动机。

结合例文，该文以探讨活血消癥中药辨证治疗糖尿病肾病的有效性及安全性为目的，明确研究主题如下。① 研究对象（P）：诊断均符合 ADA 诊断标准；糖尿病肾病分期符合 Mogensen 分期标准 III 或 IV 期；不受患者糖尿病类型、年龄、性别、病程及种族的限制的糖尿病患者；② 研究的干预措施（I）：试验组辨证采用活血消癥中药治疗时间 4 周及以上；③ 对照（C）：对照组采用血管紧张素转化酶抑制剂/血管紧张素 II 受体阻滞剂或安慰剂/空白对照，其余干预措施或常规治疗与实验组保持一致；④ 研究结局（O）：主要指标包括 24 h 尿蛋白定量、血清肌酐、血尿素氮；次要指标包括糖化血红蛋白（HbA1c）、血清总胆固醇（TC）、三酰甘油（TG）、症状和体征改善的总有效率；⑤ 纳入研究的类型（S）：临床随机对照试验。

（二）检索文献

根据指定检索策略，进行多渠道、最大限度的系统检索。通常采取电子资源数据库与手工检索相结合的方式，并辅以参考文献追溯。研究来源包括研究原著、系统综述报告、实践指南、其他针对治疗指南的综合研究证据和专家意见。通过查找临床试验注册登记系统可避免检索缺漏，一些可能包含阴性研究结果的未正式发表文献如会议论文，未发表的学位论文、临床试验报告等可由此被检出。

医学检索常用数据库：英文数据库包括 Medline、PubMed、Web of Science、EMbas、Cochrane Controlled Registers of Trails(CENTRA)、Cochrane Complementary Medicine Field Registry；中文数据库包括中国知网、万方数据知识服务平台、中国生物医学文献服务系统、维普期刊资源整合服务平台。

例文选取中国知网、万方数据知识服务平台、维普期刊资源整合服务平台、Medline、CENTRAL 5 个数据库进行检索，综合采用篇名检索、主题词检索和全文检索。限定发表日期为自建库至 2016 年 7 月，以"糖尿病肾病""消渴肾病""消渴病肾病"为篇名检索词；"中医""中草药""中药""中成药""成药""中西医结合"为主题词；"随机""血瘀""癥瘕"为全文检索词进行检索。同时，以"糖尿病肾病"为检索词，利用中国临床试验注册中心检索灰色文献。

（三）筛选文献

检索完成后，多人（至少 2 人）根据事先拟定的纳入和排除标准对检出文献进行"背对背"独立筛选，挑出能够回答研究问题的合格研究进行分析，筛选过程中的意见分歧应咨询专家等第三方意见或共同商讨解决。

（四）对纳入文献进行质量评价

文献质量评价是指评估单个研究在设计、实施和分析过程中防止或减少偏倚和随机误差的程度。文献质量是纳入原始文献的阈值参考、解释不同文献结果差异的原因、进行系统综述定量分析时给予文献不同权重值的依据。

质量评价的内容包括以下三个方面。① 内在真实性（internal validity）：指单个研究结果接近真值的程度，即各种偏倚因素如选择偏倚、失访偏倚和测量偏倚的影响情况。② 外在真实性（external validity）：指研究结果是否可以应用于研究对象以外的其他人群，即结果的实用价值与推广应用的条件，主要与研究对象的特征、研究措施的实施方法和评估结局的指标密切相关。③ 影响结果解释的因素：偏倚影响，药物剂量、剂型、用药途径、疗程等异同。

根据纳入的原始研究类型可选择对应标准：临床随机对照试验（RCT）—Cochrane偏倚风险评价表、Jadad量表及修订版；队列研究和病例对照研究—NOS或质量指数；横断面研究—ARCHVE—CSPSQ；病例分析—IHE病例系列质量评价工具、NICE；诊断性研究—QUADAS、CASP；类实验—MINORS；动物试验—STAIR、CAMARADES清单、ARRIV指南；质性研究—澳大利亚JBI循证卫生保健中心质性研究质量评价标准。

例文中纳入均为RCT研究，用Cochrane偏倚风险评价表作为评价标准。

（五）提取数据

制订统一的调查表，两位评价者独立收集研究需要的内容。① 一般资料：如评价的题目、评价者的姓名、原始文献编号和来源、评价的日期等；② 研究特征：如研究的合格性、研究对象的特征和研究地点、文献的设计方案和质量、研究措施的具体内容和实施方法、有关偏倚防止措施、主要的试验结果等；③ 结果测量：如随访时间、失访和退出情况、分类资料应收集每组总人数及事件发生率、连续资料应收集每组研究人数、均数和标准差或标准误等。所有数据资料统一整理，以备文献结果的分析和报告。

如例文所示，该研究记录了每一份原始研究的ID、实验组和对照组的治疗方案和疗程、药方成分、各组样本量、研究对象的年龄、各项结局指标等。

（六）分析资料，进行定性或者定量分析

1. 定性分析

定性分析是定量分析前必不可少的步骤。采用描述的方法，将每个研究的特征按照研究对象、干预措施、研究结果、研究质量和设计方法等进行总结并列成表格，以便浏览，进而研究方法的严格性和不同研究之间的差异，计划定量合成和结果解释。

2. 定量分析

（1）异质性检验（heterogeneity）：指对不同原始研究结果的变异程度进行检验。如果检验结果有显著性，应解释其可能的原因并考虑进行结果合成是否恰当。确定各项结果是否存在异质性有两种常用方法：作图观察各研究结果的效应值和可信区间是否有重叠，如果可信区间差异太大，则不适合将不同研究的结果进行合成；或者进行异质性检验，如果异质性检验有显著差异,则不宜将不同研究的结果进行合成。

(2) meta 分析:应根据资料的类型及评价目的选择效应指标和统计分析方法。对于分类变量,可选择比值比(odds ratio,OR)、相对危险度(relative risk,RR)、危险度差值(risk difference, RD)等作为效应指标表示合成结果;对于连续变量,当结果测量采用相同度量衡单位时应选择加权均数差值(weighted means difference),而当采用不同的度量衡单位,如疼痛评分在不同研究中采用不同的量表时,则应选择标化的均数差值(standardized mean difference);对于生存资料,则可选择风险比(hazard ratio,HR)作为合并效应量。进行 meta 分析合成结果时,可选择固定效应模型(fixed effect model,FEM)或随机效应模型(random effect model,REM),结果可采用森林图(forest plot)表示。

(3) 敏感性分析(sensitivity analysis):排除质量低的研究时,会有排除产生真实性结果研究的危险,可以用敏感性分析观察异质性和合成结果是否发生变化,从而判断结果的稳定性,确定排除的研究对系统综述结果证据强度的影响。系统综述的定量分析通常可使用 Revman、STATA、R 等统计工具实现。

例文选用 Revman 5.3 版进行 meta 分析,计量资料采用均数差及其 95% 置信区间(confidence interval,CI)表示,采用 Cochrane Q 检验分析各研究间的异质性,I^2 统计量作为异质性大小的评估指标。

(七) 结果解释(讨论和结论)

1. 证据的强度

讨论纳入研究的设计方案和每个研究的质量及其不足之处;系统综述的方法是否存在重要的方法学局限;合成结果的效应值大小和方向、是否存在剂量—效应关系等。

2. 结果对医疗实践的可应用性和研究的意义

对系统综述的发现需结合医学实践进行总结,并概括该评价结果对未来的科学研究具有的价值。

(八) 撰写全文

为提升系统评价的报告质量,系统评价/meta 分析报告规范(the preferred reporting items for systematic reviews and meta-analyses,PRISMA)于 2009 年首次发布。为了适应新的需求,Page 等对 PRIMSA 2009 进行了更新和修订,形成 PRISMA 2020 并于 2021 年 3 月在线发表在《英国医学杂志》(*The British Medical Journal*)。PRISMA 2020 报告规范分为标题、摘要、前言、方法、结果、讨论和其他信息 7 个部分,共包含 27 个条目(42 个次级条目),该清单的制订和更新对于提高系统评价和 meta 分析的报告质量起到了重要作用。

(九) 更新系统综述

系统综述发表以后,定期收集新的原始资料,按照前述步骤重新进行分析、评价,以及时更新和补充新的信息,使系统综述保持科学性、时效性。

第二节 学术论文撰写流程

科研的目的就是将现实问题转化为科学研究问题,并通过科学研究的方法解决现实中出现的各种难以回答的情况。社区卫生服务中心的工作与现实实践密切相关。因此,不论从研究内容或研究方法上来看,社区卫生服务中心开展科研都具有绝对的先天优势,这是由初级卫生保健与全科医学的内涵决定的。当研究者能够在社区医疗实践中选定待解决的、有研究价值的问题,明确研究目的,使用流行病学、统计学、卫生管理学等学科的理论、知识和方法,选择合适的研究对象,开展严谨的科研设计与实施,采用合理可靠的统计手段,得到客观科学的研究结果,就可以通过论文与其他研究者分享自己的研究成果了。论文既是探讨问题进行学术研究的一种手段,又是描述学术研究成果、进行学术交流的一种工具。

一、学术论文的基本要求及其分类

(一) 学术论文的基本要求

学术论文(academic thesis)是指科学工作者用来进行某个领域的研究和描述学术研究成果的文章。一篇完备的学术论文应当具备科学性、学术性、逻辑性、首创性并有效发表。科学性是学术论文的灵魂,即论文的论点和命题必须是科学的,论述内容是可靠的,必须要有可靠的实验数据或观察对象作为立论基础,尊重事实、论据充分、论证严密、数据处理合理、结论客观,能够正确地说明研究对象所具有的特殊矛盾,并在条件允许的情况下可以复现和验证整个实验过程。结果的可重复性是论文科学性的重要体现。学术性是学术论文的基础。学术性是指论文在符合学科本身要求的边界范围内、以该学科特定的概念或范畴来解说问题以阐述自己的思想。学术论文应当在前人研究的基础上继续挖掘事物发生、发展和变化的规律及其内在联系逻辑,提出新的概念,开展新的研究,而非简单描述表面现象。逻辑性是学术论文的结构特点。学术论文需要具有较好的可读性,思路清晰、结构严谨、演算正确、推论合理、编排规范、文字通顺、自成体系,论文都应有自己的立论或假说、论证材料和推断结论,避免出现无中生有的结论或堆砌无序的数据。首创性是学术论文区别于其他文献的关键所在。它要求文中所揭示的事物和现象的属性、特点、规律或这些规律的运用是前所未有的,创新程度可以不同,但都必须有与前人研究的不同之处,即文中所报道的成果是前人所没有的;没有新的观点、见解和结论,就不能称其为学术论文。然而,就算是满足了学术论文所需的科学性、学术性、逻辑性和首创性,仅仅是记录实验数据和研究发现的文章也不能称之为学术论文。无论以何种语言撰写,只有经过同行专家的评审并在具有一定规格的学术评审会上通过答辩或评议,入案存档或在正式刊物上发表的论文才被认为是完备的有效的论文。这表明学术论文所揭示的事实及其规律已经能方便地为他人所理解、接受和利用。

（二）学术论文的分类

根据不同的标准，学术论文有不同的分类。从选题的属性分，有基础理论研究论文和应用研究论文；从写作方法和表述特点分，有评论性论文、评述性论文。本书根据社区研究的实际需要，从研究论文、学位论文、调研报告和综述性论文4个基本类型做介绍。

1. 研究论文

研究论文是对科学领域中某一学术课题在实验性、理论性或观测性上具有新的科学研究成果或创新见解和知识的科学记录和探讨；或是某种已知原理应用于实际中取得新进展的科学总结，用以在学术会议上宣读、交流或讨论，或在学术刊物上发表。研究论文应提供新的科技信息，其内容应有所发现、有所发明、有所创造、有所前进，而不是重复、模仿、抄袭前人的工作。

2. 学位论文

学位论文是学位申请者从事科学研究取得创造性的成果或有了新的见解之后，以此为内容撰写并作为提出申请授予相应学位盲审用的学术论文。学位论文一般具有固定的完整格式，包括封面、目录、引言、正文、参考文献等。一般来说，学士论文应能表明作者确已较好地掌握了本门学科的基础理论、专门知识和基本技能，并具有从事科学研究工作或担负专门技术工作的初步能力；硕士论文应能表明作者确已在本门学科上掌握了扎实的基础理论和系统的专门知识，并对所研究课题有新的见解，有从事科学研究工作和独立担负专门技术工作的能力；博士论文应能表明作者确已在本门学科上掌握了扎实宽广的基础理论和系统深入的专门知识，并具有独立从事科学研究工作的能力，在科学或专门技术上做出了创造性的成果。

3. 调研报告

调研报告与以上提到的研究论文和学位论文不同。调研报告不以实验过程和结果为重点，而是把调查情况、研究问题取得的材料提炼出规律性认识，对文体有"以事实为基础，以科学分析为手段，夹叙夹议，数字图表与文字并重"的要求，可以呈送给相关主管机构和上级政府部门等，多用于社会科学领域。

4. 综述性论文

综述性论文是对某一领域的研究现状进行总结、评述和展望的论文。国际上的主流学术期刊一般以发表研究论文为主，也会发表少量综述。综述性论文的撰写要求较高，应具有某一学科领域的权威性，往往能对所论述学科的发展或研究方向起到导向作用，因此一般以期刊向学术声望较高的专家约稿为主。综述性论文为了详细介绍研究进展等，往往从学科的历史、现状、问题、展望等多方面进行论述，涉及参考文献较多。因此，阅读好的综述论文，有助于快速了解某一个领域的动态，把握学科的发展方向，也能帮忙快速找到以前忽略的重要文献，因此是了解某一领域的首选。

二、医学研究论文的结构

社区卫生服务中比较经常涉及的学术论文就是医学研究论文,其撰写需要遵循统一的格式与要求。医学研究论文的格式要求由国际医学杂志编辑委员会(ICMJE)制订,包括题目、摘要、前言、材料和方法、结果(包含图和表)、讨论、致谢、参考文献。目前,不同的论文设计有不同的写作指南或规范,可以通过网络免费获取。写作规范在科研设计和论文写作前应当认真阅读和理解,论文完成后也应该检查是否将相应内容报告完整。

本书以比较常用的加强流行病学中观察性研究报告(strengthening the reporting of observational studies in epidemiology,STROBE)举例说明,如表 17-2-1 所示。STROBE 声明是指流行病学中采用三种主要设计(横断面设计、队列设计、病例对照设计)的观察性研究报告应该纳入的条目清单。STROBE 声明包含 22 个条目清单,其中 18 个条目适用于所有三种主要的观察性研究设计,其余 4 个条目则专门用于队列、病例对照或横断面设计,旨在为全面完善地报告观察性研究提供指导,并非为研究的设计或实施提供建议。

表 17-2-1　STROBE 声明: 观察性研究报告中应当纳入的条目清单(2007)

	条目	建　　议
题目和摘要	1	a) 在题目或摘要说明研究设计 b) 在摘要中对所做工作和获得的结果做一个简明的总结
引言		
背景/原理	2	解释研究的科学背景和原理
目的	3	阐明具体研究目的,包括任何预先设定的假设
方法		
研究设计	4	尽早陈述研究设计的关键内容
研究设置	5	描述研究机构、研究地点及相关资料,包括招募的时间范围、暴露、随访和数据收集等
参与者	6	a) 队列设计——描述纳入标准,参与者的来源和选择方法、随访方法 病例对照设计——描述纳入标准,病例和对照的来源及确认病例和选择对照的方法,病例和对照选择的原理 横断面设计——描述纳入标准,参与者的来源和选择方法 b) 队列设计——对于配对设计,应说明配对标准及暴露和非暴露的人数 病例对照设计——对于配对设计,应说明配对标准和每个病例配对的对照数
变量	7	明确定义所有的结局、暴露、预测因素、可能的混杂因素及效应修饰因素。如果使用的话,给出诊断标准
数据来源	8	对研究中所关注的每个变量,给出数据来源和详细的测量方法。如果有 1 个以上的组,描述各组之间测量方法的可比性
偏倚	9	描述各种解决潜在偏倚的方法

条目		建　　议
样本大小	10	描述样本量的确定方法
定量变量	11	解释定量变量是如何处理的。如果适用的话，描述基于其分组的方法和原因
统计方法	12	a) 描述所用的所有统计方法，包括控制混杂因素的方法 b) 描述所有分析亚组和交互作用的方法 c) 解释解决数据缺失的方法 d) 队列研究——如果适用，描述解决失访问题的方法 病例对照研究——如果适用，描述病例和对照是如何匹配的 横断面研究——如果适用，描述考虑了抽样策略的分析方法 e) 描述所用的敏感性分析方法
结果		
参与者	13	a) 报告研究各阶段参与者的人数，例如可能的合格者人数、参与合格性检查的人数、证实合格的人数、纳入研究的人数、完成随访的人数及完成分析的人数 b) 解释在各阶段潜在参与者未能参与的原因 c) 考虑使用流程图
描述性数据	14	a) 描述参与者的特征（如人口统计学临床和社会特征，以及暴露和潜在混杂因素的相关信息 b) 描述每一个研究关注变量存在缺失的参与者人数 c) 队列研究——总结随访时间（如平均随访时间和全部随访时间）
结局数据	15	队列研究——报告各个时间段的结局事件数或概括性统计量 病例对照研究——报告各种暴露类型的人数或概括性统计量 横断面研究——报告结局事件数或概括性统计量
主要结果	16	a) 报告未校正的估计值如果适用，给出混杂因素校正后的估计值及其精确度（如 95% 置信区间），说明对哪些混杂因素进行了校正以及选择这些因素进行校正的原因 b) 如对连续变量进行分组，要报告分组的各个界值 c) 如有可能，最好把相对危险度转变为在一个有意义的时间范围内的绝对危险度
其他分析	17	报告做过的其他分析（如亚组分析、交互作用分析和敏感性分析）
讨论		
重要结果	18	概括与研究假设有关的重要结果
局限性	19	结合潜在偏倚和不精确的来源，讨论研究的局限性；讨论潜在偏倚的方向和大小
解释	20	结合研究目的、局限性、多因素分析、类似研究结果和其他相关证据，谨慎给出一个总体的结果解释
可推广性	21	讨论研究结果的可推广性（外推有效性）
其他信息		
资助	22	给出当前研究的资助来源和资助者（如果可能，给出原始研究的资助情况）

三、医学研究论文的基本格式与规范

（一）医学研究论文的基本格式

1. 题目

论文的题目（title）要求简明、扼要，充分反映论文的研究内容。通常中文题目不超过20个汉字，英文题目不超过10个词，部分期刊也会对题目字数有具体的要求。标题中通常不可有缩写，不以数字作为开头。题目既可以抛砖引玉，提出要解决的问题，又可以将重要方法及初步结论简明列出。题目与内容必须充分吻合，避免文不对题或题不对文，同时切忌空泛、切忌拖沓冗长。

2. 作者

论文的作者（author）部分必须列出真正参与论文研究的全部成员名单、作者单位、邮政编码和电子邮箱。作者应该是参与选题与设计者，或参与资料的分析和解释者，或起草或修改论文中关键性的理论或其他主要内容者，或能对编辑部的修改意见进行核修，在学术界进行答辩并最终同意该文发表者。其中，排名第一位的作者（第一作者）是论文的主要执行者，排名最后一位的作者（通信作者）是论文的指导者，对论文内容负责，其余作者按贡献大小依次排列顺序。作者署名必须遵循实事求是的原则，如实列出参加全部、部分工作及文章撰写的人员，但并非所有参加工作的人都要署名，有些人仅协助完成研究的小部分工作，可在文末的致谢声明中表示感谢。如作者在其他单位进修或学习（包括攻读硕士、博士学位、博士后研修）期间完成了研究，回到本单位或到其他单位后投稿的论文，除标注作者目前所在单位外，应同时注明其从事研究时所在的单位，以明确知识产权的从属关系。

3. 摘要

摘要（abstract）是文章内容的简短深刻概括，可以充分体现出文章的全部精髓。摘要放在论文正文的最前面，但应在完成整篇论文后撰写。摘要多采用第三人称撰写，语言精练、明确，内容具体、完整，避免使用过多修饰词语及模糊语言，一般期刊要求摘要字数在250字左右，通常为"四段式"或"一段式"。我国国家级医学期刊一般要求中、英文摘要，最常使用"四段式"摘要，包括"目的（objective）""方法（methods）""结果（results）""结论（conclusion）"四个部分，其中，目的用1～2句话概括论文关注的问题及研究意义，方法与结果写明研究方法、统计方法和关键数据，结论要客观准确地描述出论文的研究结果和结论，可以表明作者今后的研究方向，但不可夸大及过度引申。"一段式"摘要是将所有内容写在一个自然段，不必标明目的、方法、结果、结论，只需要按照这个思路将全部内容逐一分层写出即可。

4. 关键词

关键词（keywords）一般在摘要下面标注，是论文中最重要、最能反映主旨、出现次数最多的词或词组。通过关键词有助于了解全篇主题，也便于读者检索文献，因此要求关键词尽可能完整准确。尽量使用美国国立医学图书馆编排的最新版 Index Medicus 中医学主体词表(medical subject headings,MeSH)内列的词,多为名词或名词词组,通常 3～6 个,最少 2 个。关键词需要有具体含义且含义范围不应过大。关键词中的缩略语需选择正规并被广泛认可的词语,如可以使用"冠状动脉粥样硬化性心脏病""肺源性心脏病",一般不使用自创的缩略语,如对于扩张型心肌病不能缩写成"扩心病",容易引起歧义。关键词通常可以文章题目和摘要中选出确定,各关键词之间(依据不同杂志的要求)通常以分号、逗号、顿号或者空格隔开,最末一个关键词后不列符号。

5. 引言

引言(introduction)又被称为序言或前言,是论文的开场白,引出正文内容,包括研究的意义、国内外研究现状、发现此问题的过程、前期研究基础及本研究的目的。在引言部分,可对文章所要解决问题的实际意义简明点出,从国内外研究的现状即可以充分了解到论文的先进性、原创性,但尽量避免使用"国内外首创""文献未见报道""前人未研究过"之类的语句。另外,前言可将文章的前期研究基础或方法、材料方面的独创性有所说明,对于预期研究成果的成功取得也可窥见一斑。具体书写思路如下:首先,对要研究的问题进行总体说明,介绍定义、研究意义、前景、目前国内外研究现状(是否还有未研究的空白点及进一步研究的价值)。其次,介绍如何想到进行该项研究。可以是课题组一直的研究方向,或者是在文献中得到的启发,也可以是日常工作中要思考解决的问题。有时候这两部分的内容可以有所交叉。最后可以直接介绍前期研究结果或条件技术优势,以及可能的预期成果。

6. 材料与方法

"材料与方法"(material and methods)也可以称为"对象与方法",是对整个实验过程、方法和统计的详细展示,是论文的重要组成部分,所占篇幅最大,需要同时满足真实性、细节性和科学性,以便读者重复及审稿者复核,需要撰写的内容如下。

1) 研究对象

(1) 抽样方法:研究对象的抽样方法撰写时需要使用随机样本(random sample)、志愿者样本(volunteer sample)及简单抽样的样本(convenience sample)等名词,将研究对象的来源介绍清楚,除了可以用来估计抽样误差之外,也能清楚展示论文结论的适用范围。

(2) 诊断标准:如有公认的诊断标准应写明出处,切不可笼统地冠以"研究对象符合全国统一诊断标准"等。

(3) 纳入/排除标准:清楚地定义研究对象的纳入标准和排除标准。

(4) 样本量:根据研究类型选择合适的样本量计算方法,并列出具体计算方法,可使用 PASS 软件进行计算。如有拒绝入选者应标明人数。

(5) 研究对象的一般特征:列出研究对象的一般人口学信息,包括年龄、性别、身高、体重及其他重要特征。

(6) 研究对象的分组方法:写出研究中是否采用随机分配及随机分配的方法,如简单随机化、区组随机化或分层随机化,并列出随机化的实施方法及隐藏机制。

2）研究方法

（1）基本设计方案：以下分几种类型的研究进行举例。① 描述性研究：应写明"病例分析""普查""抽样调查"等;② 病因研究：应使用"随机对照试验""横断面研究""队列研究""病例对照研究"等名词;③ 诊断研究：应使用"金标准对照""盲法"等名词;④ 治疗性研究：应使用"随机对照试验""非随机对照试验""交叉对照试验""前后对照试验""双盲""安慰剂对照"等术语;⑤ 预后研究：应使用"前瞻性队列研究""回顾性队列研究"等名词;⑥ 临床经济学分析：应写明"成本-效果分析"等。

（2）研究场所和地点：研究开展的场地,如"人群或社区""医学中心""疾病预防控制中心""非政府组织""基层医院""门诊""住院"等。

（3）调查的措施和资料收集方式：详述论文中所有资料的收集方法,包括问卷调查、访谈、真实世界数据、临床试验、动物实验、分子试验等。社区研究中最常用的是问卷调查,使用有效和科学的调查问卷是开展问卷调查的前提基础,因此研究者必须详述问卷设计的思路及问卷内容。如果问卷中有使用量表,标准量表需要说明出处,自编量表则需要检验其信效度;同时需要说明量表条目中的赋值标准。如果是实验设计要符合科学原则,涉及人或动物的临床试验要符合伦理,分组时要符合随机分组原则。用于患者的药物应写明化学名、商品名、每日剂量、次数、用药途径和疗程等。目前,越来越多在社区内开展的研究是基于已收集到的数据进行的,此时要注意遵循相应类型的研究临床规范准则和伦理准则。

（4）控制偏倚的措施：偏倚可由很多原因引起,出现在研究的各个阶段,可由主要归纳为选择偏倚、测量偏倚和混杂偏倚,应写出控制偏倚的具体措施。

3）统计分析方法

包括使用的全部统计软件及具体采用的统计方法,包括正态分布资料的统计、非正态分布资料的统计、定性资料的统计、单因素分析、多因素分析、亚组分析、校正分析等。

7. 结果

结果（results）是论文的核心部分,须将观察及实验结果实事求是地撰写清楚,材料和方法中列出的观察指标（包括阴性结果）都要在结果中有所交代。需要注意的是,结果不是方法部分的简单重复和罗列,需对数据进行详细、符合逻辑的归纳整理,列出图表,图表要设计合理,具体要求如下。

在结果描述中,结果数据表达要完整,报告结果的例数应与入选研究对象的例数相吻合,如果存在剔除研究对象、研究对象失访或其他原因研究对象退出的情况,应交代相应的例数与理由。如涉及两组或多组之间的比较,应列出除研究因素以外的其他临床基线情况并进行均衡性试验,以确定两组是否可比。科研设计时确定的科研假设及主要测量指标,如在结果部分做了变动应做解释和说明。统计处理注意事项：应报告绝对数,如 5 例,而不能只报告 10% 的病例;应用的变量性质、均数、百分数、率、比例等应准确,选择的各种统计分析方法要正确,复杂的统计分析要做解释;应同时报道95%置信区间和P值,不能只报告P值,同时应同时报告统计量,如比值、F值等。如统计处理无显著性差异,应指明是否有临床意义。诊断试验的研究应报告敏感度、特异度、预测值、似然比及受试者工作特征(receiver-operating characteristic,ROC)曲线。结果部分的表达形式可分文字部分和图表部分。文字表达和图表表达不要重复,能用文字表达清楚的就不用图表。文字表达应当是要点式叙达,可分几项撰写,每一项报告一组数据,使读者看了一目了然。图表的表达应符合统计学的规定,具有自明性,即不看文字,就能够看懂研究结果。

8. 讨论

讨论(discussion)是论文的精华所在,是论文的总结升华。讨论部分的写作风格比较灵活,是从理论上对试验和观察结果进行分析和综合,为文章的结论提供理论依据,需要从试验和观察结果出发,实事求是,不可主观推测,超越数据所能达到的范围。总的来说,讨论部分应该表达下列内容:

(1)应根据本文研究所获得的重要发现以及从中引出的结论进行讨论,而不是重复结果部分的内容,尤其要对新的发现及文献中尚未报道的内容进行深入讨论,包括可能的机制、临床应用范围以及从研究结果对总体的恰当推论。

(2)应紧密结合本文的发现,讨论本文的研究发现与既往相似的研究文献报道的结果有何相同及不同。如哪些文献报道与本文发现一致;哪些文献报道与本文发现不一致,解释为什么会得出不同的结果,切忌书写冗长的文献综述。

(3)应对本文研究不足之处进行讨论,特别是可能存在的偏倚以及偏倚的来源等,对本文研究的内部真实度和外部真实度进行讨论。

(4)提出有待解决的问题及今后的研究方向,要推广本文的结论还需进行哪些研究等。

(5)最后一段结论,进一步概括主题,提出明确结论,提出问题,展望未来。

9. 致谢和利益冲突

对本文有贡献但不符合作者条件的人员应放在致谢(acknowledgements)部分,涉及具体个人时,需获得本人书面同意。利益冲突(conflicts of interest)声明也可以放在这部分。如果接受了医药公司或其他来源的资助,可能会影响到研究的行为和研究结论时应当写明。例如:研究经费由××医药公司提供,但公司未参加研究设计、资料收集、数据分析和结果解释。

10. 参考文献

参考文献(references)的撰写需要有认真、严谨的态度和规范的习惯,依照其在文中引用的先后顺序用阿拉伯数字标出,以医学文献索引(Index Medicus)的格式为准,可以借助EndNote软件完成。常见问题如下:未阅读投稿须知,导致著录格式不规范(例如:一定要按照期刊引用文献数要求去做);缺少连续出版物卷或期号,专著缺少出版地和出版社;引用非正式出版物上的文献,包括内部资料、论文汇编、预印本等未正式出版的资料；正文忘记标注引用序号或正文中标注的序号与文后参考文献序号不一致；引用文献不恰当，过度引用老旧文献（应多引用近五年的文献，例如 2022 年投稿的文章，应尽量多地引用 2017—2022 年的文献）；对多名作者的录著不符合杂志要求，如有的期刊要求只列出前三位作者，有的期刊要求列出全部作者；刊名缩写错误或录著位置不符合规范。一般来说，参考文献类型可用专门的代码标注：专著[M]、会议论文集[C]、报纸文章[N]、期刊文章[J]、学位论文[D]、报告[R]、标准[S]、专利[P]、论文集中的析出文献[A]。常见书写格式举例如下：

[1] Zhang K，Xu C，Zhang Y，et al. The mental health and syndemic effect on suicidal ideation among migrant workers in China：A cross-sectional study[J]. Int J Environ Res Public Health，2021，18(21)：11363.

[2] 徐英，郭艳芳，刘峥，等. 慢性病患者社区健康管理服务利用情况及影响因素研究[J]. 中国全科医学，2022，25(1)：55-61.

四、医学研究论文的投稿与发表

研究论文撰写完成后，就需要开展投稿与发表的相关工作。投稿需要按照杂志社的字数和格式要求撰写论文，现在一般为网上在线投稿。投稿国外杂志时，一般需要依照下列顺序整理后进行投稿：① 给编辑的信(Cover letter)；② 题目页(Title page)；③ 摘要和关键词(Abstract and Keywords)；④ 引言(Introduction)；⑤ 材料和方法(Materials and Methods)；⑥ 结果(Results)；⑦ 讨论(Discussion)；⑧ 致谢(Acknowledgments)；⑨ 参考文献(References)；⑩ 表格(Tables)、图(Figures)、图注(Legends for figures)。

给编辑的信即投稿信，主要说明该文的题目和创新点，是首次发表还是重复发表，或包括将其中某一部分投寄到别处。注明稿件属于该期刊的哪一类文章。声明可能导致权益冲突的经济关系或其他事宜。推荐的审稿人或需回避的审稿人。说明原稿已经所有作者阅读认可，所有作者符合作者资格以及是否愿意支付版面费用等。题目页包括论文题目，所有作者的姓名和所在单位，有些杂志希望提供作者的最高学历。通信作者，包括姓名、通信地址、电话、传真号码、E-mail 地址。资助基金、药物、仪器和其他资助的来源、项目名称。提供页头题目(Running Head)，有些杂志需要作者提供非常简短的放在页头或页脚的能概括该研究主要内容或研究方向的小题目。提供全文的字数，但不包括摘要、致谢、图的注解和参考文献的字数。注明文章中图和表的数量。表格和图不放在正文内，放在参考文献后面，单独成页，图注放在图的后面，也要单独成页。要求文字用 12 号字体，用双倍行距等。

在投稿后，如果期刊编辑认为这篇文章的研究方向和质量适合期刊，一般来说会邀请相关专业的审稿人对论文进行评议，对论文撰写中不清楚或不科学之处提出修改意见，此时作者需要根据审稿人意见一一检查论文，对其中的不足之处进行修改并回复审稿人，如果作者有与审稿人不同的意见，也应友善地指出不根据审稿人意见进行修改的原因。

以上是形成医学学术论文的基本原则与方法，但这些并不是僵化的，而是随着研究者认识的日趋深化而不断发展着的。只要研究者具备良好的科学素质，有着设计严格的有价值的研究课题和研究方法，在实践中就可以获得真实可靠的研究结果，结合严谨的科学设计思维和写作方法，完全可以期望写出高质量，高水平的学术论文，为人类医药事业的发展贡献力量。

第三节 案例实践——医学学术论文结构分析

撰写论文非一日之功，我们在学习论文撰写的过程中可以通过学习前辈学者的论文来具体把握论文。本节以一篇与糖尿病相关的横断面研究论文为例，对照发表观察性研究的 STROBE 声明来介绍论文的结构、内容，并介绍其相应的撰写要求。

《57 个低收入和中等收入国家的体质指数和糖尿病风险：来自 685 616 名成人的全国代表性个人水平数据的横断面研究》是一篇 2021 年 7 月发表在《柳叶刀》杂志上的横断面研究论文。总的来说，论文的结构从上到下依次为题目与作者、摘要和关键词、引言、材料和方法、结果、讨论、作者贡献和利益冲突、致谢、参考文献。

根据文章的第一部分的"题目"，读者可以清楚地了解到这个研究的设计方式和研究内容——这是一项对 57 个中低收入国家中的 685 616 名成人体质指数（BMI）和糖尿病风险的横断面研究。题目之下，论文列出了参与论文研究的全部成员名单，其中排名第一位的作者（第一作者）是论文的主要执行者，排名最后一位的作者（通信作者）是论文的指导者，对论文内容负责，其余作者按贡献大小依次排列顺序；同时列出作者的所有单位、单位邮政编码信息，并提供了通信作者的电子信箱以便读者与作者邮件沟通。

文章的第二部分是"摘要"。这篇文章的摘要在结构上为四段式，分别为背景（目的）、方法、发现（结果）和解释（结论），最后附上基金信息。摘要里对研究者所做的工作和获得的结果做了简明的总结：中低收入国家居民的超重、肥胖和糖尿病的患病率正在迅速上升，但在这个群体中关于 BMI 与糖尿病关系的既往研究却很少，该研究汇总了来自 57 个中低收入国家的全国代表性调查，收集包括年龄、血糖情况、BMI 等数据，通过性别分层和地理区域分层的多因素泊松（Poisson）回归和 ROC 曲线分析估计 BMI 与糖尿病风险之间的关联，发现中低收入国家居民的 BMI 与糖尿病发生风险之间的关联存在很大的区域差异，提出应当为不同背景的国家制订不同的糖尿病筛查指南这一建议。值得注意的是，在这篇文章中关键词并未体现在论文中，但在投稿系统中一般都要求填写，是论文中最重要、最能反映主旨、出现次数最多的词或词组，编辑和审稿人可以通过关键词有助于了解全篇主题；基金信息展现了这篇论文的资助经费来源为哈佛大学陈曾熙公共卫生学院基金。

接下来是论文的正文。正文第一部分是引言，是论文的开场白，也是介绍研究者为什么要做这项研究的背景和目的。研究者发现在过去 40 年中,全球超重和肥胖的患病率翻了一番;而过去 5 年发表的研究表明,高收入国家的超重和肥胖的增长率正在放缓,中低收入国家却在逐步增加,且中低收入国家糖尿病和其他心血管风险因素的患病率也出现了惊人上升。然而,关于中低收入国家超重和肥胖与糖尿病的关联性及其原因,以及在更大的地理范围内这样的关联性是否依旧存在的研究很少。目前对 BMI 及其与关键临床结果关联的研究大多是在高收入国家开展的。而近年来在亚洲和南亚国家开展的研究指出,目前临床指南中定义超重的 BMI 临界值应该更小,这样才能更好地控制中低收入国家居民代谢性疾病发生的风险。当使用 BMI 标准临界值时,BMI 与糖尿病风险之间的关联在不同的中低收入国家间存在变异性,但这种关联的差异性仍有待探索。在这项研究中,研究者的目的是在国家层面上描述中低收入国家居民 BMI 与糖尿病风险之间的关联,并按地理区域和性别进行分层。为了实现这一目标,研究者使用了迄今为止收集的最大的个体水平调查数据集,包括生物学测量的糖尿病状态,来探讨中低收入国家居民高BMI 和糖尿病发生的风险。

　　正文的第二部分是方法,这是论文的重要组成部分,所占篇幅最大。根据 STROBE声明,研究者首先介绍了使用的数据资料及其收集的相关信息,即数据是在 57 个中低收入国家开展的 58 项具有全国代表性的人口调查的个人数据的汇总,包括糖尿病生物标志物(血糖或 HbA1c)、身高、体重等数据。研究者进一步介绍了具体操作流程:首先确定了在该国属于中低收入组并近 1 年接受了 WHO 逐步监测方法(stepwise approach to surveillance,STEPS)调查的国家。STEPS 调查是一种标准化工具,用于收集和共享有关WHO 成员国成人的非传染性疾病及其风险因素的数据。研究者从中央数据目录下载了49 项符合条件的 STEPS 调查;使用搜索引擎进行了系统搜索、人口统计学和健康调查网站(DHS),又纳入了符合上述纳入标准的 9 项非 STEPS 调查的数据,其中桑给巴尔和坦桑尼亚的调查是分别进行的,但被认为来自一个国家(坦桑尼亚)。国家按东亚、南亚和东南亚、欧洲和中亚、拉丁美洲和加勒比、中东和北非、大洋洲和撒哈拉以南非洲分为六个地理区域,并附上伦理审查声明。

　　在方法的第二部分,研究者介绍了研究对象的纳入标准、明确定义所有的结局、暴露、预测因素、诊断标准,并对每个变量给出数据来源和详细的测量方法,描述使用的所有统计方法,包括控制混杂因素的方法、敏感性分析方法、亚组分析方法。研究对象年龄≥25岁,研究结局是糖尿病的发生情况,用于诊断研究对象糖尿病的生物标志物包括即时空腹毛细血管葡萄糖、血浆当量、基于实验室的空腹血浆葡萄糖测量和 HbA1c,根据当前WHO 诊断阈值定义糖尿病。自我报告使用糖尿病药物的受访者被归类为患有糖尿病,与其生物标志物值无关;自我报告诊断为糖尿病但未服用糖尿病药物且不符合生物标志物诊断标准的个体被归类为不患有糖尿病。本研究的预测因素是 BMI,BMI(单位:kg/m^2)的计算方法是体重(kg)除以身高(m)的平方。在 STEPS 和 DHS 中,身高使用便携式高度测量板在站立位置测量,体重使用便携式称重秤测量。根据 WHO 推荐指南通过

BMI 将人群分为以下几种临床类别：体重不足（$<18.5 \, \text{kg/m}^2$）、正常（$18.5 \sim 22.9 \, \text{kg/m}^2$）、正常上限（$23.0 \sim 24.9 \, \text{kg/m}^2$）、超重（$25.0 \sim 29.9 \text{kg/m}^2$）和肥胖（$\geqslant 30.0 \, \text{kg/m}^2$）。鉴于 WHO 定义亚洲人群超重的 BMI 阈值建议为 $\geqslant 23.0 \, \text{kg/m}^2$，并且没有 BMI 在 $23.0 \sim 24.9 \, \text{kg/m}^2$ 范围组的标准命名法，故研究者将此类别归类为正常上限组，在预先指定的分组分析中考虑了更细化的肥胖类别，以评估 BMI 与糖尿病风险之间的关联。

在方法的第三部分，研究者详细介绍了本次研究使用的所有统计分析方法和软件。研究者的分析纳入了结局（糖尿病有无）、暴露（BMI）和协变量（性别和年龄）均有完整数据的个体。统计分析分 4 个步骤进行。第一步，研究者按性别和地理区域分层计算了作为连续变量的 BMI 的广义加性模型和糖尿病患者的比例，并将年龄进行分组，对广义加性模型进行了分层分析，以分析地理区域的不同年龄结构下 BMI 与糖尿病的关系。第二步，研究者进行了多变量 Poisson 回归分析以检查连续变量 BMI 与糖尿病的关联，根据年龄和性别分层将结果估计值呈现为风险比（RR），并进行了单因素分析和 Logistic 回归分析。第三步，研究者将 BMI 转化为分类变量，使用与上述相同的建模方法对 BMI 与糖尿病之间的关联进行精细评估。研究者对全样本以及分别按地理区域和国家分层的亚组进行了回归分析。作为第四步也是最后一步，研究者生成了 BMI 的 ROC 曲线，作为按性别和地理区域划分的糖尿病状态的分类器。在所有回归和 ROC 分析中，研究者对每个国家/地区进行同等加权，以防止样本量大的调查影响所有地理区域和汇总样本的结果。描述性统计是用研究者与相应调查的样本量成反比的抽样权重计算的。使用连续生物标志物（即血糖或 HbA1c）进行预分析。在得到初步结果后，研究者又对结果进行了几次稳健性检查。此次研究使用的统计软件是 Stata15.0 和 R3.5.1。在方法部分的结尾，研究者也声明了研究资金对研究结果没有影响。

正文的第三部分是结果，是论文的核心部分，需要将研究中的所有观察数据实事求是地撰写。在该篇论文中，研究者使用文字、图、表结合的方式介绍了研究的结果，一般来说重要的结果需要文字与图/表共同展现，以方便读者理解，不同研究的结果差别很大，故本节不一一将结果列出，只说明结果展现的逻辑。第一步是对研究对象的一般情况进行描述，包括总体和各个亚组的基本情况（调查类型、调查年份、应答率、样本量、年龄、性别、BMI、糖尿病患病情况）。需要注意的是，这部分不是对应方法部分的简单重复和罗列，而应需对数据进行详细、完整、符合逻辑的归纳整理。第二步是 BMI 与糖尿病之间关联的广义加法模型结果，得出不同性别和不同地理区域分层下 BMI 与糖尿病的关联。第三步，对 BMI 进行类别分层后，得出不同性别和不同地理区域分层下 BMI 与糖尿病的关联。第四步，根据性别和地理区域绘制 BMI 糖尿病风险的 ROC 曲线及 ROC 衍生的糖尿病筛查 BMI 临界值表，探究不同性别和地理区域的最佳 BMI 分组分界值。

正文的第四部分是讨论，是作者对研究结果的全面阐述、原因解释与总结升华。在该论文中，研究者对研究的重要发现进行了凝练，提出该研究结果的重要意义，并与既往研究对比分析，寻找其中的联系与不同，并提出了文章的局限性与未来研究的展望。

在正文结束后,研究者报告了各位作者对论文的贡献、数据共享级别、利益声明、致谢,并在最后根据杂志社要求列出与文中对应的全部参考文献,至此完成了一篇参考STROBE声明撰写的经典的横断面研究论文。

（常睿捷　陈英杰）

参考文献

［1］施榕 郭爱民.全科医生科研方法［M］.2 版.北京：人民卫生出版社,2017：1-15.

［2］王家良.临床流行病学——临床科研设计、测量与评价［M］.4 版.上海：上海科技出版社,2014：40-46.

［3］杨涛,李潇然,王世东,等.活血消癥中药治疗糖尿病肾病的随机对照临床试验系统综述及 meta 分析［J］.世界中医药,2017,12(1)：5-9.

［4］Teufel F，Seiglie J A，Geldsetzer P，et al. Body-mass index and diabetes risk in 57 low-income and middle-income countries：a cross-sectional study of nationally representative，individual-level data in 685 616 adults［J］. Lancet，2021,398(10296)：238-248.

中英文对照索引